Simone Ulbricht, Michael Dick & Winfried Walther (Hrsg.)

Praxisforschung und Professionsentwicklung in der Zahnmedizin

Die Herausgeber
Dr. Dr. Simone Ulbricht, M.A. von der Akademie für Zahnärztliche Fortbildung Karlsruhe
Prof. Dr. Michael Dick von der Otto-von-Guericke-Universität Magdeburg
Prof. Dr. Winfried Walther von der Akademie für Zahnärztliche Fortbildung Karlsruhe

Titelbild
Dr. Jürgen Schröder, M.A. aus Heidenrod – Gemälde

Die Festschrift entstand durch die Unterstützung des Masternetzwerks „Integrated Dentistry e.V." (http://www.master-network-id.de).

Simone Ulbricht, Michael Dick & Winfried Walther (Hrsg.)

Praxisforschung und Professionsentwicklung in der Zahnmedizin

10 Jahre Master-Network
Integrated Dentistry e.V.

PABST SCIENCE PUBLISHERS · Lengerich

Kontaktadresse:
Dr. Dr. Simone Ulbricht, M.A.
Akademie für Zahnärztliche Fortbildung Karlsruhe
Lorenzstraße 7
76135 Karlsruhe
www.za-karlsruhe.de
simone_ulbricht@azfk.de

Bibliografische Information der Deutschen Nationalbibliothek
Die Deutsche Nationalbibliothek verzeichnet diese Publikation in der Deutschen Nationalbibliografie; detaillierte bibliografische Daten sind im Internet über <http://dnb.ddb.de> abrufbar.

Geschützte Warennamen (Warenzeichen) werden nicht besonders kenntlich gemacht. Aus dem Fehlen eines solchen Hinweises kann also nicht geschlossen werden, dass es sich um einen freien Warennamen handelt.
Das Werk, einschließlich aller seiner Teile, ist urheberrechtlich geschützt. Jede Verwertung außerhalb der engen Grenzen des Urheberrechtsgesetzes ist ohne Zustimmung des Verlages unzulässig und strafbar. Das gilt insbesondere für Vervielfältigungen, Übersetzungen, Mikroverfilmungen und die Einspeicherung und Verarbeitung in elektronischen Systemen.

© 2016 Pabst Science Publishers, 49525 Lengerich, Germany

Printed in the EU by booksfactory.de

Print: ISBN 978-3-95853-201-4
eBook: ISBN 978-3-95853-202-1 (www.ciando.com)

Inhaltsverzeichnis

Editorial 13

Postgraduale Weiterbildung als reflexive professionelle Entwicklung
Simone Ulbricht 15

1 Praxismanagement 28

Praxisforschung
Bernt-Peter Robra 28

Der erwachsene Patient mit geistiger Behinderung – Eine Klassifizierung unter zahnmedizinisch relevanten Gesichtspunkten
Klaus-Dieter Schnell 34

Erhebung der Patientenangst beim Zahnarzt
Dragan Razmilic 36

Qualitätsmanagement in Zahnarztpraxen
Volker Borchert 39

Auf dem Weg zu einer Praxisstrategie – Stärken und Schwächen aus der Sicht der Angstpatienten
Andreas Graß 41

Komplikationen in der Zusammenarbeit zwischen Zahnarztpraxis und gewerblichem Labor – Einführung von Teilaspekten eines Qualitätsmanagementsystems
Michael Seitz 45

Die Implementierung eines Warenwirtschaftssystems in die zahnärztliche Praxis
Tom Sauermann 48

Das erste Implantat – Untersuchung zur Umsetzung nach Teilnahme an einer strukturierten Fortbildungsreihe Implantologie
Gero Juraszyk Bachmann 53

Zahnärztlicher Notfallbereitschaftsdienst
Jörg Augenstein 55

Hygienische Aufbereitung von Medizinprodukten in der Zahnarztpraxis
Dieter Gaukel 60

Der Infektionspatient in der zahnärztlichen Praxis – Erarbeitung eines klinischen Pfades
Markus Schneider 63

Qualitative und quantitative Veränderungen in der implantologisch tätigen Praxis durch ein Training und Einführung eines klinischen Pfades
Katalin Toth-Antal 66

Wahrnehmung und Umsetzung aktueller wissenschaftlicher Erkenntnisse in der zahnärztlichen Praxis am Beispiel von Bisphosphonaten
Anne Behle 69

Zahnärztlich chirurgische Behandlung von Patienten unter oraler Antikoagulation - Erarbeitung einer Leitlinie
Thomas Schug 71

Die Rolle von Normungen in der Zahnheilkunde
Jürgen Carow 80

Integration von mobilen Spezialisten in der „kleinen" Zahnarztpraxis
Doris Alexandersen 82

2 Klinische Studien – zahnärztliche Versorgung 86

Wissenschaft als Übung zur Wahrnehmung der klinischen Wirklichkeit
Winfried Walther 86

Die Strukturierung des implantologischen Aufklärungsgesprächs
Michael Korsch 89

Effizienz in der Implantologie: Eine Gegenüberstellung von externen Entscheidungsgründen und Präferenzen am Beispiel der festsitzenden Einzelzahnversorgung
Florian Tröger 99

Der Patient und seine Entscheidung für oder gegen den implantologischen Eingriff
Cornelius Brenner 102

Gibt es eine Logik in der Zahnerhaltung – Die Varianz der Extraktionsentscheidung in der zahnärztlichen Praxis
Jürgen Volmar 104

Faltenunterspritzung beim Zahnarzt mit Botox und Hyaluronsäure. Kritische Betrachtung in Gruppen mit unterschiedlicher Praxisbindung
Thomas Tkalcic 110

Masterarbeit revisited: Evaluation eines regel- und fallbasierten
Entscheidungsunterstützungssystems zur Prognose von Pfeilerzähnen
Ulrich Pauls 112

Die Organisation des endodontischen Instrumentariums in der Poliklinik
Andreas Bartols 118

Einführung von maschinellen Verfahren der Wurzelkanalaufbereitung
in der zahnärztlichen Praxis
Volker Wulfes 120

Einflussfaktoren für das Überleben wurzelbehandelter Zähne:
Ein Practice-Based-Research-Ansatz
Rolf Winnen 124

Einfluss der Aufbereitungsmethode auf den Erfolg der endodontischen
Behandlung: Vollrotierende vs. reziproke Instrumentation
Maurice Schreiber 130

Vertikale Wurzelfrakturen an endodontisch behandelten Zähnen –
eine Kohortenstudie
Enno Kramer 132

Bewährung von Doppelkronenkonstruktionen: Überlebensrate von
Pfeilerzähnen und Analyse der Folgekosten nach Eingliederung des
Zahnersatzes
Ingwert-Hansen Tschürtz 139

Fallstudie zur klinischen Bewertung eines neuen Wurzelfüllverfahrens
Kim Grabosch 143

Einfluss des parodontalen Initialbefundes auf den Verlauf von
perioprothetischen Behandlungsfällen
Maria Hörner 145

Vergleich der mundgesundheitsbezogenen Lebensqualität zur
Basisuntersuchung und 3 Monate nach nicht-chirurgischer
Parodontaltherapie
Marco Wackernagel 147

Schnarchtherapie mit Protrusionsschienen: Ein retrospektiver Vergleich
des Behandlungserfolgs bei Schienenwechsel mit IST-Schiene und
TAP-T-Schiene
Ulrich Burgard 150

Zahngesundheit und Behandlungsbedarf in Abhängigkeit zur
sozioökonomischen Patientenstruktur und subjektiven Faktoren:
Eine Untersuchung in einer städtisch und einer ländlich geprägten
Zahnarztpraxis
Erhard Ehresmann und Jürgen Schröder 152

Wirksamkeit kollegialer Beratung in der vertragszahnärztlichen
Versorgung am Beispiel des Behandlungskomplexes Endodontie.
Eine Pilotstudie zur Einführung von Teilaspekten eines internen
Qualitätsmanagements
Manfred Lieken 156

3 Wissensentwicklung und Weiterbildung 162

Die unterschätzte kollegiale Dimension von Wissensentwicklung und Weiterbildung
Michael Dick 162

Das Praxisforum zahnärztlicher Qualitätsförderung –
Ein praxisbezogenes Qualitätsmanagement-System zur Konsentierung
klinischer Pfade
Rainer Spießhofer 171

Die Rolle erfahrungsbasierten Wissens für die evidenzbasierte
Zahnheilkunde - Evidenzgewinn in modernen Fortbildungskonzepten
aus der Sicht Beteiligter
Christoph Kaiser 172

Kollegiale Visitation in der Zahnmedizin: Einordnung einer Methode
der kollegialen Beratung und Überprüfung ihrer Wirksamkeit
Jochen Klemke 177

Professionalisierung durch Zirkelarbeit – Wie Vertrauen durch
kollektive Arbeit an gemeinsamen Problemen entsteht
Tilmann Weindler 182

4 Arzt-Patienten-Beziehung und Konflikt 188

Patientenbeziehung und Konfliktbearbeitung
Michael Dick 188

Das Zweitmeinungsmodell aus Sicht der Patienten
Eckhard Otto 196

Das Zweitmeinungsmodell der Zahnärzteschaft Baden-Württemberg
aus Sicht der Berater und aus Sicht der Patienten
Florentine Carow 198

Retrospektive Studie zur Überprüfung der Wirksamkeit eines nach
den §§ 135, 136 SGB V eingeführten Qualitätssicherungssystems im
vertragszahnärztlichen Gutachterverfahren
Christian Haase 202

Das Schlichtungsverfahren der Landeszahnärztekammer
Rheinland-Pfalz in den Jahren 2005-2009
Martin Spukti 206

Professionsentwicklung durch systematische Bearbeitung von
Konfliktfällen – Exemplarische Analyse anhand des zahnärztlichen
Gutachterwesens
Hans Ulrich Brauer 211

Das zahnärztliche Gutachten im Spiegel der Urteilsbegründung
Martina Schäfer 216

Das Anforderungsprofil von Richtern in Baden-Württemberg an das
zahnärztliche Sachverständigengutachten im Arzthaftungsprozess
Wolfram Uhrig 220

Wie erleben Zahnärzte die Situation einer gerichtlichen
Auseinandersetzung am Patienten?
Wilhelm Reiß 222

Die Struktur des zahnmedizinischen Misserfolgs – empirische
Rekonstruktion im Triadengespräch
Mike Jacob 228

5 Berufliche Identität 243

Identitätsentwicklung von Zahnärzten
Astrid Seltrecht 243

Empirische Aspekte zum Verhältnis zahnärztliche Profession
und Lebenswelt
Claus Pfistner 250

Diagnose „Burnout-Syndrom" und die beruflichen Konsequenzen für
den niedergelassenen Zahnarzt – eine empirische Studie
Klaus Spranz 252

Die Rolle der Professionalität beim Scheitern von
Berufsausübungsgemeinschaften – Eine narrative Studie bei
Heilkundlern
Hans Herbert Martin 254

Ehrenamtliche Entwicklungsarbeit und zahnärztliche Profession:
eine explorative Biographieanalyse
Johannes Schmidt 263

Der Aufbau einer selbsttragenden zahnärztlichen Versorgung im strukturschwachen ländlichen Raum – das Modell der Ducan Dental Clinic, Nordindien
Immanuel Funk 266

Reaktion des Freien Verbands deutscher Zahnärzte auf die Neuregulierung im Bereich Zahnarzt im Jahr 1998 –
Eine Diskursanalyse
Martin Honig 268

Der Einfluss des sozialen, kulturellen und ökonomischen Umfelds auf die Tätigkeit des Zahnarztes in der Praxis
Sybille Preuß und Barbara Wiest 270

6 Führung und Zusammenarbeit 272

Interprofessionelle Kooperation von Zahnärzten und Zahnmedizinischen Fachangestellten: Chancen und Grenzen
Astrid Seltrecht 272

ZFerWartungen – Zum Berufsbild der Zahnärztlichen Fachangestellten, empirische Befunde und Strategien für die Praxis
Thomas Schilling 282

Die Ausbildung zur/zum zahnmedizinischen Fachangestellten aus Sicht der Auszubildenden – eine Querschnittsstudie
Thomas Poppenborg 284

Deskription und Evaluierung des Führungsverhaltens von Zahnärzten mit Hilfe von differenziellen Untersuchungen
Corinna Günthner 286

7 Profession, Geschichte und Gesellschaft 288

Historische Perspektiven/Geschichte & Profession –
Die Grundlage verantwortungsbewusster Reflexion aus einem professionell gemeinschaftlichen Gedächtnis
Mike Jacob 288

Vom Dentisten zum Zahnarzt
Astrid Schmidt 295

Zwei Ausbildungswege – ein Beruf. Zeitzeugeninterviews dentistisch ausgebildeter Zahnärzte zu ihrem Ausbildungsweg und ihrer beruflichen Situation um 1952
Christiane-Martina Schnell 296

Die Bedeutung des Königlich Preußischen Medizinaledikts von 1725
für den Zahnarztstand
Susanne Ritz 299

Zur Professionsentwicklung der französischen Zahnheilkunde bis 1728
Maria Teresa Gera 304

Naturheilkundliches und „biologisches" Gedankengut in der Zahnmedizin
zu Beginn des 19. Jahrhunderts bis zum Anfang der 1930er Jahre
Michaela Neumann-Wojnar 307

Der Zahnarzt, sein Berufsstand und seine Stellung in der Gesellschaft -
Eine Diskursanalyse über die Auseinandersetzung mit der
Franchisegesellschaft McZahn
Steffen Müller 310

Zahnarztpraxis als Teil der Gesellschaft – Das Kopftuch in der
Zahnarztpraxis
Beatrice Samar Kassis 316

8 Mediale und künstlerische Repräsentation 318

Mediale Repräsentation der Profession
Wolfgang Schug 318

Zur Ikonographie des Schmerzes als visuellem Grundmuster in seiner
Bedeutung für die Bildanalyse in der Bildungswissenschaft
Wolfgang Schug 325

Moderne Maler und ihre Zahnärzte – Beziehungen und Konflikte
Carmen Roxanna Marin 343

Der Zahnarzt in der Karikatur
Georg Friesen 346

Der Zahnarzt in der Werbung 1950-2000
Gerd Quaty 349

Ratgeberliteratur „Zahn um Zahn" – Vom Umgang mit Zahnproblemen
und Zahnärzten
Hartmut Hanne 355

Kulturelle Dimensionen von Zähnen in Kinderbüchern
Helga Maier 361

Visuelle Kommunikation mit den zahnärztlichen Patienten
Hinrich Burfeind 366

Didaktische Strukturen des zahnmedizinischen Lehrfilms
Anna Smaczny 368

Ein schräger Typ
Harald Hildenbrand 370

Die Präsenz zahnärztlicher Praxen im Internet – Eine Homepageanalyse
Michael Biermann 381

Untersuchung eines deutschsprachigen interaktiven Internetforums für Patienten mit zahnmedizinischen Themen im „master-frage.de"
Marcel Tacke 386

Computergestützte Analyse des Patientenforums Zahnarzt-Angst-Hilfe.de
Gerd Reiland 388

Konzeption und Implementation einer Online-Plattform zur zahnmedizinischen Falldarstellung
Inga Potthoff 390

Imagefilme von Zahnarztpraxen im Urteil von Patienten
Christina Schräger 392

Autorenverzeichnis **394**

Editorial

Teil eines Netzwerks zu sein bedeutet Menschen zu kennen, die einen fördern, ermutigen und unterstützen. Sie erleichtern zudem den Kontakt zu Kollegen, die man sonst nicht erreichen kann. Außerdem fällt es in der Gruppe leichter, Projekte zu realisieren und Probleme zu bewältigen. Dabei ist gegenseitiges Vertrauen die Basis eines Netzwerks, da Informationen oder Ratschläge, die wir von Freunden* und guten Bekannten erhalten, umfassender, passender und verlässlicher erscheinen als beispielsweise bedrucktes Papier oder die Empfehlung von Fremden.

Die Bedeutung der professionellen Gemeinschaft wurde einer Gruppe von engagierten Zahnärzten nach Abschluss des postgradualen Masterstudiums „Integrated Practice in Dentistry" bewusst, so dass sie im Jahr 2006 das Netzwerk „Integrated Dentistry e.V." gründeten. Denn verbunden durch die Weiterbildung mit ihren einzigartigen Erlebnissen, dem intensiven Austausch auf Augenhöhe sowie den gesammelten Erfahrungen wollte keiner nach deren Abschluss einfach nur in den normalen Berufsalltag, womöglich noch in der Einzelpraxis, zurückkehren. So dient der Verein den Zahnärzten bis heute als Plattform des fachlichen und zwischenmenschlichen Austauschs und bearbeitet Projekte mit Bedeutung für den Berufsstand, so dass nicht nur der Einzelne, sondern auch die Profession von diesem Netzwerk profitieren.

Doch vergleichbar einem Fischernetz, welches einmal stärkere, einmal schwächere Knoten aufweist und auch nicht frei von Rissen ist, gibt es auch im Netzwerk Phasen des intensiveren sowie auch des abgeschwächten Austauschs bzw. der engen und der weiten Zusammenarbeit. Oft ist das Engagement im Netzwerk aus Zeitmangel kaum möglich. Dass ein Verein jedoch nur genauso gut ist wie seine Mitglieder, beweist die vorliegende Festschrift. Sie wurde zum zehnjährigen Bestehen des Master-Networks „Integrated Dentistry e.V." ins Leben gerufen und verdeutlicht dessen mannigfaltige Facetten, so dass jeder teilnehmende Zahnarzt stolz sein kann in diesem professionellen Umfeld zu agieren, derartige Kollegen zu kennen und mit diesen zusammenzuarbeiten.

Die Grundlage der Festschrift bilden die Masterarbeiten der letzten zehn Jahre von den Mitgliedern des Masternetzwerks. In der Vorbereitungsphase hatte jeder die Möglichkeit seine damalige Masterleistung noch einmal retrospektiv zu bewerten, so dass ein neuer Zugang zum Thema und dessen Auswirkungen bewusst werden konnte. Darüber hinaus gibt es bereits einige Publikationen, die aus den Abschlussarbeiten hervorgegangen sind. Drei von diesen finden in der Festschrift entsprechend Würdigung. Fünf Mitglieder haben, meist auf die Masterarbeit aufbauend, eine Dissertation in den Humanwissenschaften erfolgreich abgeschlossen und finden ebenfalls Erwähnung.

---

* Um den Lesefluss nicht zu erschweren, verwenden wir in diesem Band das generische Maskulinum. Sofern nicht explizit erkennbar, sind damit beide Geschlechter gemeint.

Die Festschrift beginnt mit einem Einleitungsartikel, der sich mit postgradualer Weiterbildung beschäftigt und deren Bedeutung für eine reflexive professionelle Entwicklung herausarbeitet. Im Hinblick auf die nachhaltige Professionsentwicklung, die durch den Masterstudiengang „Integrated Practice in Dentistry" angestrebt wird, sind die entstandenen Beiträge in folgenden professionsrelevanten Themenblöcken angeordnet.

- Praxismanagement
- Klinische Studien - zahnärztlichen Versorgung
- Wissensentwicklung und Weiterbildung
- Arzt-Patienten-Beziehung und Konflikt
- Berufliche Identität
- Führung und Zusammenarbeit
- Profession, Geschichte und Gesellschaft
- Mediale und künstlerische Repräsentation des Zahnarztes

Jedes Kapitel beginnt mit einem einleitenden Text, der eine zusammengehörige Gruppe von Abschlussarbeiten auswertet sowie kommentiert. Diese wurden teilweise vom Lehrkörper des Masterstudiengangs „Integrated Practice in Dentistry" sowie von langjährigen Netzwerkmitgliedern verfasst. Sie redigierten auch die einzelnen Beiträge. Somit gilt unser herzlichster Dank Bernt-Peter Robra, Astrid Seltrecht, Mike Jacob und Wolfgang Schug.

Im Anschluss dazu folgen die entsprechenden Einzelbeiträge der Master-Networks „Integrated Dentistry e.V.", die entweder als Abstrakt, Mikroartikel, Vollartikel oder wissenschaftliche Publikation im Zweitabdruck vorliegen.

Die acht Themenblöcke verdeutlichen die vielschichtigen Interessenslagen der Netzwerkmitglieder und spiegeln ihre individuelle Leistung eindrucksvoll wider. Die Festschrift vereint erfahrungsbasiertes Praxiswissen mit systematischem Regelwissen und dokumentiert die Bedeutung der interdisziplinären Kooperation zwischen Zahnmedizin und Humanwissenschaften. Gerade in dieser Kombination ist und bleiben das Masterstudium „Integrated Practice in Dentistry" sowie das Master-Network „Integrated Dentistry e.V." einzigartig. Das erste Jahrzehnt auf diesem neuen Weg möge mit der Festschrift Würdigung finden und weitere Entwicklungen für und mit dem Berufsstand anstoßen.

Karlsruhe und Magdeburg im Mai 2016,
Simone Ulbricht, Michael Dick und Winfried Walther

Postgraduale Weiterbildung als reflexive professionelle Entwicklung

Simone Ulbricht

Weiterbildung im Kontext professioneller Entwicklung

Die Profession der Zahnärzte verkörpert eine besondere Zielgruppe für die Erwachsenenbildung. Im Zuge der sich täglich verändernden Arbeitswelt sind permanente Anpassungen notwendig, um den gesellschaftlichen Ansprüchen gerecht zu werden und eine qualitativ hochwertige sowie zeitgemäße Patientenversorgung sicherzustellen. Längst gilt das rein handwerklich geprägte Image des Berufsstands als überholt, weil der Zahnarzt mittlerweile eine ganzheitliche Rolle übernimmt, die neben Fachkenntnissen und praktischen Fähigkeiten auch auf zwischenmenschlicher Ebene ein gewisses Know-how fordert. Gesellschaftliche und politische Einflüsse sind der informierte Patient, das wachsende Angebot an Patientenberatung oder auch der wirtschaftliche Druck, der oftmals hinsichtlich der Behandlungsqualität Dilemmata erzeugt. In all diesen Bezugssystemen müssen das eigene Handeln und die Entscheidungsfindung stets aufs Neue begründet werden. Viele dieser Handlungsprobleme können nicht durch formale Vorgaben, sondern erst nach einem umfangreichen sowie individuell zu verantwortenden Abwägungsprozess gelöst werden.

Eine moderne professionelle Weiterbildung soll den Umgang mit diesen Problemstellungen und Dilemmata erleichtern und durch eine systematische Aktivierung von Wissens- und Erfahrungsbasis eine Quelle der Reflexion darstellen. Nicht der Zuwachs an fachlichem Wissen steht im Vordergrund, sondern vielmehr die reflexive und wertende Handhabung der eigentlichen professionellen Leistung. Durch diese Reflexion wird die Diskrepanz zwischen Wissenschaft und Praxis überbrückt bzw. fruchtbar gemacht. Das wissenschaftliche Wissen, die berufspraktische Erfahrung und die Bedürfnisse des Patienten sind die wichtigsten Orientierungspunkte, damit sich die Integrität und Autonomie einer Profession aus sich heraus weiterentwickeln kann (Dick 2008).

Mittlerweile existieren mannigfaltige zahnmedizinische Weiterbildungsprodukte, die sich im Hinblick auf ihre Zweckbestimmung (Masterstudium / Facharztweiterbildung bzw. theoriebetont / praxisbetont), im Lernansatz (Continuing Medical Education, CME / Continuing Professional Development, CPD) oder im Format (Präsenzlernen/ Online-Lernen) unterscheiden. Während der Fokus von CME auf der medizinischen Fachkompetenz liegt und sich auf die kognitive Ebene der Wissensvermittlung beschränkt, stellt CPD einen über die gesamte Berufstätigkeit fortdauernden Bildungsprozess dar, der es Ärzten ermöglicht, Standards der medizinischen Berufsausübung zu gewährleisten und zu verbessern. CPD zielt auf Wissen, Fähigkeiten, Einstellungen und Verhalten, um eine qualitativ hochwertige Patientenversorgung sicherzustellen (Starke & Wade 2005, Walther & Dick 2007).

Dies hat auch methodische Konsequenzen. Weiterbildung ist nur noch zu einem Teil der klassische Vortrag. Die Aktivierung von Erfahrung, der kritische Dialog, wertschätzendes wechselseitiges Feedback, interaktive Gruppenarbeit, kreative Problemlösung oder selbständige Praxisprojekte kennzeichnen das Geschehen. Nur so kann es gelingen oftmals festgefahrene Praxisroutinen zu hinterfragen, zu bewerten und zu verändern (Beispiele hierfür geben die Beiträge in diesem Themenblock). Die eigenen beruflichen Erfahrungen bekommen einen neuen Stellenwert und werden zur Quelle für Veränderung. Durch die Reflexion ihrer Erfahrung entlang unterschiedlicher Bezugsrahmen können gerade erfahrene Praktiker ihrem Berufsleben eine andere Bedeutung abgewinnen.

Postgraduale Masterstudiengänge sind das Paradebeispiel einer intensiven Weiterbildung über mehrere Jahre, die, wenn sie mit geeigneten Lernansätzen arbeiten, das Potential besitzen, eine selbstorganisierte Reflexion bei den Teilnehmern zu evozieren. Studien zeigen auf, dass CPD den Lernenden die entsprechende Autonomie gewährt und die Verantwortung für den Lernprozess zwischen den Lehrenden und den Lernenden teilt. Dadurch wird die praktische Berufserfahrung aufgenommen und in einem stetigen Kreislauf aus Handeln und Reflexion in die berufliche Tätigkeit implementiert (Dick & Wasian 2011, Ulbricht & Dick 2012). Auf diese Weise kann das hochgesteckte Ziel des permanenten Lernens im Arbeitsalltag im Sinne einer reflexiven professionellen Entwicklung erreicht werden.

Offene Frage nach Wirksamkeit

Bislang findet in der Zahnmedizin trotz des großen Angebots an Fort- und Weiterbildung keine gezielte Forschung nach Wirksamkeit statt, so dass Unsicherheit über die tatsächliche Qualität dieser Programme besteht (Walther & Dick 2007). Zudem fehlen standardisierte Zugänge. Darüber hinaus ist die Evaluation von Transferprozessen im Lernfeld und besonders im Funktionsfeld sehr schwierig, da sie die Handlungsweisen im Arbeitsalltag begreifen muss. Eine besondere Herausforderung liegt vor allem in der Darstellung nachhaltiger Entwicklungsprozesse, die sich nicht nur auf das reine Lernerlebnis beziehen, sondern am Übergang zu Bildungsprozessen stehen und oftmals im Verborgenen liegen.

Um diese Forschungslücke zu schließen, sollten in einer Studie (Ulbricht 2016) die kurz-, mittel und langfristigen Wirksamkeitsbereiche postgradualer Weiterbildung erhoben werden. Die zu analysierenden Weiterbildungsprogramme waren drei postgraduale Masterstudiengänge (Master of Science in Oral Implantology, Masteronline Parodontologie und Periimplantäre Therapie sowie der Master of Arts in Integrated Practice in Dentistry) und eine Facharztweiterbildung (Oralchirurgie der Zahnärztekammer Rheinland-Pfalz), die sich durch unterschiedliche Lehr- und Lernansätzen auszeichnen (Continuing Medical Education, Continuing Professional Development, Blended Learning, u.a.). Eine empirische Frage war, wie die Weiterbildungsabsolventen in ihrem Alltag bemerkten, dass sich auf Grund der Weiterbildung ein Lern- oder gar Bildungsprozess eingestellt hat. Außerdem sollte der Beitrag der postgradualen Weiterbildung zur reflexiven professionellen Entwicklung herausgearbeitet werden. Um das individuelle Weiterbildungserleben sowie die Auswirkungen einer Weiterbildungsmaßnahme von Seiten der Teilnehmer zu rekonstruieren, wurde ein primär qualitatives Forschungsdesign angewendet, welches im Sinne einer Mixed-Method-Studie durch quantitative Ansätze Ergänzung fand. Zunächst wurden die Intentionen der einzelnen Formate mittels Internetrecherche und Broschüren herausgearbeitet. Es folgten Experteninterviews mit den Weiterbildungsanbietern, um die Zielsetzungen aus einer zweiten Perspektive (Datentriangulation) zu komplettieren. Eine zentrale Rolle spielten die episodischen Interviews (Flick 1996) mit den Absolventen, deren Qualifizierungsabschluss zwischen 12 bis 48 Monate zurücklag, so dass diese ausreichend Abstand hatten, ihre Erfahrungen zu rekapitulieren und die Wirksamkeit der Weiterbildung nachzuzeichnen. Die erhobenen Daten wurden mittels der Grounded Theory (Glaser & Strauss 1998) in ein Kategoriensystem überführt, welches die Wirkungsfelder zahnärztlicher Weiterbildung beinhaltete. Auf dieser Grundlage wurden die untersuchten Programme einer Profilanalyse unterzogen. Weiterhin wurden aktivierende und hemmende Determinanten im Transfergeschehen identifiziert sowie unterschiedliche Transfermuster in einer Typologie dargestellt.

Wirkungsfelder zahnärztlicher Weiterbildung

Die Analysen der Dokumente und Experteninterviews bzw. der Absolventenaussagen ergaben sechs Wirkungsfelder von postgradualer Weiterbildung.

- *Fachwissen:* Erweiterung und Ergänzung, Aktualisierung, Spezialisierung und Vertiefung

- *Praktische Fähigkeiten:* Tätigkeitsfeld, analytische Kompetenz, Verhaltensänderung

- *Persönlichkeitsentwicklung und Biografie:* Reflexionsvermögen, innere Sicherheit, äußere Reputation

- Organisation: Team und Berufsalltag, Qualitätsmanagement, Wirtschaftlichkeit

- *Professionelles Netzwerk:* Austausch mit Referenten oder Kommilitonen, (Alumni-) Netzwerk, interdisziplinäre Kooperation

- *Gesellschaftlicher Nutzen:* innerprofessionelle Strukturen und Entwicklung, Leistung und Versorgung

Während sich Fachwissen, praktische Fähigkeiten sowie Persönlichkeitsentwicklung und Biografie auf das Individuum selbst beziehen, beschäftigt sich die Organisation mit dem nahen Arbeitsumfeld sowie das professionelle Netzwerk oder der gesellschaftliche Nutzen mit der weiten Arbeitsumgebung. Die letzten drei Wirkungsfelder verkörpern Strukturen, in denen der Weiterbildungsteilnehmer agiert. Die Erweiterung, Aktualisierung und Vertiefung des Fachwissens entspricht der Ebene des klassischen Lernens und geht meist mit der Veränderung der praktischen Fähigkeiten einher, indem das bisherige Tätigkeitsfeld erweitert, eine analytische Kompetenz entwickelt und auch das Verhalten angepasst werden, so dass handlungspraktische Entwicklungen eintreten. In einigen Fällen resultieren aus diesen Veränderungen direkte Impulse (Teambesprechung, effiziente Praxisabläufe durch klinischen Pfad, neues Wissensmanagement oder Qualitätsbewusstsein) für die Praxisorganisation. Eine Verhaltensänderung kann bereits in der Kategorie der praktischen Fähigkeiten aufgrund neuer Praxisabläufe und die damit verbundene Routineänderungen identifiziert werden. Aber auch die Persönlichkeitsentwicklung kann zu Veränderungen in der Praxisorganisation führen. Das Wirkungsfeld der Persönlichkeitsentwicklung und Biografie mit neuem Reflexionsvermögen, innerer Sicherheit und äußerer Reputation ist ebenfalls auf der Verhaltensebene verortet und geht teilweise darüber hinaus, da sich nicht nur Verhalten sondern auch teilweise Einstellungen verändern. Sie ist somit wegweisend für mögliche Bildungsprozesse, da sich durch die neue Denkweise der Blick auf den Beruf und somit die Weltansicht verändert. Zudem werden bisherige Erfahrungsmuster kritisch überdacht, so dass sich auch das Selbstverhältnis wandelt (Marotzki 1990). Die Persönlichkeitsentwicklung steht oft mit dem professionellen Netzwerk im Zusammenhang und wird durch dieses initiiert und im Weiterbildungsverlauf bekräftigt. Unter Berücksichtigung der Forderungen von CPD kann der gesellschaftliche Nutzen wichtige Informationen darüber geben, ob eine qualitativ hochwertige Patientenversorgung sichergestellt und generell die (zahn-) medizinische Versorgung verbessert wird. Auch hierzu geben die Wirkungsfelder entscheidende Hinweise. So tragen die bereits beschriebenen Veränderungen in der Praxisorganisation, Fachkompetenz und Verbesserung der Behandlung sowie die höhere Integration im Umfeld durch die Persönlichkeitsentwicklung und das professionelle Netzwerk (Interaktion mit Kollegen, Team und Patienten oder der Abbau zwischenmenschlicher Barrieren) zu einer besseren Versorgungsstruktur und zum Gemeinwohl bei. Interdisziplinäre Netzwerkstrukturen fördern zudem die umfassende Patientenversorgung. Auch innerprofessionelle Strukturen werden gestärkt, indem ein neuartiges Bewusstsein für die Profession entsteht oder ein neues professionelles Engagement durch die Aufnahme einer Lehrtätigkeit sowie die Übernahme von Aufgaben in der Zahnärztekammer resultieren. Diese Feststellungen sind für die Professionsentwicklung von entscheidender Bedeutung. Die Wirkungsfelder professionelles Netzwerk und gesellschaftlicher Nutzen verweisen auf eine fortschreitende Professionalisierung auf der Meso- und Makroebene, wohingegen Fachwissen oder praktische Fähigkeiten vielmehr eine Professionalisierung auf der Mikroebene darstellen.

Bedeutung der Wirkungsfelder für die Absolventen

Natürlich können Weiterbildungsveranstalter ihre Formate beliebig vermarkten. Für den Teilnehmenden ist jedoch von Interesse, welche langfristigen Auswirkungen möglich sind. Um die prozentuale Verteilung der einzelnen Wirkungsfelder im jeweiligen Weiterbildungsformat herauszuarbeiten, wurde eine Profilanalyse durchgeführt, welche die Zielsetzungen der Weiterbildungsanbieter mit dem tatsächlichen Weiterbildungserleben der Absolventen vergleicht. Es zeigt sich, dass die Bedeutung von *Fachwissen* und *praktische Fähigkeiten* von den Organisatoren überschätzt werden und dass die *Persönlichkeitsentwicklung und Biografie* für die Teilnehmer eine wichtigere Rolle spielt als für die Anbieter der Weiterbildungsprogramme. Somit erscheinen in heutiger Zeit die überfachlichen Kompetenzen immer bedeutsamer, da im Zuge der schnellen Wissensveraltung personale und soziale Komponenten durch die „Entgrenzung des Fachlichen" gefragt sind (Huck-Schade 2003, S. 9). Es handelt sich um Fähigkeiten, die nicht berufsspezifisch, sondern eher funktional für die Bewältigung von Problemsituationen oder neuen Herausforderungen in verschiedenen Lebens- und Berufsbereichen verortet sind. Des Weiteren ist die Einbindung in ein *professionelles Netzwerk* für viele Absolventen entscheidend.

Determinanten zum Lerntransfer und ihr Bezug zur professionellen Gemeinschaft

Während der Weiterbildungsmaßnahme kann durch einen nachhaltigen Lernansatz ein kontinuierliches Lernen und eine berufliche Entwicklungsaktivität gefördert werden, indem selbstgesteuerte oder problemorientierte Lernformen zur Anwendung kommen, die informelle Prozesse fokussieren und eine systematische Reflexion von Erfahrung voraussetzen. Kooperative Ansätze sind entscheidend, da das Lernen fast immer in sozialen Austauschprozessen erfolgt und daraus wichtige Impulse für das künftige Weiterbildungsverhalten resultieren (Renkl 1997). Lerngemeinschaften aber auch Supervisionen oder Hospitationen vermitteln neue Blickwinkel auf das eigene Tun und helfen festgefahrene Routinen zu überdenken und zu verändern (Dick & Wasian 2011). Die Weiterbildung sollte dahingehend Strukturen schaffen, dass sich langfristig ein Netzwerk zum kooperativen Lernen, wie beispielsweise die Learning Communities oder Communities of Practice bis hin zu den Online-Learning-Communities etabliert (vgl. Lave & Wegner 1991). Diese sind eine „über einen längeren Zeitraum bestehende Personengruppe, die Interesse an einem gemeinsamen Thema haben und Wissen gemeinsam aufbauen und austauschen wollen. Die Teilnahme ist freiwillig und persönlich" (North et al. 2000, S. 54). Idealerweise bestehen diese Gemeinschaften weit über die Qualifizierungsmaßnahme hinaus und entwickeln eine Eigendynamik, aus der wiederum neue Entwicklungsimpulse resultieren können.

Generell spielt die Unterstützung und das Feedback des professionellen Umfelds während der Weiterbildungsmaßnahme eine wichtige Rolle. Ein kontinuierlicher Austausch auf Augenhöhe zwischen Teilnehmer und Moderatoren, Experten oder Teletutoren ist entscheidend, um Bestätigung und neue Motivation im Lernprozess zu erlangen. Teilweise resultiert in der Lerngruppe ein kollektives Handeln unter „Gleichbetroffenen in der Auseinandersetzung mit gleich gelagerten Problemsituationen" (Schütze 1994, S. 51). Auch eine regelmäßige Rückmeldung der Lernpartner bzw. Kommilitonen ist dabei von Bedeutung. Dabei handelt es sich um positives oder informatives Feedback, welches sich auf Sachverhalte bezieht, die aus einer selbstbestimmten Handlung resultieren, und nicht kontrollierend wirkt. Positives Feedback verstärkt nachweislich den Transfer. Es besteht sowohl ein direkter Zusammenhang zwischen der Unterstützung durch Kollegen mit dem Transfer als auch ein indirekter Einfluss der kollegialen Unterstützung durch den positiven Effekt auf die Motivation der Teilnehmer (Kauffeld et al. 2012).

Neben den Gelegenheiten zur Umsetzung des Neuen hängt der Transfer nach der Weiterbildung erneut vom Einfluss des Umfelds ab. Die sozialen Bedingungen, welche das Bestreben nach Autonomie, Kompetenz und sozialer Eingebundenheit unterstützen, tragen nachhaltig zur Lernmotivation und der tatsächlichen Umsetzung des Gelernten im Alltag bei (Deci & Ryan 1993). Ein funktionierendes (Alumni-)Netzwerk kann in diesem Kontext eine wichtige Hilfestellung bieten, indem es den Absolventen über die Weiterbildung hinaus durch den kollegialen Austausch Denkanstöße und permanente Impulse gibt, um ihre Lernmotivation und die damit verbundene Transferleistung aufrecht zu erhalten. Fehlen diese Momente kann der in der Qualifizierungsmaßnahme initiierte Transfer schnell scheitern. Diese Tatsache sollten Weiterbildungsveranstalter berücksichtigen und durch besondere Lernansätze der Selbstbestimmung rechtzeitig den Grundstein für selbstorganisiertes Lernen legen oder sich gegebenenfalls auch wegweisend bei der Gründung und Aufrechterhaltung eines Netzwerks beteiligen.

Resümierend stellt die regelmäßige Interaktion mit dem professionellen Umfeld und dessen Resonanz neben der intrinsischen Motivation einen der wichtigsten, über die Jahre wirksamen Faktoren im Transferprozess dar.

Transfertypen

Nach intensiver Analyse der Absolventeninterviews auf Einzelfallebene ließen sich Transferprozesse identifizieren, die zu Transfertypen zusammengefasst wurden.

- *Direkter Transfer*: punktuelle Optimierung, kontinuierliche Verbesserung, qualitative Veränderung

- *Vermittelter Transfer*: bewusst, unbewusst

- *Expansiver Transfer*: emergent, forciert

- *Eingeschränkter Transfer*: eng begrenzt, verhindert

Meistens bestehen vor der Weiterbildung gewisse Erwartungen an diese, so dass die Eingangsmotivation und die damit verbundenen Zielsetzungen sich idealerweise im späteren Umsetzungsverhalten wiederfinden. Dies betrifft vor allem den *direkten Transfer*, welcher das Ergebnis aus Lerninhalten und Einflüssen der unmittelbaren Weiterbildungsumgebung darstellt. Wenn ein Teilnehmer Defizite in einem Fachbereich bemerkt, ein fachliches Update sucht oder das Interesse besitzt, sich in einem Gebiet der Zahnmedizin zu spezialisieren, kann er aus der Qualifizierungsmaßnahme direkten Nutzen ziehen. Während die *punktuelle Optimierung* zeitlich begrenzt und nach der Umsetzung abgeschlossen ist, beschreibt die *kontinuierliche Verbesserung* ein beabsichtigtes Vorgehen über einen langen Zeitraum in kleinen Schritten auf primär operativer Ebene, das beispielsweise dazu dient Schnitttechniken zu modifizieren, um schneller zu einem Behandlungsergebnis zu gelangen und Schmerzen beim Patienten zu reduzieren. Diese beiden Formen des direkten Transfers sind zwar verhaltenswirksam, entsprechen jedoch mehr klassischen Lernprozessen und nicht einem tiefgreifenden Wandlungsprozess. Erst die Stufe der *qualitativen Veränderung* ermöglicht ein reflexives Verfügbarmachen von Erfahrung und Wissen über die Vergangenheit, um daraus Handlungsperspektiven für die Gegenwart und Zukunft zu generieren. Indem sich das Verhältnis zu sich selbst und zur Welt verändert, resultiert eine nachhaltige Persönlichkeitsentwicklung, die wiederum zu Synergien im professionellen Umfeld führen kann.

Der *vermittelte Transfer* beinhaltet Entwicklungen parallel zur Weiterbildung und steht mit dem sozialen Umfeld im Zusammenhang. Dabei kann der Transfer einerseits *bewusst* ablaufen, indem sich kollegiale Zusammenschlüsse bilden, um miteinander und voneinander zu lernen. Gleichgesinnte Kommilitonen schließen sich in kleinen Gruppen zusammen und nutzen einen milieuspezifischen „konjunktiven Erfahrungsraum" (Mannheim 1980, S. 210), um beispielsweise eigene Wissensbestände und Handlungspraxis in Workshops oder Hospitationen weiterzugeben oder auch von erfahrenen Kollegen zu lernen sowie eigene Routinen umzustellen. Der kollegiale Austausch, der während der Weiterbildung stattfindet und beispielsweise im Masternetzwerk fortgesetzt wird, stellt langfristig einen wichtigen Transfermechanismus dar und kann durch regelmäßige Treffen (z.B. im Rahmen der Karlsruher Konferenz, dem Master`s Day oder auch in vereinsinternen Veranstaltungen) intensiviert werden. Aus diesen neuen sozialen Bewegungen können nicht nur Lern- sondern auch Bildungsprozesse entstehen, wenn sich die Akteure mit ihren bisherigen Gewohnheiten auf die neue Gruppe einlassen und auf diese Weise zu einer „anderen Person" werden (Lave & Wegner 1991, S. 53). Anderseits existiert ein Transfer auf einer *unbewussten Ebene*, der in der Literatur bislang noch keine Thematisierung fand, da er die soziale Resonanz der Mitmenschen benötigt, um überhaupt als solcher wahrgenommen zu werden. Diese Transferart benötigt eine soziale Absicherung, beispielsweise durch Feedbackgespräche, damit sie wahrgenommen werden kann. Denn erst in der Konsolidierung des Veränderungsprozesses durch die gesellschaftliche Bestätigung gewinnt die eigene Entwicklung an Signifikanz. Die Kommunikation im Interview regt eine biografische Reflexion an, bei der oftmals kein definitiver Beginn des Wandlungsprozesses identifiziert, sondern dieser nur retrospektiv mit zeitlichem Abstand in seiner Gesamtheit begriffen werden kann.

Der *expansive Transfer* stellt einen weiteren Transfertyp dar, der sich nochmals in eine emergente und forcierte Variante differenziert. Der *emergente Transfer* entfaltet sich teilweise erst deutlich nach dem Weiterbildungsabschluss und weist Tendenzen zu Bildungsphasen (Nohl 2006) auf. Er basiert oftmals auf Strukturen oder individuellen Entwicklungsprojekten, die spontan während der Qualifizierungsmaßnahme angestoßen werden und langfristig Intensivierung finden. Somit gelingt dem Absolventen seine Selbstentfaltung, welche wichtige Impulse für die Gesellschaft und auch die Profession liefert und somit am Gemeinwohl orientiert ist. So engagieren sich beispielsweise Absolventen des Masterstudiengangs Integrated Practice in Dentistry bis heute erfolgreich in der Zahnärztekammer oder gründen interdisziplinäre Netzwerke und tragen dadurch zur Stärkung der Profession bei. Im Gegensatz dazu entspricht der *forcierte Transfer* eher einem beabsichtigten Lernprozess dessen Fokus meist auf dem eigenen Vorankommen liegt. Er betont den instrumentellen Charakter des Lernens. Gegebenheiten aus der Weiterbildung sowie später aus der Gesellschaft werden genutzt, um dieses persönliche teilweise ehrgeizige Bestreben zu realisieren.

Zuletzt findet der *eingeschränkte Transfer* Erwähnung, der aus mangelnder Zeit zur Umsetzung oder unzureichenden Impulsen aus der Weiterbildung resultiert. Es ist jedoch festzuhalten, dass es nicht den einen richtigen Transfertyp gibt. In den Interviews konnte dargelegt werden, dass sich die Transfertypen in andere umwandeln und in verschiedenen Kombinationen auftreten können.

Zeit stellt eine kritische Variable im Weiterbildungs- und Transfergeschehen dar. Die Teilnahme an einer mehrjährigen postgradualen Weiterbildung fordert beim Teilnehmer hohe Zeitaufwendungen, um im Sinne der beschriebenen Transfertypen einen langfristigen Nutzen aus dieser zu ziehen. Dabei benötigt die *punktuelle Optimierung* eine geringere Zeitinvestition mit Veränderungen auf der Mikroebene (Praxis) als die *emergenten Prozesse*, welche dafür eine nachhaltigere Wirkung auf Meso- oder Makroebene (Profession, Gesellschaft) besitzen. Hinzu kommt, dass Transfertypen, die mit Lernprozessen verbunden sind, eine Vorwärts-Vektorisierung verkörpern und in die nahe (*punktuelle Optimierung, eingeschränkter Transfer*) oder ferne Zukunft (*kontinuierliche Verbesserung, forcierter expansiver Transfer*) gerichtet sind. Transfertypen, die jedoch mit Bildungsprozessen verknüpft sind, benötigen teilweise mehr Zeit (*vermittelter Transfer, qualitative Veränderung, emergenter expansiver Transfer*) und zeichnen sich durch eine Reflexionsschleife aus. Sie sind nicht nur in die Zukunft gerichtet, sondern vermögen auch widerständige Realitäten der Vergangenheit aufzuarbeiten. Dabei fördert beispielsweise CPD die Reflexionsfähigkeit der Teilnehmer, so dass sie mit krisenhaften Situationen umgehen oder sich unverstandene Problemsituationen rückwärts erschließen (Ulbricht 2010). Aber auch das professionelle Umfeld kann in diesem Kontext Hilfestellungen leisten. Die *qualitative Veränderung*, der *emergente* sowie auch der *unbewusste Transfer* besitzen ein hohes Potential Bildungsprozesse anzustoßen, indem sie professionelle Baustellen im beruflichen und auch im privaten Alltag, die mit dem bisherigen Experteninventar nicht zufriedenstellend gelöst werden konnten, bearbeitbar machen. Von diesem qualitativen Erleben und der gedanklichen Aufarbeitung der Berufsbiografie profitiert das Individuum. Bemerkenswerterweise zeichnet sich der Studiengang Integrated Practice in Dentistry vor allem durch die qualitative Veränderung und den emergenten Transfer aus.

Beitrag postgradualer Weiterbildung zur Entwicklung der zahnmedizinischen Profession

Kontinuierliche Anpassungsprozesse in Form von lebenslangem Lernen sind erforderlich, damit Professionen sensibel auf die vorherrschenden gesellschaftlichen Veränderungen reagieren können. Dabei kann die postgraduale Weiterbildung der Zahnärzteschaft eine intensive Auseinandersetzung mit ihren professionellen Berufsaufgaben ermöglichen. Studien belegen, dass sich ein guter Zahnarzt unter anderem durch seine Persönlichkeit und seine professionellen Kompetenzen auszeichnet. Für viele Zahnärzte stellt sich dabei jedoch die Frage, was professionelle Fertigkeiten und Professionalität beinhalten, da der Professionsgedanke bislang nicht zwingend zu ihrem Alltagsrepertoire gehört. Seine Sinnstiftung ist komplex und benötigt Zeit. Postgraduale Langzeitprogramme können durch geeignete Lernansätze und Methoden ihren Teilnehmern Impulse zur Professionsentwicklung geben, indem sie die Unabhängigkeit der Professionellen wahren und zu einer konkreten Verbesserung professionellen Handelns beitragen (Buer 2010). So fördern sie ein neues Bewusstsein bzw. Verständnis für den Berufsstand, welches nicht nur der individuellen Entwicklung seiner Akteure sondern auch der Qualitätssicherung im professionellen System dient.

Nach Stichweh (2004) wenden Professionen ihr Wissen nicht einfach nur an, sondern sie kultivieren es in einem Prozess der Wissenserzeugung und Überprüfung. Entscheidend ist eine Wissensmanagementstrategie, die auch als „evidenzbasierte Medizin" (EbM) bezeichnet wird. „EbM ist der gewissenhafte, ausdrückliche und vernünftige Gebrauch der gegenwärtig besten, externen, wissenschaftlichen Evidenz für Entscheidungen in der medizinischen Versorgung individueller Patienten. Die Praxis der EbM bedeutet die Integration individueller klinischer Expertise mit der bestverfügbaren externen Evidenz aus systematischer Forschung" (Sackett et al. 1996, deutsch 1997 S. 644; Robra 2016). Demnach greift der Professionelle bei der Bearbeitung von Problemfällen auf seine berufspraktische Erfahrungsbasis (interne

Evidenz) und die aktuelle Wissensbasis (externe Evidenz) zurück. Dementsprechend kommt der eigenen, im Berufsalltag gesammelten Erfahrung ein neuer Stellenwert zu, indem jeder praktisch tätige Zahnarzt nunmehr durch sein Erfahrungswissen einen Beitrag zur Professionsentwicklung leisten kann. Dabei handelt es sich um nicht allgemeinzugängliches Sonderwissen, das in langwierigen Sozialisationsprozessen erworben wurde. Wer ständig tätig ist, ohne über sein Tun nachzudenken und daraus zu lernen wird kein erfahrener Experte, weil er in unreflektierten Routinen verhaftet bleibt. Zukünftig muss sich das Expertentum reflexiv modernisieren. Die intensive Auseinandersetzung mit der Komplexität des zahnärztlichen Heilberufs ist für das neue Berufsverständnis bedeutsam. Der Lernansatz von CPD hebt beispielsweise die über Jahre gesammelte berufliche Erfahrung jedes einzelnen Zahnarztes hervor und bewertet somit die interne Evidenz neu. Exemplarisch vermag die Weiterbildung auf diese Weise problematische Erfahrungen aufzuarbeiten, indem sich die Lerngruppe ausreichend lange mit der Problemstellung oder gar einem Misserfolg (vgl. Jacob 2012) befasst. Dadurch kann eine Distanz gegenüber dem eigenen Handeln aufgebaut werden, welche die Möglichkeit zur Reflexion über das Erlebte und das eigene Tun bietet.

Professionelles Handeln ist nicht standardisierbar und unterliegt Antinomien (Schütze 1996, Helsper 2004), die sich unter anderem aus der Krisenbewältigung des gesellschaftlichen Systems ergeben. Wenn ein Problem vorliegt, kann der Zahnarzt nicht auf bekannte Verfahren, Techniken und reproduktive (Denk-) Optionen zurückgreifen, sondern er muss eine heuristische Struktur als Strategie des Suchens und Findens entwerfen. Eine nachhaltige Weiterbildung ist auf die Entdeckung unbekannter Zusammenhänge ausgerichtet und bietet durch die drei simultan ablaufenden Prozesse der Wissensaneignung, Wissensumwandlung und Wissensbewertung die Grundlage zur selbstständigen Problemlösung, welche von den Zahnärzten besonders in Gutachterangelegenheiten oder in kritischen Behandlungszwischenfällen wertgeschätzt wird. Weiterbildung eröffnet somit nicht nur neue Entwicklungs- und Tätigkeitsfelder, sondern sie bearbeitet und schließt individuelle und professionelle Baustellen im beruflichen und auch privaten Alltag, die mit dem bisherigen Experteninventar nicht zufriedenstellend gelöst werden konnten, und gibt zudem wichtige Impulse für die Zukunft. Es resultiert ein nachhaltiges Erleben der Qualifizierungsmaßnahme mit einer Entlastung des Absolventen als professionellen Akteur, so dass einigen von ihnen auf Grund der Weiterbildung ein Weg zur Selbstentfaltung aufgezeigt wurde und teilweise ein Sprung zur Bildung gelungen ist (Ulbricht 2010). Diese Tatsache verdeutlichen die Transferarten der qualitativen Veränderung und des emergenten Transfers.

Des Weiteren erscheint bedeutsam, dass die reflexive Bearbeitung professioneller Belange bislang nicht durch äußere Instanzen strukturiert oder reguliert wird. Veränderungen können demnach aus der Profession selbst herbeigeführt werden. Eine hohe Autonomie ist die Voraussetzung für die Realisierung der Leistungen des Berufsstandes und auch für die Umsetzung des Gelernten im Berufsalltag. So sind auch die Weiterbildungsabsolventen für den Transferprozess in der Praxis verantwortlich. Mit dem eigenen Handeln sollen jedoch nicht vorrangig Einzelinteressen verfolgt, sondern das Vertrauen des Klienten in die professionelle Tätigkeit gefestigt und das Gemeinwohl gesichert werden (Stichweh 1996). Vor allem das Vertrauen in die helfende Beziehung gelingt nicht über Verträge oder Verhandlungen, sondern durch eine personale Beziehung. Ihre Basis muss täglich neu geschaffen werden, indem der Professionelle seine Persönlichkeit weiterentwickelt und den Bedürfnissen seiner Patienten gerecht wird. Indem die Weiterbildung eine Persönlichkeitsentwicklung evoziert, stärkt sie auch das Vertrauen in die Person des Zahnarztes. Professionen besitzen gegenüber der Gesellschaft ein starkes Maß an Verantwortung, da sie gesellschaftliche Zentralwerte bearbeiten und eine helfende Rolle im System einnehmen. Weiterbildung kann bei ihren Teilnehmern ein Bewusstsein für diese Anforderungen schaffen. Eine fachliche Reife und ein hierarchiefreies Netzwerk sind dafür wichtige Voraussetzungen. Die professionelle Stratifikation ist netzwerkförmig und unterscheidet sich somit deutlich von den Hierarchiestrukturen in Unternehmen. Das Kollegium stellt in der Profession ein Kollektiv gleichrangiger Individualisten dar, deren Selbstregulation auf der Angst vor Statusverlust und sozialer Isolation beruht (Ferchhoff & Schwarz 2014). In einigen Interviews wurde deutlich, dass durch die Weiterbildung gerade von Zahnärzten in den Einzelpraxen oftmals eine soziale Integration angestrebt wird.

Im modernen Wissensmanagement der Profession bedarf es Räume der sozialen Interaktion, wo Zahnärzte mit ganz unterschiedlichen Erfahrungen zusammentreffen. Ihr Wissen ist jedoch durch die Weiterbildung allein nicht technisch steuerbar, sondern jeder Einzelne trägt zu einer komplexen Praxiskultur bei, die sich aus objektiven Vorgaben, subjektiven Handlungen und intersubjektiven Kommunikationsprozessen zusammensetzt. Die Beschleunigung der Wissensproduktion, die Vielfalt an im Arbeitsalltag benötigten Wissensformen und die Komplexität moderner Arbeitsabläufe verdeutlicht, dass die Profession zunehmend auf das Erfahrungswissen ihrer Mitglieder und damit auch auf einen intensiven Erfahrungsaustausch angewiesen ist. Um aus Erfahrung zu lernen, bedarf es somit des sozialen Austauschs, geeigneter Methoden des Nacherlebens und geeigneter Methoden der Reflexion. Das Erfahrungslernen erfolgt alltäglich, kann aber in der Weiterbildung systematisch unterstützt werden, indem Supervisionen, professionelle Beratung, persönliche Entwicklungsgruppen, interkollegiale Hospitationen oder Erfahrungszirkel (Kleingruppen) zum Einsatz kommen (vgl. Derboven et al. 1996). So können zeitweilige Perspektivenwechsel nachhaltige Reflexionsprozesse anstoßen, die von den Zahnärzten selbst ausgehen und teilweise wichtige Selbsterkenntnisprozesse für zukünftiges Verhalten darstellen. Wenn diese Erfahrung ins persönliche Bewusstsein gelangt, gesellschaftlich validiert wird und über die Weiterbildung eine institutionelle Verankerung erfährt, kann dadurch auch die Profession nachhaltig weiterentwickelt werden.

Es wird deutlich, dass der Praxisnutzen allein als Resultat einer Weiterbildung nicht mehr ausreicht. Der Bezug zur eigenen Person und auch zu der Gesellschaft ist viel mehr wert als nur der instrumentelle Nutzen. Die sechs identifizierten Wirkungsfelder und vier Transfertypen verdeutlichen, dass aktuelle Qualifizierungsmaßnahmen nicht nur berufspraktische Ziele verfolgen, sondern auch die Chance einer Persönlichkeitsentwicklung bieten und grundliegende Strukturen im professionellen Umfeld verändern können. Dabei erscheinen im Rahmen der Persönlichkeitsentwicklung die stetige Reflexion sowie die damit verbundene Evaluation des eigenen professionellen Handelns als entscheidend (Mai 2008). Je stärker unsere Gesellschaft die Ressource Wissen zu ihrer Grundlage macht, je informierter die Patienten sind, desto höher ist die Anforderung an diesen Reflexionsprozess. Die postgraduale Weiterbildung hilft dem Professionellen dabei, mit Wissen und damit verbundenen Lernprozessen umzugehen. Darüber hinaus vermag sie jedoch auch Bildungsprozesse mit persönlichem und gesellschaftlichem Mehrwert anzustoßen. Weiterbildung soll nicht nur der Profilierung des Einzelnen dienen, sondern die individuelle Entfaltung unterstützen, zum Gemeinwohl beitragen und gesellschaftliches Vertrauen schaffen. Weiterbildungsprogramme, die eine professionelle Netzwerkstruktur aufbauen oder einen gesellschaftlichen Nutzen intendieren, tragen durch eine fortschreitende Professionalisierung auf der Meso- und Makroeben zu einer nachhaltigen Entwicklung der Profession bei. Nur so kann die Legitimationskraft der Profession bestehen, indem nicht Kontrollen, formale Regeln und standardisierte Qualitätsverfahren die soziale Realität der Professionellen bestimmen, sondern indem das Wissen nach wie vor in den Köpfen der Zahnärzte innewohnt (Abbott 1991) und sie durch Weiterbildung in der Lage sind, selbstbildend mit ihrem Wissen umzugehen.

Literatur

Abbott, A. (1988). The system of professions. An essay on the division of expert labor. Chicago: The University of Chicago Press.

Buer, F. (2010). Gefährdet Organisation Profession? In A. Schreyögg & C. Schmidt-Lellek (Hrsg.), Die Organisation in Supervision und Coaching. OSC Sonderheft 3/2009 (S. 41-63). Wiesbaden: VS.

Deci, E. L. & Ryan, R. M. (1993). Die Selbstbestimmungstheorie der Motivation und ihre Bedeutung für die Pädagogik. Zeitschrift für Pädagogik, 39 (2), 223-238.

Derboven, W., Dick, M., Wehner, T. & Waibel, M. C. (1996). Erfahrungsorientiertes Problemlösen in Gruppen. Konzeptionelle Präzisierung und neue Anwendungsfelder. Hamburg: Harburger Beiträge zur Psychologie und Soziologie der Arbeit Nr. 11.

Dick, M. (2008). Reflexive professionelle Entwicklung im Jugendstrafrecht: Theoretische Herleitung und praktische Bedeutung eines neuen Fortbildungskonzepts. In DVJJ e.V. (Hrsg.), Fördern Fordern Fallenlassen. Aktuelle Entwicklungen im Umgang mit Jugenddelinquenz. Dokumentation des 27. Deutschen Jugendgerichtstag 15 - 18. September 2007 in Freiburg (S. 145-173). Bad Godesberg: Forum Verlag.

Dick, M. & Wasian, F. (2011). Kollegiale Visitationen als Methode reflexiver professioneller Entwicklung. Einsatz und Evaluation in der Zahnmedizin. OSC – Organisationsberatung, Supervision, Coaching, 18 (1), 49-65.

Ferchhoff, W. & Schwarz, M. P. (2014). Zur Genese der klassischen Pofessionen. In M. P. Schwarz, W. Ferchhoff & R. Vollbrecht (Hrsg.), Professionalität: Wissen – Kontext (S. 28-57). Bad Heilbrunn: Klinkhardt.

Flick, U. (1996): Das episodische Interview – Konzeption einer Methode. In ders. (Hrsg.), Psychologie des technisierten Alltags. Soziale Konstruktion und Repräsentation technischen Wandels (S. 147-165). Opladen: Westdeutscher Verlag.

Glaser, B. G. & Strauss, A. L. (1998). Grounded Theory. Strategien qualitative Forschung. Aus dem Amerikanischen (Original von 1967) übersetzt von Paul, A. T. & Kaufmann, S.; Bern: Huber.

Helsper, W. (2004). Antinomien, Wiedersprüche und Paradoxien: Lehrerarbeit – ein unmögliches Geschäft? Eine strukturtheoretisch-rekonstruktive Perspektive auf das Lehrerhandeln. In B. Koch-Priewe, F. U. Kolbe & J. Wildt (Hrsg.), Grundlagenforschung und mikrodidaktische Reformansätze zur Lehrerbildung (S. 49-99). Bad Heilbrunn: Klinkhardt.

Huck-Schade, J. M. (2003). Soft Skills auf der Spur. Soziale Kompetenzen: weiche Fähigkeiten – harte Fakten. Weinheim: Beltz.

Jacob, M. (2012). Die Reflexion des Misserfolgs als Beitrag zur Professionsentwicklung. Opladen, Farmington Hills: Barbara Budrich.

Kauffeld, S., Lorenzo, G. & Weisweiler, S. (2012). Wann wird Weiterbildung nachhaltig? Erfolg und Erfolgsfaktoren beim Lerntransfer. PERSONALquaterly, 64, 10-15.

Lave, J. & Wenger, E. (1991). Situated learning: Legitimate peripheral participation. Cambridge: Cambridge University Press.

Mai, M. (2008). Der Beitrag von Professionen zur politischen Steuerung und Governance. Sozialer Fortschritt, 57 (1), 14-18.

Mannheim, K. (1980). Strukturen des Denkens. Frankfurt/M: Suhrkamp.

Marotzki, W. (1990). Entwurf einer strukturalen Bildungstheorie. Biographietheoretische Auslegung von Bildungsprozessen in hochkomplexen Gesellschaften. Weinheim: Deutscher Studien Verlag.

Nohl, A. M. (2006). Die Bildsamkeit spontanen Handelns. Phasen biografischer Wandlungsprozesse in unterschiedlichen Lebensaltern. Zeitschrift für Pädagogik, 52 (1), 91-107.

North, K., Franz, M. & Lembke, G. (2004). Wissenserzeugung und –austausch in Wissensgemeinschaften Communities of Practice. In Arbeitsgemeinschaft Betriebliche Weiterbildungsforschung, Projekt Qualifikations-Entwicklungs-Management. Schriften zur beruflichen Weiterbildung. Heft 85. Berlin: QUEM-report.

Renkl, A. (1997). Lernen durch Lehren. Zentrale Wirkmechanismen beim kooperativen Lernen. Wiesbaden: Deutscher Universitätsverlag.

Robra, B.-P. (2016). Evidenz. In M. Dick, W. Marotzki & H. Mieg (Hrsg.), Handbuch Professionsentwicklung (S. 193-202). Bad Heilbrunn: Klinkhardt.

Sackett, D. L., Rosenberg, W., Gray, J. A., Haynes, R. B. & Richardson, W. S. (1996). Evidence-based medicine: what it is and what it isn't. British Medical Journal, 312 (7023), 71-72 (deutsch: Munch Med Wochenschr 1997, 139 (44), 644-645.

Schütze, F. (1996). Organisationszwänge und hoheitsstaatliche Rahmenbedingungen im Sozialwesen: Ihre Auswirkungen auf die Paradoxien des professionellen Handelns. In W. Helsper & A. Combe (Hrsg.), Pädagogische Professionalität. Untersuchungen zum Typus pädagogischen Handelns (S. 183-275). Frankfurt/M: Suhrkamp.

Starke, I. & Wade, W. (2005). Continuing Professional Development – Supporting the Delivery of Quality Healthcare. Annals Academy of Medicine Singapore, 34 (11), 714-719.

Stichweh, R. (1996). Professionen in einer funktional ausdifferenzierten Gesellschaft. In A. Combe & W. Helsper, Pädagogische Professionalität. Untersuchungen zum Typus pädagogischen Handelns (S. 49-70). Frankfurt/M: Suhrkamp.

Stichweh, R. (2004). Wissensgesellschaft und Wissenschaftssystem. Schweizer Zeitschrift für Soziologie, 30 (2), 147-165.

Ulbricht, S. (2010). Die Wirksamkeit des Masterstudiengangs "Integrated Practice in Dentistry" - empirische Rekonstruktion von Lernerfahrungen entlang der Ziele von CPD. Universität Magdeburg Masterarbeit.

Ulbricht, S. (2016). Die Wirksamkeit postgradualer Weiterbildung im Sinne reflexiver professioneller Entwicklung. Wirkungsfelder, Funktionsmodell und Transfertypologie. Universität Magdeburg: Dissertation.

Ulbricht, S. & Dick, M. (2012). Berufsbegleitende Weiterbildung als Professionsentwicklung – Qualitative Evaluation zur Wirksamkeit des interdisziplinären Masterstudiengangs „Integrated Practice in Dentistry". In U. Bade-Becker & M. Beyersdorf (Hrsg.), DGWF Jahrestagung 2011: Grenzüberschreitungen in der wissenschaftlichen Weiterbildung: Interdisziplinarität, Transnationalisierung, Öffnung (S. 143-151). Hamburg: DGWF-Beiträge.

Walther, W. & Dick, M. (2007). Continuing Professional Development (CPD) - Strategie für lebenslanges Lernen. Zahnärztliche Mitteilungen, 97 (16), 74-78.

1 Praxismanagement

Praxisforschung

Bernt-Peter Robra

Alle Masterarbeiten sind Forschungsprojekte, aber nicht alle beforschen die eigene Praxis. Die Arbeiten dieses Blocks nehmen den Praxisbezug der Forschung wörtlich. Das hat seinen Grund: wer evidenzbasierte Praxis möchte, muss auch praxisgestützte Evidenz schaffen (Green et al. 2009). Das ist eine Herausforderung für die ganze Profession.

Einführung: Praxis als Forschungslabor

Praxis und Forschung stehen in einem produktiven Spannungsverhältnis. Ein Transfer von Ideen und Erkenntnissen aus der Wissenschaft in die Praxis wird ergänzt um einen Transfer von Problemstellungen und Erfahrungen in Gegenrichtung: aus der Praxis in die Wissenschaft. Eine Verzahnung von Praxis und Forschung durch Forschung mit und in der Praxis wird mit der Ambulantisierung der Medizin zunehmend wichtig und ist unverzichtbar in der Zahnmedizin, die ganz überwiegend ambulant und praxisgestützt arbeitet.

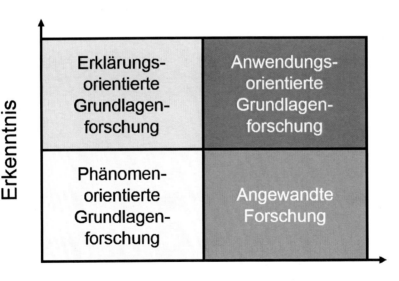

Abb 1.: Wissenschaft - schafft Erkenntnis und Nutzen (nach Stokes 1997, Kölbel 2011)

Grundlagenforschung mit dem Ziel neuer Erkenntnisse und anwendungsbezogene Forschung mit dem Ziel, Nutzen für Patienten zu schaffen, sind keine Gegensätze, sondern ergänzen einander (Abb. 1). „Neugiergetriebene" Wissenschaft ist unverzichtbar für Entdeckungen. Wissenschaftsfreiheit ist aus gutem Grund eine der Grundfreiheiten unserer Verfassung. Doch sollte jede öffentlich geförderte Forschung nicht allein zu neuen Erkenntnissen, sondern auch zur Wohlfahrt der Gesellschaft beitragen können und wollen. Für die klinischer Praxis bedeutet eine zukünftig vielleicht nutzbare Erkenntnis aus der Grundlagenforschung ohnehin weniger als ein heute erreichbarer evidenzbasierter Zusatznutzen für die Patienten oder eine Möglichkeit, die bisher übliche Versorgung besser – auch wirtschaftlicher – zu organisieren oder sie zu erweitern, nicht zuletzt auch im Hinblick auf ihre Patientenorientierung. Patientenorientierung bezeichnet nach Klemperer (2000) die Ausrichtung der Gesundheitsversorgung auf die Interessen, Bedürfnisse und Wünsche der Patientinnen und Patienten.

Für unseren Studiengang „Wissensentwicklung und Qualitätsförderung" gehören reflektiertes praktisches Handeln, strukturiertes Forschen in der Praxis und Professionsentwicklung zusammen. Die Auseinandersetzung mit der empirischen Heterogenität der Versorgung, mit charakterisierbaren Problemsituationen in der Praxis und mit dem aktiv recherchierten Stand wissenschaftlicher Evidenz öffnet Entwicklungschancen. Abrechnungsdaten der Krankenkassen („Sekundärdaten") bieten in der evaluativen Versorgungsforschung der Zahnmedizin geringere Möglichkeiten als in der humanmedizinischen Versorgungswissenschaft (Swart et al. 2014). Umso wichtiger ist es, die Praxis der Zahnmedizin mit Primärdaten aus zahnmedizinischen Praxen transparent zu machen und die Übertragbarkeit internationaler Studien und nationaler Normen auf den eigenen Praxiskontext zu prüfen.

Einzelbeiträge zu Struktur, Prozess, Ergebnissen und Strategien

Die Autoren der Beiträge dieses Kapitels beleuchten Qualität, Wirtschaftlichkeit und Perspektiven zahnmedizinischer Versorgung an selbst gewählten Beispielen. In der Regel haben eigene Erfahrungen, gelegentlich auch Zweifel an den eigenen Routinen sie zur Bearbeitung motiviert. Sie haben ihre Projektplanung KollegInnen und akademischen Betreuern vorgestellt, konzeptionelle und technische Schwierigkeiten gemeistert und ihren Forschungsbericht öffentlich präsentiert. Die Resultate ihrer Arbeit haben ihre Stärke dort, wo international publizierte Forschung ihre größte Schwäche hat: sie beantworten selbst gestellte, d.h. praxisrelevante Fragen – und der Transfer in die Versorgungspraxis ist unmittelbar gewährleistet.

Klaus-Dieter Schnell macht den Anfang mit einer Arbeit aus dem linken unteren Quadranten der in Abb. 1 dargestellten Forschungstypen. Auf Basis exemplarischer Fälle und 20jähriger eigener Erfahrung hat er eine zahnmedizinische Patientenklassifikation für Erwachsene mit geistiger Behinderung erarbeitet, eine schwer zu versorgende, unterversorgte Patientengruppe. Die Klassifikation beruht auf dem Grad der geistigen Behinderung, den Begleiterkrankungen und der daraus resultierenden Medikation.

Dragan Razmilić und Thomas Schuberth haben sich gefragt, wie man Angstpatienten erkennt und mit ihnen umgehen kann. Sie haben Angstpatienten erzählen lassen, wie sie Angspatienten geworden sind, zahnmedizinische Versorgung erleben und was ihnen helfen könnte. Daraus leiten sie übertragbare Praxisempfehlungen ab und haben selber an Gelassenheit im Umgang mit diesen herausfordernden Patienten gewonnen.

Auch Volker Borchert hat Patienten befragt, allerdings mit quantitativer Methodik. Er ordnet das Instrument der Patientenbefragungen mit vergleichendem Qualitäts-Benchmark in den Auftrag zum Qualitätsmanagement in Zahnarztpraxen ein.

Quantitative und qualitative Patientenbefragungen hat Andreas Graß kombiniert. Auch ihm geht es primär um die Behandlung von Angstpatienten, aus deren Befragung er in einer strategischen Analyse Stärken und Schwächen seiner Praxis ableitet. Als resultierende Praxisstrategie kommt eine partielle Spezialisierung auf solche Patienten in Betracht, denen er z.B. eine Lachgassedierung anbietet.

Michael Seitz bearbeitet ein zentrales Thema des Praxismanagements, nämlich die bidirektionale Kommunikation an der Schnittstelle zum Dentallabor. Mit systematischer Dokumentation kann er häufige Probleme der Zusammenarbeit darstellen, in einem zweizeitigen Vergleich deren Verbesserung belegen.

Ein weiteres Management-Thema bearbeitet Tom Sauermann. Er beschreibt zunächst die Funktionen eines Warenwirtschaftssystems in der zahnärztlichen Praxis und verifiziert die Einsatzbreite, die Nutzerzufriedenheit und wirtschaftliche Auswirkungen eines solchen Systems in einer Online-Befragung mit 33 Teilnehmern.

Gero Juraszyk Bachmann interessiert sich für das Phänomen des ersten Implantats, das ein Zahnarzt setzt. Er fragte Teilnahmer an der Fortbildungsreihe Implantologie nicht nur, wie sie die Fortbildung bewerten, sondern auch, wie sich ihr professionelles Handeln dadurch geändert hat. Die meisten haben – zum Teil ohne weitere Supervision – danach ihr erstes Implantat gesetzt, aber es gab Hemmschwellen und auch Gründe gegen diese Erweiterung des Tätigkeitsprofils.

Jörg Augenstein verlässt das engere Praxissetting und wendet sich einem „Systemthema" zu, der Organisation und den Inhalten des zahnärztlichen Notfallbereitschaftsdienstes seiner Region. 13 KollegInnen führten dazu eine systematische Verrichtungsstatistik. Bei fast 90 % der Kontakte halten sie die Notdienstinanspruchnahme für berechtigt. Unter Verweis auf das Maßnahmenprofil im Notfallbereitschaftsdienst warnt der Verfasser davor, die Endodontie als Spezialisierung von der allgemeinen Zahnheilkunde abzuspalten und betont die Notwendigkeit, jederzeit Röntgenuntersuchungen durchführen zu können. Die Sicherstellung einer Notfallbereitschaft ist eine „emergente" Aufgabe der Profession, sie kann nicht von einem einzelnen Zahnarzt gewährleistet werden. Insofern ist es nötig, sie praxisübergreifend, am besten regional, periodisch zu evaluieren, nicht zuletzt auch im Hinblick auf die erforderliche Vergütung.

Die folgenden Beiträge erarbeiten klinische Pfade, d.h. sie setzen sich mit der Spannung zwischen Norm und Praxiswirklichkeit auseinander. Dieter Gaukel demonstriert die Entwicklung eines klinischen Pfades zur Sterilisierung von Medizinprodukten aus zwei Quellen: einer Recherche einschlägiger Normen, Empfehlungen und Originalpublikationen sowie einem praxisspezifischen Konsensprozess unter

Beteiligung seiner Praxismitarbeiterinnen. Markus Schneider geht dem benachbarten Problem des Umgangs mit Infektionspatienten in der zahnärztlichen Praxis nach, ebenfalls eine Herausforderung der Definitionsmacht praktisch tätiger Professioneller. Katalin Toth-Antal evaluiert die Veränderungen, die in einer Gruppe von Fortbildungsteilnehmern nach partizipatorischer Erarbeitung eines klinischen Pfades zur Implantologie und dessen Einführung in ihren Praxen nach zwei Jahren entstanden sind. Auch wenn die Gruppe nur klein war, der Vorzug der Arbeit liegt in der Verknüpfung von Ursache und Wirkung, die durch längsschnittliche Erhebung und die Begründungen der Teilnehmer möglich wird.

Den Hiatus zwischen möglichem Wissen und seiner Umsetzung in der Praxis untersucht Anne Behle (geb. Daszkowski) am Beispiel der Bisphosphonate. Wesentlicher Befund ist, dass auch Zahnärzte/innen, die in Qualitätszirkeln aktiv sind, noch keine Evidenzrecherchen im Sinn aktiver Wissensentwicklung betreiben. Sie weist aber auch darauf hin, dass neues Wissen über Risiken und unerwartete Zusammenhänge einen langen Weg benötigt, um überhaupt Gegenstand kontrollierter und randomisierter Studien werden zu können. Für Praktiker, die diese Risiken minimieren wollen, ist es aber bereits vorher relevant. Thomas Schug demonstriert das Ergebnis einer systematischen Recherche für eine Leitlinie zu zahnärztlich-chirurgischen Eingriffen bei Patienten unter oraler Antikoagulation. Das Thrombembolie-Risiko ohne ist demnach gravierender als das Blutungsrisiko mit fortgesetzter oraler Antikoagulation.

Abstrakter ist die professionstheoretische Perspektive, die Jürgen Carow erarbeitet, nämlich zum Verhältnis von Autonomie und Normungen in der Zahnheilkunde. Normungen haben z.B. bei Medizinprodukten durchaus Berechtigung und folgen transparenten Verfahren. Damit aber die Praxis nicht durch praxisferne Vorgaben fremdbestimmt wird, muss die Zahnärzteschaft sich an internationalen Normungsprozessen beteiligen. Das setzt ExpertInnen voraus, die sich das nötige Hintergrundwissen über Jahre hinweg erarbeiten, d.h. das überkommene Modell ständischer Selbstverwaltung durch Ehrenamtler muss weiterentwickelt werden.

Im ausklingenden Kapitel berichtet Doris Alexandersen über Erfahrungen mit der und Bedingungen für die Integration von Spezialisten, z. B. implantierenden Oralchirurgen, in kleine allgemeinzahnärztliche Praxen. Dies ist ein Modell, die zahnärztliche Versorgung zukunftsorientiert auszudifferenzieren, dabei gleichzeitig Wege für die Patienten kurz zu halten und Arbeitsmöglichkeiten des Praxispersonals zu bereichern. Mit einem Methodenmix aus qualitativen Interviews, quantitativen Patienten- und Mitarbeiterbefragungen und einer Zuarbeit ihres Steuerberaters macht die Autorin die Vorteile dieses Praxismodells für Praxisinhaber, integrierte Spezialisten, MitarbeiterInnen und PatientInnen plausibel.

Resumee: Praxisforschung als Professionsentwicklung

Mit der zahnärztlichen Approbation ist die Sozialisation in die Arztrolle abgeschlossen, aber die Kompetenzentwicklung setzt sich lebenslang fort. Nach der verbreiteten Definition von Weinert (Weinert 2002, S. 27) versteht man unter Kompetenzen nicht allein „...Fähigkeiten und Fertigkeiten, bestimmte Probleme zu lösen...", sondern auch „...Problemlösungen in variablen Situationen erfolgreich und verantwortungsvoll nutzen zu können". Dazu bedarf es zusätzlich zur Beherrschung dynamischer Wissensbestände einer durch praktisches Handeln gereiften Erfahrung.

Typischerweise hat ein niedergelassener Zahnarzt keinen „Chef", d.h. er muss seine professionelle Entwicklung selbst verantworten. Darüber hinaus gehört zu den Aufgaben, an denen er mitwirken muss, die Verteidigung und Entfaltung der Autonomie der Profession - auch durch Setzen professioneller Standards, wie z.B. die Leitlinienentwicklungen oder die Arbeit von Carow zur Reprofessionalisierung der Normung verdeutlichen. Teil dieser Aufgaben ist die konstruktive Auseinandersetzung mit professionellem Handeln durch Praxisforschung.

Diese Auseinandersetzung kann kein Individuum allein führen. Für die Masterstudierenden bildet der Studiengang einen Rahmen für fachlichen Austausch und soziales Lernen. Er ist eine „Community of Practice (CoP)" (Wenger 2007). Communities of Practice sind nicht mit „Praxisgemeinschaften" im rechtlichen Sinn zu verwechseln. Auch kollegiale Qualitätszirkel sind z.B. Communities of Practice, d.h. Werte- und Erfahrungsgemeinschaften, die Wissen teilen und gemeinsam erarbeiten. Dadurch tragen sie (so Wenger 2007) zur Identitätsbildung ihrer Mitglieder und der ganzen Profession bei. Sie können Forschungsgemeinschaften werden und über gemeinsames soziales Handeln auch Deutungsmacht und Einfluss gewinnen, d.h. „professionelles Kapital" aufbauen.

Das Absolventennetzwerk des Studiengangs (http://www.master-network-id.de), eine identitätsstiftende Gemeinschaftsaktion, hat schon mehrfach als Forschungspraxennetz fungiert. Praxisgestützte Forschungsnetzwerke sind Quellen patientenbezogener Forschung (Brown und Pavlik 2013). In ihnen fallen die Rollen als Behandler und Forscher ähnlich wie in der Universitätsmedizin zusammen. Doch ihre Studienergebnisse sind – stringente Methodik vorausgesetzt – frei von Vorbehalten hinsichtlich ihrer externen Validität. Sie gelten für ihren Entstehungskontext.

Alle Masterarbeiten sind Forschungsprojekte, aber nicht alle beforschen die eigene Praxis. Die Arbeiten dieses Blocks nehmen den Praxisbezug der Forschung wörtlich. Das hat seinen Grund: wer evidenzbasierte Praxis möchte, muss auch praxisgestützte Evidenz schaffen (Green et al. 2009). Das ist eine Herausforderung für die ganze Profession.

Literatur

Brown, A. E. & Pavlik, V. N. (2013). Patient-centered research happens in practice-based research networks. Journal of the American Board of Family Medicine, 26, 481-483.

Green, L. W., Ottoson, J. M., García, C. & Hiatt, R. A . (2009). Diffusion theory and knowledge dissemination, utilization, and integration in public health. Annu Rev Public Health, 30, 151-174.

Klemperer, D. (2000). Patientenorientierung im Gesundheitssystem. Newsletter der GQMG, 1, 15-16.

Kölbel, M. (2011). Wissensmanagement in der Wissenschaft. In K. Fuchs-Kittowski, W. Umstätter & R. Wagner-Döbler (Hrsg.), Wissensmanagement in der Wissenschaft. Wissenschaftsforschung Jahrbuch 2004, 2. Aufl. (S. 89-101). Berlin: Gesellschaft für Wissenschaftsforschung.

Stokes, D. E. (1997). Pasteur´s quadrant; Basic science and technological innovation. Washington D.C.: Brookings Institution Press.

Swart, E., Ihle, P., Gothe, H. & Matusiewicz, D. (Hrsg.) (2014). Routinedaten im Gesundheitswesen; Handbuch Sekundärdatenanalyse: Grundlagen, Methoden, und Perspektiven. Bern: Verlag Hans Huber.

Weinert, F. E. (2002). Vergleichende Leistungsmessung in Schulen - eine umstrittene Selbstverständlichkeit. In F. E. Weinert (Hrsg.), Leistungsmessungen in Schulen, 2. Aufl. (S. 17-31). Weinheim: Beltz.

Wenger, E. (2007). Communities of practice. Learning, meaning, and identity, 15. Print. Cambridge: Cambridge Univ. Press.

Der erwachsene Patient mit geistiger Behinderung – Eine Klassifizierung unter zahnmedizinisch relevanten Gesichtspunkten

Klaus-Dieter Schnell

Einleitung

Die zahnmedizinische Versorgung und Betreuung von Patienten mit geistiger Behinderung stellt für den niedergelassenen Zahnarzt eine sehr anspruchsvolle und zeitintensive Aufgabe dar, die aber andererseits viel Freude bereiten kann. Leider ist die Unterstützung, die der Zahnarzt während seines Studiums oder danach in Form von Fortbildungen auf diesem Gebiet erhält, nach wie vor gering. Erfreulicherweise sind in den letzten Jahren aber grundlegende Veränderungen in der Ausbildung in Bezug auf die Behindertenbehandlung in Gang gekommen. Seit dem Wintersemester 1992/1993 ist die Behindertenbehandlung fester Bestandteil des Curriculums an der Privatuniversität Witten-Herdecke mit Vorlesungen und praktischen Übungen, und im Laufe der Jahre wurde die Behindertenbehandlung auch in den Studienablauf der anderen Hochschulen integriert. Dies ist eine wesentliche Voraussetzung, dass die Hemmschwelle, Patienten mit Behinderungen überhaupt zu behandeln, bei den Zahnärzten abgebaut wird.

Die Vermittlung von Grundkenntnissen und der theoretischen Grundlagen ist aber nur die eine Seite. Gerade die Behindertenbehandlung erfordert viel Erfahrung. Wünschenswert wäre es daher, diese Erfahrungen zu bündeln und interessierten Kollegen zugänglich zu machen, als Hilfestellung, als Anregung und zur kritischen Reflexion.

Material und Methodik

Der Autor betreut seit ca. 2 Jahrzehnten eine Einrichtung, die im Ort seiner Niederlassung eine „beschützende Werkstätte" unterhält. Diese gliedert sich in unterschiedliche Bereiche in denen wiederum sehr unterschiedliche Patienten betreut werden. Von Patienten mit leichter geistiger Behinderung bis hin zu Fällen mit schwersten geistigen Behinderungen in Kombination mit schweren psychiatrischen Erkrankungen reicht das Spektrum der hier beheimateten Menschen. Im Laufe seiner Versorgungstätigkeit für diese Einrichtung gelang es dem Autor intensive Erfahrungen zur zahnärztlichen Behandelbarkeit dieser Patienten zu sammeln. Hierbei hat er systematisch alle Wege erschlossen ein Vertrauensverhältnis zu seinen Schutzbefohlenen aufzubauen. Sein Anliegen war, Patienten im Wachzustand zu behandeln und - soweit möglich - das ganze Spektrum der Zahnheilkunde anzubieten.

Auf der Basis dieser Erfahrung erarbeitet der Autor eine Klassifizierung seines Patientengutes. Er wählt hierzu einen qualitativen Ansatz. An Hand von sechs exemplarischen Fällen entwickelt er eine Klassifikation, die Aufschluss über die Behandlungsoptionen im individuellen Fall gibt. Hierfür werden die ausgewählten Fälle eingehend analysiert. Die wichtigsten Kriterien sind die ärztliche Diagnose, die Medikation und ihre Nebenwirkungen, auffällige Verhaltensmuster, Vormundschaft. Diese werden in Beziehung gesetzt zu den zahnmedizinisch relevanten Kriterien: spezifische zahnmedizinische Symptomatik, Kooperation des Patienten, Grundbedingungen für den Aufbau einer vertrauensbasierten Patient-Zahnarzt Beziehung.

Ergebnisse

Die von ihm für die Klassifikation herangezogenen Merkmale beruhen auf dem Grad der geistigen Behinderung, den Begleiterkrankungen und der daraus resultierenden Medikation. Sie leistet jedoch mehr als ein rein nosologisches System, da sie Aufschluss über die Behandelbarkeit der klassifizierten Patientenklientel gibt und festhält welche Grundvoraussetzungen beachtet werden müssen, um zahnmedizinisch-therapeutisch tätig zu sein. Das vorgestellte System weist 4 Klassen auf, geordnet nach aufsteigendem Schweregrad der Beeinträchtigung. Die Patienten mit Down-Syndrom bilden Unterklassen innerhalb der Klasse 2 und 3. Zur Validierung seiner Klassifikation wendet er sie auf ihm vertraute Patientengruppen an und stellt fest, dass sie praxistauglich ist und dem Zahnarzt vor der Behandlung einen Aufschluss darüber gibt, mit welchen Schwierigkeiten bei der zahnärztlichen Betreuung zu rechnen ist.

Fazit

Die vorliegende Arbeit möchte hier einen Anfang machen und ein Einteilungsschema anbieten, das die grobe Zuordnung einer Person mit geistiger Behinderung zu einer Behandlungsklasse erlaubt, mit dem Ziel, dass der interessierte, aber in der Behindertenbehandlung unerfahrene Zahnarzt eine Einschätzung dessen gewinnt, welche beachtenswerten Besonderheiten ihn bei der Behandlung von einem speziellen, ihm unbekannten Patienten mit geistiger Behinderung erwartet.

Dieses angebotene Klassifikationsschema verdeutlicht, dass der wesentliche, die zahnärztliche Behandlung bestimmende Faktor weniger die geistige Behinderung bzw. die Ausprägung dieser Schädigung an sich darstellt, sondern in weit größerem Maße die begleitenden psychiatrischen Erkrankungen und die damit einhergehende Medikation.

Erhebung der Patientenangst beim Zahnarzt

Dragan Razmilic

Hintergrund

In Deutschland geht man davon aus, dass es 5 Millionen Phobie- und 16 Millionen Angstpatienten gibt. Der Umgang mit Angstpatienten gehört somit zum zahnärztlichen Alltag und stellt sicherlich eine große Herausforderung für uns und das ganze zahnärztliche Team dar. Das Thema hat Relevanz in unserem Beruf, sowohl bezüglich der adäquaten Behandlung der Angstpatienten im Praxisablauf als auch für das allgemeine Erscheinungsbild des zahnärztlichen Berufes, wenn man bedenkt, dass viele Patienten den Begriff „Zahnarzt" oft mit dem der Angst in Verbindung bringen. Die folgenden Fragestellungen wurden erarbeitet: Wie erkennt man Angstpatienten? Wie geht man mit Ihnen um? Welche Ursachen haben zur Behandlungsangst geführt? Welche Behandlungsmöglichkeiten gibt es?

Dabei sollte man unterscheiden zwischen Angst, die einem beengenden Gefühl des existentiellen Bedrohtseins entspricht, und Phobie, die eine abnorme, sich entgegen besserer Einsicht zwanghaft aufdrängende Angst bedeutet, bei der der Betroffene versucht, die gefürchtete Situation zu meiden. (Roche Lexikon 1991, S. 73) Es war mir bewusst, dass ich angesichts der Vielschichtigkeit des Themas nicht sämtliche psychologischen und physiologischen Aspekte detailliert abhandeln konnte. Rudolf (2000, S. 218) beschreibt in seiner Arbeit den Unterschied zwischen dem körperlichen und dem psychischen Erleben von Angst. Die richtige Erkennung dieser Symptome hilft dem Zahnarzt die Stimmungslage des Patienten zu erkennen und sein Handeln danach zu richten. Die Schwierigkeiten im Zusammenhang mit der Zahnbehandlungsangst wurden von Birner (1993, S. 173) beschrieben:

- sie ist sehr unangenehm für den, der sie hat

- sie verhindert in vielen Fällen notwendige, regelmäßige Zahnarztbesuche

- sie kann dadurch negativ auf die Mundhygiene und somit auch auf die äußerliche Attraktivität des Patienten auswirken

- sie kann die Behandlung selbst behindern oder verzögern, unter anderem durch eine Steigerung des Schmerzempfindens

- sie erhöht das Risiko diagnostischer Irrtümer und therapeutischer Fehlgriffe

- sie erschwert den Aufbau einer guten Arzt-Patient-Beziehung, was sich wiederum negativ auf die Behandlungsbereitschaft auswirkt

- sie stellt eine erhebliche nervliche Belastung für das ganze Praxisteam dar

- sie bewirkt Verzögerungen im Praxisablauf (z.B. durch abgesagte oder nicht eingehaltene Termine)

- sie trägt zu einer Verzerrung des Berufsbilds der Zahnärzte bei usw.

Material und Methoden

Der wesentliche Bestandteil meiner Untersuchung beruht auf dem narrativen Interview, das als empirische Forschungsmethode in den Sozialwissenschaften anerkannt wird (Schütze 1983). Da es eine offenere Befragungsmethode darstellt, können damit spezifische und individuelle Probleme der Befragten sichtbar gemacht werden. Das Interview ist in 3 Teile gegliedert:

- Die autobiographische Anfangserzählung durch den Patienten
- Der erzählgenerierende Nachfrageteil
- Der Bilanzierungsteil

Für das narrative Interview wurde ein offener Fragebogen entworfen, der als Gesprächsleitfaden während des per Video aufgezeichneten Interviews dienen sollte. Abschließend wurden den Patienten noch der geschlossene WHO-Fragebogen und der HADS-Fragebogen zum Ausfüllen vorgelegt. Interviews und Fragebogen von 20 Patienten konnten ausgewertet werden. Die daraus resultierenden Angstfaktoren wurden aufgelistet. Es wurde versucht, die Vorstellung der Patienten von einer idealen Behandlung herauszufiltern.

Ergebnisse

Durch die Messung von Puls und Blutdruckwerte der Patienten, die im Zahnarztstuhl etwa 10% höher waren als nach dem Interview, konnte ich auch physiologische Auswirkungen der Angst auf die Patienten nachweisen. Ich konnte feststellen, dass Zahnbehandlungsangst und schlechte Mundhygiene oft miteinander eingehen, bzw. dass die negativen Erfahrungen kumulieren können, wenn Patienten nur bei akuten Beschwerden zu Notbehandlungen gehen. Bei der Behandlung von Patienten mit Zahnarztphobie empfiehlt sich die „Drei Termine Technik": ein ausführliches Aufklärungsgespräch, die Behandlung unter Narkose und die eventuell abschließende prothetische Eingliederung. Oft können durch diese Methoden die Patienten von ihren Zahnarztängsten weitgehend befreit werden.

Fazit

Abschließend kann man sagen, dass man durch die Behandlung von Angstpatienten sowohl persönlich als auch als Praxisteam ein besonderes Erfolgserlebnis haben kann. Hat man einen Schmerzpatienten erkannt, oder wird einem von dem Patienten im Vorfeld der Behandlung erklärt, dass es sich bei ihm um einen Angstpatienten handelt, sollte man bei der Behandlung besonders geduldig und behutsam, aber dennoch zielstrebig vorgehen.

Man sollte versuchen, die größtmögliche Reduktion angstauslösender Faktoren zu erreichen, d.h. kurze Wartezeiten, eine angenehme, harmonische, kompetente Atmosphäre in der Praxis, Ablenkung von Spritzen, Nadeln, Bohrer, Bohrgeräuschen auch durch Audioanalgesie, Hypnose und falls erforderlich auch Sedierung oder Narkose.

Ich habe festgestellt, dass meine Interviews ein ähnliches Ergebnis wie bei den klassischen Studien hervorgebracht haben. Ich glaube, dass die Interviews einen nicht unerheblichen positiven Effekt auf die Patienten gehabt haben. Persönlich kann ich viel gelassener und mit einer positiven Ausstrahlung an die Behandlung von Angstpatienten herangehen, was den gesamten Behandlungsablauf sicherlich erleichtert. Zum Schluss sei zu erwähnen, dass ich dem Angstpatienten heute auch noch die Lachgassedierung als Alternative zur Vollnarkose anbieten.

Literatur

Birner, U. (1993). Psychologie in der Zahnmedizin: über das Verhalten und Erleben von Menschen in der zahnärztlichen Praxis. Grundlagen – spezielle Problemfelder – Lösungswege. Berlin: Quintessenz.

Roche Lexikon (1991). Medizin. München / Wien / Baltimore: Urban & Fischer.

Rudolf, G. (2000). Psychotherapeutische Medizin und Psychosomatik. Stuttgart / New York: Thieme.

Schütze, F. (1983). Biographieforschung und narratives Interview. Neue Praxis, 13 (3), 283-293.

Qualitätsmanagement in Zahnarztpraxen

Volker Borchert

Untersuchungen anhand von Patientenbefragungen

Hintergrund

Die Arbeit verfolgt das Ziel, patientenbezogenen Aspekte des zahnärztlichen Qualitätsmanagements anhand der Betrachtung von Patientenbefragungen herauszuarbeiten. Zu Beginn dieser Ausarbeitung wurden Trends und Strategien für Zahnarztpraxen verdeutlicht (Sinn von Patientenbefragungen, Bestimmung des Patienten-Mix durch den Zahnarzt, u.a.). Zudem wurden die fünf Schritte zur Qualitätsentwicklung in der zahnärztlichen Praxis beschrieben. Schließlich wurde anhand von vier Strategiefeldern gezeigt, welche Möglichkeiten der Positionierung für Zahnarztpraxen bestehen. Anschließend wurden wichtige Aspekte der Arzt-Patienten-Beziehung bezüglich der Patientenerwartungen und -zufriedenheit angesprochen. Dabei wurden auch Verfahren zur Analyse der Patientenzufriedenheit mit der Zahnarztpraxis debattiert. In der Folge beschreibt die vorliegende Arbeit das methodische Design und die Materialbasis für den empirischen Teil. Dabei wurde vor allem der Unterschied zwischen den beiden Befragungen herausgearbeitet und festgestellt, dass je nach Durchführungsmethode die Rücklaufquote unterschiedlich ist.

Material und Methoden

Das Datenmaterial für die Studie lieferten zwei Befragungen, die in den Jahren 2004 und 2005 in seiner eigenen Praxis durchgeführt worden sind. Eingebettet waren diese Fragebogenaktionen in die Fortbildungsveranstaltung "Praxisforum zahnärztliche Qualitätsförderung", die Methoden des klinischen Qualitätsmanagements für die zahnärztliche Praxis vermittelt. Das Design der Patientenbefragung war so ausgelegt, dass die Ergebnisse der jeweiligen Lerngruppe als Benchmarkswerte für die einzelne Praxis zur Verfügung standen. Der einzelne teilnehmende Zahnarzt erhielt einen sogenannten "Praxisspiegel", der sowohl die Werte der jeweiligen Einzelpraxis wie auch die im Praxiskollektiv erreichten Werte aufführte. Jeder einzelne Zahnarzt konnte somit erkennen, ob seine Werte oberhalb oder unterhalb des Medians der Grundgesamtheit lagen. So konnte er ableiten, welche Stärken und Schwächen seine Praxis aus Sicht der Patienten aufwies.

Ergebnisse

Bei der Auswertung der Ergebnisse wurden zunächst die Resultate der beteiligten Zahnarztpraxen näher beschrieben und analysiert. Dabei konnten nicht alle Fragen berücksichtigt werden, sondern nur die fünf besten und schlechtesten Resultate. Im Anschluss wurden die Ergebnisse des Kollektivs mit der individuellen Praxis verglichen. Hierbei konnten teilweise erhebliche Abweichungen gemessen werden. Schließlich wurden auch die Unterschiede der beiden Befragungen aus der individuellen Praxis ausführlich analysiert.

Im abschließenden Kapitel der Arbeit wurden Erfolgsfaktoren für das Qualitätsmanagement in Zahnarztpraxen von den Ergebnissen der Befragungen abgeleitet. Dabei wurden auch Ergebnisse einer Befragung des Degussa-Instituts berücksichtigt. Die eigenen Ergebnisse wurden in der Folge auch mit einer Befragung von Hausärzten verglichen, wobei sich herausstellte, dass Zahnarztpatienten auf den meisten Gebieten deutlich zufriedener sind als Hausarztpatienten.

Auf dem Weg zu einer Praxisstrategie – Stärken und Schwächen aus der Sicht der Angstpatienten

Andreas Graß

Hintergrund

Das Thema dieser Masterarbeit entstand aus einem persönlichen Interesse an der Behandlung von Patienten mit Zahnbehandlungsangst. Diese Patienten beanspruchen im Praxisalltag den Behandler zeitlich und emotional mehr als angstfreie Patienten. Neben den bekannten Problemen eines hohen Behandlungsbedarfs aufgrund des Vermeidungsverhaltens von Angstpatienten ist auch die psychische Belastung für den Behandler grösser. Anxiolytische Verfahren werde ergänzend empfohlen, um die Patienten zur Aufgabe des Vermeidungsverhaltens zu bewegen (Jöhren & Markgraf-Stiksrud 2002).

Im Rahmen der Fortbildungsreihe „Integrierte Zahnheilkunde: Praxismotor Wirtschaftlichkeit" beschäftigte ich mich erstmalig mit der bisherigen Positionierung der eigenen Praxis. Sie war allgemeinzahnärztlich ausgerichtet, ohne hervorgehobene Spezialisierungen oder Tätigkeitsschwerpunkte. Im Rahmen des Kurses wurden von den Teilnehmern Konzepte zur ökonomischen Weiterentwicklung der Praxen entwickelt. Unter dieser Voraussetzung kam es zur Auseinandersetzung mit dem Thema einer Einführung der Lachgassedierung in die Praxis, eines ebenfalls anxiolytischen Verfahrens. Daraus entwickelte sich der Wunsch, eine Praxisstrategie auf der Basis eigener Erfahrungen im Umgang mit Angstpatienten und wissenschaftlich fundierten Erkenntnissen zu entwickeln.

Genutzt werden sollten dabei persönliche Erfahrungen und die Wünsche der eigenen Patienten mit Zahnbehandlungsangst. Bei der Einführung neuer Methoden in den Praxisalltag erfahren die Wünsche der Patienten nicht immer ausreichende Beachtung. Der medizinische Fortschritt führt zu Neuerungen ohne Kenntnis der Sicht der eigenen Patienten. Praxen unterscheiden sich durch sozio-ökonomische Unterschiede (ländlich oder städtisch geprägt, strukturschwache oder prosperierende Region u. ä.). Verallgemeinernde Empfehlungen sind daher nicht unbedingt zielführend. Im Praxisalltag kommen die verschiedenen Ansprüche von ängstlichen und nicht-ängstlichen Patienten an den Behandler und das Behandlungsumfeld hinzu. Das Erfassen der Stärken und Schwächen der eigenen Praxis und die Patientensicht sollten zu einer Neuausrichtung des Behandlungsspektrums führen. Daraus wurde das oben genannte Thema der Masterarbeit formuliert.

Material und Methoden

Um die Praxispositionierung aus Sicht der Patienten darzustellen, wurden die Daten einer quantitativen Befragung von einhundert Patienten der eigenen Praxis aus dem CPD (Continuing Professional Development) Parodontologie genutzt (quantitativer Teil der Arbeit). Befragt wurden einhundert Patienten in der Reihenfolge ihres Erscheinens in der Praxis ohne Unterschiede hinsichtlich Versichertenstatus, Geschlecht oder Grund des Besuches. Verglichen wurden die Ergebnisse der Befragung mit den teilnehmenden Praxen der Arbeitsgruppe Parodontologie 2014/15 und Vergleichspraxen aus dem europäischen Praxisassessment (EPA) für Zahnärzte der Jahre 2006-2014.

Die Auswertung der quantitativen Erfassung erfolgte durch das AQUA-Institut (Institut für angewandte Qualitätsförderung und Forschung im Gesundheitswesen). Die Empfehlung des Institutes lautete, die bestehenden „Unzufriedenheiten und Veränderungswünsche in Gesprächen mit den Patienten herauszufinden" (zit. nach Auswertungsempfehlung AQUA).

Diese Gespräche sollten im Rahmen der Masterarbeit mit Angstpatienten geführt werden, die in Lachgassedierung behandelt wurden. Ausgewählt wurden möglichst kontrastierende Fälle und Patienten, die ausreichende rhetorische Kompetenz besaßen (Hussy et al. 2010). Die Befragung erfolgte in leitfadengestützten, problemzentrierten Interviews (qualitativer Teil der Arbeit). Im Sinn einer offenen Fragestellung wurden Abweichungen innerhalb der Gespräche zugelassen. Dadurch konnten Themen und neu entstehende Fragen vertieft werden. Die Interviews wurden mit Methoden der qualitativen Sozialforschung ausgewertet. Bei der Auswertung wurden Themen herausgefiltert, die bei der Erstellung des Leitfadens nicht berücksichtigt wurden (Bortz & Döring 2009). Die Perspektive der Patienten ließ sich an authentischen Passagen erkennen, die dann inhaltlich analysiert wurden. Die gezielte thematische Steuerung eines Interviews eignete sich für die Strategieentwicklung aus Sicht der Angstpatienten.

Ergebnisse

Die Einschätzung zu Stärken und Schwächen der bestehenden Praxis aus Patientensicht ergab sich aus der Patientenbefragung im Jahr 2014. Insgesamt wurde die Praxis in der Dimension Kommunikation (Zeitnehmen, Zuhören, Problembesprechung) positiv bewertet. Das ist bedeutsam für den Umgang mit Patienten im Allgemeinen und Angstpatienten im Besonderen. Es wird eine ausführliche Aufklärung und einfühlsames Vorgehen für diese Patienten gefordert (Wölber et al. 2014). Dabei führt eine gelungene Kommunikation und die Freundlichkeit des Behandlerteams zu einer Erhöhung der Zufriedenheit mit der Behandlung sowie dem Behandlungsergebnis (Armfield et al. 2014).

In der qualitativen Auswertung der Interviews wurde die Wichtigkeit von Einfühlungsvermögen und Kommunikation für Angstpatienten bestätigt. Für die Zufriedenheit der Patienten sind die zwischenmenschlichen Fähigkeiten des Praxispersonals und des Zahnarztes maßgeblich. Aber es zeigten sich auch die Unterschiede in der Ausprägung der Angst. Die Zahnbehandlungsangst muss als komplexes Problem mit mehreren interagierenden Faktoren betrachtet werden, was auch in den durchgeführten Interviews offensichtlich wurde (Abrahamsson et al. 2002, Enkling et al. 2006). So ist bisher der Würgereiz in der Praxis anamnestisch nicht erfasst worden. Bei zwei der befragten Patienten ist die Reduzierung des Würgereizes, die durch die in Lachgassedierung erreicht wird, ausschlaggebend für die Wahl des Verfahrens. Sie wählten bewusst die Lachgassedierung zur Erhöhung des Behandlungskomforts.

Eine der beschriebenen Folgen der Zahnbehandlungsangst ist die Verlegenheit und Beschämung der Patienten. Bei schlechtem oralem Status vermeiden sie das Zeigen ihrer Zähne (Moore et al. 2004). Die Verlegenheit wirkt im Ergebnis als Verstärker der Angst. Unbedachte Äußerungen und Verhaltensweisen des Behandlers oder des Personals können dazu beitragen und sollten unbedingt vermieden werden, was in den Interviews Bestätigung findet.

Die Wünsche an den Umgang des Behandlers bei zukünftigen Behandlungen unterscheiden sich deutlich. Sie reichen von genauer Information über Länge, Art und Dauer der Behandlung, gefolgt von einem mitfühlenden Behandler bis zu häufigen Pausen bei der Behandlung (Enkling et al. 2006). Bei den in den Interviews erzielten Ergebnissen sind diese Unterschiede ebenfalls erkennbar geworden. In Lachgassedierung wurden allerdings keine Behandlungspausen durchgeführt, was die befragten Patienten als angenehm empfanden, da die Zahl der Termine dadurch reduziert werden konnte. Zudem wurde von allen Befragten der Wunsch einer genauen Terminierung unter Vermeidung von Wartezeiten geäußert.

Fazit

Die Behandlung von Angstpatienten gilt als einer der größten Stressfaktoren von niedergelassenen Zahnärzten (Moore et al. 2004). Die Therapie wird als anspruchsvoll und im Vergleich zum Aufwand als finanziell zu niedrig bewertet betrachtet. Trotzdem kann die Behandlung von Angstpatienten als positive Herausforderung angesehen werden (Brahm et al. 2012) und wird vom Untersucher auch so wahrgenommen. Die Stärken der untersuchenden Praxis liegen in den kommunikativen Fähigkeiten und dem Einfühlungsvermögen des gesamten Praxisteams. Die Auseinandersetzung mit dem Thema der Behandlung von Angstpatienten machte das zum ersten Mal bewusst und nachvollziehbar. Eine erfolgreiche Einbindung von Angstpatienten in zahnärztliche Behandlungen kann nach den Ergebnissen dieser Masterarbeit allerdings nicht schematisch erfolgen. Zu unterschiedlich stellen sich die angstauslösenden Gründe und die Wünsche zu Behandlungsabläufen dar. Erkennbar wurde die Notwendigkeit, die eigenen Patienten in einem offenen Gespräch zu ihren Wünschen zu befragen und individuelle Anliegen zu berücksichtigen.

Literatur

Abrahamsson, K. H., Berggren, U., Hallberg L. & Carlsson, S. G. (2002). Dental phobic patients' view of dental anxiety and experiences in dental care: a qualitative study. Scand J Caring Sci, 188–196.

Armfield, J. M., Enkling, N., Wolf, C. A. & Ramseier, C. A. (2014). Dental fear and satisfaction with dental services in Switzerland. Journal of public health dentistry, 74 (1), 57–63.

Bortz, J. & Döring, N. (2009). Forschungsmethoden und Evaluation für Human- und Sozialwissenschaftler. 4., überarb. Aufl., Nachdr. Heidelberg: Springer-Medizin.

Brahm, C. O., Lundgren, J., Carlsson, S. G., Nilsson, P., Corbeil, J. & Hägglin, C. (2012). Dentists' views on fearful patients. Problems and promises. Swedish dental journal, 36 (2), 79–89.

Enkling, N., Marwinski, G. & Jöhren, P. (2006). Dental anxiety in a representative sample of residents of a large German city. Clin Oral Invest, 10 (1), 84–91.

Hussy, W., Schreier, M. & Echterhoff, G. (2010). Forschungsmethoden in Psychologie und Sozialwissenschaften. Berlin / Heidelberg: Springer.

Jöhren, P. & Markgraf-Stiksrud, J. (2002). Zahnbehandlungsangst und Zahnbehandlungsphobie bei Erwachsenen. Wissenschaftliche Stellungnahme der DGZMK. Dtsch Zahnärztl. Z, 57(1), 54-58.

Moore, R., Brødsgaard, I. & Rosenberg, N. (2004). The contribution of embarrasment to phobic dental anxiety: a qualitative research study. BMC Psychiatr, 4 (1), 10.

Wölber, J. P., Wolowski, A. & Jöhren, P. (2014). Kommunikation bei Patienten mit Zahnbehandlungsangst. ZM, 104 (12 A), 42–47.

Komplikationen in der Zusammenarbeit zwischen Zahnarztpraxis und gewerblichem Labor – Einführung von Teilaspekten eines Qualitätsmanagementsystems

Michael Seitz

Die vorliegende Masterarbeit bearbeitet ein zentrales Schnittstellenproblem, die arbeitsteilige Zusammenarbeit zwischen Zahnarzt und dem oft außerhalb der Praxis in einem gewerblichen Labor tätigen Zahntechniker. Zwar hat der Zahnarzt zunächst die Definitionsmacht über die Art des vorzusehenden Zahnersatzes, die Arbeit des Zahntechnikers entscheidet aber mit über den Erfolg. Bei Fehlern in der Kommunikation oder Ungenauigkeiten der Ausführung zahlt die Praxis einen Preis in Form von Störungen des Praxisablaufs, zeitaufwendigen Nacharbeiten und Unzufriedenheit der Patienten. Das Labor hat ebenfalls zusätzliche Kosten durch Nacharbeiten und Kulanzleistungen. Man sollte daher glauben, dass die Zusammenarbeit von beiden Seiten fehlerpräventiv optimiert ist und auftretenden Problemen zügig nachgegangen wird.

Der Autor hat das Ziel, die vorhandenen Probleme an der genannten Schnittstelle empirisch zu erfassen, für häufig auftretende Probleme eine gemeinsame Lösungsmöglichkeit zu finden und mit einer zweiten Erhebung den Erfolg der umgesetzten Verbesserungen zu prüfen. Es handelt sich also um eine exemplarische Anwendung des Qualitätskreislaufs, der in diesem Fall nicht in einer Gruppe von „Gleichen" eingesetzt wird, sondern schnittstellenübergreifend zwei Partner mit unterschiedlichen Kulturen und Arbeitsumgebungen aktiviert.

Den Empfehlungen für das Qualitätsmanagement entsprechend, sammelt die Gruppe zunächst offene Fragen und Desiderata, die zu einem Dokumentationsbogen verdichtet werden. Anschließend werden systematisch Daten zur Qualität der gelieferten Arbeit in einem Dokumentationszeitraum generiert. Sie werden vom Autor in einer praxisbezogenen Gliederung im Ergebnisteil zusammengefasst. Obwohl die Beteiligten schon lange und im Allgemeinen zufrieden stellend zusammen arbeiten, zeigen sich bei konsequenter Erfassung doch eine Reihe von Mängeln, über die einzeln und strukturell gesprochen wird. In einem Arbeitsgruppengespräch einigt sich die Gruppe darauf, im Bereich festsitzender Kronen und Brücken konkrete Qualitätsforderungen zu formulieren. Deren Umsetzung wird an den prothetischen Arbeiten eines zweiten Dokumentationszeitraums evaluiert, in dem sich eine Verbesserung zeigt.

In der Diskussion ordnet der Verfasser seine Arbeit in die Literatur zur Qualitätsförderung ein. Probleme mit offenkundigen Ursachen brauchen nicht mit Hilfe des ganzen Qualitätskreislaufs abgestellt zu werden. Chronisch-rezidivierende Probleme, die eine dynamische Weiterentwicklung von Kompetenz, Kommunikation, Arbeitsroutinen und auch Vertrauen erfordern, erscheinen dagegen für systematische Qualitätsarbeit geeignet.

Die Leistung des Verfassers besteht einerseits in der erfolgreichen, soweit bekannt erstmaligen Anwendung der Instrumente systematischer Qualitätsförderung auf ein komplexes Schnittstellenproblem des zahnärztlichen Versorgungssystems. Die eingesetzten Dokumentationsinstrumente konkretisieren die empirisch vorgefundenen Probleme und können sicher projektübergreifend weiter verwendet werden. Der zweizeitige Vergleich ermöglicht eine pragmatische Evaluation der erreichten Ergebnisse. Andererseits beleuchten die Projekterfahrungen unterschiedliche Problemsichten der beiden beteiligten Berufsgruppen. Qualität definiert der Kunde, der Lieferant muss die Qualitätsforderungen in sein Koordinatensystem übersetzen. Der letzte Schritt ist noch nicht explizit nachvollziehbar.

Hintergrund

Immer wieder auftretende Probleme bei der Eingliederung von zahntechnischen Arbeiten bei Neuanfertigungen und Reparaturen stören den Praxisablauf, führen zu Zeitverzögerungen und verursachen nicht unerhebliche zusätzliche Kosten. Daher war es meine Intention, die Gründe für die aufgetretenen Fehler zu eruieren und in einer normierten Form niederzuschreiben, damit die Möglichkeit zu einer kausalorientierten Besprechung im Team mit den Zahntechnikern/ innen gegeben ist. Dieser angestrebte Diskurs mit den Zahntechnikern/innen wird positiv beeinflusst durch die Tatsache, dass ich nach meinem Abitur eine Zahntechnikerlehre absolvierte und auch in den Semesterferien im Zahnarztlabor mit der Herstellung und Reparatur von Zahnersatz beschäftigt war. Die Masterarbeit dokumentiert die Ergebnisse zum Thema Komplikationen in der Zusammenarbeit zwischen Zahnarztpraxis und gewerblichem Labor. Dabei untersucht sie die Einführung von Teilaspekten eines Qualitätsmanagementsystems und beschreibt die Einführung von Verbesserungsvorschlägen in die Praxis. Weiter untersucht sie die Frage, ob die angewandte Methode, basierend auf dem Qualitätskreislauf, als Teilaspekt eines Qualitätsmanagements anzusehen ist.

Material und Methodik

Die Arbeit wurde in Zusammenarbeit mit einer Arbeitsgruppe aus vier Zahnärzten/innen und zwei Zahntechnikermeistern in Stuttgart durchgeführt. Für die Datenerfassung wurde ein Dokumentationsbogen erstellt und validiert. In einem vierwöchigen Zeitraum dokumentierten die Beteiligten in ihren Praxen/Labors nach vorgebener Methodik Daten zu zahntechnischen Problemen an aufeinander folgenden Patientenfällen. In der Gruppendiskussion wurden Lösungsvorschlage für die organisatorischen und kommunikativen Probleme sowie für ein fallbezogenes Problem bei der Herstellung oder Reparatur von Zahnersatz erarbeitet (hierzu wurde das Problem mit der größten Häufigkeit gewählt) und die Einführung in Praxis und Labor schriftlich fixiert. Die Einführungsphase kennzeichnete die Besprechung mit dem Labor und die Integration der Verbesserungsvorschläge.

In der Reevaluation wurden Veränderungen in der Organisation und Kommunikation sowie an zehn aufeinanderfolgenden zahntechnischen Arbeiten fallbezogene Probleme dokumentiert.

Ergebnisse

Die Ergebnisse belegen, dass im organisatorischen/kommunikativen Bereich wie bei der Herstellung und Reparatur von Zahnersatz Probleme auftreten, hier am häufigsten bei der Anfertigung von Kronen und Brücken. Das Reevaluationsergebnis beweist, dass nach Integration der Verbesserungsvorschläge eine Optimierung der Organisation/Kommunikation und der Qualität der zahntechnischen Arbeit erreicht werden konnte.

Als zentrales Ergebnis ist herauszustellen, dass die Gruppenarbeit und das Vorgehen nach den Grundanforderungen des Qualitätskreislaufs eine geeignete Methode zur Erfassung von Problemen und zur Qualitätsoptimierung sind. Die Arbeit mit dem Konzept „Qualitätskreislauf" führte zu einer Qualitätsverbesserung in der Zusammenarbeit zwischen Zahnarztpraxis und zahntechnischem Labor. Somit werden Teilaspekte eines Qualitätsmanagementsystems in Praxis und Labor integriert.

Fazit

Die für die Masterarbeit entworfenen Dokumentationsbögen wurden auch nach Abschluss der Masterarbeit in der Praxis weiter eingesetzt und nach den aus der Diskussion mit den Zahntechnikern gewonnenen Erkenntnissen modifiziert. Die Dokumentation der aufgetretenen Probleme dient als Grundlage der Besprechung mit den Zahntechnikern/innen und ist wichtiger Bestandteil der Qualitätsverbesserung bei der Herstellung und Reparatur von zahntechnischen Werkstücken.

Literatur

Adams, D.C. (2004). The Treatment planning consultions: the doctor/ technician

partnership. Dent Today Jul, 23 (7), 92-5

Freesmeyer, W. B., Freesmeyer, B. & Havebrok, H. J. (1980). Cooperation between the dental practice and the commercial dental technology laboratory. Dtsch Zahnärztl Z, 35 (5), 580-584.

Gerlach, F.M. (2001). Qualitätsförderung in Praxis und Klinik: eine Chance für die Medizin. Stuttgart, New York: Thieme.

Kimmel K. (1973). Dental practice and the dental laboratory as a work team. ZM, 63 (21), 1049-1052.

Micheelis, W., Walther, W. & Szecsenyi, J. (1997). Zahnärztliche Qualitätszirkel: Grundlagen und Ergebnisse eines Modellversuchs. Köln: Deutscher Ärzteverlag.

Die Implementierung eines Warenwirtschaftssystems in die zahnärztliche Praxis

Tom Sauermann

Kann durch die Einführung des „AERA-Bestellkompasses" der Ausfall von Praxis- und Arbeitsmaterialien verringert werden?

Hinter der zahnärztlichen Leistung am Patienten sorgt eine ausgefeilte Logistik dafür, dass die jeweils nötigen Materialien in der richtigen Qualität und Menge zur Hand sind. Der Praxisinhaber und sein Team organisieren diese „Warenwirtschaft" so, dass Behandlungsunterbrechungen oder gar Behandlungsabbrüche wegen fehlender Materialien möglichst nicht vorkommen. Gleichzeitig aber soll der Lagerbestand aus wirtschaftlichen Gründen so klein wie möglich bleiben. Die Materialien sollten zudem günstig eingekauft werden, Verfallsdaten sollten rechtzeitig erkannt und beachtet werden.

Der Verfasser hat sich vorgenommen, diese praktische und wirtschaftliche Herausforderung an das Praxismanagement genauer zu untersuchen. Konkret befragt er Nutzer eines bestimmten „Warenwirtschaftssystems" danach, welche Veränderungen durch dieses Organisationshilfsmittel im Praxisalltag eingetreten sind und ob daraus ein qualitativer und/oder quantitativer Nutzen für die Zahnarztpraxis plausibel gemacht werden kann. Seine Hypothese ist, dass mit einem solchen System Materialausfälle verringert, der Lagerbestand minimiert und ein kostengünstiger Materialeinkauf gewährleistet werden kann, so dass die Qualität der Behandlung verbessert und Kosten gespart werden können.

Die Hypothesen überprüft der Verfasser durch Befragung von Nutzern eines auf Zahnarztpraxen spezialisierten Warenwirtschaftssystems. Dazu hat er sich die Unterstützung des Herstellers gesichert, der ca. 200 Nutzer datenschutzgerecht per Mail anschreibt. Die Angeschriebenen erhalten einen Zugangscode für eine Webseite. Sie müssen also von sich aus aktiv werden. Die Befragung selbst findet online statt. Der Fragebogen wurde vom Verfasser selbst entwickelt und fragt in 5 Teilbereichen nach der Praxis und ihren Schwerpunkten, den derzeitigen Einsatzmodalitäten und früheren Erfahrungen mit der Warenwirtschaft ohne solche Unterstützung. Die Online-Umgebung lässt nur formal gültige Angaben zu und ermöglicht eine fehlerlose Filterführung. Den Hypothesen entsprechend sind Angaben zu Materialausfällen und geschätzte Kosteneinsparungen von besonderem Interesse.

33 auswertbare Angaben liegen vor. Diese Beteiligungsrate ist nicht ganz befriedigend. Doch da dem Autoren Namen und Adresse der Nutzer vom Hersteller nicht offengelegt werden konnten, konnte er nur ungezielt und pauschal an die Befragung erinnern. Eine Vorauswahl der befragten Nutzer durch den Hersteller hat es nach dessen Angaben nicht gegeben.

Die gegebenen Antworten lassen klar erkennen, zu welchen Zwecken das Warenwirtschaftssystem hauptsächlich eingesetzt wird: kostengünstiger Einkauf, Ordnung in der Praxis und Vermeidung von Materialausfällen. Die Überwachung von Haltbarkeitsdaten und die mögliche Verwaltung von Sterilchargen spielen dagegen eine untergeordnete Rolle. Diese Nutzung entspricht den Erwartungen der Nutzer. Die Be-

fragten geben weniger Materialausfälle und mit geringer Streuung erhebliche Kosteneinsparungen mit dem System an - mehr als der Hersteller in seiner Werbung angibt. Auch mit Warenwirtschaftssystem lassen sich jedoch materialbedingte Behandlungsunterbrechungen und Überschreitungen des Verfallsdatums nicht vermeiden. Die Bestellroutinen haben sich gegenüber früher geändert: mehr Mitarbeiter – darunter auch der Chef - sind mit größerer Kompetenz beteiligt, auch werden Waren von mehr Depots bezogen. Doch werden Bestellungen auch weiterhin außerhalb des Warenwirtschaftssystems getätigt. In einer offenen Frage regten die Nutzer praktische Verbesserungsvorschläge für das System an.*

Die o. a. Hypothesen werden bestätigt. Der Hersteller verspricht nicht zu viel. Perspektivisch weist der Autor auf weitere Nutzungsmöglichkeiten eines Warenwirtschaftssystems hin. Es kann als Einkaufsgemeinschaft die Marktmacht seiner Nutzer steigern. Außerdem kann es unter Anschluss an die Praxissoftware mit geringem Zusatzaufwand genutzt werden, um die Einhaltung von Behandlungsleitlinien zu unterstützen und ein Benchmarking der beteiligten Praxen untereinander zu organisieren. Es ist also ein Übergang von einem Warenwirtschaftssystem zu einem EDV-gestützten Fall- und Patientenmanagementsystem möglich.

Hintergrund

Bereits zu Beginn meiner Praxistätigkeit machte ich mir Gedanken, wie es möglich ist, den sogenannten Warenfluss in der Praxis zu optimieren. Unter Warenfluss versteht man den Durchlauf eines Verbrauchs- oder Praxismaterials durch die Praxis, beginnend mit der Bestellung, der Anlieferung und Erfassung und der Lagerung. Danach erfolgen die Entnahme aus dem Lager und der Verbrauch. Jeder dieser Schritte muss kontrolliert werden, wenn man gewährleisten will, dass zu jeder Zeit alle in der Praxis benötigten Materialien in ausreichender Menge vorhanden sind und den für die Behandlung notwendigen qualitativen Kriterien entsprechen. Zunächst wurden mit Excel-Tabellen Verbrauchs-, Lager- und Einkaufslisten erstellt, gepflegt und später ausgewertet, um beim nächsten Bestellvorgang ein Optimum an bestellter Warenmenge zu erreichen. Die Warenorganisation nahm von allen administrativen Aufgaben die meiste Zeit in Anspruch und konnte trotzdem nicht verhindern, dass es hin und wieder zu Materialausfällen vor oder während einer zahnärztlichen Behandlung kam.

Im Jahr 2006 wurde ich auf die Software „AERA-Bestellkompass (ABK)" aufmerksam, die wenig später in unsere Praxis eingeführt wurde. Mit diesem Warenwirtschaftssystem für Zahnarztpraxen ist es möglich, die Lagerhaltung, die Entnahme aus dem Lager, den Verbrauch und den Bestellvorgang aller praxisrelevanter Materialien zu organisieren. Schon kurz nach Einführung der Software konnte der administrative Zeitaufwand für den Warenfluss in der Praxis deutlich verringert werden. Auch zu Materialausfällen kam es nicht mehr so häufig. Nach einiger Zeit der Nutzung des ABK entstand der Wunsch, den Nutzen der einzelnen Möglichkeiten der Software genauer zu untersuchen und diesen auch für andere sichtbar zu machen.

Eine Möglichkeit dazu bot sich durch eine empirische Evaluation, bei der möglichst viele Nutzer des ABK in einem Fragebogen Auskunft geben zur Nutzung des ABK, zu Vor- und Nachteilen des Systems sowie zu Veränderungen im täglichen Praxisablauf, die sich aus dieser Nutzung ergeben. Aus den Erfahrungen der Anwender sollen Vorteile und Grenzen des ABK herausgefiltert werden. Dazu wurde die Hypothese aufgestellt, dass durch die Verwendung des ABK in der zahnärztlichen Praxis Materialausfälle verringert, der eigene Lagerbestand minimiert und kostengünstiger Materialeinkauf gewährleistet werden kann.

Material und Methoden

Als Grundlage zur Datenerhebung diente ein selbst entwickelter Evaluationsbogen mit insgesamt 68 Fragen, welche in mehrere Teilbereiche aufgeteilt wurden. Die wichtigsten Teilbereiche bezogen sich auf die Situationen in den einzelnen Praxen vor- und nach der Einführung des ABK, um Veränderungen darzustellen, die nach der Einführung und während der Nutzung des ABK stattfanden. Ein weiterer Teilbereich beinhaltete spezielle Fragen zur Nutzung des ABK. Sie sollten Aufschluss über wirtschaftliche Veränderungen nach Einführung des ABK in die Praxis geben. Und es gab noch einen Abschnitt mit allgemeinen Fragen, welcher darauf ausgelegt war, die Unterschiede in den Erfahrungen und Veränderungen durch die Nutzung des ABK in Zusammenhang mit den unterschiedlichen Praxisstrukturen und den demographischen Faktoren zu bringen. Bei der Anordnung der Fragen wurde darauf geachtet, dass die Fragenkomplexe in einer logischen Reihenfolge stehen (allgemeine Fragen, spezielle Fragen, Fragen zur Zeit vor Einführung des ABK, Demographie). Die Funktionen der Elemente eines Warenwirtschaftssystems und die Funktionen der Module sowie meine persönlichen Erfahrungen mit der Nutzung des ABK dienten als Vorlage für die Inhalte der Fragen. Besonders die Charakteristik des ABK, wie z.B. das Einsparungspotential beim Wareneinkauf, die Delegierbarkeit des gesamten Warenverwaltungs- und Bestellprozesses, die Minimierung des Lagerbestandes sowie die daraus resultierenden Ergebnisse für die Zahnarztpraxis sollten hierbei berücksichtigt und abgefragt werden.

Durch die Firma AERA wurden 200 Nutzer des ABK per Email angeschrieben, von denen sich 36 Nutzer innerhalb der vierwöchigen Laufzeit entschieden, an der Online-Umfrage teilzunehmen. Drei Teilnehmer hatten sich zu der Umfrage angemeldet, ohne eine einzige Frage zu beantworten. Es standen somit 33 Fälle für die Auswertung zur Verfügung. Das entspricht einer auswertbaren Beteiligungsrate von 16,5%. Die Daten wurden mit der Software SPSS 18.0.0 (SPSS Inc., Chicago, USA) ausgewertet.

Ergebnisse

Als zentrales Ergebnis konnte festgestellt werden, dass die Erwartungen, die zum Kauf des ABK geführt haben, im Wesentlichen erfüllt wurden. Dazu gehörten die Möglichkeit, kostengünstigen Materialeinkauf zu gewährleisten, Ordnung und Systematik in den Warenbestellvorgang zu bringen und den Personal- und Zeitaufwand zu verringern. Allerdings hatten die Gründe eine unterschiedliche Gewichtung. So spielte die Möglichkeit, Versandkosten zu sparen, bei der Kaufentscheidung der Teilnehmer eine geringe Rolle. Nur 21,2% hielten diesen Grund für „sehr wichtig" (Note 1). Nach der Einführung des ABK bewerteten 40,6% der Teilnehmer die Möglichkeit, Versandkosten zu sparen, mit der Note 1. In diesem Merkmal hat die Funktion des ABK die Erwartungen der Teilnehmer übertroffen. Die höchste Kosteneinsparung im Vergleich zu herkömmlichen Bestellverfahren gelingt den Teilnehmern beim Materialeinkauf. Im Durchschnitt können hier 20,6% der Kosten gespart werden, die für die gleiche Materialmenge bei herkömmlichen Bestellverfahren ausgegeben würden. Die Delegation der Warenbestellung an das Praxispersonal könnte bei der Kostenreduktion beim Personal- und Zeitaufwand ebenfalls eine Rolle spielen. Vor der Einführung des ABK in die zahnärztliche Praxis haben 37,5% der Teilnehmer die Warenbestellung an ihr Personal delegiert, nur 12,5% der Teilnehmer führten die Warenbestellung selbst durch, bei 50% der Teilnehmer war die Warenbestellung auf den Praxisinhaber und das Personal verteilt. Nach der Einführung des ABK sind es 30,3% der Teilnehmer, die ihre Warenbestellung selbst durchführen, der Anteil der delegierten Warenbestellung bleibt ungefähr gleich. Es eröffnet sich dem Zahnarzt selbst die Möglichkeit, schnell und kontrolliert Waren zu bestellen und gezielt zu bestimmen, zu welchen Preisen und Mengen bestellt wird. Mit der Einführung des ABK steigt also die Anzahl der Praxen, in denen die Kontrolle über bestellte Warenmenge und Warenpreis zur ‚Chefsache' erklärt wird. Beim Zeitaufwand konnten durch die Nutzung des ABK durchschnittlich 18,5% der Kosten gespart werden, die für herkömmliche Bestellvorgänge benötigt wurden, bei den Versandkosten waren es 17,6% und bei der Lagerhaltung 9,3 % Kosteneinsparung. Durch die Einführung des ABK in den Praxen der Teilnehmer konnten Materialausfälle deutlich verringert werden. Nur noch 37,5 % der Teilnehmer hatten nach der Einführung des ABK Materialausfälle zu verzeichnen, während es vor der Einführung bei 71% der Teilnehmer zu Materialausfällen kam. Ein Hinweis auf aktiv durchgeführte und wirksame Angebotsvergleiche lässt sich in der Anzahl der Depots erkennen, bei denen Warenbestellungen getätigt wurden. Nach der Einführung des ABK wird bei durchschnittlich 5 Depots Ware bestellt, während es vor Einführung des ABK im Durchschnitt 2 Depots waren. Die Anzahl der Bestellvorgänge stieg von durchschnittlich 2,5 Bestellungen pro Woche vor Einführung des ABK auf 3,3 Bestellungen pro Woche nach dessen Einführung und könnte ein Hinweis darauf sein, dass Preise verglichen und Sonderangebote genutzt werden. Ebenso liegt nah, dass hier Lagervorräte reduziert wurden, was zu häufigeren Bestellvorgängen führt.

Fazit

Aufgrund dieser Ergebnisse konnte die zu Anfang gestellte Hypothese bestätigt werden. Durch die Verwendung des ABK in der zahnärztlichen Praxis können Materialausfälle verringert, der eigene Lagerbestand minimiert, kostengünstiger Materialeinkauf gewährleistet und dadurch die Qualität der zahnärztlichen Behandlung verbessert und Kosten gespart werden.

Nach nunmehr 10-jähriger Nutzung des ABK ist dieser zu einem festen, nicht mehr weg zu denkendem Bestandteil im betriebswirtschaftlich-administrativen Bereich unserer Praxis geworden. Die durch die wissenschaftliche Untersuchung nachgewiesenen Ergebnisse konnten wir im Lauf der Nutzung weiter verbessern. Als erstes habe ich durch interne Schulungen mein gesamtes Praxispersonal mit allen nutzbaren Funktionen des ABK vertraut gemacht und dieses Wissen regelmäßig vertieft. So konnte ich erreichen, dass der Umgang mit der Software von allen Mitarbeiterinnen beherrscht wird. Meines Erachtens war das unbedingt von Anfang an nötig, weil jede Bewegung eines Materials in der Praxis eine entsprechende Eingabe im ABK erfordert. Als Bewegung eines Materials in der Praxis verstehe ich z.B. eine Entnahme aus dem Lager oder auch das Einbuchen von Waren in das Lager, nachdem eine Bestellung angeliefert wurde. Durch die Vertrautheit aller Mitarbeiterinnen mit dem ABK war innerhalb kurzer Zeit eine Volldelegation möglich, das heißt die gesamte Bedienung des ABK obliegt dem Praxispersonal. In einem weiteren Schritt haben wir alle in der Praxis benötigten Verbrauchsmaterialien wie z.B. Druckerpapier, Briefumschläge, Papierhandtücher etc. in der Software angelegt. Der Durchlauf dieser Materialien durch die Praxis wird wie bei den Praxismaterialien kontrolliert, indem der Lieferant, die Lagermenge und die Nachbestellmenge definiert werden. Durch die konsequente Nutzung des ABK haben wir mittlerweile erreicht, dass es in unserer Praxis schon seit einigen Jahren zu keinem einzigen Materialausfall mehr kam. Um das zu erreichen, war es wichtig, Lager- und Nachbestellmengen der einzelnen Materialien genau zu kennen. Dazu mussten Arbeitsabläufe in der Praxis definiert werden und im Sinne eines klinischen Pfades Anwendung finden. An dieser Stelle wird der Nutzen des ABK besonders deutlich, bedenkt man nur die gesetzlichen Vorgaben nach qualitativ gleichbleibenden und dokumentierten Behandlungsabläufen.

Die hier durchgeführte empirische Evaluation berief sich auf eine einzeitige Befragung der Nutzer. In einer kommenden Studie könnte man mit Hilfe einer prospektiven Datenerhebung im Sinne einer Vorher-Nachher-Analyse die Nutzendimensionen des ABK noch deutlicher hervorheben und die Validität der Ergebnisse verbessern.

Das erste Implantat – Untersuchung zur Umsetzung nach Teilnahme an einer strukturierten Fortbildungsreihe Implantologie

Gero Juraszyk Bachmann

Hintergrund

In dieser Arbeit sollte untersucht werden, inwieweit Teilnehmer ohne chirurgisch-implantologische Erfahrung von der strukturierten Kursreihe Implantologie profitieren und die Fähigkeit erlernen, ihr erstes Implantat zu setzen.

Material und Methoden

An 124 Teilnehmer der Kursjahre 2005/2006 bis 2009/2010 wurden Fragebögen versendet. 77 Teilnehmer beteiligten sich an der Befragung (62,1%). Davon hatten 35 Teilnehmer noch nie implantiert (45,5%) und 42 Teilnehmer hatten bereits vorher implantiert (54,5%). In einem weiteren Teil dieser Arbeit wurden 5 Teilnehmer der Kursreihe interviewt.

Ergebnisse

33 Teilnehmer hatten das Ziel, innerhalb oder nach der Kursreihe ihr erstes Implantat zu setzen. Davon haben 31 Teilnehmer oder fast 91% dieses Ziel auch erreicht. Nur 3 Teilnehmern gelang dies nicht. Von den 31 Teilnehmern benötigte die Hälfte (50%) keine weitere Unterstützung, während knapp die andere Hälfte (46,7%) ihr erstes Implantat nicht ohne weitere, über die Kursreihe hinausgehende Unterstützung erreichen konnte (fehlende Angabe bei 1 Teilnehmer). Aber auch die Teilnehmer, die bereits vor Beginn der Kursreihe implantiert hatten, konnten durch die Kursreihe profitieren, unabhängig davon, wie groß ihre Erfahrung gewesen war. Von den Interviewteilnehmern hatten 4 das Ziel „Erstes Implantat" erreicht. Es wurde gezeigt, dass es eine psychologische Hemmschwelle vor der ersten Implantation gibt und dass diese Schwelle in der Regel überwunden werden kann. Es wurde aber auch gezeigt, dass es Gründe geben kann, die diese Überwindung verhindern und daher das Vorhaben „Erstes Implantat" scheitern lassen. Die Höhe der Schwelle ist individuell verschieden und es gibt ebenso individuelle Strategien zur Überwindung.

Fazit

Es wurde deutlich, dass es für einen Teil der Anfänger ein erhebliches Bedürfnis gibt, sich auf ihre erste Implantation durch kollegiale Beratung oder Hospitationen vorzubereiten. Knapp ein Viertel der in dieser Arbeit befragten Anfänger haben ihre erste Implantation sogar unter Supervision von erfahrenen Kollegen durchgeführt. Daher sollte überlegt werden, die Form der kollegialen Beratung und Zusammenarbeit durch die Kursreihe noch weiter als bisher zu fördern und anzubieten, um so die Umsetzungsquote des Ziels „Erstes Implantat" in Zukunft noch weiter steigern zu können.

Zahnärztlicher Notfallbereitschaftsdienst

Jörg Augenstein

Eine beschreibende und analysierende Untersuchung am Beispiel des Pforzheimer zahnärztlichen Notdienstes aus den Jahren 2005-2006 unter Beteiligung der Mitglieder des Pforzheimer Qualitätszirkels, ergänzt um eine Beschreibung und Analyse der weiteren Entwicklung der letzten 10 Jahren

Außer elementarsten Abrechnungsdaten existieren kaum Informationen über die Anliegen, die Patienten in den zahnärztlichen Notfallbereitschaftsdienst führen. Auch das Profil der durchgeführten Maßnahmen ist weitgehend unbekannt. Daher lassen sich Vorurteile über eine zu großzügige Inanspruchnahme des zahnärztlichen Notdienstes nicht prüfen, und der Diskussion um die Ausdifferenzierung eines fachzahnärztlichen Leistungsspektrums (Röntgen, Endodontie) fehlt ein wichtiger Anker.

Der Autor hat deswegen die 13 Zahnärzte (in 11 Praxen) des von ihm geleiteten Qualitätszirkels in Pforzheim gebeten, ein halbes Jahr lang die Kontakte im zahnärztlichen Notfallbereitschaftsdienst einheitlich zu dokumentieren. Ziel der Arbeit ist, die Patienten, ihre präsentierten Probleme und die durchgeführten Maßnahmen zu beschreiben und aufeinander zu beziehen. Darüber hinaus sollte versucht werden, die Notwendigkeit der Kontakte im Notfallbereitschaftsdienst einzuordnen.

Die Arbeit stellt den rechtlichen Rahmen des zahnärztlichen Notfallbereitschaftsdienstes dar und beschreibt seine konkrete Ausgestaltung in Pforzheim. 212 Patienten wurden dokumentiert. Die Dokumentationsrate ist anscheinend vollständig.

Die Ergebnisse sind in einen längeren deskriptiven und einen kürzeren analytischen Teil gegliedert. Der Notfallbereitschaftsdienst wird überproportional von Männern mittlerer Altersgruppen in Anspruch genommen, während Kinder selten sind. Ein weiteres Risikokollektiv sind Schwangere. Einwohner mit Migrationshintergrund sind nicht überrepräsentiert, allerdings ist dies ein schwierig festzustellendes Merkmal.

Über die Notwendigkeit einer Inanspruchnahme des Notfallbereitschaftsdienstes entscheidet zunächst der Patient. 88,2% der Kontakte im Notdienst werden auch von den Zahnärzten als fachlich notwendig bezeichnet. Häufigstes Anliegen sind Schmerzbefunde, gefolgt von einem breiten Spektrum konservierender, chirurgischer, prothetischer und parodontologischer Probleme. Bei knapp 50% der Patienten ist eine Anästhesie die erste Maßnahme. Die weitere Versorgung wird von zahnerhaltenden Maßnahmen geprägt, die Zahnextraktion nimmt mit 12,7% in dieser Klientel, die mit akuten Anliegen vorstellig wird, einen als vergleichsweise gering bezeichneten Anteil ein. Nur zwei Fälle werden überwiesen. Die Einschätzung des Kontakts als zahlmedizinisch notwendig wird durch das Profil der durchgeführten Maßnahmen bestätigt. Eine nennenswerte Überinanspruchnahme des Notfallbereitschaftsdienstes liegt also nicht vor, eine mögliche Unterinanspruchnahme wird als zu bearbeitendes Problem erkannt.

Im analytischen Teil werden Unterschiede zwischen Männern und Frauen, Ausländern und Einheimischen und Praxisunterschiede genauer untersucht. Diese Befunde sind nicht altersstandardisiert und können daher nur eingeschränkt interpretiert werden. Mit diesem Vorbehalt wird bei Männern geringfügig häufiger extrahiert als bei Frauen, bei den Ausländern aber fast doppelt so häufig wie bei den Einheimischen. Die Extraktionshäufigkeit als elementarer Deskriptor des Praxisstils schwankt zwischen den Praxen stark. Ihr intraindividueller Vergleich ist bei zwei Praxen möglich, die an mehr als einem Notdienst teilgenommen haben. Auch hier sind die Extraktionshäufigkeiten sehr unterschiedlich.

In der Diskussion schreibt der Verfasser den hohen Anteil der Männer in mittlerem Lebensalter der beruflichen Belastung dieser Gruppe und einer eher hohen Distanz gegenüber fremder Hilfe zu. Das Angebot regulärer zahnmedizinischer Sprechstunden außerhalb der üblichen Arbeitszeiten hat in den letzten Jahren bereits zugenommen. Schwangere sind bereits als zahnmedizinische Risikogruppe bekannt. Unter Verweis auf das Maßnahmenprofil im Notfallbereitschaftsdienst warnt der Verfasser davor, die Endodontie als Spezialisierung von der allgemeinen Zahnheilkunde abzuspalten und betont die Notwendigkeit, jederzeit Röntgenuntersuchungen durchführen zu können.

Einleitung

Bis zum Jahr 2006 hatte ich 33 Berufserfahrung, davon 30 Jahre in eigener Einzelpraxis. Die praktische Erfahrung hat mich zu dem oft anekdotisch überzeichneten, wenig recherchierten, aber beruflich verpflichtenden Thema des Zahnärztlichen Notfallbereitschaftsdienstes geführt.

Gerade die Anekdoten, die über Einzelfälle berichten, aber auch reißerische Berichte in der Presse verwischen den Blick auf den Kern der Arbeit im Notdienst. Daher stellte sich die Frage: Wer nimmt den Notdienst in Anspruch, ist die Inanspruchnahme medizinisch gerechtfertigt und welche Behandlungsmaßnahmen wurden im Notdienst durchgeführt?

Masterarbeit 2006 - Kurzfassung

Der zahnärztliche Notfallbereitschaftsdienst gehört zu den Pflichtaufgaben zahnärztlicher Berufsausübung. Außer berufsrechtlichen Vorschriften, einer Stellungnahme der DGZMK und einigen juristischer Auslegungen ist dieses Feld wenig beleuchtet. Die Arbeit will Licht bringen in die Inanspruchnahme und die inhaltliche Ausübung des Notdienstes, Verknüpfungen herstellen und Folgerungen ziehen.

Als Beispiel wird die Organisation in Pforzheim herangezogen. Bei 13 zahnärztlichen Notfallbereitschaftsdiensten von 11 Kollegen eines Pforzheimer Qualitätszirkels werden 212 Patienten erfasst. Neben Angaben zur Person werden die Einschätzung der Schmerzbefunde, die Notwendigkeit einer Behandlung und die tatsächlich durchgeführten Behandlungen dokumentiert.

Der Notdienst wird in der Mehrheit von Männern im Alter zwischen 26 und 55 Jahren in Anspruch genommen - und dies zu gut 60% in den Kernzeiten einer normalen

Praxisöffnungszeit. Eine Abweichung des Ausländeranteils von der ortsüblichen Bevölkerungsstruktur ist nicht zu erkennen. Kinder sind auf Grund einer verbesserten Mundgesundheit unterrepräsentiert.

Die am häufigsten durchgeführten Leistungen sind die Schmerzausschaltung, gefolgt von den diagnostischen Leistungen Röntgen und Vitalitätsprobe.

Der Komplex der Endodontie nimmt mit 38,2% in der Behandlung den größten Umfang ein, während Extraktionen in nur 12,7% anzutreffen waren. Unterschiede im Extraktionsverhalten einzelner Praxen sind erkennbar, werden aber durch das Beispiel zweier Praxen relativiert, da diese bei einem zweiten Notdienst andere Zahlen aufzuweisen hatten.

Weiter zeigte es sich, dass die Notdienste an Samstagen stärker frequentiert waren als an Sonntagen und dass während der Weihnachtsfeiertage der reine Notfall von der Urlaubsvertretung überlagert wird.

Insgesamt kommt die Untersuchung zu dem Ergebnis, dass der Notdienst, so wie er aktuell praktiziert wird, eine ausreichende und adäquate Einrichtung zur Versorgung der Bevölkerung darstellt. Die beteiligten Zahnärzte und Zahnärztinnen setzen die diagnostischen und therapeutischen Mittel sparsam und zurückhaltend ein. Sie befreien den Patienten von seinem Leidensdruck, ohne zu sehr in das Konzept des Hauszahnarztes einzugreifen. Den schmerzgeplagten Patienten wird geholfen, ohne sie völlig aus der Verantwortung für ihre eigene Gesundheit zu entlassen."

Die folgenden 10 Jahre

Eigene Erfahrungen, aber auch die der Kollegen haben in den anschließenden 10 Jahren bei der Ausübung des Pforzheimer Zahnärztlichen Notfallbereitschaftsdienstes keine wesentlichen fachlichen Veränderungen erkennen lassen. Allgemeine Veränderungen lassen sich trotzdem beobachten:

Die Zahl der behandelnden Zahnärzte im Verhältnis zur zu versorgenden Bevölkerung lag 2006 bei 1274 EW pro Zahnarzt, 2014 bei 1157 EW pro Zahnarzt, Eine um 9% besseres Versorgungsangebot. [JB 2015 KZBV]

Die Inanspruchnahme bundesweit, die an der Abrechnungsziffer 03 erkennbar ist, ist von 1,4 Millionen auf 1,26 Millionen zurückgegangen, auch hier eine positive Veränderung um 10%. Gleichzeitig ist allgemein als Ergebnis verbesserter Lebenssituation sowie der besseren Prophylaxe in allen Altersstufen eine bessere Mundgesundheit der deutschen Bevölkerung zu verzeichnen. [JB2015 KZBV]

Diesen objektiven Zahlen steht eine gesellschaftliche Veränderung entgegen, die darin besteht, dass allgemein ein Erwartungshorizont verstärkt wurde, jederzeit und individuell die Befriedigung der eigenen Bedürfnisse zu erlangen und diesen Egoismus auszuleben, ohne eigenen Beitrag an Verantwortung und ohne Rücksicht auf die Kosten.

Die mediale Begleitung diese Mainstreams erfolgt mit der pauschalen Herabwürdigung der ärztlichen Leistung und einer Neiddiskussion, sowie in der Unterstützung der Egoismen und fehlender Recherche bei der Berichterstattung.

Politisch wird die beachtliche Wirtschaftsleistung der Praxen als Arbeitgeber (zunehmend: 2002 = 4,98 Beschäftigte, 2013 = 5,91 je Praxis, und eine Lohnsummensteigerung im selben Zeitraum von 73.385 auf 103.431 [JB KZBV 2015]), als Auftraggeber, Investor, Kreditnehmer und standortgebundener Steuerzahler auf Grund der einzelnen kleinen Einheiten nicht wahrgenommen und geschätzt.

Erstaunlich ist, dass trotz dieses Hintergrundes von Seiten der KZV Bestrebungen in Gang gesetzt wurden, sogenannte Notfallpraxen flächendeckend einzuführen, die nicht nur den Notdienst an Sonn- und Feiertagen übernehmen, sondern auch unter der Woche nach 18:00 Uhr einen Nachtdienst bereithalten sollten.

Argumentiert wurde nicht mit der medizinischen Notwendigkeit der Erweiterung des Notdienstangebotes, sondern mit dem Anspruchsverhalten der Patienten und dessen medialer Begleitung, einer zunehmenden Verweiblichung des Berufsstandes und einer Unterversorgung des ländlichen Raumes mit Zahnarztpraxen.

Hierbei wurde auch aufgezeichnet, dass der reguläre Notdienst, wie er aktuell von den niedergelassenen Zahnärztinnen und Zahnärzten erbracht wird, nicht kostendeckend ist. Die vorgeschlagenen Notfallpraxen sollten daher, ohne dass die zu ihrer Einrichtung notwendigen Investitionen von mindestens 196.000€ (Investition 2014 einer Einzelpraxis bei Neugründung 360.000€, bei Übernahme 196.000€) [JB 2015 KZBV] berücksichtigt werden, mit einem „Befreiungs-Betrag" der Zahnärzte von ca. 800 € pro Jahr subventioniert werden. [Kreisversammlungen in den Jahren 2013-2015]. Die KZV nähme hier auch meines Erachten nach eine nicht legitime Ausweitung ihres Arbeitsfeldes vor, indem sie zum Arbeitgeber derer würde, die sie mit ihren Zwangsbeiträgen finanzieren und deren Interessen sie zu vertreten hat. Dies hätte eine neuerliche Untergrabung der Freiberuflichkeit zur Folge und eine Umkehr der Hierarchie.

Die eigentlich logische Konsequenz müsste sein, dass der aktuelle Notdienst mit einer höheren Gebühr (03) bezahlt wird. Denkbar wäre natürlich auch eine Gebühr analog der in den Jahren 2004-2012 vorhandene Praxisgebühr von 10 € pro Quartal, die mit einer nach Tageszeit gestaffelten finanziellen Patientenbeteiligung die Inanspruchnahme des Notdienstes bereinigt. [§ 6,2 Notfalldienstordnung LZK BW] Es kann nicht erwartet werden, dass der Leistungserbringer selbst den Notdienst subventioniert.

Auf der anderen Seite besteht in einzelnen Praxen ein vehementes Interesse, den Notdienst über die eigene Verpflichtung hinaus auszuüben und diesen als Patientenakquise zu nutzen. Das führt in Einzelfällen zu berufsordnungswidriger Abwerbung oder erzeugt einen ungerechtfertigten Druck auf den Patienten, die Weiterbehandlung aus angeblichen medizinischen Gründen unbedingt in derselben Praxis abschließen zu lassen. [§§ 6 und 7 Notfalldienstordnung der LZK BW]

Gleichzeitig wird die Kündigung von Kliniken und Instituten beobachtet, die bisher Teile der Notdienste übernommen hatten. Auch sie klagen über eine Unterfinanzierung und im Falle der Mund-Kiefer-Gesichts-Chirurgischen Kliniken über die fehlende Zeit für die wirklichen fachspezifischen Notfälle durch die Belastung mit Bagatellfällen.

Insgesamt handelt es sich im Grundtenor nicht nur um ein zahnmedizinisches Problem, sondern vielmehr um ein politisches, gesellschaftspolitisches, aber auch ein finanzielles Problem. Ich selbst sehe, dass wissenschaftliche Untersuchungen verglichen mit medialem Druck nur geringe Wirkung zeigen und von Seiten der berufsständigen Organisationen diesem Druck extrem schnell nachgegeben wird, obwohl die aktuelle Struktur des Notdienstes weitgehend die Versorgung der Bevölkerung im medizinisch erforderlichen Umfang erfüllt (abgesehen von der finanziellen Seite der Leistungserbringer). Die große Mehrheit der Zahnärztinnen und Zahnärzte hat ein ausgeprägtes ethisches und soziales Verhalten und engagiert sich für ihre Profession und ihre Patienten weit über die berufsorganisatorischen Verpflichtungen hinaus. Auch dies sollte in der Diskussion nicht vergessen werden.

Hygienische Aufbereitung von Medizinprodukten in der Zahnarztpraxis

Dieter Gaukel

Im staatlich überwachten Bereich der Praxishygiene erreicht der Stand der medizinischen Erkenntnisse die Praxis auf dem Weg über Empfehlungen hochrangiger Kommissionen und rechtlich bindende Vorschriften. Aus einer Fülle von Prozessempfehlungen und Ergebnisstandards muss jede Praxis eigene Ablaufpläne und Standardarbeitsanweisungen destillieren und ihre konsequente Anwendung dokumentieren. Die allgemeinen Qualitätsforderungen müssen also an die spezifischen Verhältnisse angepasst und dort als verbindliche Handlungsvorgabe umgesetzt werden. Dieser Weg entspricht der Entwicklung und Umsetzung eines klinischen Pfades.

Der Autor demonstriert die Entwicklung eines klinischen Pfades zur Sterilisierung von Medizinprodukten aus zwei Quellen: einer Recherche einschlägiger Normen, Empfehlungen und Originalpublikationen sowie einem praxisspezifischen Konsensprozess unter Beteiligung aller Mitarbeiterinnen. Dabei nutzt er die im Studiengang vermittelten Empfehlungen zur strukturierten Literaturrecherche und zur Erstellung von Leitlinien. Er beschreibt sein Vorgehen und gießt die erarbeiteten Pfade in übersichtliche Flussdiagramme. Er erreicht damit eine auf die beste verfügbare Evidenz gestützte, praktikable und von den Mitarbeitern akzeptierte („angeeignete") interne Leitlinie. Vorgehen und Ergebnis sind auf Praxen ähnlicher Ausrichtung und Größe übertragbar.

Hintergrund

Die wesentliche Motivation zum Thema meiner Masterarbeit aus der ersten Matrikel im Jahr 2006 war, aus dem Masterstudiengang ein im Praxisalltag nutzbares Projekt der Qualitätsförderung zu entwickeln.

Das Thema Hygienemaßnahmen ist komplex, die Anforderungen an die Hygiene in der Zahnarztpraxis sind hoch, die Regelungen zahlreich, schwer zu überblicken und, da meist in der Sprache der Juristen geschrieben, ebenso schwer zu durchschauen: Gesetze, Richtlinien von Referenzgremien, berufsgenossenschaftliche Vorschriften, technische Regeln und Normen sowie Verwaltungsvorschriften der lokalen Überwachungsbehörden.

Hygieneaspekte müssen in allen zahnärztlichen Tätigkeitsfeldern berücksichtigt werden. Das Spektrum reicht von der Planung und Ausstattung der Räumlichkeiten, der Auswahl der Instrumente und Materialien über das Erstellen eines individuell auf die Praxis zugeschnittenen Hygieneplans, regelmäßige Untersuchungen und Unterweisungen bis zum Impfstatus aller Mitarbeiter, um nur ein paar Beispiele zu nennen.

Angesichts des umfangreichen Gesamtkomplexes fokussierte ich als Kernthema die Aufbereitung des bei Behandlungen verwendeten Instrumentariums. Ziel der Arbeit ist es, aus der wissenschaftlichen Literatur Prävalenz und Risiko solcher Infektionen zu ermitteln, die vielfältigen und schwer zu überschauenden rechtlichen Rahmenbedingungen durchzuarbeiten und daraus einen Klinischen Pfad zur adäquaten Instrumentenaufbereitung zu entwickeln.

Material und Methodik

Aus der Literatur entwickelte ich einen klinischen Pfad, der, im Spannungsfeld zwischen Infektionsrisiken, rechtlichen Rahmenbedingungen und Ressourcen der Praxis, den wissenschaftlichen und rechtlichen Standards entsprach. Neben dem umfangreichen die Praxishygiene betreffenden deutschen Regelwerk, waren die Guidelines for Infection Control in Dental Health Care Settings der Centers for Disease Control and Prevention aus den USA ein Schwerpunkt der verwendeten Literatur. Dort wird ein Programm skizziert, wie die zu etablierenden hygienischen Standards auch in der Praxis implementiert werden können.

In der Praxis prüfte ich die gesamten Hygienemaßnahmen auf Aktualität und Richtlinienkonformität und suchte Wege, die aktuellen Anforderungen in den Praxisalltag umzusetzen.

Ergebnisse

Die Aufbereitung des zahnärztlichen Instrumentariums stellt einen zentralen Bestandteil der Hygienemaßnahmen und somit der Qualitätssicherung in der zahnärztlichen Praxis dar. Durch gezielte Desinfektions- und Sterilisationsmaßnahmen sollen nosokomiale Infektionen bei Patienten, Zahnärzten und Mitarbeitern verhindert werden. Der Klinische Pfad regelt die Abfolge der Aufbereitungsmaßnahmen von Instrumenteneinsatz über Transport, Reinigung, Desinfektion, Pflege und Instandsetzung bis hin zu Verpackung, Sterilisation und Sterilgutlagerung. Die grundlegenden Anforderungen an die räumlichen Voraussetzungen werden vorgestellt. Besondere Beachtung findet die Aufbereitung von Übertragungsinstrumenten, Wurzelkanalinstrumentarium und rotierenden und oszillierenden Instrumenten.

Ausführlich wird auf die Problematik der geforderten Validierung von Desinfektions- und Sterilisationsverfahren eingegangen und ein praxistauglicher Weg der Dokumentation vorgestellt und diskutiert. Die notwendigen Prüfverfahren und Indikatoren werden beschrieben und die Notwendigkeit ihres Einsatzes erörtert. Es wird eine Methode zur Implementierung des Pfades in der Praxis vorgestellt. Der Klinische Pfad wird in meiner Praxis angewandt und stellt seine Alltagstauglichkeit unter Beweis.

Funktionierende Hygiene ist nur als Teamleistung zu erbringen. Alle Praxismitarbeiter, vom Zahnarzt bis zur Reinigungskraft, sind gleichermaßen gefordert. Es galt also Methoden zu finden, die Mitarbeiter und Mitarbeiterinnen mit auf den Weg zu nehmen, ohne zu viele Ängste oder Widerstände zu erzeugen. Es wurden Qualitätsindikatoren implementiert, mit denen der Standard der hygienischen Aufbereitung definiert und einfach evaluiert werden konnte.

In den nun schon zehn Jahren seit Abschluss der Arbeit hat das Thema einen weitaus größeren Stellenwert in den Praxen und in der öffentlichen Wahrnehmung eingenommen. In den meisten Bundesländern werden mittlerweile alle Zahnarztpraxen im Rahmen von sogenannten Begehungen von den jeweiligen Aufsichtsbehörden vor Ort kontrolliert. Die Anforderungen sind dadurch nochmals präzisiert und auch verschärft worden. Alle Praxen sind gefordert, ihren klinischen Pfad „Hygieneplan" anzupassen. Der Informationsbedarf ist infolge dessen groß, und so freue ich mich, seit 2006 in verschiedenen Formaten an den Fortbildungen der Akademie auch lehrend beteiligt zu sein. In der eigenen Praxis wurde der Hygieneplan seither immer wieder reevaluiert, angepasst und verfeinert. Diese Standards bieten eine stabile Grundstruktur, die ihre Qualität gerade bei Personalwechseln beweist. Die damals erarbeiteten Methoden wurden auch auf die anderen Bereiche der Praxisführung angewendet und bilden bis heute die grundlegende Basis des Qualitätsmanagements. Die Praxisführung wurde dadurch insgesamt professionalisiert.

Der Infektionspatient in der zahnärztlichen Praxis – Erarbeitung eines klinischen Pfades

Markus Schneider

Da jeder Patient Keimträger ist, arbeiten Zahnärzte grundsätzlich immer so, dass eine Infektionsgefährdung von Patienten und Personal vermieden wird. Reicht dieser allgemeine Sorgfaltsstandard aber aus, wenn ein Patient behandelt werden muss, bei dem eine hohe Infektiosität bekannt ist (z.B. Hepatitis B, HIV oder Tbc)?

Dieser einfach erscheinenden Frage geht der Verfasser nach mit dem Ziel, zwei Leitfragen zu klären: welche Maßnahmen sind bei einem Patienten mit bekannter Infektion zu ergreifen und wie sind sie praxisgerecht umzusetzen?

Eine Literaturrecherche ergibt, dass es einschlägige deutsche Leitlinien definitionsmächtiger Gremien oder Behörden zum genannten Thema nicht gibt. Andererseits gibt es natürlich Vorgaben zur Verhütung von Hepatitis B, die einzuhalten sind. Der Verfasser steht daher zur Beantwortung seiner Leitfragen vor der Schwierigkeit, die immer anzuwendenden Hygienestandards einerseits, eventuelle besondere Maßnahmen andererseits zu identifizieren und zu begründen.

Hintergrund

Eine mit Hilfe des vorliegenden klinischen Pfades strukturierte Hygienekette dient in erster Linie der Praxis selbst: Abläufe sind festgelegt, das Team wird unterwiesen. Geklärt werden sollten die Fragen,

1. welche Maßnahmen bei einem Patienten mit bekannter Infektion zu ergreifen sind, um einen guten Infektionsschutz zu gewährleisten und

2. wie diese Maßnahmen individuell praxisgerecht umzusetzen sind.

Höhere Hygieneanforderungen haben ihren Grund in den möglichen schwerwiegenden Folgen einer Virusinfektion und darin, dass keine verlässliche Therapie existiert. Bei der Anamneseerhebung und den daraus folgenden Konsequenzen hat der Zahnarzt die Möglichkeit, sich verantwortungsbewusst mit der Rolle als Arzt auseinanderzusetzen. Obwohl die Zahnarztpraxis als Infektionsquelle etwa für HIV schon bei Beachtung einfacher Kautelen wie Handschuhen und Mundschutz nicht als evident erscheint, hat die *Infektionsprophylaxe* die höchste Priorität. Diese umfasst neben der korrekten Impfprophylaxe - wie sie die DW auch für Ärzte selbst empfiehlt - eine besondere Terminierung und eine organisierte Behandlungsvor- und Nachbereitung, die Nutzung von durchstichfesten Abwurfbehältern für Skalpelle und Injektionskanülen, der Vorsicht auch in der Freizeit zur Vermeidung von Hautverletzungen, einer Hautpflege und die Nutzung der von der Praxis gestellten persönlichen Schutzausrüstung für die Praxistätigkeit. Diese umfasst Schutzmantel, Haube und Brille mit Seitenschutz/ Visier und Atemschutz der Schutzklasse FFP2, sowie wegen der höheren Dichtigkeit die Anwendung von doppelt getragenen, ungepudert und hypoallergenen, sterilen -weil dichteren-Latexhandschuhen. Die Problematik der nachlassenden Dichtigkeit der Handschuhe mit zunehmender Tragedauer muss ebenso geläufig sein wie die Desinfektionen besonders der Hände und Türklinken. Nach routinemäßig durchgeführten Flächendesinfektionsmaßnahmen kann die Fläche wieder benutzt werden, sobald sie sichtbar trocken ist. Bei der Schlussdesinfektion aber, also der gezielten Desinfektion, muss die Einwirkzeit des Mittels abgewartet werden. So ist es sinnvoll, Desinfektionsmittel einzusetzen, die nach kurzer Zeit ihre volle Wirksamkeit erreichen. Das Team erhält eine regelmäßige Unterweisung und Motivation; gemeinsam werden Verbesserungen erarbeitet. Ziel ist ein verantwortungsbewusstes Handeln und Selbstdisziplin des behandelnden Zahnarztes und jeder einzelnen Mitarbeiterin. Es gilt also, jedem Glied in dieser Kette seine Aufgabe und seine Verantwortung für andere zu verdeutlichen: Ein verantwortungsvoller Umgang mit scharfen Gegenständen und Sofortmaßnahmen bei Verletzungen müssen jedem Mitarbeiter geläufig sein. Es muss darüber hinaus Wissen vorhanden sein, den Patienten entsprechend zu führen und aufzuklären.

Die Durchführung der Praxishygiene ist daher komplexer als das Wischen einer Fläche mit einem bestimmten Stoffgemisch. Der vorliegende klinische Pfad stellt erstmals exemplarisch am Infektionspatienten in einer Praxis dar, wie komplex das Problem einer Infektionsvermeidung in einer Praxis ist.

Ergebnisse

Der vorliegende *klinische Pfad* enthält erstmals direkt in der Praxis anwendbare Verfahrensanweisungen zur Identifikation dieser Patienten, Besonderheiten nach der Identifikation dieser Patienten bei der Behandlungsdurchführung, der Personalplanung, Terminvergabe, sowie der Arbeitsplatzvor- und Nachbereitung einschließlich der erforderlichen Dokumentation. Eine algorithmische Darstellung der Leitlinie dient der Übersicht. Durch die ablauforientierte Unterteilung des Vorgangs wird den zahnärztlichen Mitarbeitern die Thematik Schritt für Schritt vermittelt, es werden konkrete, dem aktuellen wissenschaftlichen Stand entsprechende Verfahrensanweisungen in Form eines "klinischen Pfades" zur Integration in den täglichen Arbeitsablauf formuliert.

Die unverzichtbare, zukünftig an Relevanz gewinnende *Dokumentation* kann mit Hilfe der erarbeiteten Dokumente einfacher und in vollständiger Weise prozessbegleitend erfolgen. Ausgefüllt sind diese "Prozessdokumente". Ebenso werden damit darauf bezogene Diskussionen und sowohl punktuelle als auch strukturelle Prozessverbesserungen möglich. Anweisungen, wie mit diesen Dokumenten zu verfahren ist, enthält ein QM-Handbuch. Es enthält die Übersicht vorhandener Dokumente, den Aufbewahrungsort, die Aufbewahrungsfrist sowie den Anweisungen dazu, wie mit veralteten Dokumenten zu verfahren ist. Der Anhang besteht aus den Prozessanweisungen, die zur Teameinweisung zu nutzen sind. Das QM-Teilsystem erhält Gültigkeit durch die Unterschrift des Praxisinhabers. Es geht also um die Einführung eines Qualitätsmanagementsystems mit dem Ziel einer kontinuierlichen Verbesserung des Prozessablaufes. Mit möglichst geringem Mehraufwand zum bereits in der Praxis existenten Behandlungsablauf wird so eine regelkonforme zahnmedizinische Therapie mit großer Sicherheit aller Beteiligten ermöglicht. Durch das Verfassen des klinischen Pfades hat sich das Hygienebewusstsein in der Praxis des Autors entscheidend verbessert. Durch das Thema der "Höheren Anforderungen an die Hygiene" wurden auch die Routinemaßnahmen erneut bearbeitet. Die Hauptaufgabe hat hier mit dem Vorleben der Disziplin im Erheben sorgfältiger Anamnesen und den Teamunterweisungen durch den Praxisinhaber.

Abzuwarten bleiben Vorgaben, welche Zusatz-Qualifikationen von Helferinnen vorgeschrieben werden, die berechtigt sind zur Freigabe zur erneuten Anwendung von Medizinprodukten, wann es einheitlich anerkannte Desinfektionsmittel für zahnärztliche Abformungen gibt und besonders welche Anlagen zur Desinfektion der wasserführenden Teile der Behandlungseinheit eine anerkannte Wirksamkeit aufweisen. Leitlinien sind ein Instrument zur Verbesserung der Profession über den Weg der Praxiserprobung. Bei der Qualität der Veränderung geht vorrangig um "Sicherung und Verbesserung der Versorgung durch Förderung des ärztlichen Denkens", der "Motivation zu wissenschaftlich begründeter und ökonomisch angemessener ärztlicher Vorgehensweise". In Konsequenz kommt es zu "Verminderung unerwünschter Praxisvariationen und Qualitätsschwankungen in der Versorgung sowie der Information der Öffentlichkeit bei speziellen Gesundheitsrisiken und -störungen" (Ollenschläger et al. 2005, S. 8). Der Verbreitung von Leitlinien, ihrer Aktualisierung und der Implementierung mit dem Ziel einer tatsächlichen Verhaltensänderung in den Praxen dienen *lokale Qualitätszirkel*, einem Hilfsmittel zur selbstreflexiven Praxisführung.

Fazit

Bei der Erstellung von Leitlinien für Zahnärzte ist eine aktive Mitarbeit erfahrener Zahnärzte unabdingbar. Nur praktisch durchführbare Vorgaben werden die nötige Akzeptanz der Leitlinien durch die Profession bekommen. Die Arbeit der Bundeszahnärztekammer, des IDZ sowie die Zusammenarbeit der ZZQ mit der DGZMK sind daher ein sehr guter Weg, berufs- und praxisnahe Prozessverbesserungen zu erzielen. In diese Ebene gehört auch eine aktuelle Klärung der Kosten des Hygienebereiches, was wiederum in der Leistungshonorierung Niederschlag finden müsste. Dazu ist der Umfang der Hygienemaßnahmen schriftlich festzulegen, wie es diese Arbeit wagt. Erstmals wird klar, wie hoch der Aufwand für Personalplanung, Patientenführung, Patientenaufklärung und Dokumentation in einer Praxis ist. Die Durchführung der eigentlichen Hygienemaßnahmen kann nur von der Profession selbst erfasst werden. So kann diese durch wissenschaftliche Fundierung letztendlich selbst Einfluss auf gesetzliche Empfehlungen nehmen. Im Umkehrschluss werden unsinnige Anschaffungen vermieden. Besonderes Gewicht bei der Therapie von Infektionspatienten hat über ein diszipliniertes, weitergebildetes Team hinaus die Dokumentation der durchgeführten Maßnahmen unter besonderer Berücksichtigung der patientenbezogenen Sterilisationsmaßnahmen.

Literatur

Ollenschläger, G., Thomeczek, C., Thalau, F., Heymans, L., Thole, H., Trapp, H., Sänger, S. & Lelgemann, M. (2005). Medizinische Leitlinien in Deutschland., 1994-2004. Von der Leitlinienmethodik zur Leitlinienimplementierung. Z. ärztl Fortbild Qualitätssich, 99 (1), 7-13.

Qualitative und quantitative Veränderungen in der implantologisch tätigen Praxis durch ein Training und Einführung eines klinischen Pfades

Katalin Toth-Antal

Die vorgelegte Masterarbeit validiert das „Praxisforum Zahnärztliche Qualitätssicherung – Teil Implantologie" durch eine nachgehende Befragung der Teilnehmer. Zusammen mit der bereits vorliegenden ersten Befragung wird daraus ein Vorher-Nachher-Vergleich, der eine Bewertung der Praxisänderungen gestattet, die in der Folge dieser Fortbildungsveranstaltung umgesetzt wurden.

Das Praxisforum Zahnärztliche Qualitätssicherung (PZQ) ist eine thematisch fokussierte - hier auf einen Klinischen Pfad Implantologie -, stark adressatenorientierte und partizipatorische, dennoch curricular gut strukturierte Veranstaltungsreihe. Die Teilnehmer erarbeiten gemeinsam ein evidenzgestütztes Qualitätssicherungsprogramm und setzen es in ihren Praxen um. Die Arbeit in der Gruppe erleichtert die Reflexion von Defiziten und das Zusammentragen von Verbesserungsvorschlägen, gleichzeitig sorgt der Gruppendruck für eine gewisse Disziplin in der Umsetzung. Die Erfahrungen im Rahmen eines modellhaft selbst erarbeiteten Qualitätssicherungsprogramms sollen die Teilnehmer ermutigen und befähigen, weitere Qualitätsverbesserung in eigener Initiative anzugehen.

Einleitung

Die medizinische und zahnmedizinische Versorgung befindet sich zweifellos in einer Phase des Umbruches. Dabei fällt neben den vielfältigen Problemstellungen über die Kostenentwicklung im Gesundheitswesen auf, dass auch die Erwartungen der Gesellschaft an die Art und Weise der medizinischen Versorgung einen deutlichen Wandel unterworfen sind. Die epidemiologischen Verschiebungen in Krankheitsgeschehen und die veränderte kulturelle Auffassungen von Gesundheit und Krankheit führen dazu, über die Rollenveränderung des eigenen Dienstleistungsverhältnisses nachzudenken. Die Akademie für Zahnärztliche Fortbildung Karlsruhe hat eine neue Fortbildungsreihen konzipiert, die dem Zahnarzt erleichtert, diese neuen Erwartungen zu erfüllen. Diese Art von Fortbildung erfüllt die Voraussetzungen der kontinuierlichen Professionsentwicklung (CPD - Continuing Professional Development) und gehört damit zu den modernsten Fortbildungsarten in der Medizin/Zahnmedizin. Ein Element aus dieser Fortbildungsreihe ist das Praxisforum Zahnärztliche Qualitätsförderung – Implantologie.

Die Validierung des PZQ-Implantologie durch die hier vorliegende Studie soll folgende Fragestellungen beantworten:

1. Sind durch das Trainingsprogramm Routineänderungen in der Praxis eingeführt worden?

2. Welche Routineänderungen wurden bewirkt?

3. Welchen Nutzen erkennen die Teilnehmer selbst in dem Besuch einer entsprechenden Fortbildungsveranstaltung?

4. Welche Chancen haben Fortbildungen nach Maßgabe des „Continuing Professional Development"?

Material und Methoden

Die Autorin befragt die Zielgruppe der Teilnehmer am PZQ Implantologie 2005. Dazu setzt sie den damals verwendeten Fragebogen zur Bestandsaufnahme des Implantationsgeschehens in der Praxis unverändert erneut ein. Sie ergänzt die Wiederholungsbefragung um weitere Fragen nach der Einschätzung der Teilnehmer zu Umfang und Reichweite der Veränderungen in ihrer Praxis und zur Bewertung des PZQ aus einem Abstand von 2 Jahren. Sie erreicht 8 von 9 möglichen Befragungskandidaten.

Bei nur 8 Teilnehmern beschränkt sich die Auswertung auf einfache Auszählungen. In praktisch allen qualitätsrelevanten Items hat es Verbesserungen gegeben. Die Teilnehmer schätzen die Veranstaltung auch mit zeitlichem Abstand positiv ein und geben konstruktive Hinweise zu ihrer Verbesserung. Die Ergebnisse sind trotz der kleinen Fallzahl für die Organisation weiterer Veranstaltungen nützlich.

Ergebnisse

Zur Frage 1:

Die Analyse der Fragebogens (Ist-Analyse 1, Ist-Analyse 2, Fragebogen zur Routineveränderung) zeigen, dass in allen geprüften Bereichen eine Routineänderung stattgefunden hat.

Zur Frage 2:

Die größten Veränderungen konnten im Bereich der "Anamnese vor der implantologischen Planung" um 18,8% festgestellt werden. In „Qualität und Sicherheit " wurde eine 16,1% Verbesserung erzielt. Das Informationsmanagement verbesserte sich um 15,7% und die „Materialverwaltung" verbesserte sich um 14,5%.

Zur Frage 3:

Als Nutzen gelten die besonderes intensive Auseinandersetzung mit einem Fachthema und der Praxisbezug. Die Erkenntnis, dass die Reflexion und Beschreibung von Arbeitsabläufen durch alle Mitarbeiter höhere Motivation und Effektivität bewirkt. Der Nutzen des kollegialen Austausches, der gemeinsamen Arbeit der Praktiker zur Erstellung des klinischen Pfades, der ergebnisorientierten Diskussion der Teilnehmern.

Zur Frage 4:

Laut abschließender Bewertung der Teilnehmer des PZQ - Implantologie haben Fortbildungen nach Maßgaben der „Continuing Professional Development " sehr gute Chancen bei der Zahnärzteschaft der Bundesrepublik. Alle Teilnehmer würden das PZQ weiterempfehlen, 7 von 8 der Teilnehmer haben die Höchstwerte für „Spaß an der Teilnahme" auf der Analogskala angegeben, 6 Teilnehmer hatten

Höchstwerte dafür angegeben, dass das PZQ zu Änderungen im Praxismanagement geführt hat. 5 Teilnehmer gaben Höchstwerte dafür an, dass die Auswirkung des PZQ den damit verbundenen Aufwand rechtfertigt.

Fazit

Die hier vorliegende Studie zeigt, dass in Rahmen einer systematischen Qualitätsförderung praktisch tätige Zahnärzte in die Lage versetzt werden, eigene Leitlinien, die auf spezifischen Belang der eigenen Praxis zugeschnitten sind, zu erarbeiten (Walther 2003). Die erarbeitete Leitlinie (klinischer Pfad) haben die Teilnehmer des PZQ-Implantologie in ihrer Praxis erprobt, modifiziert und implementiert. Sie haben Teambesprechungen durchgeführt, die sie auch mit Hilfe von den Teilnehmern entwickelten Dokumentationsbogen dokumentiert haben.

Nach der Teilnahme am PZQ haben die Teilnehmer die dokumentierten Teambesprechungen regelmäßig durchgeführt. In allen Bereiche der Praxisroutine konnte eine Verbesserung in den Praxen der Teilnehmer nach der Absolvierung des Curriculum PZQ-Implantologie festgestellt werden. Die Teilnehmer selbst haben das Curriculum äußerst positiv Beurteilt und würden es weiter empfehlen.

Die Ergebnisse der Studie unterstützen die von Gerlach (2001) formulierte Erkenntnis: „Leitlinien werden oft nur von denjenigen angewendet, die an der Entwicklung (bzw. Modifikation) unmittelbar beteiligt waren" und „die Beteiligung von Anwendern erhöht die Alltagstauglichkeit und Akzeptanz von Leitlinien."

Als sichtbarer Ausdruck dieser neuen Systematik existieren heute

- neue internationale und nationale Netzwerke mit dem Ziel der Verbreitung von klinisch wissenschaftlichen Informationen
- neue Quellen über den Stand der klinischen Forschung, insbesondere solche mit systematischen Reviews
- neue Leitlinien von verschiedenen Institutionen, die eine Umsetzung wissenschaftlicher Ergebnisse im Routinehandeln des Praktikers anstreben und
- neue Curricula, die das Finden und das systematische Sichten von klinischer Information zum Gegenstand haben.

Der Aufwand, welcher der Einbeziehung wissenschaftlicher Information in das ärztliche Denken gewidmet ist, hat somit in den letzten Jahren stark zugenommen.

Literatur

Gerlach, F.M. (2001). Qualitätsförderung in Praxis und Klinik. Stuttgart: Thieme.

Walther, W. (2003). Evidenz und zahnärztliche Praxis - Das Problem der Vermittlung und der Integration. In K. Böning & W. Kirch (Hrsg.), Evidenzbasierte Zahnheilkunde (S. 77-87). Berlin: Quintessenz.

Wahrnehmung und Umsetzung aktueller wissenschaftlicher Erkenntnisse in der zahnärztlichen Praxis am Beispiel von Bisphosphonaten

Anne Behle

Hintergrund

Die vorliegende Arbeit untersucht, wie Zahnärzte Wissen über neueste wissenschaftliche Erkenntnisse erlangen und in wieweit dieses Wissen einen Einfluss auf ihre alltägliche Behandlungsroutine hat. Wie gehen Zahnärzte bei der Informationsbeschaffung vor und wie effektiv sind sie dabei? Diese Fragen wurden anhand der Ermittlung des Wissensstandes verschiedener Zahnärzte über die seit 2003 bekannten Komplikationen bei der zahnärztlichen Behandlung eines Patienten, der Bisphosphonate einnimmt, untersucht.

Material und Methode

Grundlage der Arbeit ist eine telefonische Befragung der Mitglieder von 15 zahnärztlichen Qualitätszirkeln. Anhand eines Fragebogens wurde am Beispiel des Wissens über Bisphosphonate der Umgang von Zahnärzten mit neuen wissenschaftlichen Erkenntnissen ermittelt. Um den möglichen Wissensstand eines selbstständig recherchierenden Zahnmediziners bezüglich der Bisphosphonatproblematik definieren zu können, wurde zudem eine Internetrecherche durchgeführt.

Kriterium der Auswahl der Befragten war, dass sie das Thema Bisphosphonate im Qualitätszirkel noch nicht bearbeitet hatten. Damit standen letztendlich die 36 Mitglieder von acht der 15 Qualitätszirkel als Teilnehmer der Befragung zur Verfügung. 25 dieser Zahnärzte waren durch eigenständige Information mit der Bisphosphonat-Problematik in Berührung geraten und qualifizierten sich somit als Interviewpartner. Die Interviews wurden im Sinne einer zielorientierten Auswertung in Hinblick auf fünf Schwerpunkte zusammengefasst.

Ergebnisse

Die computergestützte Recherche zur Bisphosphonat-Problematik zeigte, dass Zahnärzte relativ schnell und einfach an Informationen über neue wissenschaftlicher Erkenntnisse gelangen können.

Das Gespräch mit Kollegen, das Lesen von Lehrbüchern und Zeitschriften sowie Fortbildungsveranstaltungen sind für Ärzte die klassischen Wege, um an Informationen zu gelangen. Die Zeitschriftenlektüre wird häufig als wichtigstes Instrument der eigenen Fortbildung angesehen. Das bestätigten auch die im Rahmen dieser Arbeit durchgeführten Interviews.

Die Untersuchung ergab auch, dass bei den Zahnärzten kein selbst initiierter aktiver Informationsbeschaffungsprozess stattfindet. Die Fragestellung, wie neues Wissen in den Praxisalltag integriert wird, nimmt im Bewusstsein der Zahnärzte keinen zentralen Platz ein. Die Thematik „Wissensentwicklung" war für die Befragten nicht konkret.

Fazit

Aufgrund der kurzen Halbwertszeit des Wissens ist es wichtig, dass Ärzte bei der Aufbereitung und Aneignung neuen Wissens unterstützt werden, damit die Erkenntnisse medizinischer Studien in der Praxis ankommen und nicht zugunsten individueller Überzeugungen, Vorlieben oder aus Bequemlichkeit ignoriert werden. Die verstärkte Berücksichtigung der evidenzbasierten Medizin (EbM) und ihrer Methoden sollen die Zahnärzte dabei unterstützen. Instrumente zur Umsetzung evidenzbasierter Zahnmedizin sind z. B. die Qualitätszirkelarbeit und die Entwicklung von Praxisleitlinien.

Am Beispiel der Bisphosphonat-Problematik wird deutlich, wie wichtig es ist, dass neue wissenschaftliche Erkenntnisse für die niedergelassenen Zahnärzte zugänglich sind und von ihnen wahrgenommen werden. Aufgrund der Datenlage ist es allerdings noch nicht möglich, eine evidenzbasierte Leitlinie zur Bisphosphonat-Problematik zu erstellen.

Zahnärztlich chirurgische Behandlung von Patienten unter oraler Antikoagulation - Erarbeitung einer Leitlinie

Thomas Schug

Unter der (berechtigten) Annahme, dass Patienten eine orale Antikoagulation aus guten Gründen erhalten, steht der Zahnarzt bei indizierten oralen Eingriffen vor der Frage nach dem besten Vorgehen: Absetzen der Antikoagulation unter Inkaufnahme von gravierenden kardiovaskulären Risiken oder zahnärztliche Versorgung unter Antikoagulation unter Inkaufnahme von (beherrschbaren) Blutungsrisiken. Diese Güterabwägung könnte aus Sicht des Arztes (wofür wird er haftbar gemacht?) eventuell anders ausfallen als aus Sicht des meist betagten Patienten, um dessen Lebensqualität und Lebensdauer es geht.

In der zahnärztlichen Allgemeinpraxis gibt es für diese Dilemma-Situation zurzeit offensichtlich kein dominantes Handlungsmodell. Es werden zahnärztliche Eingriffe verschoben, bis die Gerinnung nach Absetzen der Antikoagulationsmittel höhere Werte erreicht hat; es wird von Cumarinderivaten auf Heparin umgestellt, um bei auftretenden Blutungen die Antikoagulation schneller unterbrechen zu können; und es wird trotz Antikoagulation operiert, wenn auch unter Kautelen, die das Blutungsrisiko mindern. Der Autor möchte die hierzu verfügbare Evidenz zu einer Leitlinie für die Praxis zusammenfassen.

Er segmentiert dafür den Entscheidungsraum in vier Dimensionen: Höhe des thromboembolischen Risikos bei Absetzen der Antikoagulation, die Höhe des Blutungsrisikos bei Eingriffen unter oraler Antikoagulation, INR-Schwellenwert für die Durchführung zahnärztliche Eingriffe und Effektivität lokaler Maßnahmen zur Minderung des Nachblutungsrisikos.

Eine Literaturrecherche hilft, die Entscheidungsdimensionen zu klären. Primär soll eine Antikoagulation für zahnärztliche Eingriffe nicht unterbrochen werden, Blutungen lassen sich vorbeugend und therapeutisch kontrollieren.

Der Autor überprüft dieses gewonnene Wissen in einem strukturierten Gespräch mit verteilten Rollen („Triadengespräch") auf seine praxistaugliche Umsetzung. Dabei werden eine Reihe weiterer Aspekte für die Praxis herausgearbeitet, darunter die sichere Identifizierung von Patienten mit Blutungsstörungen vor dem Eingriff, die Größe und Dringlichkeit des oralen Eingriffs, die Kooperationsfähigkeit des Patienten sowie die Zusammenarbeit mit dem Hausarzt (oder Internisten) und dem Oralchirurgen. Am Ende des Ergebnisteils steht eine algorithmische Leitlinie zur zahnärztlichen Behandlung von Patienten unter oraler Koagulation. Sie ist evidenzgestützt, wenn auch formal nicht auf dem Niveau S3 formuliert. Sie wird von drei Merkblättern als Organisationshilfen flankiert.

Hintergrund

Die oralen Antikoagulantien sind Vitamin K-Antagonisten und gehören in die Gruppe der Cumarine. Ihre Wirkung wurde erstmals 1924 von Schofield beschrieben (Reuter 1995). Er berichtete über eine hämorrhagische Diathese bei Rindern, die nach dem Verzehr von Süßklee auftrat. 1939 entdeckte man das Abbauprodukt 4-Hydroxycumarin als Auslöser der Gerinnungsstörung.

Cumarine als oral zu verabreichende Medikamente wirken indirekt über die kompetitive Verdrängung von Vitamin K bei der Biosynthese der Gerinnungsfaktoren II, VII, IX und X in der Leber. Sie verhindern die Carboxylierung durch Verdrängung des Vitamin K an der Carboxylase, so dass Faktoren entstehen, deren Glutamylreste Calcium und Phospholipide nicht mehr binden können und dadurch ihre Aktivierbarkeit verlieren.

Vitamin K-Antagonisten werden zur Langzeitkoagulation und daher vorwiegend bei kardiologischen Erkrankungen eingesetzt. Sie sind äußerst effektiv und können das Auftreten thromboembolischer Ereignisse um 75 % verhindern (Atrial Fibrillation Investigators 1994, Stein et al. 2001). Umgekehrt bedeutet dies, dass ein Patient, der seine Therapie mit oralen Antikoagulantien absetzen würde, sein Risiko, einen Schlaganfall bzw. eine Thrombose zu erleiden, in diesem Zeitraum vervierfacht.

Die oral aufgenommenen Cumarine werden im oberen Gastrointestinaltrakt resorbiert und sind bereits eine Stunde nach Aufnahme im Plasma nachweisbar. Die volle Wirkung tritt erst nach 2-3 Tagen ein, da die vorhandenen Vitamin K- abhängigen Faktoren im Plasma erst verbraucht werden müssen. Nach Absetzen der Vitamin K-Antagonisten ist eine Normalisierung der Gerinnung abhängig von der Abbaugeschwindigkeit des verwendeten Cumarinderivates sowie von der Vitamin K-Zufuhr und individuellen Faktoren wie Ernährung und Gesundheitszustand des Patienten.

In Deutschland und in Westeuropa wird zur oralen Antikoagulation fast ausschließlich Phenprocoumon verwendet, das man unter dem Handelsname Marcumar® oder Falithrom® kennt. In den angloamerikanischen Ländern und in Skandinavien hingegen setzt man überwiegend Coumadin ein, besser bekannt unter seinem Handelsnamen Warfarin®. Die Wirkdauer von Phenprocoumon beträgt 7 bis 10 Tage, von Coumadin 4 bis 5 Tage (Hirsh et al. 1995). In Deutschland nehmen jährlich ca. 600.000 Menschen Phenprocoumon ein. Die Zahl wird sich durch die demographische Entwicklung und die damit verbundene Morbidität in den nächsten Jahren weiter steigern.

Ziel dieser Masterarbeit ist es, dazu beizutragen, die Qualität der zahnärztlichen chirurgischen Behandlung von Patienten unter oraler Antikoagulationstherapie zu verbessern. Dazu ist es zunächst erforderlich, die sogenannten Marcumarpatienten in der zahnärztlichen Praxis durch geeignete anamnestische Strategien sicher zu identifizieren, zum anderen diese Patientengruppe einem geeigneten Therapieregime zuzuführen. Diese Aspekte sollen in einer in der täglichen zahnärztlichen Praxis anwendbaren Leitlinie zusammengefasst werden, die den niedergelassenen Kollegen einen sicheren Handlungsfaden vorgibt und sich durch Praktikabilität im Praxisalltag auszeichnet.

Aufbau und Vorgehen dieser Masterarbeit ist es, zunächst die vorhandene wissenschaftliche Literatur zu diesem Themengebiet zu sondieren, um insbesondere folgende praxisrelevante Fragen zu beantworten:

Wie hoch ist das zu erwartende thromboembolische Risiko im Falle einer Pause der oralen Antikoagulation oder Umstellung auf Heparin?

- Wie hoch ist das zu erwartende Blutungsrisiko bei Fortsetzung der oralen Antikoagulation?

- Bei welchem INR sind zahnärztliche Eingriffe möglich?

Gibt es lokale Maßnahmen, die das Nachblutungsrisiko nachweislich reduzieren?

Die Antworten auf diese Fragen stellen die evidenzbasierten Kernaussagen dieser Arbeit dar. Diese sollen anschließend und begleitend mit Hilfe eines spezifischen Gruppenprozesses, der sogenannten Triade, modifiziert und zu einer in der täglichen zahnärztlichen Praxis handhabbaren Leitlinie entwickelt werden.

Material und Methoden

Praktische Vorgehensweise

Das Ziel des Arbeitsprozesses ist die Entwicklung einer Leitlinie für die zahnärztliche und zahnärztlich chirurgische Behandlung von Patienten mit medikamentösen erworbenen Gerinnungsstörungen. Die Leitlinie soll eine wissenschaftlich abgesicherte und praxisorientierte Handlungsempfehlung für Zahnärzte, Oralchirurgen sowie für Mund-, Kiefer- und Gesichtschirurgen sein.

Das Fundament der Leitlinienentwicklung bildet die Literaturrecherche, bei der, wie nachfolgend im Kapitel „Methodik der formalen Recherche" beschrieben, ausschließlich Publikationen verwendet und bewertet werden, die den Evidenzgraden I a, I b und II a entsprechen. Auf Grundlage der Aussagen dieser evidenz-basierten wissenschaftlichen Literatur wird zunächst eine Leitlinienvorlage entwickelt, die anschließend durch einen Gruppenprozess beraten und verabschiedet werden soll.

Methodik des Gruppenprozesses – das Triadengespräch

Im Gegensatz zu den Empfehlungen der AWMF für die Leitlinienentwicklung werden im Rahmen dieser Masterarbeit die Aussagen der wissenschaftlichen Literatur nicht in einem der oben genannten bewährten formalen Konsensusverfahren beraten und verabschiedet, sondern in Form eines einfachen und leicht durchführbaren Gruppenprozesses, dem sogenannten Triadengespräch.

Das Triadengespräch ist ein räumlich und zeitlich begrenztes Gespräch zu einem vorher vereinbarten Thema, an dem drei Personen in spezifischen Rollen freiwillig mit dem Ziel teilnehmen, erfahrungsbasiertes Wissen weiterzuleiten. Die Rollen der Teilnehmenden definieren sich über deren Verhältnis zum Thema des Gespräches. Daraus wiederum ergeben sich die spezifischen Aufgaben der drei Beteiligten.

Eine Person ist Experte und Erfahrungsträger für das Thema des Gespräches, sie fungiert als Erzähler. Eine weitere Person ist Novize, sie hat also einen Anspruch und die Erwartung, vom Experten etwas zum Thema und dem geteilten Handlungsfeld zu lernen. Die dritte Person ist Laie in Bezug auf das Thema, sie ist nicht Teil des gemeinsamen Handlungsfeldes von Experte und Novize. Im Gegensatz zum Novizen hat sie nicht den Anspruch, Wissen aus dem Handlungsfeld zu erwerben. Diese Person fungiert als methodischer Zuhörer. Durch die beiden Zuhörer werden an den Erzähler unterschiedliche Anforderungen gestellt. Während für den Novizen die Relevanz und Nützlichkeit des Erzählten bedeutsam ist, ist für den Laien dessen Verständlichkeit wichtig. Er sorgt dafür, dass das gemeinsame Wissen der beiden übrigen Akteure hinterfragt werden kann, das sonst in der Selbstverständlichkeit und Routine verborgen bleibt (Dick 2006).

Ein Triadengespräch dauert etwa anderthalb Stunden. Nach der Eröffnung des Gespräches ist es wichtig, den Modus des Erzählens zu betonen und den Novizen explizit zu ermuntern, Verständnisfragen jederzeit zu stellen. Während des Gespräches hat der Laie als methodischer Zuhörer die Aufgabe, das Verstehen zwischen den beiden übrigen Teilnehmern zu sichern. In dieser Moderatorenrolle kann und soll er aber auch sein eigenes Verständnis einfordern, um implizites, eingebettetes Wissen zu hinterfragen und so verbalisierbar zu machen. Zum Abschluss des Gespräches hat der methodische Zuhörer die Aufgabe, die Ergebnisse noch einmal abzusichern und darauf zu achten, dass Vereinbarungen zu deren Anwendung und Umsetzung getroffen werden.

Das klassische Konzept der Triade wurde im Rahmen dieser Masterarbeit modifiziert. Die spezifischen Rollen wurden weniger stringent beibehalten, da das Ziel des Gruppengespräches in diesem Fall weniger die Wissensübermittlung vom Erzähler zum Novizen oder Laien war, sondern der Versuch, zum einen die evidenzbasierten Kernaussagen in eine in der täglichen zahnärztlichen Praxis handhabbare Form zu bringen, und zum anderen die praktischen Erfahrungen aller am Triadengespräch beteiligten Personen in die Leitlinie zu integrieren. Nach Eröffnung der Triade führte der Autor in das Thema und die Methodik der Masterarbeit ein. Danach stellte er die aus der Literaturrecherche abgeleiteten evidenzbasierten Kernaussagen über die zahnärztlich chirurgische Behandlung von Patienten unter oraler Antikoagulation vor. Im Anschluss fand eine ausführliche Diskussion statt, die zum Ziel hatte, folgende vom Experten als relevant identifizierte Fragen zu beantworten:

- Wie kann sichergestellt werden, dass kein Patient mit Gerinnungsstörungen, insbesondere mit oraler Antikoagulation, in der Zahnarztpraxis übersehen wird?

- Wie kann die Zusammenarbeit zwischen Zahnarzt und den an der Behandlung beteiligten Fachärzten optimiert werden?

- Wie kann die postoperative Patientencompliance verbessert werden?

Die Ergebnisse des Triadengespräches werden in die Leitlinienvorlage eingearbeitet und anschließend die endgültige Fassung der Leitlinien in Textform und in Form eines Algorithmus dargestellt.

Ergebnisse

Leitlinienalgorithmus „Zahnärztlich chirurgische Behandlung von Patienten unter oraler Antikoagulation"

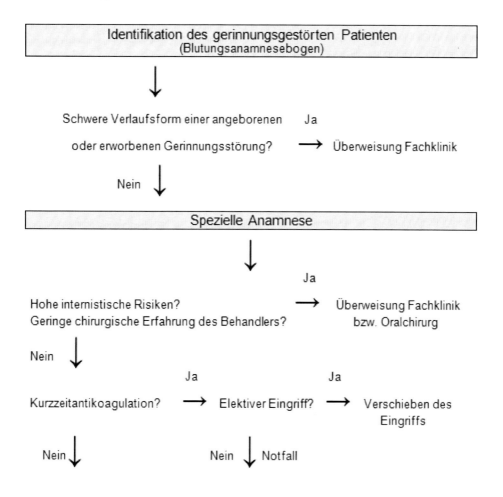

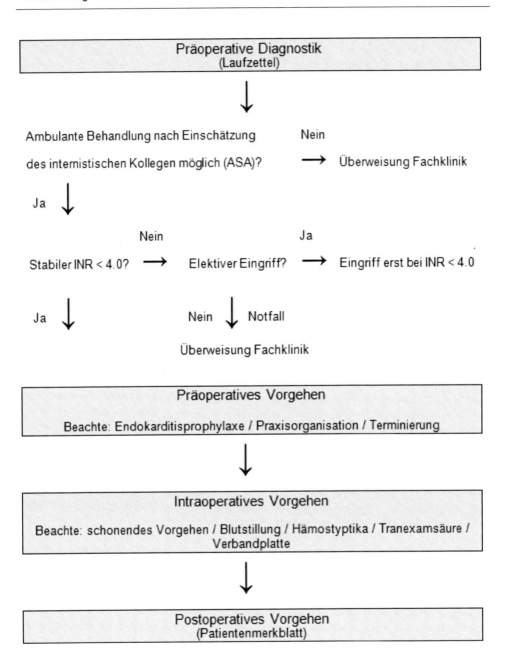

Diskussion

Die häufig geübte Praxis einer Umstellung von Patienten mit oraler Antikoagulation auf Heparin oder Thrombozytenaggregationshemmer wie z.B. Aspirin® im Vorfeld einer zahnärztlich chirurgischen Behandlung ist mittlerweile obsolet (Dunn & Turpie 2003, Todd 2003, Evans et al. 2002, Wahl 2000). Dieses Vorgehen führt zu einem inakzeptablen Anstieg des Risikos einer thromboembolischen Komplikation, ohne dass dadurch eine nennenswerte Reduktion der intra- oder postoperativen Blutungsneigung erzielt werden kann (Madrid 2005, Levesque & Peron 2003, Carter et al. 2003).

Patienten mit oraler Antikoagulation sollten für einen zahnärztlich chirurgischen Eingriff grundsätzlich nicht von ihrer Therapie abgesetzt werden. Der Eingriff kann völlig gefahrlos bei voller Antikoagulation und somit bei einer INR zwischen 2.0 und 4.0 erfolgen (Jeske et al. 2003, Wahl 2000, Beirne & Koehler 1996).

Voraussetzung dafür ist allerdings eine geübte, möglichst atraumatische oralchirurgische Vorgehensweise und ein möglichst gutes prä- und postoperatives Management sowie eine gute interdisziplinäre Zusammenarbeit (Eichhorn et al. 2002).

Warum dieses Vorgehen nach wie vor von vielen Zahnärzten nicht praktiziert wird, ist unklar. Hierzu trägt sicherlich die oft mangelnde Information der Kollegen durch die entsprechenden Fachgesellschaften zum Thema bei. Ein weiterer Grund könnte in der Angst vor den forensischen Folgen einer starken Blutung liegen. Diese Angst ist jedoch unbegründet, weil aus forensischer Sicht das Auftreten starker Blutungen bei zahnärztlich chirurgischen Eingriffen, die unter Beibehaltung der oralen Antikoagulation durchgeführt werden, sicherlich weniger bedenklich ist, als wenn es in Folge des Absetzens zu einer thromboembolischen Komplikation käme. Ein weitere Ursache könnte sein, dass auch die allgemeinmedizinischen und internistischen Kollegen in Ermangelung der neuesten Erkenntnisse der evidenzbasierten Medizin oftmals auf eine Heparinisierung bestehen und Kollegen, die Eingriffe ohne Absetzen der oralen Antikoagulation durchführen wollen, als waghalsig oder schlecht informiert ansehen.

Derzeit und perspektivisch weiterhin besteht eine erhebliche zeitliche Lücke zwischen klinischer Wissensgenerierung und Transfer dieses Wissens mit darauf basierender Entscheidungsfindung im ärztlichen oder zahnärztlichen praktischen Alltag. Darüber hinaus besteht gerade bei fachübergreifenden Prozessen wie zum Beispiel zwischen Zahnärzten und Allgemeinmedizinern oder Internisten eine Schnittstellenproblematik des jeweiligen fachspezifischen Wissens mit entsprechenden Informationsverlusten.

Dies muss nicht so bleiben. Es ist z. B. vorstellbar, dass fachübergreifende Leitlinien in Form eines regelhaften strukturierten Dialogs zwischen Zahnärzten und den medizinischen Fachkollegen verbreitet werden, um auf diese Weise fachübergreifendes Wissen zeitgerecht zu erfahren und eine evidenzbasierte Versorgung der gemeinsamen Patientengruppen zielgerichteter gewährleisten zu können. Ein solcher strukturierter Dialog wäre am ehesten durch die entsprechenden Fachgesellschaften zu leisten. Weiterhin ist es notwendig und gleichzeitig Basis eines Dialoges, neue Erkenntnisse für die zahnärztlich chirurgische Behandlung oral antikoagulierter Patienten nicht nur in zahnärztlichen Journalen, sondern auch in allgemeinmedizinischen und internistischen Zeitschriften zu veröffentlichen. Nur so ist es möglich, eingefahrene Behandlungskonzepte zu überwinden und neue Behandlungsstrategien erfolgreich und dauerhaft in den Praxen zu etablieren.

Eine weitere Chance des interkollegialen Erfahrungs- und Wissensaustauschs bietet das von Prof. Ferdinand M. Gerlach aufgebaute internetgestützte Frankfurter Fehlerberichts- und Lernsystem für Hausärzte (www.jeder-fehler-zaehlt.de). Hier kann jeder Kollege anonym über Fehler oder kritische Ereignisse in seiner Praxis berichten. So erschien im Mai 2005 als Fehler des Monats der Artikel „Zahn gezogen trotz Antikoagulation". Im Anschluss fand eine ausgiebige Diskussion verschiedener Fachkollegen statt und es kam zum Austausch neuester wissenschaftlicher Erkenntnisse.

Die Übermittlung von Wissen ist natürlich auch in einem kleineren Rahmen wie z. B. in Qualitätszirkeln möglich. Hier sollten zumindest bei der Besprechung fachübergreifender Themen immer die entsprechenden Fachkollegen eingeladen werden.

Literatur

Atrial fibrillation investigators (1994). Risk factors for stroke and efficacy of antithrombotic therapy in atrial fibrillation. Arch Intern Med, 154 (19), 1449-1457.

Beirne, O. R. & Koehler, J.R. (1996). Surgical management of patients on warfarin sodium. J Oral Maxillofac Surg, 54 (9), 1115-1118.

Carter, G., Goss, A.N., Lloyd, J. & Tocchetti, R. (2003). Current concepts of the management of dental extractions for patients taking warfarin. Aust Dent J,48 (4), 89-96.

Dick, M. (2006): Triadengespräch als Methode der Wissenstransformation in Organisationen. In: V. Luif, G. Thoma & B. Boothe (Hrsg.), Beschreiben – Erschließen – Erläutern. Psychotherapieforschung als qualitative Wissenschaft (S. 141-165). Lengrich: Pabst.

Dunn, A.S. & Turpie, A.G. (2003). Perioperative management of patient receiving oral anticoagulants: a systematic review. Arch Intern Med, 163 (8), 901-908.

Eichhorn, W., Flinzberg, S., Gbara, A. & Gehrke, G. (2002). Implantate bei Marcumarpatienten, erste Ergebnisse. Z Zahnärztl Implantol, 18 (2), 80-3.

Evans, I.L., Sayers, M.S., Gibbons, A.J., Price, G., Snooks, H. & Sugar, A.W. (2002). Can warfarin be continued during dental extraction? Results of a randomized controlled trial. Br J Oral Maxillofac Surg, 40 (3), 248-252.

Hirsh, J., Dalen, J.E., Deykin, D., Poller, L. & Bussey, H. (1995). Oral anticoagulants. Mechanism of action, clinical effectiveness and optimal therapeutic range. Chest, 108 (4), 231-246.

Jeske, A.H., Suchko, G.D., ADA Council on Scientific Affairs and Division of Science; Journal of the American Dental Association (2003). Lack of a scientific basis for routine discontinuation of oral anticoagulation therapy before dental treatment. J Am Dent Assoc, 134 (11), 1492-1497.

Levesque, H. & Peron, J.M. (2003). Platelet aggregation inhibitors and vitamin K antagonists in stomatology and maxillo-facial surgery. Rev Stomatol Chir Maxillofac, 104 (2), 80-90.

Madrid, C. (2005). Dental extractions in patients taking anticoagulants. Is alteration of the anticoagulant regime necessary? Rev Med Suisse, 1 (21), 1418-1424.

Reuter, H.D (1995). Mittel zur Behandlung von Anämien, zum Blutersatz, zur Behandlung von Hämostasestörungen und zur Verbesserung der Fließeigenschaften des Blutes. In C.J. Estler (Hrsg.), Pharmakologie und Toxikologie, 4. Auflage (S. 338-339). Stuttgart u.a.: Schattauer.

Stein, P.D., Alpert, J.S., Bussey, H.I., Dalen, J.E. & Turpe A.G. (2001). Antithrombotic therapy in patients with medical and biological prosthetic heart valves. Chest, 119 (1), 220-227.

Todd, D.W. (2003). Anticioagulated patients and oral surgery. Arch Intern Med, 163 (10),1242.

Wahl, M.J. (2000). Myths of dental surgery in patients receiving anticoagulant therapy. J Am Dent Assoc,131 (1), 77-81.

Die Rolle von Normungen in der Zahnheilkunde

Jürgen Carow

Hintergrund

Der ursprüngliche Anlass für die Bearbeitung dieses Themas war der Eindruck des Verfassers – und seiner Kollegen im Praxisführungsausschuss – dass neben der Wissenschaft gesetzliche Vorschriften und Normen die zahnärztliche Tätigkeit.

mehr und mehr beeinflussen. Ein Zahnarzt muss heute einen erheblichen Teil seiner Zeit dafür verwenden, seine Praxis so zu gestalten, dass die einschlägigen Vorschriften auch ihren Niederschlag im Praxisalltag finden. Das subjektive Empfinden des Verfassers war das einer gewissen Machtlosigkeit: Zahnärzte gewissermaßen als Spielball von Politik und Industrie, mit – wenn überhaupt - geringen Einflussmöglichkeiten auf die Gestaltung der sie betreffenden unzähligen Vorschriften und Normen. Diese Bild hat sich gewandelt.

Material und Methodik

Die Beschreibung des Normungssystems erfolgt zunächst historisch. Es wird deutlich, dass Normen von Beginn an sowohl technisch-wissenschaftliche Hintergründe (Anschlussfähigkeit, technische Konvergenz) als auch wirtschaftliche Gründe hatten (Vereinheitlichung von Märkten, Abbau von Handelsschranken). Weiterhin wird der Aufbau der wichtigsten Normungsinstitutionen auf nationaler (DIN) und auf internationaler Ebene (EN, ISO) beschrieben. Das Leitbild der DIN und deren institutioneller Aufbau bilden dabei die Schwerpunkte. Die technische und wissenschaftliche Bedeutung sowie der Umfang dieser Institutionen werden dabei deutlich. Im nächsten Schritt wird die Entstehung einer Norm rekonstruiert, wiederum getrennt für das nationale wie für das internationale System. Es stellt sich heraus, dass die Anzahl der Normen für den Dentalbereich seit 1990 nicht zugenommen hat – es sind etwa 150. Stattdessen findet aber eine europäische bzw. internationale Harmonisierung statt. Diese Informationen werden im nächsten Schritt der Arbeit durch Expertendarstellungen ergänzt und vertieft. In vier Experteninterviews werden unterschiedliche Perspektiven auf das Thema rekonstruiert – die des zahnärztlichen Praktikers, des Wissenschaftlers und die von zwei hauptamtlichen Funktionsträgern im Normungssystem.

Ergebnisse

Die Zahl von ca. 150 Normen in der Zahnheilkunde ist nicht unerheblich. Aber sie vermehrt sich, wie der erste Eindruck war, nicht ständig, sondern sie werden europa- und weltweit synchronisiert. Darin liegt die Möglichkeit, dass auf Grund der Interessenlage anderer Nationen die Anforderungen an Medizinprodukte verringert werden, aber auch, dass die deutsche Dentalindustrie sich der internationalen Konkurrenz stellen muss. Der Entwicklungsprozess einer Normung ist transparent und folgt grundsätzlich demokratischen Gepflogenheiten.

Es sollte von der Zahnärzteschaft ein Konzept erarbeitet werden, wie sich entwikkelnde Probleme auf dem Normungsbereich rechtzeitig erkennen lassen und im Sinne der Zahnärzte bearbeitet werden können. Eine Professionalisierung der zahnärztlichen Mitarbeit in den Normungsinstitutionen wird gefordert. Diese hat eine individuelle und eine institutionelle Komponente. Auf Seiten der mitwirkenden Zahnärzte ist dauerhafte Kontinuität sicherzustellen, der derzeitige Zyklus einer Abordnung für drei Jahre ist zu kurz, da das System eine umfangreiche Einarbeitung erfordert und der Prozess der Normenentstehung häufig länger dauert. Weiterhin werden die für diese Mitarbeit notwendigen Kompetenzen beschrieben, die über das fachliche hinausgehen und sprachliche, kommunikative, organisatorische und taktische (mikropolitische) Fähigkeiten umfassen. Auf institutioneller Ebene wird vor allem angemahnt, dass es keine bewusste Wahrnehmung und Antizipation des Normenentstehungsprozesses gebe. Die Zahnärzteschaft sei auf mögliche Entwicklungen nicht vorbereitet und könne daher nicht rechtzeitig initiativ werden. Dies wird am Beispiel einer für die Zahnärzte nachteiligen Röntgenrichtlinie verdeutlicht, die nur durch Zufall und im letzten Moment abgewendet werden konnte. Daher wäre eine regelmäßige Konferenz der Landeszahnärztekammern empfehlenswert, die entsprechend der untereinander aufgeteilten und abgestimmten Fachgebiete zukünftige Entwicklungen einschätzen und Strategien entwickeln sollten. Normen müssen verbrauchergerecht sein und dürfen die Tätigkeit des Zahnarztes nicht dominieren.

Integration von mobilen Spezialisten in der „kleinen" Zahnarztpraxis

Doris Alexandersen

Zur Möglichkeit, mittels integrierter zahnärztlicher Spezialisten die eigene Praxis aufzuwerten, Ihre Wirtschaftlichkeit zu verbessern und sich an gesellschaftliche Veränderungen anzupassen.

Mit der Ausdifferenzierung zahnärztlicher Spezialisten und mit der andauernden Notwendigkeit, medizinisch-technische Fortschritte zu integrieren, steht die kleine Zahnarztpraxis vor der Aufgabe, die eigenen Mitarbeiter zu qualifizieren und/oder Kooperationsbeziehungen zu spezialisierten Kollegen weiter zu entwickeln. Eine Möglichkeit dafür sind Aufbau und Pflege kollegialer Netzwerke. Eine weitere besteht in der Integration von Spezialisten in die eigenen Arbeitsvollzüge.

Diese zweite, für die Entwicklung der Profession zweifellos interessante Möglichkeit untersucht die Verfasserin mit einem pragmatischen multimethodischen Ansatz in drei Schritten. Sie selbst hat auf Basis ihrer im Ausland gemachten Erfahrungen seit 2010 einen Chirurgen in ihrer Praxis integriert, der vor allem implantiert. In einem ersten Schritt untersucht die Verfasserin ihre eigene Praxis. Mit Hilfe ihres Steuerberaters stellt sie deren wirtschaftliche Entwicklung dar. Im Fünfjahres-Zeitraum seit der Integration des Spezialisten haben sich Umsatz und Gewinn deutlich positiver entwickelt als im vorangehenden Fünfjahres-Zeitraum. Die Mitarbeiter, per Fragebogen um ihre Einschätzung gebeten, haben die Arbeit mit dem Spezialisten als Aufwertung ihrer eigenen Tätigkeit erlebt. Eine konsekutive Gruppe implantierter Patienten, die meisten sind über 50 Jahre alt, begrüßt in einer schriftlichen Befragung die Möglichkeit, spezialisierte Implantationsleistungen ohne Praxiswechsel zu bekommen. Die Hemmschwelle gegenüber dem Eingriff wird dadurch offensichtlich gesenkt.

Im zweiten Teil führt die Autorin leitfadengestützte Interviews mit 5 anonymisierten Praxisinhabern, die einen Spezialisten integriert haben, sowie mit zwei dieser Spezialisten. Die Interviews wurden inhaltsanalytisch ausgewertet. Deutlich wird ein umfangreicher, von den Befragten weitgehend übereinstimmend berichteter Fundus von Erfahrungen zur Praxisorganisation, zum kollegialen Umgang zwischen Praxisinhaber und Spezialist, zur Mitarbeiterführung, zur Materialwirtschaft und natürlich zu Vergütungs- und Haftungsfragen. Im Detail haben die interviewten Praxen unterschiedliche Integrationsmodelle gefunden.

Berufs- und vertragsarztrechtlichen Randbedingungen und Versicherungsfragen dieser Modelle klärt die Verfasserin mit drei Experteninterviews im dritten Teil der Arbeit. Im Rahmen des Vertragsarztrechts-Änderungsgesetzes sind anscheinend ausreichend flexible Lösungen möglich.

Zentrales Ergebnis ist eine Win-Win-Situation, jedenfalls bei sorgfältiger Wahl eines fachlich qualifizierten Partners und kollegialen Umgangsformen in der täglichen Zusammenarbeit. Am Ende verdichtet die Autorin die Erfahrungen der Praxen zu einer Checkliste zur Spezialistenintegration.

Hintergrund

Seit 6 Jahren habe ich einen Oralchirurgen in Teilzeit angestellt. Die Motivation für das gewählte Thema entstand hauptsächlich durch den *gefühlten* eigenen Erfolg mit dieser Konstellation. Mit der Masterarbeit wollte ich versuchen, diese Auffassung empirisch zu bestätigen oder zu verwerfen. Sollte das Modell bestätigt werden, könnte man diese Möglichkeit des Erfolgs verbreiten und anderen Kollegen in derselben Situation ein Werkzeug an die Hand geben, um ihre eigenen Praxen erfolgreicher gestalten zu können. Diese Konstellation war kaum beschrieben. Ich würde somit Neuland betreten.

Die Fragestellung war: „Lohnt es sich, einen externen Spezialisten in einer „kleinen" (definiert durch maximal 2 Praxiseigentümer) Zahnarztpraxis zu integrieren?" Welche wirtschaftlichen Veränderungen ergeben sich daraus? Welche. Veränderungen entstehen für das Praxispersonal? Für Patienten, für Zahnärzte (Praxiseigentümer wie angestellte Zahnärzte)? Welche rechtlichen, kollegialen und Versicherungs- Aspekte müssen bei Integration eines Spezialisten beachtet werden?

Material und Methode

Basis für meine weiteren Untersuchungen war ein Zufallsgespräch mit einer Dänischen Kollegin, die mehrere Spezialisten angestellt/integriert hatte. Die Untersuchung wurde aufgeteilt in:

1. Telefonisches Interview mit der Dänischen Kollegin, die seit fast 10 Jahren mehrere Spezialisten integriert hatten (und 3 Wochen vor dem Interview die Praxis erfolgreich verkauft hatte).

2. 7 persönliche Interviews: 5 Praxiseigentümer mit integrierten Spezialisten und 2 Spezialisten, die in 2 der Praxen arbeiten.

3. Eine Fragebogenuntersuchung des Personals meiner eigenen und zum Vergleich des Personals in einer der interviewten Praxen zur Zufriedenheit mit der Spezialistenintegration.

4. Eine Untersuchung mittels Fragebogen meiner Patienten zur Zufriedenheit mit der Spezialistenintegration.

5. Eine Auswertung der Stunden- und Jahresumsätze in der eigenen Praxis in den Jahren 2010-2015.

6. Telefonische Interviews mit Repräsentanten der Zahnärztekammer Baden-Württemberg sowie mit einem Versicherungswirt zu Rechts- und Versicherungsfragen.

Es gab wenige Praxen oder Kollegen in Deutschland, die dieses Modell eingeführt hatten, so dass ich die Datensammlung anstatt wie geplant mittels Fragebögen auf Interviews umstellen musste. Der Focus der Erhebung wurde auf die *Praxen* und ihre Erfolge oder Misserfolge mit diesem Modell gelegt, deswegen wurden fünf Praxiseigentümer und nur zwei Spezialisten interviewt.

Ergebnisse

Man kann vertikale und horizontale Integrationsmodelle unterscheiden. In der *vertikalen* Integration tritt der Spezialist als Praxisgesellschafter in Praxisgemeinschaft oder in einer Gemeinschaftspraxis mit dem Allgemeinzahnarzt auf, wobei er gleichzeitig auch in anderen Orten eine zweite Praxis alleine oder in Gesellschaft betreiben könnte. In der *horizontalen* Form ist der Spezialist angestellter Kollege und kann zusätzlich eine eigene Praxis führen.

Es gibt viele versicherungs- und arztrechtliche Fragen, die vor Integration eines Spezialisten abgeklärt werden müssen. Die horizontale wie die vertikale Variante sind zulässig, obwohl nicht alle Formen der Integration bei der Zahnärztekammer bekannt waren. Zu diesen Aspekten wurde eine Checkliste erstellt.

Seitens der allgemeinen Zahnärzte gab es generell eine sehr große Zufriedenheit mit der Integration eines Spezialisten. In vier von fünf Praxen war die Integration gelungen und sehr erfolgreich. Die interviewten Spezialisten waren in diesem Modell bereits einige Jahre tätig und sahen ihre Tätigkeiten für sie selbst als eine Gewinnsituation fachlich und wirtschaftlich. In der einen Praxis, in der ein Erfolg sich nicht auf Dauer eingestellt hatte, war der „Spezialist" ein allgemeiner Zahnarzt mit Schwerpunkt Implantologie.

Die Patienten zeichneten ein Bild großer Dankbarkeit gegenüber den Praxen, dass man sie nicht zur Implantatbehandlung überwiesen hatte, sondern sie eine sehr kompetente Fachzahnarztbehandlung in der vertrauten Zahnarztpraxis erfahren durften. Vor allem Patienten über 60 Jahre würden laut Fragebogenauswertung ihre Implantate gar nicht setzen lassen, wenn sie zu externen Spezialisten überwiesen geworden wären. ca. 40 % aller gesetzten Implantaten wären *nicht* inseriert worden.

In der Fragebogenuntersuchung des Personals kam in beiden Praxen eine sehr große Jobzufriedenheit zum Ausdruck. Die Mitarbeiterinnen fanden, dass sie selbst eine Steigerung an Kompetenz und Zufriedenheit bei der Arbeit erfuhren. Die vom Personal gefühlte Aufwertung „ihrer" Praxis bewirkte, dass für sie größere Jobsicherheit bestand und sie persönlich durch ihre erhöhten Kompetenzen und Erfahrungen bei einem eventuellen Umzug leichter eine neue Anstellung würden finden können. Auch das Anwerben zusätzlichen Personals für die Praxis wird nach Einschätzung des Personals durch die verbesserte Außendarstellung der Praxis erleichtert.

Wirtschaftlich hat die Praxis der Verfasserin in den 5 Jahre mit integrierten Spezialisten im Vergleich zu den 5 Jahren davor eine Aufwertung erlebt. Der Spezialist ist zwar teuer, und trägt deshalb in sich nicht zur Profitabilität der Praxis bei. Die restliche Praxis erlebt aber hauptsächlich durch die auf Implantationen des Spezialisten folgenden prothetischen Arbeiten eine wirtschaftliche messbare Ertragssteigerung.

Die Praxis gewinnt also an Attraktivität für Patienten, für Mitarbeiter und durchaus auch für die Praxisinhaberin selbst. Sie kann mithilfe eines Spezialisten eine Umsatz- und Gewinnsteigerung sowie erhöhte Stabilität in der Beziehung zu Mitarbeitern und Patienten erleben.

Persönliches Fazit

Sich einer solchen Aufgabe trotz normaler Arbeitsbelastung zu stellen, sie mit Erfolg durchzuführen und dabei interessante, spannende Ergebnisse herauszuarbeiten - das macht selbstbewusst und stolz auf das Erreichte und schadet bestimmt nicht im Praxisalltag. Der Beweis für einen selbst, dass man in der Lage ist, wissenschaftliche Zusammenhänge zu verstehen und selbst wissenschaftlich zu arbeiten, gibt ein sehr gutes Gefühl. Allerdings dauert es ca. ein halbes Jahr, bis man wieder das eingeholt hat, was man durch die Masterarbeit in der Praxis versäumt hat.

Die Ergebnisse dieser Masterarbeit können zur Optimierung in der eigenen Praxis verwendet werden, würden aber auch in anderen Praxen mit Erfolg zum Einsatz kommen können, z.B. mit dem Ziel eines Aufbaus der Praxis für einen späteren Verkauf. Ein Weiterverwenden der Ergebnisse in Fortbildungs- oder Unterrichtssituationen wäre zudem eine denkbare Folge der Arbeit.

2 Klinische Studien – zahnärztliche Versorgung

Wissenschaft als Übung zur Wahrnehmung der klinischen Wirklichkeit

Winfried Walther

Jeder Zahnarzt ist der Erfahrung ausgesetzt, dass er Entscheidungen in Unsicherheit um deren langfristigen Folgen treffen muss. Ferner erlebt er, dass der Erfolg seiner klinischen Maßnahmen in vielen Fällen endlich ist. Dies wahrzunehmen ist eine Übung, die vielen nicht leicht fällt. Der Masterstudiengang „Integrated Practice in Dentistry" stellt dem Teilnehmer die Mittel zur Verfügung, diese Übung zu strukturieren und zu systematisieren. Für den klinischen Alltag bedeutet dies, Abkehr von der sporadischen Wahrnehmung klinischer Ereignisse und Hinwendung zu einer systematischen Erhebung, die Reflexion und die Konzeption neuer klinischer Pfade ermöglicht. Die vorliegenden Studien, die allesamt auf die allgemeine Versorgungsrealität zählen, sind somit nicht nur durchgeführt worden, um ein tieferes wenngleich abstraktes Verstehen der klinischen Wirklichkeit zu ermöglichen. Dies wäre der klassische Ansatz der klinischen Forschung. Die vorliegenden Studien weisen jedoch darüber hinaus. Sie verstehen die klinische Wissenschaft in der zahnärztlichen Praxis als Entwicklungsprojekt hin zu einer „lernenden Profession", die sich aus dem Versorgungsprozess heraus der Entwicklung von Handlungsregeln widmet und dabei dem/der einzelnen an der Versorgung beteiligten Zahnarzt/Zahnärztin eine neue Form der Wahrnehmung klinischer Wirklichkeit eröffnet.

Kein Absolvent hat die Begegnung mit der wissenschaftlichen Zahnheilkunde erlebt, ohne selbst verändert zu werden, in seiner Beobachtungsgabe, seinem Reflexionsvermögen und in der Art und Weise, wie er für sich und seine Patienten Versorgung organisiert.

Eine weitere Besonderheit des Masterstudienganges besteht darin, dass zur strukturierten Wahrnehmung klinischer Vorgänge sehr unterschiedliche wissenschaftliche Methoden eingesetzt werden. Der klassische Ansatz, die quantitative Erfassung von Befunden und den mit diesen verbundenen Fallverläufen, die ihre Ausprägung durch das Eintreten von spezifischen klinischen Ereignissen erfahren, spielt dabei eine wichtige Rolle, wird jedoch ergänzt durch qualitative Verfahren und Verfahren die das Versorgungsgeschehen als Ganzes in den Fokus nehmen.

Die in diesem Abschnitt wiedergegebenen Studien kann man in fünf Themenbereiche einteilen, wobei der klinische Eingriff in seinem chronologisch bzw. seinen strukturellen Aufbau das erste Gliederungselement darstellt. Ferner weisen die Studien unterschiedliche Fragestellungen auf, die sich zum größten Teil mit der Ausprägung des individuellen Fallgeschehens beschäftigen aber auch Fragen der Auswahl von Behandlungstechnologien, der Relevanz sozioökonomischer Faktoren und der vertraglich fixierten Qualitätsförderung bearbeiten.

Aufklärung und klinische Entscheidung

Der erste Themenbereich widmet sich der Aufklärung und der klinischen Entscheidung. Michael Korsch, Florian Troeger und Cornelius Brenner untersuchen die Zusammenhänge zwischen Patienten Gespräch und klinische Entscheidung im Hinblick auf den Einsatz von zahnärztlichen Implantaten. Hierbei wird in der Studie von Korsch das konkrete Geschehen im Patientengespräch dokumentiert und analysiert, während die anderen Autoren die Gewichtung der im Gespräch erörterten Parameter hinterfragen und analysieren.

In der Untersuchung von Jürgen Volmar wird die Indikation zur Extraktion analysiert, wobei die Methodik des „lauten Denkens" eingesetzt wird. Dies ist eine Methode, die in den Versorgungsalltag integriert werden kann und deswegen sehr nah am eigentlichen Geschehen ist. D die Studie von Thomas Tkalcic widmet sich insbesondere der Frage zwischen der unterschiedlichen Prädisposition von Patienten, zu denen bereits ein Vertrauensverhältnis besteht und Neupatienten.

Eine hochspezifische Fragestellung wird von Ulrich Pauls aufgeworfen, der den Einsatz eines maschinellen Entscheidungsunterstützungssystems untersucht.

Die Organisation des Eingriffs - der Einsatz zahnärztlicher Technologien

Zwei Studien widmen sich der Durchführung bzw. der Organisation des endodontischen Eingriffs. Andreas Bartols untersucht die Auswirkungen einer spezifischen Ordnung im Instrumentarium auf den Ablauf der Behandlung. Volker Wulfes widmet sich in einer weiterhin angelegten Studie der Frage, wann ein Zahnarzt eine vertraute Aufbereitungstechnik verlässt und ein neues technologisches System eingeführt.

Befund und Behandlungsergebnis - der klassische Ansatz

Acht Teilnehmer haben den klassischen Ansatz klinischer Forschung zur Grundlage ihrer Masterarbeit eingesetzt. Allen Studien gemeinsam ist, dass sie Daten aus der Praxis des Autors untersuchen. Die quantitative Analyse von klinischen Ereignissen zur Herleitung von Ursache- Wirkungs-Beziehungen bezieht sich also auf ein begrenztes Material, das aber den realen Versorgungsgeschehen zugeordnet werden kann. Es werden also Praxisergebnisse beschrieben, die jedoch kein hochspezifisches Klientel analysieren sondern als Teil der allgemeinen Versorgung betrachtet werden können. Rolf Winnen, Maurice Schreiber und Enno Kramer untersuchen verschiedene Aspekte des Erfolges endodontischer Therapie. Ingwert-Hansen Tschürtz, Kim Grabosch, Maria Hörner und Marco Wackernagel werden prothetische, perio-prothetische und parodontologische Fallverläufe analysiert. Ulrich Burgard widmet sich dem Einsatz von Schnarcherschienen.

Sozioökonomische Faktoren und ihre Auswirkung auf den Behandlungsbedarf

Ehrhardt Ehresmann und Jürgen Schröder betreiben zahnärztliche Praxen in sehr unterschiedlichen Umgebungen. Die erste befindet sich in einer ländlich geprägten

Region die zweite liegt in der Großstadt. Sie stellen sich der Frage, ob es einen Unterschied zwischen ihren Patienten gibt im Hinblick auf den objektiv feststellbaren Behandlungsbedarf. Dies berührt die Frage, ob sich die Qualität der Versorgung auf dem Land bzw. in der Stadt unterscheidet.

Die klinische Entscheidung - Maßnahmen der Qualitätsförderung

In der Studie von Manfred Lieken geht es um Qualitätsförderung. Daten einer kassenzahnärztlichen Vereinigung werden eingesetzt, um durch ein Beratungsgespräch gezielt in solchen Praxen zu intervenieren, in denen erkennbar für die Verbesserung der Versorgungsqualität besteht.

Alle hier vorgestellten Masterarbeiten dokumentieren eine Tendenz: Die Praxis, vertreten durch die Absolventen, erobert sich die zahnärztliche Wissenschaft. In der Mehrzahl der Projekte, wurde die Fragestellung direkt in der zahnärztlichen Praxis bearbeitet. Der empirische Teil brauchte kein Labor und keine Universität, er erschöpfte sich auch nicht in theoretischen Ausführungen. Die Wissenschaft entstand im direkten Kontakt mit Patienten bzw. mit Kolleginnen und Kollegen.

Professionen wie die der Zahnärzte haben ein genuines Interesse daran, dass Regelwissen, dass mit ihrem Fach verbunden ist, selbst zu generieren. Hierfür wurde von Kognitionstheoretikern der Begriff „Community of Practice" geprägt. Eine Profession die sich in dieser Hinsicht organisiert, hat gute Chancen, die Geltungsfragen im Rahmen ihres Faches dauerhaft selbst zu entscheiden. So gesehen sind die hier vorgelegten Studien im Masterstudiengang „Integrated Practice in Dentistry" eine gelungene Präsentation des Willens der Zahnärzte und Zahnärztinnen zur fachlichen Autonomie. Dieser Ansatz verdient fortgesetzt werden.

Die Strukturierung des implantologischen Aufklärungsgesprächs

Michael Korsch

Zweitabdruck der Erstpublikation
Korsch, M. (2010). Die Strukturierung des implantologischen Aufklärungsgesprächs.
ZWR, 119 (11), 540-549.

In der Akademie für Zahnärztliche Fortbildung Karlsruhe wird routinemäßig ein speziell strukturiertes Aufklärungsgespräch mit jedem Patienten geführt, der den Wunsch nach Implantation vorbringt und bei dem die Indikation zur Implantation vom prothetischen Behandler unterstützt wird.

Die vorliegende Studie untersuchte hierbei auftretende Fragestellungen von Seiten der Patienten. 40 Gespräche wurden dokumentiert und ausgewertet. Das Ergebnis der Aufklärung wurde an Hand des weiteren Fallverlaufes analysiert, der entweder zur Implantation, zur Anwendung konventioneller prothetischer Methoden oder zum Abbruch der Behandlung führte. Patienten, die sich für die Implantation entschieden zeigten ein anderes Fragemuster als Patienten, die letztlich gegen die Implantation waren. Die Ergebnisse der Studie führten zu einer Nachadjustierung des eingesetzten Aufklärungskonzeptes.

Einleitung

Das Ziel der implantologischen Aufklärung ist, dem Patienten das operative Vorgehen verständlich zu machen und den Eingriff mit seinen Erwartungen in Einklang zu bringen. Eine besondere Schwierigkeit für den aufklärenden Zahnarzt besteht darin, dass er nicht auf die Fachsprache der Zahnmedizin zurückgreifen kann sondern auf sprachliche Äußerungen zurückgreifen muss, die der medizinische Laie versteht. Vom Autor wurde ein Aufklärungskonzept entwickelt, das auf einer patientengerechten Darstellung des Eingriffs und seiner möglichen Folgen beruht. Um dies zu erreichen werden Demonstrationsmodelle, reale Implantate und Skizzen, die direkt auf dem Ausdruck des Röntgenbildes angefertigt werden, eingesetzt. Die für die Aufklärung zur Verfügung stehende Zeit ist prinzipiell begrenzt. Sie muss genutzt werden um dem Patienten die Angst zu nehmen und sein Vertrauen zu gewinnen. Nur dann sind eine gemeinsam verantwortete Therapie und eine hohe Patientenzufriedenheit möglich.

Bei den hier untersuchten Fällen handelt es sich um Patienten, die eine fest eingerichtete Implantatsprechstunde in Anspruch nahmen. Dies hatte für die Poliklinik mehrere Vorteile. Zum einen wurde vermieden, dass Aufklärungen zwischen zwei Behandlungen stattfinden und somit ein möglicher Zeitverzug entsteht. Zum anderen fanden die Gespräche in einer Atmosphäre der Ruhe statt, da der Stress durch voran gegangene Behandlungen das Ergebnis nicht beeinflusste. Ferner ist die terminliche Organisation der Aufklärung durch die verantwortliche Zahnmedizinische Fachangestellte erleichtert, da die Sprechstunde nur zu festgesetzten Zeiten stattfindet.

Implantologische Versorgungen sind Standardversorgungen

Eine weitere Problematik der implantologischen Aufklärung ist, dass für viele Patienten, die Implantatversorgung als eine hoch anspruchsvolle „High-End-Versorgung" betrachtet wird. Die Implantologie scheint für Patienten etwas Neues, wenig erprobt, in vielen Fällen nicht durchführbar und hoch riskant zu sein. Dieser Einstellung sollte im Gespräch entgegen gewirkt werden. Die vierte Mundgesundheitsstudie zeigt, dass nur 1,4% der Bevölkerung mit Implantaten versorgt ist. Der Bedarf – insbesondere an implantologischer Aufklärung - ist also sehr groß. Heute gibt es auf dem Feld der Implantologie nur noch wenige absolute Kontraindikationen, wie z.B. bestimmte Formen der Bisphosphonattherapie (Scully et al. 2006). Zumeist stellt die Implantation eine realistische Behandlungsoption dar. Es ist jedoch jeweils zu klären, ob der im individuellen Fall erforderliche Aufwand den Einsatz von Implantaten sinnvoll erscheinen lässt. Die Implantataufklärung bereitet die Basis für eine rationale Entscheidung für bzw. gegen den implantologischen Eingriff. Dies kann nur erreicht werden, wenn man das Vertrauen des Patienten gewinnt und ihm ein klares Bild davon vermittelt, was mit ihm geschehen wird. Es sollte ihm erläutert werden, dass die Implantologie das „Zeitrad" zurückdrehen kann. Dort wo Knochen zu Verlust gegangen ist, kann augmentiert werden. Es ist möglich im Bereich von Zahnlücken zu implantieren und fehlende Schleimhaut zu transplantieren. Somit kann ein ehemaliger Zustand wieder annähernd erreicht werden. Dies muss dem Patienten vermittelt werden, denn es erleichtert seine Entscheidung.

Ziel der vorliegenden Studie war es den Entscheidungsweg (Abb. 1) der Patienten festzustellen. Ferner sollten die Fragen, die von den Patienten während des Gespräches gestellt wurden, analysiert werden, um zu erheben, ob zum Eingriff bereite Patienten sich von den anderen unterscheiden.

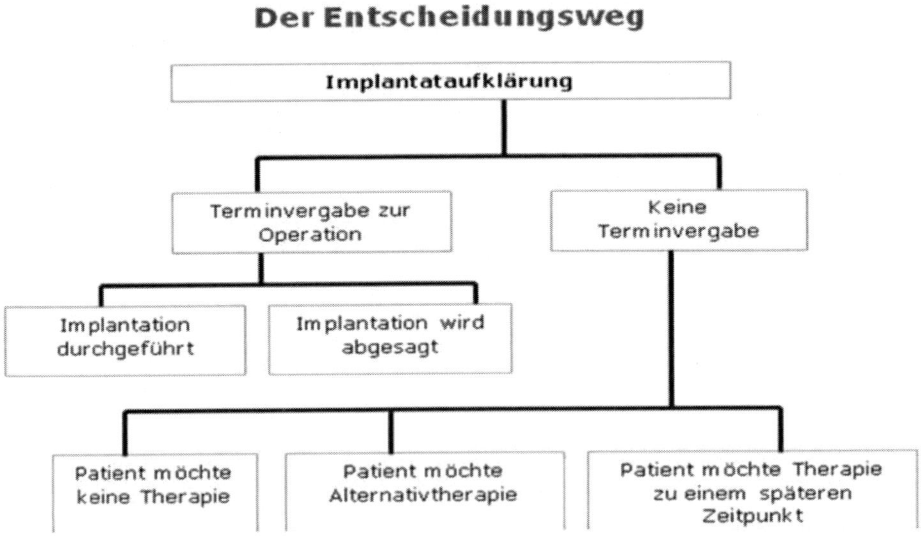

Abb. 1: Die Organisation des Entscheidungswegs

Material und Methoden

Für diese Studie wurden 40 Aufklärungsgespräche ausgewertet, die in der chirurgischen Abteilung der Akademie für Zahnärztliche Fortbildung Karlsruhe durchgeführt wurden. Alle Patienten kamen von internen oder externen Überweisern, und hatten bereits eine allgemeine prothetische Aufklärung absolviert. Die untersuchten Gespräche fanden im Zeitraum Februar bis März 2009 statt. Es wurden nur Aufklärungsgespräche gewertet, die auch wahrgenommen wurden (d.h. Terminabsagen wurden nicht in die Statistik einbezogen).

Die Aufklärungsgespräche fanden zu festgelegten Sprechzeiten statt. Für jedes einzelne Gespräch wurden 30 Minuten eingeplant. Anhand von realen Implantaten wurde den Patienten die Dreiteiligkeit (Implantat, Aufbau und prothetische Versorgung) der Implantatsysteme vermittelt. Weiterhin wurden durch Schaumodelle (Abb. 2) die mögliche implantologische Versorgung und ihre Alternativen dargestellt. Auf einem Papierausdruck einer Panoramaschichtaufnahme (Abb. 3) wurden die exakte Implantatposition, notwendige Augmentationen und Knochenentnahmestellen eingezeichnet. Abschließend erfolgte die Aufklärung über die Gesamtkosten und die operativen Risiken.

Standardmäßig wurden alle bedeutsamen Inhalte für eine rationale Implantatentscheidung im Gespräch vermittelt. Sämtliche Fragen, die initiativ vom Patienten an den aufklärenden Zahnarzt gestellt wurden, wurden dokumentiert und ausgewertet.

Der Patient hatte die Möglichkeit unmittelbar nach dem Gespräch eine Terminvereinbarung für den operativen Eingriff zu treffen oder dies in der Folgezeit telefonisch zu tun.

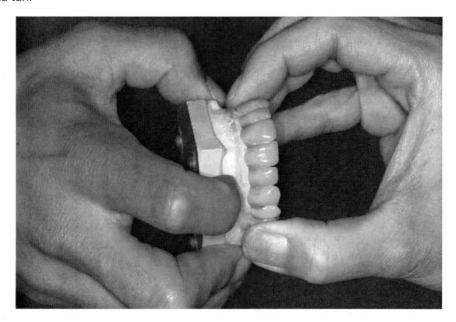

Abb. 2: Greifen = Begreifen (Test der Abzugskräfte einer implantatgetragenen Prothese durch den Patienten)

Ergebnis der Aufklärung

Nach dem Gespräch wurde dokumentiert, wie die Patienten sich entschieden und welche Behandlung in Anspruch genommen wurde. Hierbei waren 3 Kategorien zu unterscheiden:

- Gruppe 1: Operativer Eingriff durchgeführt (26 Patienten)
- Gruppe 2: Operativer Eingriff abgesagt (4 Patienten)
- Gruppe 3: Keine Terminvergabe (10 Patienten)

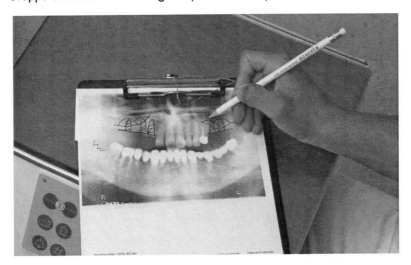

Abb. 3: Skizze auf dem Papierausdruck einer Panoramaschichtaufnahme

Ergebnisse

Bei den 40 implantologischen Aufklärungsgesprächen wurde in 65 % der Fälle innerhalb von drei Monaten der Eingriff durchgeführt. Vier Termine wurden abgesagt, dies entspricht 10 %. 10 Patienten bzw. 25 % der aufgeklärten Patienten vereinbarten keinen Termin für einen operativen Eingriff. 21 der aufgeklärten Patienten waren männlich und 19 weiblich. Das Durchschnittsalter betrug 54,7 Jahre und unterschied sich in den einzelnen Gruppen nur marginal. Die Altersspanne reichte von 27- 80 Jahre.

Häufigkeit von Patientenfragen

Nach der ausführlichen Aufklärung wurden im Mittel 3,18 Fragen (Abb. 4) gestellt. In Gruppe 1 traten nach Aufklärung noch 2,54 Fragen auf. Patienten, die Termine zum Eingriff absagten, hatten nach der implantologischen Aufklärung im Schnitt noch 4 Fragen. Patienten der Gruppe 3 ohne Terminvergabe stellten 4,5 Fragen. Dies zeigt eine deutliche Abweichung zwischen den Patienten der Gruppe 1 und denen der Gruppen 2 und 3.

Fragestellungen der Patienten

Es kristallisierten sich sechs Fragen heraus, die insgesamt einen Anteil von 44 % aller Fragen ausmachten:

- Fragen zu Augmentationen
- Fragen zu Kosten
- Fragen zu Einheilzeiten
- Fragen zu Implantatverlusten
- Fragen zur Implantatlebensdauer
- Fragen zu Operationsrisiken

In 14 von 40 Fällen wurde bezüglich einer Augmentation nachgefragt. In Gruppe mit erfolgter Terminvereinbarung fragten 19,23 % nach einer Augmentation. Patienten mit Terminabsage hatten zu 50 % Fragen, die sich auf die Augmentation bezogen. Patienten, die nach dem Aufklärungsgespräch keinen Termin vereinbarten, hatten in 70 % der Fälle Fragen zu diesem Thema.

Die Kostenfrage wurde in 12 von 40 Aufklärungsgesprächen gestellt. In der prozentualen Verteilung ergab sich die folgende Konstellation:

- Patienten der Gruppe 1 hatten in 26,92 % der Fälle Fragen zu den Kosten in Bezug auf den operativen Eingriff
- Patienten der Gruppe 2, Patienten mit Terminabsage, fragten zu 25 % bei den Kosten nach
- In Gruppe 3 (Patienten ohne Termin) wollten in 40 % der Fälle Informationen über Kosten

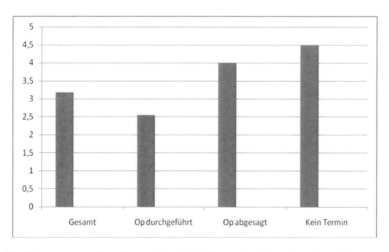

Abb. 4: Die Fragenanzahl während der Aufklärung in den einzelnen Gruppen

Die Frage nach der Einheilzeit wurde insgesamt zehnmal gestellt. Auch in dieser Frage gibt es deutliche Unterschiede in den einzelnen Gruppen. In 19,23 % der Fälle war dies eine relevante Frage in Gruppe 1. In Gruppe 2 (Patienten mit Terminabsage) beschäftigten sich 25 % damit. In der letzten Gruppe spielte dieses Thema zu 40 % eine wichtige Rolle.

Die Frage nach dem Risiko eines Implantatverlustes trat insgesamt achtmal auf. Diese Frage war in Gruppe 1 für 11,54% der Patienten bedeutend. In der 2. Gruppe fragte einer von vier Patienten bezüglich eines Implantatverlustes. Dies entsprach 25 %. Patienten ohne Terminvergabe in Gruppe 3 waren an dieser Frage sogar zu 40 % interessiert.

Ebenfalls eine für Patienten wichtige Frage schien die Lebensdauer von Implantaten zu sein. Diese Frage tauchte in den Aufklärungsgesprächen sechsmal auf. Betrachtet man die prozentuale Verteilung der Frage nach der Lebensdauer von Implantaten in den einzelnen Gruppen, so ergibt sich folgendes Bild:

- In Gruppe 1 erachteten diese Frage zu 15,38 % als relevant
- In Gruppe 2 waren 25 % an der Frage der Lebensdauer interessiert
- Patienten der Gruppe 3 stellten zu 10 % diese Frage

Die Frage nach den OP-Risiken wurde ebenfalls sechsmal gestellt. In der 1. Gruppe wurde in 11,54 % der Fälle nach OP-Risiken gefragt. In Gruppe 2 (Patienten mit Terminabsage) waren es 25 %. In der letzten Gruppe waren 20 % daran interessiert mehr über OP-Risiken zu erfahren.

Diskussion

65 % der untersuchten Patienten entschieden sich für einen operativen Eingriff und ließen diesen innerhalb von drei Monaten durchführen. 10 % der Patienten hatten einen Termin für einen implantologischen Eingriff, sagten diesen allerdings ab oder nahmen ihn nicht wahr. Die verbliebenen 25 % der Patienten konnten sich innerhalb der drei Monate nicht für einen operativen Eingriff entscheiden. Einige dieser Patienten wollten dies zu einem späteren Zeitpunkt machen, andere lehnten den Eingriff nach dem Gespräch ab. Ursachen hierfür könnten mögliche Ängste oder finanzielle Gründe sein.

Studien zum Thema Implantataufklärung sind rar und keine der verfügbaren Studien analysiert den Inhalt des Aufklärungsgespräches oder die Fragen der Patienten. Am besten vergleichbar ist das hier vorliegende Ergebnis mit einer Studie von Heners et al. (1995). Diese Studie analysiert 931 Beratungen aus dem Zeitraum 1989 bis 1992 (Heners et al 1995). In 66 % der Fälle wurde im Voraus von zahnärztlicher Seite eine konventionelle Versorgung favorisiert. In 285 der Fälle wurde eine Implantation empfohlen. Letztendlich ließen sich 161 Patienten implantologisch versorgen, dies entsprach 17,3 %. Die Vergleichbarkeit wird dadurch erschwert, dass zum Erscheinungszeitpunkt dieser Studie, die heute verfügbaren augmentativen Techniken noch nicht entwickelt waren und somit ganz andere Restriktionen für die Indikation zur Implantation bestanden.

Dieser Fortschritt, bedingt durch eine bessere implantologische Ausbildung, aber auch durch eine bessere Aufklärung, führte letztendlich zu einem Aufschwung in der Implantologie und begründet vermutlich die höhere Zahl an implantologischen Eingriffen.

Die meisten Fragen in der Aufklärung stellten Patienten mit späterer Terminabsage des Eingriffes (4 Fragen) und Patienten die sich keinen Termin für eine Implantation gaben (4,5 Fragen). Patienten die sich für einen Eingriff entschieden hatten im Mittel 2,54 Fragen. Dies bedeutet allerdings nicht, dass Patienten mit vielen Fragen schwirig wären. Die genaue Analyse der 40 Aufklärungsgespräche ergab, dass bei Patienten mit durchgeführtem Eingriff zu 62,5 % eine Augmentation geplant war. Bei Patienten mit Terminabsage war zu 75 % eine Augmentation und bei Patienten ohne Termin sogar zu 80 % vorgesehen. Dies führte letztendlich dazu, dass Patienten mit Terminabsage und ohne Termin mit Abstand die meisten Fragen zu Augmentationen stellten. Ängste der Patienten, eine längere Behandlungszeit durch Augmentationen und unzureichende Aufklärung ergaben mehr Terminabsagen und weniger Terminvergaben in diesen beiden Gruppen. Somit sollte das Ziel sein, dass Patienten mit geplanter Augmentation ausführlich beraten werden und ihnen die Angst genommen wird. Rustemeyer und Bremerich (2007) wiesen den hohen Wissenstand und die Ansprüche deutscher Patienten nach. Er zeigte, dass 58 % der aufgeklärten Patienten Zähne und Implantate für gleichwertig hielten, 61 % von ihnen erwarteten Mehrkosten von bis zu 2000 €, für 80 % war die Funktion der Suprakonstruktion sehr wichtig und 54 % hatten hohe ästhetische Ansprüche.

Geht man auf den Bereich Augmentation speziell ein, so wurden Fragen hierzu vierzehnmal gestellt. Patienten, die letztendlich keinen Termin vereinbarten (Gruppe 3), stellten Fragen zur Augmentation dreimal so häufig (70%) wie diejenigen Patienten, die einen Termin wahrnahmen. In der Gruppe mit Terminabsage stellte jeder Zweite Fragen zur Augmentation. Dies verdeutlicht den Gruppenunterschied, der sicherlich durch die höhere prozentuale Anzahl an Augmentationen in Gruppe 3 mit verursacht wird. Sicherlich ist dies nicht die alleinige Ursache. Es spielen mit großer Wahrscheinlichkeit Ängste, Unkenntnis und weitere uns nicht bekannte Parameter eine Rolle. Somit sollte das Ziel sein, dass Patienten mit geplanter Augmentation ausführlich beraten werden und ihnen die Angst genommen wird.

Am zweithäufigsten (zwölfmal) wurden Fragen zu Kosten gestellt. In Gruppe 1 waren sieben Patienten daran interessiert, in Gruppe 2 ein Patient und in Gruppe 3 vier Patienten. Prozentual gesehen waren Gruppe 1 (26,92%) und Gruppe 2 (25%) annähernd gleich. Lediglich Patienten ohne Termin hatten zu 40% noch Fragen. Mögliche Ursachen könnten der erhöhte Anteil an Augmentationen in der 3. Gruppe, aber auch geringere finanzielle Mittel sein. Die Kosten bei Implantationen variieren sehr stark. Sie können, je nach Aufwand und Region, im Bereich von 1500- 4000 € (mit Suprakonstruktion) pro Einzelimplantat liegen. In der Schweiz wurden von Incici et al. (2009) bei einer großen Untersuchung von Patienten mit Fehlanlagen und Spaltpatienten durchschnittliche Kosten pro Implantat von umgerechnet 2600 € ermittelt. Vergleicht man hierzu die Kosten für die Erhaltung von parodontal geschädigten Zähnen, die in Deutschland pro Zahn bei 1,21- 404,72 € (Pretzl et al. 2009) liegen, erscheinen die Implantatkosten für Patienten sehr hoch. Der notwendige Aufwand und die damit entstehenden Kosten müssen somit Patienten plausibel vermittelt werden.

Die Frage nach der Einheilzeit wurde insgesamt zehnmal gestellt. Die prozentuale Verteilung zeigt, dass (19,23% der Patienten in Gruppe 1, 25% in Gruppe 2 und 40% in Gruppe 3) der Gruppenunterschied erheblich ist. Mehr als doppelt so viele Patienten in Gruppe 3 im Vergleich zu Gruppe 1 wollten Informationen über die Einheilzeiten haben. Sicherlich ist der erhöhte therapeutische Aufwand (80% der Patienten in Gruppe 1 benötigen augmentative Maßnahmen) in der letzten Gruppe ursächlich. Patienten die Augmentationen oder eventuell einen weiteren Eingriff benötigen, möchten über das zeitliche Ausmaß der Behandlung informiert sein. Die Einheilzeit kann je nach Situation stark variieren. Es gibt die Möglichkeit der Sofortimplantation mit Sofortbelastung, hierbei entsteht praktisch keine Einheilzeit. Im Gegensatz dazu gibt es ebenso langwierigen Therapien mit Hart- und Weichgewebsaugmentationen, die ein Jahr und länger dauern können. Ferner hat man die Option Implantate trans- oder subgingival einheilen zu lassen. Eine transgingivale Einheilung würde folglich einen Zweiteingriff vermeiden. Bei sehr großen Zeitspannen muss zum Teil an Alternativen gedacht werden, die in vielen Fällen Patienten, vor allem bei Einzelzahnlücken wie Fugazzotto (2009) zeigen konnten, ebenfalls zufriedenstellen können.

Am viert häufigsten, nämlich achtmal wurde nach Implantatverlusten nachgefragt. Auch bei dieser Frage zeigten sich innerhalb der drei Gruppen große Unterschiede. In Gruppe 1 waren 11,54%, in Gruppe 2 waren 25% und in der letzten Gruppe waren 40% der Patienten an der Höhe der Implantatverluste interessiert. Mehr Aufwand durch Augmentationen bedeutet mehr Risiko und damit höhere Implantatverluste. Dies ist möglicherweise die Intention der Patienten der Gruppe 3 gewesen, die Frage nach Implantatverlusten vermehrt zu stellen. Generell muss man bei Implantatverlusten zwischen Früh- und Spätverlusten unterscheiden. Während Frühverluste innerhalb der Einheilungszeit auftreten, entstehen Spätverluste meist erst nach Jahren, oftmals bedingt durch eine Periimplantitis. Diese Spätverluste werden häufig als Wert für die „Lebensdauer" von Implantaten verwendet. Eine Vielzahl von Veröffentlichungen gibt die Frühverluste von Implantaten im Bereich von 1-3% an (Bornstein et al. 2008, Urban et al. 2009). Eine Reimplantation nach Implantatverlust kann aus den verschiedensten Gründen von Patienten abgelehnt werden. Mardinger et al. (2008) untersuchten 194 Fälle der Jahre 2000-2006 und kamen zu dem Ergebnis, dass Patienten zu 27% wegen Zusatzkosten, zu 17,7% wegen Ängsten vor Schmerzen und zu 16,2% wegen Bedenken vor einem erneuten Implantatverlust einen Zweiteingriff ablehnten. Implantatverluste können viele Ursachen haben. Auf der einen Seite gibt es operative Fehler, die es gilt zu vermeiden, auf der anderen aber auch patientenbedingte Faktoren wie Nikotinabusus, parodontale oder allgemeine Erkrankungen wie z.B. Diabetes mellitus . Über diese Gefahren sollten Patienten aufgeklärt werden, um möglicherweise Risiken (z.B. Zigarettenkonsum) zu beseitigen.

Auch eine für Patienten relevante Information war die Frage nach der Lebensdauer von Implantaten. Insgesamt trat diese Frage sechsmal auf. In der prozentualen Verteilung (15,38% in Gruppe 1, 25% in Gruppe 2 und 10% in Gruppe 3) wich vor allem die 2. Gruppe ab. Dies könnte jedoch durch die geringe Anzahl von vier Patienten verursacht sein.

Ebenfalls sechsmal wurde nach Operationsrisiken gefragt. In Gruppe 1 waren 11,54%, in Gruppe 2 25% und in Gruppe 3 20% der Patienten daran interessiert.

Auch hier zeigen sich Abweichungen in den Gruppen. Jedoch ist es aufgrund der geringen Fallzahl schwierig zu sagen, ob definitive Gruppenunterschiede vorliegen. Mit Bestimmtheit kann allerdings gesagt werden, dass diese Frage für alle Gruppen gemeinsam eine große Relevanz hat. Meijer und Raghoebar (2009) gliedert Risiken bei Implantaten in vier Gruppen auf. Sie machen deutlich, dass Risiken während der Implantation vorliegen, aber auch postoperativ. So entstehen postoperative Risiken durch Implantatverlust und durch Beschädigung der Suprakonstruktion. Nicht außer Acht zu lassen ist ebenfalls das Risiko, dass der Patient mit dem Behandlungsergebnis unzufrieden sein könnte.

Allgemein ist die Patientenzufriedenheit wie Clancy et al. (1991) zeigen konnten, nach Implantologischen Eingriffen sehr hoch, jedoch müssen zu hohe Erwartungen schon im Aufklärungsgespräch beseitigt werden.

Fazit

Die Strukturierung der implantologischen Aufklärung ist für Behandler und Patient eine unabdingbare Notwendigkeit, wenn das Gespräch mit dem Patienten Qualitätsanforderungen erfüllen soll.

Die Schaffung einer Implantatsprechstunde und die Einplanung von ausreichender Zeit für die einzelne Aufklärung erleichtert das Patientengespräch. Unterstützend können Hilfsmittel wie reale Implantate, Modelle für die Planung und für Alternativen, sowie der Papierausdruck einer Panoramaschichtaufnahme für die Skizzierung der Planung verwendet werden. Vor allem sollten Antworten auf Fragen zu Augmentationen, Kosten, Einheilzeiten, Implantatverlusten, Implantatlebensdauer und Operationsrisiken Teil der Aufklärung sein. Auf Patienten, bei denen im Rahmen einer Implantation eine Augmentation notwendig ist, sollte speziell eingegangen werden, denn hier ist ein Grund für die Ablehnung des Eingriffs gegeben und es bestehen die meisten Ängste.

Literatur

Bornstein, M. M., Halbritter, S., Harnisch, H., Weber H. P. & Buser D. (2008). A retrospective analysis of patients referred for implant placement to a specialty clinic: indications, surgical procedures, and early failures. Int J Oral Maxillofac Implants, 23 (6), 1109-1116.

Clancy, J. M., Buchs, A.U., Ardjmand, H. A. (1991). Retrospective analysis of one implant system in an oral surgery practice. Phase I: Patient satisfaction. J Prosthet Dent, 65 (2), 265-271

Fugazzotto, P. A. (2009). Evidence-based decision making: replacement of the single missing tooth. Dent Clin North Am, 53 (1), 97-129.

Heners, M., Klemke, J. & Walther, W. (1995). Die prothetische Indikation zur Implantation-Systematik der Therapiefindung und Ergebnisse. Quintessenz (Prothetik), 2, 195-210.

Incici, E., Matuliene, G., Hüsler, J., Salvi, G. E., Pjetursson, B. & Brägger, U. (2009). Cumulative costs for the prosthetic reconstructions and maintenance in young adult patients with birth defects affecting the formation of teeth. Clin Oral Implants Res, 7, 715-721.

Mardinger, O., Oubaid, S., Manor, Y., Nissan, J. & Chaushu, G. (2008). Factors affecting the decision to replace failed implants: a retrospective study. J Periodontol, 79 (12), 2262-2266.

Meijer, H.J. & Raghoebar, G.M. (2009). Risks and liability in complications with respect to implant-supported suprastructures. Ned Tijdschr Tandheelkd, 5, 254-259.

Pretzl, B., Wiedemann, D., Cosgarea, R., Kaltschmitt, J., Kim, T. S., Staehle, H. J. & Eickholz, P. (2009): Effort and costs of tooth preservation in supportive periodontal treatment in a German population. J Clin Periodontol, 36 (8), 669-676.

Rustemeyer, J. & Bremerich, A. (2007). Patients' knowledge and expectations regarding dental implants: assessment by questionnaire. Int J Oral Maxillofac Surg, 36 (9), 814-817.

Scully, C., Madrid, C. & Bagan, J. (2006). Dental endosseous implants in patients on bisphosphonate therapy. Implant Dent, 15 (3), 212-218.

Urban, I. A., Jovanovic, S. A., Lozada, J.L. (2009). Vertical ridge augmentation using guided bone regeneration (GBR) in three clinical scenarios prior to implant placement: a retrospective study of 35 patients 12 to 72 months after loading. Int J Oral Maxillofac Implants, 24 (3), 502-510.

Effizienz in der Implantologie: Eine Gegenüberstellung von externen Entscheidungsgründen und Präferenzen am Beispiel der festsitzenden Einzelzahnversorgung

Florian Tröger

Die Entscheidungsgründe für die Wahl eines bestimmten prothetischen Therapiemittels im individuellen klinischen Fall sind in der wissenschaftlichen Literatur der Zahnmedizin nur selten Gegenstand der Untersuchung gewesen. Es ist bekannt, dass zwischen unterschiedlichen Zahnärzten Unterschiede in der Bewertung des klinischen Einzelfalls bestehen, ohne dass eine empirisch gesicherte Erklärung für diesen Sachverhalt angeboten werden konnte. Es liegt nahe, dass neben wissenschaftlichen Handlungsgründen auch die Präferenzen des Behandlers sowie die des Patienten auf die konkrete Entscheidung im Einzelfall Einfluss nehmen.

Der Autor hat die Entscheidung zwischen dem Therapiemittel "konventionelle Brückenkonstruktion" und "implantatgetragene Einzelkrone" untersucht. Analysiert wurde somit eine spezifische Wahl zwischen zwei Therapiealternativen für die Indikation "Einzelzahnersatz". Sein Ansatz bestand darin, Informationen über die klinische und technische Bewährung der fraglichen Therapiemittel im verfügbaren wissenschaftlichen Schrifttum zu eruieren und darüber hinaus zahnärztliche Experten sowie Patienten verschiedene klinische und technische Dimensionen der unterschiedlichen Versorgungsformen einschätzen zu lassen. Hierdurch sollte geklärt werden, welche Basis für eine individuelle Entscheidung zur Wahl des Therapiemittels besteht und welche Aspekte bei der Entscheidungsfindung dominieren.

Sein Beitrag reflektiert die von ihm gewählte Fragestellung und die erhobenen Ergebnisse.

Hintergrund

Im Jahr 2006 war eine klare Tendenz in der zahnärztlichen Therapie zugunsten von Implantaten festzustellen. Interessiert hat mich die Frage, inwieweit der Zahnarzt durch seine Entscheidungen in die Autonomie des Patienten eingreift. Die Therapieplanung als integraler Bestandteil der zahnärztlichen Behandlung: Was wissen wir, wie bewerten wir, was kommt bei dem Patienten an? Die Arbeit widmet sich der implantologisch-prothetischen Versorgung von Einzelzahnlücken in Bezug auf deren Effizienz im Vergleich zu konventionellen zahngetragenem Brückenersatz. Hierbei wurde der Blickwinkel von Wissenschaft, Zahnärzten und Patienten getrennt herausgearbeitet und dargestellt.

Material und Methoden

Als Basis diente eine Literaturrecherche und die Analyse der jeweils aktuellsten thematischen Übersichtsarbeiten. 13 Zahnärzte wurden anhand eines virtuellen Patientenfalles um eine gegenüberstellende Expertise gebeten. Ebenso wurden 16 Patienten, die sich für eine brücken- oder implantatprothetische Einzelzahnversorgung entschieden hatten. Sie wurden nach der initialen Behandlung über ihre Beweggründe befragt, wobei eine visuelle Analogskala eingesetzt wurde. Gefragt wurde bei Zahnärzten wie bei Patienten nach Ästhetik, Phonetik, Funktion, Prognose, Kurzzeitrisiken, Langzeitrisiken, Zeitaufwand, Kosten, Aufwand für Unterhalt und der erwarteten Steigerung der Lebensqualität.

Vergleichende Studien sind weder für den hier zu bearbeitenden Einzelzahnersatz, noch für implantatgetragene Brückenkonstruktionen in der international archivierten Literatur verfügbar. So wurde die Recherche auf getrennte Übersichtsarbeiten zu implantatgetragenen Brückenkonstruktionen und zahngetragenen Brückenersatz ausgeweitet.

Als Fazit der Literaturrecherche war festzustellen, dass beide Verfahren anerkannt und funktionell sind. Hieraus lässt sich jedoch die Präferenz zu einer bestimmten Therapieoption zur Versorgung von Einzelzahnlücken nicht herleiten. Der der Zahnärztebefragung zugrundeliegende virtuelle Patientenfall ist bewusst als zahnärztlicher Entscheidungsgrenzfall konstruiert worden.

Ergebnisse

Patienten und Zahnärzte bewerten Entscheidungsparameter teilweise grundlegend verschieden. In vielen Fällen waren patientenimmanente Parameter diejenigen, die die Entscheidung herbeiführten. Der Entscheidungsprozess kann stets nur fall - und patientenbezogen und nicht verallgemeinert betrachtet werden. Daraus folgt, dass der Zahnarzt den Patienten in seiner Entscheidungsfindung allenfalls unterstützen kann.

Dies wurde deutlich bei der Analyse der Einschätzung zahnmedizinischer Parameter durch die Patienten. Entscheidend für eine geringfügige Tendenz zur brückenprothetischen Versorgung waren patientenimmanente Faktoren wie Zeitaufwand und Kosten. Die Patientenbefragung zeigte ein überzeugend positives Meinungsbild der Patienten hinsichtlich der zahnmedizinischen Dimensionen der Implantatversorgung. Auch der Gewinn an Lebensqualität sowie die Langzeitprognose sprachen in der Vorstellung der Patienten für ein Implantat. Dahingegen schneiden die zahngetragene Brückenkonstruktion, welche bei den Zahnärzten in der Bewertung der Parameter Ästhetik, Phonetik, Funktion, Prognose und Lebensqualität mit den implantatgetragenen Konstruktionen gleichauf liegen, deutlich schlechter ab. Die Problematik der Ästhetik wird hierbei aus Patientensicht verkannt. Insgesamt wird die Kostenbelastung der Implantation von den Patienten signifikant höher eingeschätzt, als die Zahnärzte in ihrer Bewertung erwarteten. Die Kostensituation scheint neben dem Zeitaufwand eines der gewichtigsten Argumente aus Patientensicht gegen die implantatprothetische Versorgung zu sein. In vielen Fällen sind aber gerade die nichtzahnärztlichen, d.h. patientenimmanenten Parameter die entscheidenden. Effizienzunterschiede können ausschließlich fallbezogen, jedoch nicht verallgemeinert dargestellt werden, da keine vergleichenden Studien hierzu vorliegen.

Fazit

Soll im Sinne des Patienten effizient behandelt werden, müssen Zahnärzte bei Therapieentscheidungen den Patienten mit ihrer Expertise unterstützen, dürfen jedoch keinesfalls in seine Autonomie eingreifen.

Die Aufklärung über den implantologischen Eingriff ist eine sehr schwierige zahnärztliche Aufgabe. Trotz standardisierter Aufklärung des Patienten nimmt dieser individuell und selektiv nur einen Teil der Informationen auf und verarbeitet sie zu seinem individuellen Bild der Behandlung. Wer dies versteht kann Entscheidungsgründe analysieren und gezielt nach-aufklären, um der Erwartungshaltung des Patienten gerecht zu werden.

Der Patient und seine Entscheidung für oder gegen den implantologischen Eingriff

Cornelius Brenner

Wie ist die Struktur einer Patientenentscheidung für bzw. gegen den implantologischen Eingriff? Um diese Fragestellung zu bearbeiten, führte der Autor fünf narrative Interviews mit Patienten durch, die eine entsprechende Entscheidung bereits getroffen hatten. Drei der Patienten hatten sich für den Eingriff entschieden, zwei hatten ihn abgelehnt. Die Analyse der Interviews legt dar, dass zwischen diesen Patientengruppen erhebliche Unterschiede bestehen. Die Studie kommt zu dem Ergebnis, dass der Zahnarzt auch den emotionalen Entscheidungsfaktoren im Beratungsgespräch große Aufmerksamkeit schenken sollte.

Hintergrund

Die Entscheidungsfindung des Patienten für oder gegen einen implantologischen Eingriff findet in der Regel außerhalb der Zahnarztpraxis und nicht unmittelbar nach dem ersten Aufklärungsgespräch statt. Sie wird von emotionalen Faktoren beeinflusst. Der Entscheidungsprozess verläuft mehrstufig. Je nach Ausgang der Entscheidung sind hierbei Unterschiede feststellbar. Die untersuchte Klientel wurde deswegen in Patienten mit positiver (Implantatgruppe) bzw. negativer (Nicht-Implantatgruppe) Entscheidung unterteilt. Patienten greifen während ihrer Entscheidungsfindung auf Informationen und Erfahrungen aus ihrem persönlichen Umfeld und Medien zurück. Diese Informationsquellen können den Entscheidungsprozess positiv oder negativ beeinflussen.

Ergebnisse

Der Wunsch der Implantatgruppe nach festsitzendem Zahnersatz und der Vermeidung einer herausnehmbaren Prothese bildete das Hauptargument für eine Entscheidung zur Implantation. Dabei wurden zur endgültigen Entscheidungsfindung die Erfahrungen ebenfalls Betroffener aus dem persönlichen und familiären Umfeld sowie Informationen aus den Medien hinzugezogen. Es liegt auf der Hand, dass die Erfahrungen Dritter je nach Ausprägung des Erlebten den Entscheidungsprozess positiv oder negativ beeinflussen. Medien (Internet, Fernsehen, Radio, Zeitschriften u.a.) oder auch eine subjektive (positiv-negativ, euphorisch-pessimistisch) Berichterstattung sind hinsichtlich ihrer Aus- und Folgewirkungen als kritisch zu bewerten. Ohne Zweifel bietet das Internet dem Patienten durchaus die Möglichkeit einer sachlichen Information über Implantate. Es birgt jedoch auch das Risiko der Verunsicherung des Informationssuchenden, da in Internetforen und sozialen Netzwerken rein subjektive Schilderungen vorherrschen.

In der Gruppe der Nicht-Implantatpatienten wurde die Entscheidung meist sehr schnell getroffen. Zu berücksichtigen ist hierbei jedoch die unterschiedliche Entscheidungsgrundlage. Im Vergleich zu den Implantatpatienten stellte bei den Nicht-Implantatpatienten herausnehmbarer oder festsitzender Zahnersatz kein Entscheidungskriterium dar. Die Nicht-Implantatpatienten mussten sich lediglich zwischen festsitzendem implantatgetragen oder festsitzendem konventionellen Zahnersatz entscheiden. Der Wegfall dieses wichtigen Merkmals stellt grundsätzlich eine völlig unterschiedliche Ausgangssituation dar und kann ein Grund für den deutlich kürzeren Entscheidungsprozess sein.

Ein weiterer Grund für das Treffen einer zügigeren Entscheidung könnte die unterschiedliche Gewichtung der einzelnen, abzuwägenden Argumente sein. Wenn ein Kriterium die noch abzuwägenden Argumente stark überwiegt, könnte man von einem „Knock-out - Verfahren" sprechen. Die Entscheidung wird unabhängig von weiteren Optionen gefällt. Ein mögliches Knock-out Kriterium stellt bspw. die Kostenseite dar. Eine Patientin entschied sich aus Kostengründen gegen den implantatgetragenen Zahnersatz, obwohl sie diese Versorgung eindeutig präferierte. Weitere Argumente wurden zur Entscheidungsfindung nicht benötigt und hinzugezogen. Stattdessen wurden mehr oder weniger in sich schlüssige Gründe konstruiert um die Entscheidung vor sich und ggf. anderen zu rechtfertigen. Angst vor dem implantologischen Eingriff und postoperative Komplikationen waren die ausschlaggebenden Argumente, sich gegen ein Implantat zu entscheiden.

Die wichtigsten emotionalen Entscheidungsgründe, die bei dieser Untersuchung gefunden wurden waren:

- Angst vor operativen und/oder postoperativen Schmerzen
- Angst vor Komplikationen
- Eitelkeit (Jugendlichkeit, Aussehen, Erscheinungsbild, etc.)
- Verlust oder Steigerung der Lebensqualität
- Verlust des Selbstwertgefühls

Fazit

Das frühzeitige Erkennen der Wünsche, Erwartungen und Bedürfnisse des Patienten und ein darauf ausgerichtetes Aufklärungsgespräch können die Entscheidungsfindung des Patienten zu seinen persönlichen Gunsten lenken. Die Entscheidung des Patienten wird in der Regel auf emotionaler Ebene und nicht rational getroffen. Ein emotional geführtes den Patienten und seine Bedürfnisse und Wünsche ansprechendes Gespräch kann dem Patienten den persönlichen Nutzen einer Behandlungsoption verständlich darlegen. Im Vergleich dazu kann ein rein rationales, alle notwendigen medizinisch und technischen Informationen enthaltendes Gespräch zu Verwirrung und Ablehnung führen. Eine aus mangelndem Verständnis gefällte Entscheidung führt wiederum aus zahnärztlicher Sicht zu einer suboptimalen Behandlung des Patienten.

Patienten, die sich im Nachgang für die Implantation entschieden, benötigten mehr Informationen, um zu ihrer Entscheidung zu gelangen. Patienten, die sich nicht implantologisch behandeln ließen, kamen schneller zur Entscheidung, brauchten jedoch im Nachhinein mehr Energie, um ihre Entscheidung (vor sich selbst) zu rechtfertigen. Der Zahnarzt kann auf der Basis einer guten Arzt-Patienten-Bindung dem Patienten weitgehende Hilfeleistungen bei der Entscheidungsfindung anbieten.

Gibt es eine Logik in der Zahnerhaltung – Die Varianz der Extraktionsentscheidung in der zahnärztlichen Praxis

Jürgen Volmar

Die Kreativität, die zum Tragen kommt wenn bislang ungenutzte wissenschaftliche Methoden in die Zahnheilkunde eingeführt werden, kann man an dieser Studie ablesen. Die Frage ob ein Zahn erhalten bleibt oder entfernt wird, ist eine Grundfrage im Rahmen der zahnärztlichen Therapie. Wissenschaftliche Informationen zu diesem Thema gibt es wenig. Randomisierte Studien fallen schon aus Gründen der Praktikabilität und der Ethik aus. Was bislang verfügbar ist, sind Befragungen zu den fachlich gegebenen Extraktionsgründen, wobei in der Regel Fragebögen mit vorformulierter Antwortoption eingesetzt wurden, ein Design, in dem der Studienleiter das Ergebnis zu einem guten Teil vorher bestimmt. Solche Untersuchungen werden in der Regel herangezogen um festzustellen, ob die Karies oder die Parodontitis den Hauptgrund für Zahnverlust darstellt. Was in einer individuellen Zahnarzt-Patient Beziehung gedacht, erörtert und entschieden wurde, bevor der Zahnarzt die Zange zur Hand nimmt, kann so nicht entdeckt werden. Der Autor hat deswegen die Methode des „lauten Denkens" angewendet, die in der Expertiseforschung der Humanwissenschaften fest verankert ist. Zehn Zahnärzte erhielten ein Diktiergerät, und verbalisierten bei zehn konsekutiven Patienten die Extraktionsgründe. Die so entstandenen Protokolle der Entscheidung wurden transkribiert und quantitativ sowie qualitativ ausgewertet. Es ergab sich, dass die Studienteilnehmer sehr unterschiedliche Stile in Bezug auf die Extraktionsbegründung pflegten. Die dokumentierten Fälle zeigen, dass es außerhalb der biomedizinischen Regeln in der Praxisrealität weitere Gründe gibt um Zähne zu entfernen. Auch diese Arbeit ist ein Beispiel dafür, wie die zahnmedizinische Praxis dazu beitragen kann wissenschaftliches Licht in zahnärztliche Alltagsentscheidungen zu bringen.

Hintergrund

Auf die Frage: „Was hat mich zu meinem Thema motiviert?", in meinem Fall besser, wer hat mich zu dem Thema motiviert, kann ich sagen, dass es Prof. Walther war, zum einen persönlich und speziell sein Bestreben, das zahnärztliche Denken und Handeln in seiner Entstehung, seinem Kontext und seiner Diversität mit den gesellschaftlichen aber auch persönlichen Modalitäten aufzuzeigen. Für mich waren die Fragen besonders spannend, wie schwierig oder auch wie leicht kann ein Zahnarzt seine Entscheidung treffen, wie empfindet er die Konsequenzen seines Handelns für den Patienten und nicht zuletzt für sich selbst. Mit welchen Dilemmas muss sich der Zahnarzt im Zuge seiner Entscheidung im Allgemeinen, aber viel häufiger im Einzelfall auseinandersetzen und welche Konsequenzen ergeben sich daraus für die Beteiligten? Vor allem, was bedeutet die eigene Entscheidung für den Zahnarzt als Verordnenden und verantwortlich Handelnden? Wenn evidenzbasierte Medizin die Forderungen nach allgemein gültigen, präzisen, und sicheren Handlungsanweisungen von Seiten der Politik, der Gesellschaft und auch aus den Reihen der Ärzteschaft erfüllen soll, dann ist es insbesondere auch wichtig, die komplexen Prozesse der Therapieentscheidungen sichtbar zu machen, um sie zu verstehen. Würde man alle Aspekte der zahnärztlichen Entscheidungen und die Bedingungen, unter denen sie entstehen, wägen, entstünde die Möglichkeit von einer operativen, biomedizinisch und ökonomisch bestimmten Evidenz zu einer holistischen zahnärztlichen Evidenz zu gelangen. Unter diesen Voraussetzungen könnten dann Handlungshilfen an Stelle von apodiktischen Handlungsanweisungen entwickelt werden, die dann zur bestmöglichen Kompetenzförderung und Professionsentwicklung beitragen. Denn, was prägt die alltägliche Entwicklung der Expertise in den individuellen, unterschiedlichen Ausprägungen mehr, als die Fülle praktischer Entscheidungen, die täglich im Hinblick auf die betroffenen Menschen und die gegebenen Sachzwängen eine neue und immer andere Einschätzung der Situation verlangen? Es sind Entscheidungsroutinen, die sich bewähren oder abnutzen, mitunter verschleißen, in der Praxis permanent geprüft werden, um schließlich neu- bzw. weiterentwickelt zu werden.

Fragestellung

Ärzte treffen permanent Entscheidungen, die sie in der Regel auch auf der Ebene ihrer Erfahrung begründen. Dabei entwickeln sie unbewusst und kontinuierlich das eigene und somit auch das kollektive Expertenwissen aller Zahnärzte, das leider noch kaum für Handlungsanweisungen im Rahmen der zahnärztlichen Evidenz genutzt wird. Die Kommunikation zwischen Wissenschaft und Praxis würde die Bedarfsplanung der Behandlung von Patienten verbessern und - genauso wichtig - zugleich die Arbeits- und Lebensbedingungen der nichtärztlichen und ärztlichen Praxismitarbeiter einbeziehen. Zudem wäre es möglich Berufsanfänger bereits während ihrer Ausbildung an einem kollektiven Expertenwissen teilhaben zu lassen, was sie besser auf die fallbezogene Praxisrealität vorbereiten würde. Das heute gültige Expertenwissen wird nicht nur in Deutschland immer noch fast ausschließlich von der Wissenschaft generiert, die es zu Regeln für das zahnärztliche Handeln transformiert, wobei eine reduktionistische Sicht auf die klinische Realität vorherrscht. Die wissenschaftlich abstrahierte Therapieregel beruht auf einer technischen Sichtweise, die operative Vorgänge im Focus hat. Gesellschaftlich anerkannte Empirie wird demnach nur an den Hochschulen erzeugt, obwohl das empirische Wissen der Praktiker eigentliche Grundlage der täglichen Versorgung in den Zahnarztpraxen darstellt. Dieses Wissen prägt die Versorgungsrealität. Psychologische, emotionale, soziale und gesellschaftspolitische Aspekte der Therapieentscheidung finden in den Regeln der zahnärztlichen Wissenschaft so gut wie keine Berücksichtigung. Deshalb wurden folgende Fragen für die Masterarbeit postuliert. *Wie treffen zahnärztliche Experten ihre Entscheidungen, sind es rein operativ biomedizinische Erwägungen, generiert aus dem deklarativen Wissen? Welchen Anteil haben Intuition, soziale, rationale, ökonomische und emotionale Überlegungen? Wie kann man diese Erkenntnisse für die Professionsentwicklung nutzen? Lässt sich anhand der Varianz eine Logik des Entscheidungsprozesses erkennen und sich daraus möglicherweise induktiv eine Hypothese ableiten, um die Abwägung zwischen Extraktion und Zahnerhaltung zu verstehen?*

Material und Methoden

Berufliche Expertenentscheidungen als Teil der „sozialen Wirklichkeit lassen sich als Ergebnis gemeinsam in sozialer Interaktion hergestellter Bedeutungen und Zusammenhänge der gemeinsam Handelnden verstehen" (Schütz & Luckmann 1984).

Um eine möglichst unbeeinflusste Datenerhebung zu gewährleisten, wurde das narrative Interview, explizit die Methode des lauten Denkens, als Erhebungsmethode für Daten der Expertenentscheidung ausgewählt. Denkprozesse werden von Ericsson et. al. (1993) als Sequenzen verschiedener Einzelprozesse beschrieben, deren Resultate das Produkt expliziter, situativer, kognitiver Prozesse sind. Die Schwierigkeit ist es, dieses ausgeprägte Expertenwissen zu identifizieren und zu beschreiben, weil es eben diesen unbewussten Charakter besitzt, so dass kompetente Personen häufig nicht in der Lage sind, ihr Handeln und die dazugehörenden Denkprozesse angemessen verbal zu beschreiben (Gruber 1999). Durch das freie Erzählen bei der Methode des „lauten Denkens" sollen sich subjektive Bedeutungsstrukturen herausbilden, die sich bei einem standardisierten Interview mit systematischer Abfragung so nicht erschließen lassen. Somit ist diese Methode eine Sonderform des nichtstandardisierten, narrativen Interviews. Der Proband soll seine Entscheidungsgründe in einem Monolog möglichst zeitnah zum Prozess verbalisieren und so einer Interpretation zugänglich machen. Dabei wurden bundesweit zehn Praxen mit vier Zahnärztinnen und sieben Zahnärzten aus unterschiedlichen Regionen ausgewählt, die über mindestens zehn Jahre Berufserfahrung verfügten. Es entstanden 103 Sprechprotokolle mit 103 auswertbaren Patientenfällen, bei denen insgesamt 248 Zähne extrahiert wurden. Diese Sprachprotokolle wurden transkribiert und standen in Schriftform der Auswertung zur Verfügung. Es erfolgte die Codierung und Kategorisierung der Daten, um das inhomogen vorliegende Material der Protokolle möglichst eindeutig den jeweiligen Kategorien zuweisen, sortieren und somit einer Auswertung und Interpretation erst zugänglich machen zu können.

Ergebnisse

Innerhalb der untersuchten Fälle war jede Extraktionsentscheidung logisch nachvollziehbar, wenn eine Begründung im Protokoll verbalisiert wurde. Ein universelles Schema für die Extraktionsentscheidung, dem man folgte um anschließend sicher zu urteilen, ließ sich allerdings nicht finden. Zudem gab es Grenzfälle, die eben nicht eindeutig einzuordnen waren und dem Zahnarzt ein oftmals schwieriges Urteil abforderten. Darüber hinaus, ließ sich erkennen, dass die verschiedenen Lebens- und Berufswelten der Teilnehmer in der Interaktion mit denen ihrer Patienten eine weitere Ebene der Entscheidungsfindung mit einer eigenen Logik bildeten.

Das Entscheidungsdilemma des Praktikers beschrieb Walther (1993) wie folgt. „Der zahnärztliche Experte greift bei einer Einzelfallentscheidung auf sein entscheidungstheoretisches Wissen zurück, das aus den wissenschaftlich aufgestellten Grundregeln und daraus abgeleiteten Methoden besteht. Dieses Wissen muss ihm aber im speziellen Fall nicht unbedingt nützen da diese Regeln robuste Normalentscheidungen darstellen und er eine Anpassung vornehmen muss, um den Nutzen seiner Entscheidung abschätzen zu können".

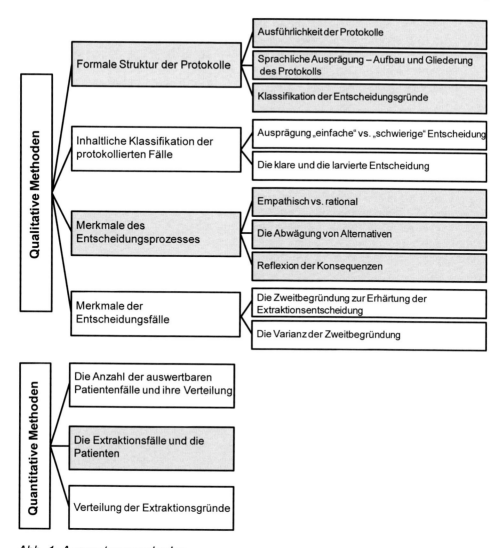

Abb. 1: Auswertungsmehoden

Sind es aber Anpassungen, die von der Lebenswelt des Patienten, den gesellschaftlichen und politischen Rahmenbedingungen und seiner persönlichen Lebenswelt abhängen, wird das Dilemma besonders groß, denn es gibt weder Regeln noch eine Evidenz, die diese wichtigen Faktoren berücksichtigen. Von entscheidungstheoretischer Seite werden diese Aspekte weder gewürdigt, noch fließen sie in die Regeln ein. Jede zahnärztliche Intervention muss sich in erster Linie am Nutzen für den Patienten messen lassen. Der Zahnarzt hat das Recht und die Pflicht, diesen Nutzen auch an anderen Kriterien zu messen, als lediglich an den biomedizinisch operativen. Die Schwierigkeit liegt dabei in der Tatsache, dass dies nicht in das erworbene Regelwissen passt und deshalb gewollt oder ungewollt nicht einfach vom Praktiker verbalisiert wird.

Durch die Daten aus der vorliegenden Untersuchung lässt sich vermuten, dass es tabuisierte Begründungen gibt, die zwar angewandt, aber nicht ausgesprochen werden. Will man die Logik der Zahnerhaltung oder besser die Logik der zahnärztlichen Entscheidung verstehen, muss man den vollständigen Prozess der Extraktionsentscheidung anhand des zahnärztlichen Denkprozesses sichtbar machen.

Persönliches Fazit

Während der Auswertung der transkribierten Sprachprotokolle wurde mir zwar deutlich, wie unterschiedlich die Entscheidungen getroffen wurden aber deren Rückwirkungen auf die Behandler spielten für mich zunächst keine vordergründige Rolle. Diese waren für mich lediglich ein nebensächlicher Aspekt. Das zeitintensive Aufarbeiten des Materials in dem gegebenen zeitlichen Rahmen neben dem Praxisalltag schliffen den Blick nur für die formellen und inhaltlichen Anteile, die speziell die Extraktionsentscheidung versus Zahnerhalt fokussierten, mit dem Ziel ein Ergebnis, eine möglichst valide Datenanalyse zu erzielen.

Also zurück zur Frage, *„Was ist persönlich für mich aus der Arbeit geworden?"*. Nachdem ich die Arbeit beendet hatte, verschwand sie ohne weitere Beachtung mit den Sprachdateien für lange Zeit im Regal. Der zeitintensive Praxisalltag bestimmte wieder den Tagesablauf.

Nach ungefähr zwei Jahren habe ich mir die Sprachprotokolle noch einmal angehört und meine Sichtweise war frei von der Pflicht eine Masterarbeit zu verfassen. Hierbei wurde mir noch deutlicher, wie sich die unterschiedlichen Persönlichkeiten auf das Verfahren des lauten Denkens einließen, wie schwer oder wie leicht es ihnen fiel, zu formulieren und zu verbalisieren. Die unterschiedlichen emotionalen Entscheidungsaspekte waren im vollen Spektrum vorhanden zwischen emotional-empathisch und rational-operativ. Mir wurde klar, dass eine Einteilung zwischen tatsächlich empathischer und rationaler Entscheidung nicht funktionieren kann, weil diese Merkmale nur oberflächlich betrachtet eindeutig sind. In der Regel werten wir eine zahnärztliche Entscheidung als empathisch, wenn sie offensichtlich mit einem deutlichen Maß an Mitgefühl für den Patienten verbunden ist. Wer beurteilt die Sorgen, Nöte, Zweifel und Ängste der Behandler im Rahmen des Entscheidungsprozesses? Muss dann eine scheinbar wenig empathische zahnärztliche Entscheidung zwangsläufig eine rein rationale sein?

Nach meiner Überzeugung kann eine zahnärztliche Entscheidung niemals emotionsfrei, rein rational, entstehen. Beim Anhören der Protokolle eröffneten sich mir einige neue Aspekte, welche sich mir aus den transkribierten Protokollen niemals erschlossen hätten. Ich würde mir wünschen, dass verbalisierende Werkzeuge, wie das des lauten Denkens als Kommunikationsform für die zahnärztliche Praxis breiter nutzbar gemacht würden, um als adäquates Verbalisierungsinstrument für die Zahnarztpraxen zu fungieren. Die Rahmenbedingungen der zahnärztlichen Berufsausübung, die daraus entstehenden Wirkungen auf alle Mitarbeiter zahnärztlicher Praxen, ihre Sorgen, Unzufriedenheit, aber auch ihre Freuden und andere wichtige Erkenntnisse würden so verfügbar gemacht. Das böte die Chance, sich von einer reinen Bedarfsplanung nach operativen, biomedizinischen und ökonomischen Vorgaben abzuwenden und zu einer Einschätzung der Versorgung zu gelangen, die alle Beteiligten - auch die zahnärztlichen und nichtzahnärztlichen Mitarbeiter in den

Praxen - berücksichtigt. Sprachprotokolle als Kommunikation und Verbalisierung wären eine Möglichkeit den Praxen eine Stimme zu geben. Deswegen sind sie eine Chance zum Austausch und für die daraus resultierende Vernetzung mit dem Ziel der Professionsentwicklung.

Diese Erkenntnisse waren durchaus ausschlaggebend für Änderungen in meiner Praxis mit einem deutlichen Fokus auf die Arbeitsbedingungen für alle Praxismitarbeiter. Die Kultivierung von Kommunikation und Verbalisierung führte zu einem offenen Umgang mit Problemen und einem Lernprozess, sowohl im Bereich der Innen- als auch der Außenbeziehungen der Praxis. Wenn die Entscheidungslogik die individuell oft schwer zu verbalisierenden Emotionen mitberücksichtigt, entstehen Handlungshilfen.

So konnte mir die Masterarbeit für die Extraktionsentscheidung zwar weder einen klinischen Pfad aufzeigen, noch eine eindeutige rationale Logik bestimmen, was auch nie von mir angenommen wurde. Sehr wohl konnte ich durch sie die Varianz und die Relevanz „emotionaler" Aspekte während Therapieentscheidungen von Zahnärzten erkennen. Diese „emotionale" Relevanz kann aus meiner Erfahrung durchaus auch auf andere Entscheidungsräume innerhalb der Praxis übertragen werden und adaptive Entscheidungshilfen mitprägen. Diese Möglichkeit haben wir uns als Praxisteam mittlerweile für unseren Alltag nutzbar gemacht.

Literatur

Ericsson, K. A. & Simon, H. A. (1993). Protocol Analysis: verbal reports as data. Cambridge (Mass) / London: MIT Press.

Gruber, H. (1999). Erfahrung als Grundlage kompetenten Handelns. Bern: Huber.

Schütz, A. & Luckmann, T. (1984). Strukturen der Lebenswelt. Bd. 1, Frankfurt a. M.: Suhrkamp.

Walther, W. (1993). Ärztliche Erfahrung - intuitive oder systematische Einschätzung ärztlichen Handelns. Saarländisches Ärzteblatt, 46, 276-280.

Faltenunterspritzung beim Zahnarzt mit Botox und Hyaluronsäure. Kritische Betrachtung in Gruppen mit unterschiedlicher Praxisbindung

Thomas Tkalcic

Die Faltenunterspritzung mit Botox und Hyaluronsäure ist – wie der Verfasser darstellt – eine Leistung am Rande des herkömmlichen Tätigkeitsspektrums der Zahnärzte und deswegen rechtlich und berufspolitisch nicht unumstritten. Andererseits hat Botox eine Indikation bei der craniomandibulären Dysfunktion, extraorale Injektionen gehören für Zwecke der Lokalanästhesie zum Leistungsspektrum des Faches und ästhetische Aspekte haben bei jedem Frontzahnersatz einen unabweisbaren Stellenwert. Wenn dann – wie in der Arbeit dargelegt – bei Injektionen für ästhetische Zwecke im oberen Gesichtsdrittel auch bei Zahnärzten eine Heilpraktiker-Lizenz für notwendig gehalten wird (obwohl eine gemeinsame Berufsausübung von Ärzten und Heilpraktikern berufsrechtlich untersagt, die Untersagung allerdings durch das VG Stuttgart (2004) angefochten wurde), erscheint es jedenfalls überfällig, die Praxis der „ästhetischen Zahnheilkunde" genauer zu untersuchen.

Bei der Studie kommt eine zweizeitige Patientenbefragung zum Einsatz. Fragestellung hierbei ist, ob ein vorbestehendes Arzt-Patienten-Verhältnis mit größerer Zufriedenheit der Patientinnen mit der Maßnahme verbunden ist - nicht nur wegen eines tieferen Vertrauens der Stammpatientinnen zum Arzt, sondern auch wegen ihrer gründlicheren Aufklärung über mögliche Behandlungsvarianten. Diese Hypothese wird bestätigt.

Hintergrund

Die Faltenbehandlung mittels Botulinumtoxin Typ A und Hyaluronsäure stellt eine ausgezeichnete Erweiterung des Spektrum der ästhetischen Medizin dar.

Material und Ergebnisse

Eine Patientenbefragung unter 61 Patientinnen einer Zahnarztpraxis, aufgeteilt in 2 Gruppen, Neupatienten und Stammpatienten, die sich erstmals mit Fillern und Botox behandeln ließen, zeigt unabhängig von der Gruppenzugehörigkeit eine sehr hohe Akzeptanz und Zufriedenheit der Patienten bei gleichzeitig geringer Nebenwirkungsrate. Grundsätzlich tendierten die Stammpatienten in ihren Antworten immer etwas positiver als die Neupatienten, speziell bei Fragen zum Vertrauensverhältnis zwischen Arzt und Patient und dem Grad der Aufklärung fühlten sich die Stammpatienten wesentlich wohler.

Von den 61 befragten Patientinnen wollten bis auf eine wieder zu einer Folgebehandlung kommen. Von den 32 Patientinnen der Gruppe der Stammpatientinnen wollen alle zu einer Folgebehandlung kommen. Von 29 Probanden der Neupatientengruppe wollen 28 wiederkommen, ein guter Wert, der bei Neupatienten zur zahnärztlichen Behandlung nicht erreicht wird.

Fazit

Die Positionierung als Anti-Aging-Praxis stellt ein Alleinstellungsmerkmal dar und führt zu einer Abgrenzung gegenüber dem Angebot anderer Praxen, ein Umstand der in der heutigen Zeit für das wirtschaftliche Überleben speziell einer Einzelpraxis wichtig ist. Sie lässt sich sehr gut in ein vorhandenes Praxiskonzept einbinden. Durch Faltenunterspritzung werden die Ergebnisse ästhetischer Zahnmedizin auf eine Weise ergänzt oder überhaupt erst möglich, wie dies ohne die Behandlung mit Botox oder Hyaluronsäure nicht möglich ist. Dies führt zu zufriedenen Patienten, die sich umfassend betreut fühlen und der Praxis über Jahre hinaus verbunden bleiben.

Wichtig in diesem Zusammenhang ist, dass die Zahnmedizin immer das Hauptbetätigungsfeld des Zahnarztes bleibt. Durch den Erwerb von Qualifikationen, die über die zahnmedizinische Tätigkeit hinausgehen, wird die Professionalität des so Ausgebildeten erhöht.

Masterarbeit revisited: Evaluation eines regel- und fallbasierten Entscheidungsunterstützungssystems zur Prognose von Pfeilerzähnen

Ulrich Pauls

Der Autor hatte sich in seiner Masterarbeit die schwierige Aufgabe gestellt, ein maschinelles Expertensystem einem praktischen Anwendungstest zu unterziehen. Es stellte sich heraus, dass es sich hierbei um eine sehr komplexe Fragestellung handelte, die einen hohen logistischen Aufwand und einen sehr kreativen Umgang mit der Handhabung der erforderlichen technischen Werkzeuge voraussetzte. Auch hinsichtlich der statistischen Auswertung musste der Verfasser einen eigenen Weg finden, um eine angemessene Methodik zur Ermittlung des Übereinstimmungsmaßes zwischen menschlichen Planern und Systemempfehlung zu realisieren. In seinem Beitrag beschreibt er seine Motivation und wie er die Probleme angegangen ist.

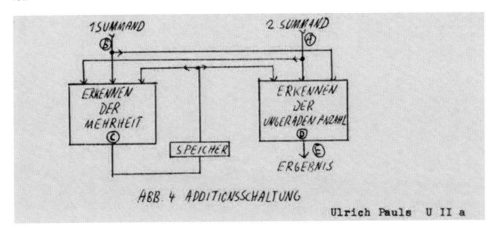

Mit Freude und Neugier nutze ich die Gelegenheit zu einem Rückblick auf die vor 10 Jahren erstellte Masterarbeit. Ich möchte diesen Rückblick aber sehr kurz halten und anschließend zusammenfassen, wie sich die Situation bezüglich der computerbasierter Entscheidungsunterstützungssysteme im Bereich der Zahnmedizin seither entwickelt hat.

Motivation

Der Autor dieser Zeilen hat schon sehr frühzeitig für das Thema Computer und Datenverarbeitung Interesse gezeigt (Pauls 1965); dies war nie ganz verschwunden und bekam mit der Einführung von programmierbaren Taschenrechnern (HP65 von Hewlett Packard® 1975) und bezahlbaren Personalcomputern (Commodore Amiga®!) in den 80er Jahren starken Auftrieb. Die Einführung von Visual Basic® durch Microsoft® 1991 führte zur Entwicklung von kleineren Hilfsprogrammen für die eigene Praxis, die versuchten, Lücken in den damaligen Praxisverwaltungsprogrammen zu schließen.

Zum Zeitpunkt der Themenwahl für die Masterarbeit hatte die Zahnärztliche Akademie in Karlsruhe unter der Federführung Professor Walthers in Zusammenarbeit mit dem Informatiker M. Kus (Universität Bremen) ein Entscheidungsunterstützungssystem (EUS) *Dentexpert* fertiggestellt, und eine Evaluation dieses Systems bot sich als Thema geradezu an.

Fragestellung

Dentexpert gibt Empfehlungen zur Auswahl von Pfeilerzähnen für Teleskop-/Konuskronenarbeiten. Das außerordentliche (damals, und wie sich zeigen wird, auch heute noch) an *Dentexpert* ist die Tatsache dass seine Empfehlungen zum Großteil fallbasiert sind, d.h. sie beruhen auf den Ergebnissen über Jahre dokumentierter echter Behandlungsfälle und sind damit evidenzbasiert.

Gefragt wurde danach, wie erfahrene Zahnärzte diese Empfehlungen beurteilen sowie ob und mit welcher Tendenz es ihre Therapieentscheidung beeinflusst. Zudem wurden die Zahnärzte danach gefragt, wie sie den Einsatz solcher Systeme prinzipiell beurteilen.

Daten

Zehn erfahrenen Zahnärzten wurden je sechs Fälle (Kiefer) zur Behandlungsplanung vorgelegt. Es handelte sich um echte Behandlungsfälle, zu denen Befunddaten und Röntgenbilder vorlagen. Jeder führte die Planung unabhängig für sich durch. Erst danach wurden die Planer mit den Empfehlungen des Systems *Dentexpert* konfrontiert. Daraufhin wurden die Behandlungspläne überarbeitet und die Änderungen (falls welche erfolgten) zahnbezogen erfasst und ausgewertet. Eine Befragung erfolgte schriftlich.

Ergebnisse

Unter Einschluss der Zähne, bei denen keine differierende Systemempfehlung vorlag, bewerteten die Planer die Systemempfehlungen in der Mehrheit als positiv oder zumindest erwägenswert. Bei den differierenden Systemempfehlungen überwog die Ablehnung durch die Planer.

Die im Ausmaß geringen Therapieplanänderungen wirkten sich vorwiegend in Richtung Zahnerhalt aus. Einmal von den Planern vorgeschlagene Pfeilerzähne wurden trotz negativer Systemprognose selten verworfen. Insgesamt zeigte sich dass die Planer fallabhängig und differenziert auf die Systemempfehlungen reagierten. Insgesamt waren die Planer in der Pfeilerprognose optimistischer als *Dentexpert*.

In der Befragung bewerteten die meisten Planer ein solches EUS als positiv, machten jedoch dessen Gebrauch von einer Integration in vorhandene Praxisverwaltungssysteme abhängig.

Im Schlusssatz stelle ich fest, dass die zukünftige Entwicklung solcher Systeme abhängig sei von einer ausreichenden Menge vergleichbarer Daten, für die eine Standardisierung der Datenerhebung Voraussetzung sei. „Gelänge eine solche Standardisierung, ließe die Weiterentwicklung eines Systems wie *Dentexpert* für die Zukunft eine größere Sicherheit in der Prognostik als *der* Grundlage jeglicher Therapieentscheidung erwarten."

Die Entwicklung in den vergangenen 10 Jahren

Zum Thema „Clinical decision support systems" findet PubMed für die vergangenen zehn Jahre 813 Reviews, filtert man für das Thema „dentistry", verbleiben 58 Reviews. Die Untersuchung der Abstracts zeigt, dass 18 Reviews sich tatsächlich mit EUS in der Zahnmedizin, teilweise in weitgefasstem Sinne, beschäftigen. Nicht alle in PubMed als Review bezeichneten Artikel erweisen sich als solche. Einige Übersichtsartikel verweisen auf interessantere Einzelbeschreibungen, die dann hier aufgeführt werden.

Einige Reviews beschäftigen sich mit dem Informationsbedürfnis der Zahnärzte als Grundlage für die Entwicklung von EUS oder computergestützten Patientenakten (EHR – Electronic Health Record), die ja für uns die „Datensammler" sind (Thyvalikakath et al. 2014, Song et al. 2010), andere untersuchen die Reaktion von Zahnärzten auf die Einführung von EUS, hier zur Einschätzung des Karies- und Parodontalrisikos (Mertz et al. 2015). Übersichtsartikel fragen nach den Ursachen, warum EUS nur wenig Einsatz finden (Reynolds et al. 2008, Khanna 2010). Eine Übersicht (Vikram & Karjodka 2009) beschreibt die grundsätzliche Entwicklung bei EUS und bezieht sich im Wesentlichen auf ältere Veröffentlichungen über EUS (vor 2007).

Newmann (2007) beschreibt die Informationen die dem Zahnarzt auf Wunsch schon am „point of care" zur Verfügung stehen, etwa Medikationstools auf einem PDA (heute wäre es wohl ein Smartphone), oder über spezielle Internetseiten auf dem Bildschirm. Allerdings handelt es sich da immer um nicht fallspezifische Informationen, die erst auf den Patienten individualisiert werden müssen. Andere Arbeiten (Davis 2008, Merijohn 2008) betonen, wie wichtig es wäre, evidenzbasiertes Wissen am „point of care" letztlich also möglichst am Behandlungsstuhl durch EUS zur Verfügung zu stellen. Letzterer Autor hatte schon vorher evidenzbasierte Entscheidungsmuster bei der Beurteilung mukogingivaler Pathologien vorgestellt, die allerdings nicht computerbasiert sind, aber durchaus als Vorlage für entsprechende Algorithmen dienen könnten (Merijohn 2007).

Einige konkrete Umsetzungen von EUS wurden beschrieben: Bild- bzw. bildverarbeitungsbasierte wie ein System zur Implantatplanung (Galanis et al. 2007), oder ein System zur Karieserkennung aus intraoralen Bildern (Belle et al. 2013). Eine wohl nur in einem integrierten Versorgungssystem mögliche Variante ist die Warnung des Zahnarztes vor einem Patienten mit medizinisch komplexen Hintergrund, der aus seinem allgemeinärztlichen EHR abgeleitet wird (alle Daten laufen beim Healthcare-Provider zusammen) (Fricton et al. 2011). Es fanden sich weitere EUS: Ein auf Expertenmeinung basiertes System zur Entscheidung, ob Ex/nonEx Therapie in der Kieferorthopädie, ein anders EUS zur Unterstützung der Behandlung der Tabakabhängigkeit (Montini et al. 2013). Immerhin drei Systeme nutzen eine

Fallbasis oder zumindest Ergebnisses fallbasierter Untersuchungen, um unter Nutzung des Bayes'schen Theorems zum einen oralpathologische Diagnostik einzuüben (Borra et al. 2007), zum anderen die Erfolgswahrscheinlichkeit endodontischer Behandlungen vorherzusagen (Suebnukarn et al. 2008) oder ein Behandlungskonzept für teilbezahnte Patienten zu entwickeln.

Wenn auch diese Übersicht unvollständig sein muss, zeigt sie doch, dass ein wesentlicher Durchbruch bei der Entwicklung von EUS nicht stattgefunden hat, obwohl viele Autoren von deren Nutzen, gerade hinsichtlich der Einführung evidenzbasierter Behandlungsprinzipien, überzeug sind. Eine Entwicklung die die schon in *Dentexpert* verwirklichten Prinzipien auf ein höheres Niveau führt, ist nicht festzustellen.

Grund mag die fehlende Standardisierung der Datenerhebung sei, so dass konsistente Datenbasen, wie sie bei der Entwicklung von *Dentexpert* in der Karlsruher Akademie vorlagen, kaum vorhanden sind. Ich habe mich nach Erstellung der oben beschriebenen Masterarbeit intensiv mit dem Thema der sogenannten Ontologien beschäftigt, Systemen zur Beschreibung der Realität, die für den Menschen verständlich, aber auch computerlesbar sind und nicht nur Begriffe definieren, sondern auch die Beziehungen der Begriffe untereinander darstellen . Eine solche Ontologie für den Bereich der Zahnmedizin könnte ein Gerüst oder eine Schablone für die konsistente Erfassung von Patientendaten sein, wie es in anderen biomedizinischen Bereichen oder auch in geographischen Systemen (Navigationssoftware!) schon üblich ist. Den Stand der Dinge zum damaligen Zeitpunkt habe ich festgehalten (Pauls 2008). Einer zahnmedizinischen Ontologie am nächsten kommt das in diesem Text auch beschrieben SNODENT (Systematic Nomenclatur of dentistry), was von der ADA entwickelt wurde und von ihr auch lizenziert wird (American Dental Association 2016). SNODENT ist inzwischen ein Teil von SNOMED CT welches wiederum der International Health Terminology Standards Development Organisation (IHTSDO) gehört. Da Deutschland kein IHTSDO-Mitgliedsstaat ist, ist der Zugang aufwendig. SNODENT, das schon seit den 90er Jahren entwickelt wurde und nie größere Verbreitung fand, wies 2008 noch zahlreiche Mängel auf. Inzwischen ist wohl eine Überarbeitung erfolgt, Evaluationsliteratur konnte jedoch nicht gefunden werden. Wegen der wohl fehlenden Praktikabilität von SNODENT und dem andererseits dringenden Bedarf an einer strukturierten Terminologie zur Beschreibung zahnmedizinischer Diagnosen wurde ab 2008 an der Harvard School of Dental Medicine (HSDM) unter der Federführung von Elsbeth Kalenderian eine neue Terminologie namens EZ-Codes entwickelt (Kalenderian et al. 2011). Diese Terminologie wird inzwischen an 17 amerikanischen Universitäten zur Beschreibung dentaler Diagnosen genutzt und die Studenten werden darin geschult. EZ-Codes, das inzwischen unter den Namen Dental Diagnostic System (DDS) lizenziert und vertrieben wird (Dental Diagnostic system PMIC, 2016). EZ-Codes wurde auf leichte Bedienbarkeit hin entwickelt und erfährt regelmäßige Updates, zu denen die User Hinweise geben können. Eine Evaluation der EZ-Codes findet sich bei (Tokede et al. 2013).Eine anregende Diskussion zum Thema SNODENT und EZ-Codes findet sich im Dental Informatics Blog nach einem Beitrag von Titus Schleyer (2012).

Im Bereich der deutschsprachigen Zahnmedizin sind mir übrigens keine Aktivitäten hinsichtlich zahnärztlicher Terminologien / Ontologien bekannt geworden, sieht man einmal von dem die Zahnmedizin betreffenden Teil der deutschsprachigen

ICD10/11 ab, welche aber mangels Umfang und fehlender Hierarchisierung und Granularität zur Beschreibung zahnärztlicher Diagnosen unzureichend ist.

Zum Zeitpunkt der Erstellung meiner Masterarbeit gab es erste Smartphones, das IPhone® kam erst 2008. Im Jahr 2014 wurden weltweit 1,4 Milliarden Smartphones verkauft. Betrachtet man diese Entwicklung im Bereich der Informationstechnologie, die stark genug war, das soziale Miteinander, zumindest in der jüngeren Generation substanziell zu verändern, muss man sich doch wundern, dass die Zahnmedizin an den Fortschritten der Informationstechnologie praktisch nicht partizipiert hat. Allein bei der Digitalisierung von Prozessen durch aufwendige Geräte, an deren Verkauf verdient werden kann, sind Fortschritte sichtbar. Es muss möglicherweise einer jüngeren (digital natives) Generation von zahnmedizinischen Forschern vorbehalten bleiben, hier Fortschritte zu erzielen. Die deutschsprachige Zahnmedizin, wenn sie bezüglich des Themas Ontologien / Terminologien schon nicht innovativ ist, sollte zumindest versuchen, den Anschluss nicht zu verpassen. Dies könnte beispielsweise dadurch geschehen, dass für eine Übersetzung der oben angesprochenen Terminologien gesorgt wird.

Persönliches Fazit

Die Beschäftigung mit dem Thema Entscheidungsunterstützungssysteme und die zunehmende Beschäftigung mit dem Thema Alterszahnheilkunde führten in der Synthese zur Entwicklung eines Informationssystems „MIZ-Medikamenten-Info für Zahnärzte" (MIZ 2016), welches Zahnärzten die wichtigsten Informationen zur Beurteilung von Medikationsplänen bezüglich zahnärztlich relevanter Unerwünschte Arzneimittelwirkungen und Interaktionen(vulgo Neben- und Wechselwirkungen) zur Verfügung stellt. MIZ kann, wie in oben genannten Artikeln gefordert, Informationen am „point of care" zur Verfügung stellen. Ich habe MIZ als Informationssystem und nicht als Entscheidungsunterstützungssystem bezeichnet. Dies deshalb, weil MIZ noch keine durch Algorithmen gefundene Therapieempfehlungen gibt, sondern nur eine nach zahnmedizinischen Kriterien gefilterte Datenbank zur Verfügung stellt und die Daten vor allem übersichtlich patientenbezogen zusammenstellt. Der Zahnarzt trifft seine Entscheidung selbst, spart aber viel Zeit bei der Recherche der Daten. Die Weiterentwicklung von MIZ und seiner Datenbank beansprucht inzwischen einen großen Teil meiner Arbeitszeit, so dass die Beschäftigung mit Ontologien und Terminologien zurückstecken musste. Ich musste ich bei der Verfassung dieses Artikels aber feststellen, dass das Thema nach wie vor brandaktuell und interessant ist und einer Bearbeitung bedarf.

Literatur

American Dental Association (2016). SNODENT. Online: http://www.ada.org/en/member-center/member-benefits/practice-resources/dental-informatics/snodent [letzter Zugriff: 13.05.2016]

Belle, A., Kon, M. A. & Najarian, K. (2013). Biomedical informatics for computer-aided decision support systems: a survey. ScientificWorldJournal, 2013, 769639.

Borra, R. C., Andrade P. M., Correa, L. & Novelli, M.D. (2007). Development of an open case-based decision-support system for diagnosis in oral pathology. Eur J Dent Educ, 11 (2), 87-92.

Davis, N. (2008). Learning at the point of care using evidence-based practice resources and clinical decision support. J Evid Based Dent Pract, 8 (3), 181-185. .

Dental Diagnostic system PMIC (2016). pmiconline. Online verfügbar unter: www.pmiconline.stores.yahoo.net (Stand: 13.05.2016)

Fricton , J., Rindal, D. B., Rush, W., Flottemesch, T., Vazquez, G. Thoele, M. J., Durand, E., Enstad, C. & Rhodus, N. (2011). The effect of electronic health records on the use of clinical care guidelines for patients with medically complex conditions. J Am Dent Assoc, 142 (10), 1133-1142.

Galanis, C. C., Sfantsikopoulos, M. M., Koidis, P.T., Kafantaris, N. M. & Mpikos, P. G. (2007). Computer methods for automating preoperative dental implant planning: implant. Comput Methods Programs Biomed, 86 (1), 30-8.

Kalenderian, E., Ramoni, R. L. & White, J. M. (2011). The Development of a Dental Diagnostic Terminology. J Dent Educ, 75 (1), 68–76.

Khanna S. (2010). Artificial intelligence: contemporary applications and future compass. Int Dent J, 60 (4), 269-272.

Merijohn, G. (2007). The evidence-based clinical decision support guide: mucogingival/esthetics making clinical decisions in the absence of strong evidence. J Evid Based Dent Pract, 7 (3), 93-101.

Merijohn, G. (2008). The practicing clinician's perspective: using the EBD approach and CDS tools in private practice. J Evid Based Dent Pract, 8 (3):203-205.

Mertz, E., Bolarinwa, O., Wides, C., Gregorich, S., Simmons, K., Vaderhobli, R. & White, J. (2015). Provider Attitudes Toward the Implementation of Clinical Decision Support Tools. J Evid Based Dent Pract, 15 (4), 152-63.

MIZ (2016). MIZ. Online: www.mizdental.de [letzter Zugriff: 13.05.2016]

Montini, T., Schenkel, A.B. & Shelley, D. R. (2013). Feasibility of a computerized clinical decision support system for treating tobacco use in dental clinics. J Dent Educ, 77 (4), 458-462.

Newmann, G. (2007). Clinical decision support complements evidence-based decision making in dental practice. J Evid Based Dent Pract, 7 (1):1-5.

Tokede, O., White, J. M., Stark, P. C. et al. (2013). Assesing the use of a standadized dental diagnostic terminology. J Dent Educ, 77 (1), 24-36.

Pauls, U. (1965). Der Elektronenrechner. Der Humboldtschüler Schülerzeitschrift des Humboldt-gymnasiums Solingen.

Pauls, U. (2008). Ontologien und Zahnheilkunde. Online: www.mizdental.de/Extra#Onto [letzter Zugriff:13.05.2016]

Reynolds , P., Harper, J. & Dunne, S. (2008). Better informed in clinical practice - a brief overview of dental informatics. Br Dent J, 204 (6), 313-317.

Schleyer, T. (2012). Dental Informatics Online Community. Online: www.dentalinformatics.org/blog/?p=361 [letzter Zugriff 13.05.2016]

Song, M., Spallek, H., Polk, D., Schleyer, T. & Wali, T. (2010). How information systems should support the information needs of general dentists in clinical settings: suggestions from a qualitative study. BMC Med Inform Decis Mak, 10, 7.

Suebnukarn , S., Rungcharoenporn, N. & Sangsuratham, S (2008). A Bayesian decision support model for assessment of endodontic treatment outcome. Oral Surg Oral Med Oral Pathol Oral Radiol Endod, 106(3), 48-58. .

Thyvalikakath, T., Dziabiak, M. P., Johnson, R. et al. (2014). Advancing cognitive engineering methods to support user interface design for. Int J Med Inform, 83 (4),292-302.

Tokede, O., White, J.M., Stark, P.C., Vaderhobli, R., Walji, M.F., Ramoni, R., Schoonheim-Klein, M., Kimmes, N., Tavares, A. & Kalenderian, E. (2013). Assesing the use of a standadized dental diagnostic terminology. J Dent Educ, 77 (1), 24-36.

Vikram, K. & Karjodka, F. (2009). Decision support systems in dental decision making: an introduction. J Evid Based Dent Pract, 9 (2), 73-76.

Die Organisation des endodontischen Instrumentariums in der Poliklinik

Andreas Bartols

Der zahnärztlich-endodontische Eingriff erfordert eine Vielzahl aufeinander abgestimmter Arbeitsmittel. Er stellt deswegen ganz besonders hohe Anforderungen an die Organisation der Instrumente. Eine Grundanforderung an jedwede Organisation von klinischen Instrumenten ist, dass sie einen unterbrechungsfreien Arbeitsvorgang gewähren muss, da jede Störung auf Grund von fehlenden Instrumenten Zeit kostet und das Arbeitsergebnis gefährdet.

In dieser Studie wurden zwei Instrumentensets im klinischen Einsatz verglichen. Hierbei wurde jeder Arbeitsvorgang an Hand eines Fragebogens dokumentiert, der 6 Merkmale des Eingriffs festhielt und zwar insbesondere Unterbrechungen des Arbeitsablaufs.

Die Studie präsentiert einen Vorher-Nachher Vergleich, wobei das alte Instrumentenset mit einem neuen verglichen wird. Das neue Set führt zu einer wesentlich flüssigeren Arbeitsweise, die Unterbrechungen nur noch in Ausnahmefällen erfährt.

Hintergrund

Die Anzahl endodontischer Instrumente zur Aufbereitung von Wurzelkanälen nimmt zu. Die Organisation dieses Instrumentariums wird zusätzlich dadurch erschwert, dass NiTi-Instrumente nicht unnötig oft sterilisiert werden sollten. Um endodontische Behandlungen unterbrechungsfrei durchführen zu können sollte ein Instrumentensystem entwickelt werden, das alle dafür notwendigen Instrumente enthält.

Methode

Für die Entwicklung eines geeigneten Instrumentenmagazins, das alle endodontischen Instrumente für eine unterbrechungsfreie Aufbereitung von Wurzelkanälen enthalten sollte, wurde zunächst die Literatur gesichtet, um festzustellen, welche Wurzelkanalmorphologien am häufigsten vorkommen. Daraus wurde deduktiv ein Instrumentenmagazin für Frontzähne und Prämolaren und ein Magazin für Prämolaren und Molaren entwickelt. Anschließend wurde der Ist-Zustand der endodontischen Behandlung mit den bisher vorhandenen Instrumentenmagazinen in der Poliklinik der Akademie für Zahnärztliche Fortbildung Karlsruhe unter Praxisbedingungen mit Hilfe eines Fragebogens evaluiert und anschließend die neuen Instrumentenmagazine eingeführt. In der zweiten Phase wurde mittels Fragebogen erneut die endodontische Behandlung evaluiert. Es waren sechs Zahnärzte an der Untersuchung beteiligt.

Ergebnis

Bei Einsatz der alten Instrumentenmagazine wurde in ca. 49% der Fälle die Behandlung unterbrochen. Mit den neuen Magazinen war dies signifikant (p<0,001) seltener der Fall (ca. 13%). Bei der Behandlung mit den neuen Instrumentenmagazinen kam es signifikant (p<0,001) seltener zu Störungen des Ablaufs. Ferner war es signifikant seltener erforderlich den Behandlungsraum zu verlassen um ein fehlendes Instrument zu beschaffen (p=0,005). Unterbrechungen der Behandlung wurden bei alten und neuen Instrumentenmagazinen gleichermaßen als störend empfunden. Es mussten mit den neuen Instrumentensets signifikant (p=0,011) seltener neue Magazine wegen falsch geschätzter Arbeitslänge angebrochen werden. Mit den neuen Instrumentensets konnten potenziell alle Behandlungsfälle der Poliklinik im Untersuchungszeitraum gelöst werden, wenn sie vollständig bestückt waren.

Diskussion

Da die Instrumentenmagazine unter klinischen Bedingungen getestet wurden, kann von einem praxisrelevanten Ergebnis ausgegangen werden. Die Aufteilung in zwei Instrumentenmagazine hat sich bisher als praktikabel erwiesen. Die Adaptation der Behandler an die neuen Instrumentenmagazine verlief problemlos. Die Instrumentenmagazine sollten darauf überprüft werde, ob eine weitere Reduktion der Instrumente möglich ist. Dadurch kann eine weitere kontinuierliche Anpassung des Systems an die Praxisbedingungen erfolgen.

Einführung von maschinellen Verfahren der Wurzelkanalaufbereitung in der zahnärztlichen Praxis

Volker Wulfes

Die Abwendung von einer vertrauten Aufbereitungstechnologie und deren Ersatz durch eine scheinbar vorteilhaftere, alternative Technik, vollzieht sich vor dem Hintergrund bestehender Erfahrungen und Präferenzen. Auf der Basis von drei narrativen Interviews hat der Autor den hierbei ablaufenden äußerst komplexen Entscheidungsprozess untersucht.

Hintergrund

Überlegungen in Bezug auf Wirtschaftlichkeit und Praxisführung im Bereich der Wurzelbehandlungen haben mich zu der Frage geführt, wie eigentlich Zahnärzte/Innen in ihrer Praxis unter den gegebenen Rahmenbedingungen vorgehen, um eine neue Technik mit neuen Geräten und einer deutlich veränderten Vorgehensweise einzuführen.

Wurzelkanalbehandlungen sind komplizierte, zeitaufwendige Eingriffe, die in der täglichen Praxis in hoher Frequenz, häufig auch ungeplant, durchgeführt werden. Daher besteht von jeher das Bedürfnis, den Zeitbedarf des Eingriffs zu verkürzen und den Arbeitsvorgang zu vereinfachen. Durch neu entwickelte Materialien, Geräte und Techniken stehen seit Beginn der 90er Jahre Systeme zur Verfügung, die in der Lage sind, eine Beschleunigung und Erleichterung der Aufbereitung von Wurzelkanälen zu ermöglichen. Abgesehen vom Nachweis der klinischen Eignung dieser neuen Systeme stellt sich die Frage, wie es gelingen kann, eines dieser Systeme in eine zahnärztliche Allgemeinpraxis einzuführen und dabei nach Möglichkeit Komplikationen zu vermeiden. Dazu werden in drei Praxen, deren Inhaber/innen Mitglieder des Goslarer Qualitätszirkels sind, Daten erhoben. Das besondere Interesse von Zahnärzten an der Endodontologie, kann neben dem großen Angebot an Materialien, Werkzeugen, Geräten und Fortbildungen, auf dem deutschen und internationalen Markt, auch daran abgelesen werden, dass sich der Goslarer Qualitätszirkel, in seinem eineinhalb jährigen Bestehen, im Rahmen von zwei regulären Treffen und in einer separat organisierten Tagesfortbildung über rotierende Aufbereitung mit Nikkeltitaninstrumenten, bei sehr hoher Teilnehmerquote, mit Endodontologie beschäftigt hat.

Dies dokumentiert das große Interesse der Kollegen an verschiedenen Aspekten der Endodontologie, da die Mitglieder über das Programm der Treffen selbst abstimmen.

Bei einer Spontanumfrage, in einer Sitzung des Goslarer Qualitätszirkels zum Thema maschinelle Wurzelkanalbehandlung, gaben drei von 12 Teilnehmern an, in ihrer Praxis maschinelle Aufbereitung einzusetzen. Im Gegensatz dazu ergab dieselbe Umfrage, unter Teilnehmern des Masterstudienganges (Master-Arbeitsgruppe Dick & Marotzki), dass alle Teilnehmer mit maschineller Aufbereitung arbeiten. Interessant wäre festzustellen, ob sich aus den erhobenen Daten Hinweise für die Ursachen dieser Diskrepanz ergeben.

Material und Methode

Die Erhebung der Daten erfolgt mit Hilfe von narrativen Interviews, von drei Mitgliedern des Goslarer Qualitätszirkels, dessen Moderator der Autor dieser Arbeit ist. Im Rahmen von zwei Qualitätszirkelsitzungen wurde das Thema der Masterarbeit vorgestellt und um freiwillige Teilnahme gebeten. Drei Kollegen stellten sich für ein Interview zur Verfügung. Die Interviewpartner befinden sich in unterschiedlichen Stadien der Einführung von maschineller Aufbereitung. Aufgrund der notwendigen Anonymität, wird auf das Geschlecht der Interviewpartner/innen im Folgenden nicht eingegangen und zur Vereinfachung die männliche Form gewählt.

Interviewpartner eins (L.) hat in den 80iger Jahren Erfahrungen mit einem Endo-Winkelstück der Firma Kaltenbach und Voigt (Biberach), mit Stahlfeilen der Firma Micro Mega gemacht, jedoch diese Aufbereitungsmethode nach etwa zwei Jahren wieder verlassen. Zurzeit arbeitet L. ausschließlich mit Handaufbereitung. Nickeltitaninstrumente sind für L. nur *interessehalber* von Bedeutung.

Interviewpartner zwei (H.) hat in den 90iger Jahren Erfahrungen mit einem Endo-Winkelstück der Firma Siemens mit Stahlfeilen gemacht, hat jedoch ebenfalls, nach einiger Zeit, diese Aufbereitungsmethode wieder verlassen. Nach intensiver Fortbildung und Information durch Fachzeitungen, Vertreter und auf Messen hat dieser Interviewpartner erste Erfahrungen mit einem System von Nickeltitanfeilen am Patienten gemacht.

Interviewpartner drei (S.) hat bisher keine praktischen Erfahrung mit maschineller Wurzelkanalaufbereitung, sei es mit Stahlfeilen oder mit Nickeltitanfeilen. Aus Zeitschriftenartikeln, durch einige Vertreterbesuche und durch den Besuch kleinerer Messen hat er bereits einige Informationen zu Thema Nickeltitaninstrumente gesammelt, konnte sich aber noch nicht für ein bestimmtes System entscheiden.

Der Interviewer und die Interviewpartner sind in derselben Stadt als Zahnärzte in Einzelpraxis (3) bzw. Doppelpraxis (1) niedergelassen, so dass zumindest theoretisch eine berufliche Konkurrenzsituation angenommen werden muss, die die Interviews beeinflusst haben könnte.

Als Datengrundlage dieser Arbeit dienen drei narrative Interviews, die in der Zeit vom 1. bis 15. März 2006 vom Autor dieser Arbeit mit den drei oben charakterisierten niedergelassenen Kollegen durchgeführt wurden. Die Interviews fanden jeweils in den Praxen der Interviewpartner statt, im Wartezimmer(Interview 1) bzw. im Büro der entsprechenden Praxis (Interview 2 und 3). Das kürzeste Interview (mit L.) dauerte ca. 25 min, inklusive Vor-und Nachbesprechung, das längste (mit H.) dauerte ca. 60 min. Jedes Interview wurde durch ein Vorgespräch eingeleitet, bei dem der Zweck dieser Arbeit grob umrissen, die Art der Datenerhebung mit Hilfe von narrativen Interviews erklärt, Anonymität zugesichert und der Mitschnitt durch ein Diktiergerät erklärt und autorisiert wurde.

Mit Hilfe der Interviews sollen die Erfahrungen, die die Interviewten in Bezug auf die maschinelle Aufbereitung gemacht haben, nachgezeichnet werden. Wie Hermanns (1995) in diesem Zusammenhang hervorhebt, wird der Informant im narrativen Interview gebeten, die Geschichte eines Gegenstandsbereiches, an der der Interviewte teilgenommen hat, in einer Stehgreiferzählung, darzustellen. Aufgabe des Interviewers ist es nach Hermanns, den Informanten dazu zu bewegen, die Geschichte des in Frage stehenden Gegenstandsbereichs, als eine zusammenhängende Geschichte aller relevanten Ereignisse von Anfang bis Ende zu erzählen (Hermanns 1995, S. 183)

Nach Flick besteht das narrative Interview aus einer dem Thema der Untersuchung entsprechenden Eingangsfrage (Erzählaufforderung), die die Haupterzählung des Interviewten stimulieren soll. Daran schließt sich der narrative Nachfrageteil an, in dem zuvor nicht ausgeführte Erzählansätze vervollständigt werden können, den Abschluss bildet die Bilanzierungsphase (Flick 2004, S. 147 f.). Dabei sei es von zentraler Bedeutung für die Qualität der Daten, dass die Erzählung nicht durch Fragen, direktive oder bewertende Interventionen behindert wird. Durch begleitende „Hms" soll der Interviewer als Zuhörer signalisieren, dass er sich in die erzählte Geschichte und die Perspektive des Erzählers hineinversetzt und sie zu verstehen versucht (Flick 2004, S. 149). Das Ende der Geschichte wird nach Riemann durch eine „Koda" signalisiert, z.B. „das wars eigentlich", „das wär so der heutige Stand" (Riemann 1987, S. 47), oder nach Hermanns „Tja das war`s so im großen und ganzen. Ich hoffe, sie konnten was damit anfangen".

Ergebnisse

Die Einführung eines neuen Verfahrens der Wurzelkanalaufbereitung in die zahnärztliche Praxis ist mit großem Informationsbedarf, Zeitaufwand und auch mit Risiken verbunden. Zudem stellt sich die Frage, ob dieser klinische Arbeitsschritt mit einem neuen Verfahren schneller, einfacher und zudem sicher durchgeführt werden kann.

Drei Zahnärzte und Zahnärztinnen, Mitglieder des Goslarer Qualitätszirkels wurden mit Hilfe von narrativen Interviews zu ihren Erfahrungen und Befürchtungen in Bezug auf die maschinelle Wurzelkanal-Aufbereitung und ihre Einführung in die zahnärztliche Allgemeinpraxis befragt. Es gelang nicht, Interviews mit längeren narrativen Passagen zu generieren, dennoch ließen sich Erfahrungen, Erwartungen, Informationsquellen und Befürchtungen in der Auswertung der Interviews herausarbeiten. Die Erfahrungshorizonte der Interviewpartner waren dabei sehr unterschiedlich. Ziel dieser Arbeit sollte es sein, die für Zahnärzte wichtigen Kriterien bei der Einführung der Wurzelkanalbehandlung mit rotierenden Nickeltitaninstrumenten darzustellen. Für die interviewten Zahnärzte spielen dabei eine Arbeitserleichterung für die Hände, Kontrolle über den Behandlungsablauf und die Angst vor Instrumentenfraktur eine große Rolle. Bei der Informationsbeschaffung spielen Fachliteratur, Messebesuche, Kollegenrat, Qualitätszirkel, Vertreterbesuche und Fortbildung unterschiedlich gewichtete Rollen. Die Entscheidung zur Einführung eines neuen Systems und die Entscheidung für ein bestimmtes System unterliegen dabei nicht eindeutig fassbaren Kriterien. Zudem verläuft der Entscheidungsprozess keinesfalls linear sondern abwägend, Kriterien verwerfend und wieder aufnehmend. Es kommt dabei nicht zu endgültigen Entscheidungen, sondern eher zu provisorischen, wiederrufbaren. Erst tastendes Ausprobieren, das Erfahren des sinnlichen und haptischen Eindrucks machen eine definitive Entscheidung möglich, die aber im Verlauf weiterer klinischer Erfahrung durchaus wieder revidiert werden kann. Wichtiger als wissenschaftliche Daten sind eigene mit dem neuen System gemachte Erfahrungen, Gefühl, Sicherheit und persönliche Vorlieben des Zahnarztes.

Fazit

Die Ergebnisse der Arbeit haben mir noch einmal deutlich gemacht, dass es in der Zahnmedizin eben nicht nur um Wissenschaftlichkeit, Rationalität und Wirtschaftlichkeit geht, sondern eben auch um Gefühl, Haptik und persönliche Vorlieben. Ferner könnte die Auswahl der Fortbildungen eine Rolle zu spielen, da die Teilnehmer des Masterstudiums alle den Endo-Kurs bei Prof. Thronstadt in Karlsruhe mitgemacht hatten und im QZ Goslar außer mir keiner.

Literatur

Flick, U. (2004). Qualitative Sozialforschung. Eine Einführung. Reinbek bei Hamburg: Rowohlt.

Hermanns, H. (1995). Narratives Interview. In U. Flick, E. v. Kardorff, H. Keupp, L. v. Rosenstiel & S. Wolff (Hrsg.), Handbuch qualitative Sozialforschung: Grundlagen, Konzepte, Methoden und Anwendungen. 2. Aufl.(S. 182-185). Weinheim: Psychologie Verlags Union.

Riemann, G. (1987). Das Fremdwerden der eigenen Biographie. Narrative Interviews mit psychiatrischen Patienten. München: Fink.

Einflussfaktoren für das Überleben wurzelbehandelter Zähne: Ein Practice-Based-Research-Ansatz

Rolf Winnen

Zerstörte Zähne, deren Markorgan nicht erhalten werden kann, stellen den Zahnarzt oft vor erhebliche Entscheidungsprobleme. Im klinischen Alltag muss er sich auf seine Erfahrung verlassen, wenn zwischen Extraktion und Zahnerhaltung zu entscheiden ist. Die zahnärztliche Wissenschaft stellt mangels validierter Daten kaum Entscheidungshilfen zur Verfügung. Daten wären sehr wohl zu gewinnen, wenn die Behandlungsverläufe, die im Rahmen der zahnärztlichen Routine dokumentiert werden, einer systematischen wissenschaftlichen Auswertung zugänglich gemacht werden könnten. Diese Studie hat das Ziel, eine solche Nutzung exemplarisch zu entwickeln.

Hintergrund

In unserem Qualitätszirkel führen wir seit Jahren Untersuchungen zu klinischen Fragestellungen durch. Dabei wurde eine Methode zur automatisierten Datenerhebung entwickelt. Sie ermöglicht die Überführung von Befund- und Behandlungsdaten in statistisch auswertbare Excel-Tabellen. Diese Methode wollte ich für einen practice based research Ansatz nutzen. In unserer Praxis hatte sich Endodontie in den letzten 15 Jahren zu einem Behandlungsschwerpunkt entwickelt. Im Rahmen der Masterarbeit sollte die Überlebenswahrscheinlichkeit der von uns durchgeführten Wurzelbehandlungen nachuntersucht werden. Relevante Einflussfaktoren sollten bestimmt werden.

Aus den letzten 80 Jahren gibt es über 60 Studien über die Erfolgswahrscheinlichkeit primärer endodontischer Behandlungen. Jedoch weisen nur 10-15 dieser Studien Evidenzgrad 2 auf. In diesen Untersuchungen wird die Erfolgswahrscheinlichkeit initialer, endodontischer Behandlungen zwischen ca. 75 und 90 % angegeben. Die Beobachtungszeit ist mit 1-10 Jahren sehr unterschiedlich (Friedman et al. 2003). Die Frage nach möglichen Einflussfaktoren wird in der Regel nur auf der Zahnebene gestellt. In der Regel wird dabei der klinische Pfad betrachtet. Faktoren auf Patienten- oder Gebissebene werden prospektiv nur von wenigen Autoren betrachtet (Caplan et al. 2002, Kramer 2006, Ng et al. 2011).

Ein Zahn mit irreversibler Schädigung der Pulpa stellt den Behandler in der Praxis regelmäßig vor eine Entscheidung. Er kann den Zahn endodontisch behandeln oder entfernen und die Lücke prothetisch versorgen (Pjetursson et al. 2007). Unter dem Leitbild der evidence based practice sollte sich diese Entscheidung auf wissenschaftliche Daten stützen. Diese stammen in der Regel aus dem universitären Umfeld. Deshalb wollten wir prüfen, ob sich die Daten aus der wissenschaftlichen Literatur zur Erfolgswahrscheinlichkeit endodontischer Behandlung auf eine zahnärztliche Praxis übertragen lassen. Außerdem sollten Einflussfaktoren identifiziert werden, die die Überlebenswahrscheinlichkeit beeinflussen.

Material und Methode

Für die Studie wurden Befund- und Behandlungsdaten von 1542 Zähnen ausgewertet. Die Wurzelbehandlung und die Restauration erfolgte durch einen Zahnarzt. Die maximale Beobachtungszeit betrug 12,5 Jahre und endete im Dezember 2011. Die Daten wurden mit einem dafür entwickelten Softwaretool aus der elektronischen Datenbank der Praxisverwaltungssoftware extrahiert. Der verwendete klinische Pfad für Wurzelbehandlung und Restaurationen wurde beschrieben. Bezüglich relevanter Faktoren wurden Hypothesen aufgestellt.

Ergebnisse

In der Kaplan-Meyer Schätzung betrug die Zehnjahresüberlebenswahrscheinlichkeit 81,1 % (Standardabweichung 0,027). Sie war nach 12,29 Jahren unverändert. Die jährliche Verlustrate lag bei 2,15 %. Die durchschnittliche Überlebenszeit der rechts zensierten Zähne betrug 11,107 Jahre. Die Untergrenze lag bei 10,827, die Obergrenze bei 11,388 Jahren. Die durchschnittliche Überlebenszeit der extrahierten Zähne betrug 1570 Tage oder 4,3 Jahre.

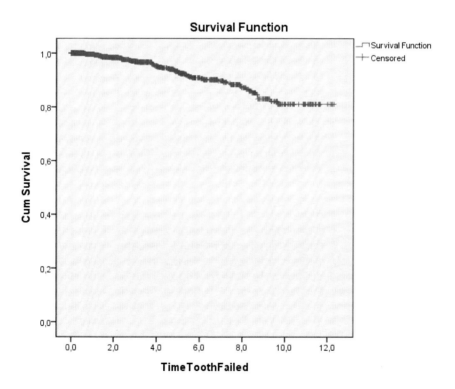

Abb. 1: Kaplan-Meier-Schätzung Zahnverlust

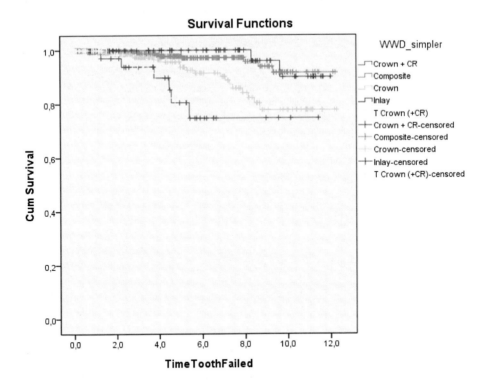

Abb. 2: Kaplan-Meier-Schätzung Zahnverlust nach Restaurationstyp

Im Rahmen der Hypothesen wurde angenommen, dass die Art der Restauration einen erheblichen Einfluss auf das Überleben haben würde. Dies hat sich in der entsprechenden Kaplan-Meier-Schätzung „Zahnverlust nach Restaurationstyp" bestätigt. Für Kompositrestaurationen ergibt sich eine Überlebens-wahrscheinlichkeit von 91,6 % bei einer Standardabweichung von 3,3 %. Die jährliche Verlustwahrscheinlichkeit liegt bei 0,93 %. Bei Keramikinlays beträgt die Überlebenswahrscheinlichkeit 90 %, bei einer Standardabweichung von 6,9 %. Die jährliche Verlustrate liegt bei 1,09 %. Bei den eigenen, nach der Wurzelbehandlung neu angefertigten Kronen liegt die Überlebens-wahrscheinlichkeit bei 77,8 %. Die Standardabweichung beträgt 5,1 %, die jährliche Verlustrate liegt bei 2,84 %. Für fremde Kronen, die nach Trepanation repariert wurden, ist die Überlebenswahrscheinlichkeit mit 41,1 % deutlich geringer. Die Standardabweichung beträgt 18,5 %, die jährliche Verlustrate liegt bei 9,4 %. Bei den Teleskopkronen liegt sie bei 63 %, die Standardabweichung bei 9,1 % und die jährliche Verlustrate bei 8,04. Auf Grund der geringen Fallzahl wurden neue und reparierte Doppelkronen gemeinsam untersucht.

Die Überlebenszeiten der untersuchten Restaurationstypen sind stark unterschiedlich. Man könnte denken, dass dies in den Restaurationstypen selbst begründet ist. Dieser unmittelbare Rückschluss ist jedoch nicht sinnvoll. Die verschiedenen Restaurationsformen sind in aller Regel bei für die Restauration typischen Patientengruppen zur Anwendung gekommen. Diese können bezüglich der Einflussfaktoren stark differieren. So wurden Inlays fast ausnahmslos bei jungen, parodontal gesunden Patienten eingesetzt. Sie wiesen eine geringe Kariesaktivität auf, die Gebisse waren vollständig. Dagegen kamen Teleskopprothesen bei Jahrzehnte älteren Patienten zur Anwendung. Deren Gebisse waren durch Karies und/oder parodontale Ereignisse stark reduziert. Erst wenn die Gruppen um alle relevanten Einflussgrößen bereinigt wären, könnte ein Einfluss des Restaurationstyps selbst unterstellt werden.

Die hypothetisch prognoserelevanten Einflussfaktoren wurden statistisch untersucht. Einige Ergebnisse sind hier dargestellt:

Tab. 1: Cox Regression Zahnverlust mit Parodontaldaten

Variable	B	SE	Wald	df	Sign	Exp(B)
Letzter Zahn	0,81	0,373	4,717	1	**0,03**	**2,247**
Alter	0,032	0,015	4,548	1	**0,033**	**1,033**
DT-Start-Endo	-0,284	0,129	4,843	1	**0,028**	**0,753**
ØMaxSondtiefeDentition	0,453	0,24	3,563	1	0,059	1,573

In der Cox-Regression ist der Einflussfaktor „letzte Zahn" mit einem 2,247-fachen Risiko auffällig. Das „Alter" hat ein relatives Risiko von 1,033, also 3,3 % zusätzliches Risiko pro Jahr. Die „Anzahl der kariösen Zähne bei Behandlungsbeginn" wirkt sich positiv auf das Überleben der Zähne aus. Das Risikoverhältnis ist 0,753. Diese Einflussfaktoren zeigten sich in verschiedenen Faktor-Kombinationen immer wieder als relevant (Tab. 1).

Das höchste relative Risiko weist das Merkmal „Extraktionen pro Jahr" auf. Das Risikoverhältnis beträgt 6,47 (3,55 - 11,79) pro jährlich zusätzlich verlorenen Zahn. Die Signifikanz lag bei 0,000. Der Faktor Sondierungstiefe am wurzelbehandelten Zahn war dagegen nur in bestimmten Konstellationen signifikant. Hier lag bei einer Sondierungstiefe von größer/gleich 5 mm ein relatives Risiko von 1,379 vor. Die Signifikanz betrug 0,014.

Diese systematisch technisch gewonnenen Ergebnisse wurden einer strukturierten zahnärztlichen Beurteilung der extrahierten Zähne gegenübergestellt. Es sollte geprüft werden, ob ein Zusammenhang zwischen relevanten Risikofaktoren und Extraktionsgründen festzustellen ist. Um einen möglichst konkreten Eindruck von der Historie jedes extrahierten Zahnes zu erhalten, wurde eine Chart-Autopsie, bzw. ein strukturiertes Interview mit der Karteikarte des Patienten durchgeführt. Hierzu wurde die Exceltabelle mit dem Mutterdatensatz nach „Zahnverlust" sortiert. Dabei wurden 66 Extraktionsfälle gefunden.

Bei den Extraktionsgründen lassen sich fünf größere Gruppen unterscheiden:

1. PA-Probleme 17
2. VRF (vertical root fracture) 12
3. endodontische Probleme 9
4. Querfraktur 8
5. Karies 5

Aufgrund klinischer Erfahrung und allgemeiner rationaler Überlegungen können bestimmte Extraktionsgründe mit verschiedenen Risikofaktoren assoziiert werden. Für den Extraktionsgrund „PA-Probleme" ist ein Zusammenhang mit PA-Werten zu erwarten. Dies konnte für die hier statistisch ausgewerteten Parameter nicht überzeugend dargestellt werden. Es erscheint sinnvoll, die PA-Parameter anders zu definieren. Bei erneuter statistischer Auswertung sollten dann durchgängig signifikante PA-Risikofaktoren identifiziert werden können. Mit den Extraktionsgründen VRF (vertical root fracture) und Querfraktur könnten die Risikofaktoren „letzter Zahn" und „Alter" assoziiert sein. Um diesen Zusammenhang zu belegen, sind weitere Untersuchungen notwendig. „Endodontische Probleme" sollten sich mit einer Verbesserung des klinischen Pfades verringern lassen. Auch dieser Zusammenhang ließ sich über den Faktor „frühe Behandlung" nicht belegen. Im Gegenteil barg der frühe klinische Pfad mit deutlich weniger Aufwand ein geringeres Risiko für Zahnverlust. Die Einführung von elektronischer Längenmessung, Nickel-Titan-Instrumenten, Mikroskop, warmer vertikaler Kondensation etc. hätte das Behandlungsergebnis verbessern sollen. Die Anzahl der endodontischen Komplikationen hätte geringer werden sollen. Anscheinend wurde dieser Effekt durch andere, prognostisch negative Faktoren überlagert. Diese Überlegung zeigt, wie komplex zahnmedizinische Therapien sind. Klinische Ergebnisse werden durch eine große Zahl an Faktoren beeinflusst.

Fazit

Zu den meisten dieser Faktoren gibt es bisher keine Evidenz. Deshalb bleibt klinische Erfahrung für die tägliche, praktische Arbeit unverzichtbar. Umso mehr ist das Streben nach weiterer Evidenz obligat. Practice based research ist eine gute Grundlage zur Verbreiterung unserer Wissensbasis im Sinne einer evidence based practice. Die automatisierte Erhebung von Routinedaten für wissenschaftliche Untersuchungen ist ein sinnvoller Weg. Auf dieser Basis können aus der zahnärztlichen Praxis Studien mit Evidenzgrad 2 realisiert werden. Besonders in Kooperation mit Universitäten ist damit eine Publikation in hochrangigen internationalen Journalen möglich (Skupien et al. 2013).

Für mich persönlich war die Masterarbeit eine positive Erfahrung. Ich konnte valide Daten zu verschiedenen Therapieformen im Zusammenhang mit endodontischer Behandlung gewinnen. Diese nutze ich heute häufig im Gespräch mit Patienten. Ich empfinde es positiv für den Behandler, wie auch für den Patienten, wenn der Zahnarzt im Aufklärungsgespräch über solche Daten verfügt. Darüber hinaus hat mir die Arbeit gezeigt, wie weit wir in unserer täglichen Praxis noch von einer überwiegend oder gar vollständig evidenzbasierten Entscheidungsfindung entfernt sind.

Literatur

Caplan, D. J., Kolker, J., Rivera, E. M. & Walton, R. E. (2002). Relationship between number of proximal contacts and survival of root canal treated teeth. Int Endod J, 35 (2), 193–199.

Friedman, S., Abitbol, S. & Lawrence, H. P. (2003). Treatment outcome in endodontics: the Toronto Study. Phase 1: initial treatment. J Endod, 29 (12), 787–793.

Kramer, E. (2006). Ursachen von sagittalen Wurzelfrakturen an endodontisch behandelten Zähnen – eine Fallkontrollstudie. Masterarbeit im Studiengang Wissensentwicklung und Qualitätsförderung – Integrated Practice in Dentistry, Otto-von-Guericke Universität Magdeburg. Magdeburg.

Ng, Y. L., Mann, V. & Gulabivala, K. (2011). A prospective study of the factors affecting outcomes of nonsurgical root canal treatment: part 1: periapical health. Int Endod J, 44 (7), 583–609.

Pjetursson, B. E., Brägger, U., Lang, N. P. & Zwahlen, M. (2007): Comparison of survival and complication rates of tooth-supported fixed dental prostheses (FDPs) and implant-supported FDPs and single crowns (SCs). Clin Oral Implants Res, 18 (3), 97–113.

Skupien, J. A., Opdam, N., Winnen, R., Bronkhorst, E. Kreulen, C., Pereira-Cenci, T. & Huysmans, M.C. (2013). A practice-based study on the survival of restored endodontically treated teeth. Journal of endodontics, 39 (11), 1335–1340.

Einfluss der Aufbereitungsmethode auf den Erfolg der endodontischen Behandlung: Vollrotierende vs. reziproke Instrumentation

Maurice Schreiber

Die Einführung neuer Technologien in der Zahnheilkunde ist mit Risiken verbunden, die zum Zeitpunkt ihrer Einführung nicht bekannt sind. Technische Innovationen wie z.B. verbesserte Antriebe oder Instrumente zur Bearbeitung von Zahnhartsubstanz, stellen „Medizinprodukte" dar, die für die Verwendung in der Praxis zugelassen werden, ohne dass ein klinischer Nachweis dafür vorliegt, dass sie zumindest ebenso gute Resultate erzielen, wie die technischen Produkte der vorangegangenen Generation.

Dies trifft auch auf endodontische Aufbereitungsinstrumente zu, für die in den vergangenen Jahren ein besonders rascher Wechsel der angebotenen Technologien zu konstatieren ist. Besonders einschneidend war hierbei der Wechsel von vollrotierenden Instrumenten zu Instrumenten, bei denen sich die vorwärts treibende und die entlastende Bewegungsrichtung abwechseln (reziproke Bewegungsform).

Der reziproken Instrumentation wurde eine Reihe von Vorteilen zugesprochen. In-vitro Untersuchungen belegten eine geringere Tendenz zur Instrumentenfraktur und bestätigten eine gute Reinigungswirkung. Ferner wurde Vorteile für die Organisation des klinischen Eingriffs „Wurzelkanalaufbereitung" gesehen. Auf der anderen Seite ergaben Laboruntersuchungen, dass ein Risiko zur Ausbildung von intraradikulären Rissen bestehe.

Die hier vorliegende Studie dient der Bestimmung des Risikos, das mit dem Wechsel von der vollrotierenden zur reziproken Aufbereitungstechnik verbunden ist.

Einleitung

Die Erhaltung der natürlichen Zähne ist das primäre Ziel der zahnmedizinischen Versorgung. Dies gilt auch für Fälle, in denen eine eindringende Infektion des Markorgans eine endodontische Behandlung notwendig macht. Für die dann erforderliche zahnärztliche Therapie - die mechanische Aufbereitung von Wurzelkanälen - gab es in den letzten Jahren eine Reihe von technischen Innovationen, mit dem Ziel das Vorgehen zu vereinfachen und das Behandlungsergebnis zu verbessern. Das 2011 eingeführte Reciproc®-System scheint mit seinen spezifischen Merkmalen diesem Streben gerecht zu werden. Gleichzeitig sind aber auch Risiken für diese neue Technik beschrieben. Deswegen soll untersucht werden, ob sich Behandlungsfälle unter Einsatz der Reciproc®- Technik im klinischen Ergebnis von jenen unterscheiden, die vollrotierend gelöst wurden.

Methode

In einer retrospektiven Longitudinalstudie wurde über einen Beobachtungszeitraum von drei Jahren eine BioRaCe-Fallgruppen (n=80) mit einer Reciproc-Fallgruppe (n=89) verglichen. Die klinisch relevanten Zielparameter hierfür waren die Inzidenz von Extraktionen, Wurzelspitzenresektionen und Instrumentenfrakturen, sowie der Einfluss von Erstbehandlung und Revision auf die Überlebensrate. Auch der Einfluss von einzeitigem vs. mehrzeitigem Vorgehen wurde diesbezüglich analysiert. Die statistische Auswertung erfolgte über die Schätzung der Überlebensfunktion im Rahmen der Ereigniszeitanalyse (Kaplan-Meier-Schätzung) und wurde mit der Software SPSS durchgeführt.

Ergebnisse

Die Gesamtüberlebensrate im 3-Jahres-Verlauf liegt bei 94%. Die Anzahl der aufgetretenen Zahnverluste ist in beiden Gruppen mit jeweils fünf Fällen identisch. Die Anzahl an WSR und Instrumentenfrakturen beträgt jeweils drei. Die Nullhypothese auf Homogenität in den Untergruppen bezogen auf die Überlebensrate wird für BioRaCe vs. Reciproc (p=0,2), single vs. multiple visit (p=0,44) und Erstbehandlung vs. Revision (p=0,84) wird nicht abgelehnt. Die Abweichung von der Gesamtverteilung in den Untergruppen BioRaCe und Reziproc in Bezug auf die single visit oder multiple visit Anwendung (p<0,01) ist statistisch signifikant. In der Reciproc-Stichprobe wurde fast jede zweite Behandlung in einer einzigen Therapiesitzung abgeschlossen.

Diskussion

Die vorliegende Studie wurde konzipiert, um neue endodontische Verfahren aus der Perspektive der Versorgungsforschung zu überprüfen. Dabei existieren in Bezug auf die Langzeitergebnisse zwischen den beiden Aufbereitungssystemen keine signifikanten Unterschiede. Der signifikante Unterschied in der Verteilung von einzeitigem zu mehrzeitigem Vorgehen ist bei Reciproc® auf die veränderte prozessuale Systematik und eine konsekutiven Erziehung zum Behandlungsabschluss in einer Sitzung zurückzuführen. Damit stiftet das Reciproc®-System einen zusätzlichen ökonomischen Nutzen in der zahnmedizinischen Versorgung. Ein erneuter Fünf- Jahresvergleich der beiden Fallkohorten, sowie die Konzeption von weiteren multizentrischen klinischen Längsschnittstudien mit größerer Fallzahl stellt vor dem Hintergrund eines benötigten Wissenszuwachses über den klinische Outcome des Reciproc®-Systems einen wünschenswerten weiteren Schritt dar.

Vertikale Wurzelfrakturen an endodontisch behandelten Zähnen – eine Kohortenstudie

Enno Kramer

*Zweitabdruck der Erstpublikation (kommentiert und gekürzt)
Kramer, E., Robra, B. P. & Henners, M. (2008). Vertikal Wurzelfrakturen an endodontisch behandelten Zähnen - eine Kohortenstudie. Dtsch Zahnärztl Z, 63 (5),330-336.*

Hintergrund

Das Auftreten von Komplikationen nach endodontischer Behandlung ist für den praktizierenden Zahnarzt ein regelmäßiges aber unerfreuliches Ereignis. Das klinische Erscheinungsbild einer vertikalen Wurzelfraktur (VRF) ist sehr vielfältig. Die klinische Symptomatik geht häufig mit einer langen Vorgeschichte unklarer Beschwerden einher (Haueisen et al. 1999). Die Frakturen verlaufen überwiegend in der bukko-lingualen Ebene (Fuss et al. 1999). Dies bestimmt auch das klinische Bild, bei dem folgende Befunde gehäuft auftreten: Schwellung an der bukkalen Seite des betroffenen Zahnes in Höhe der Hälfte der Wurzellänge, große isolierte Sondierungstiefe einseitig meist auf der bukkalen Seite des Zahnes, Beschwerden bei axialer Perkussion, Fistelgang und Abszess. Die radiologischen Befunde sind variabel. Es überwiegen Aufhellungen in der Mitte oder lateral der Wurzel ggf. auch kombiniert (Tamse et al. 1999).

VRF führen in der Regel zum Verlust des Zahnes (Fuss et al. 1999). Eine Ausnahme kann die VRF an einzelnen Wurzeln mehrwurzeliger Zähne sein, da hier ein Erhaltungsversuch des Zahnes durch Resektion der betroffenen Wurzel ein Therapieansatz ist (Cohen et al 2003). Versuche zur Klebung von frakturierten Wurzeln wurden unternommen (Kawai & Masaka 2002).

Vertikale Wurzelfrakturen werden auch bei vitalen Zähnen beschrieben, jedoch steht die überwiegende Mehrzahl von vertikalen Frakturen in Verbindung mit einer vorhergehenden Wurzelbehandlung (Chan et al. 1999). Die Angaben zur Häufigkeit von VRF liegen zwischen 3,3% und 7%, wenn VRF in Untersuchungsgruppen mit ausschließlich wurzelbehandelten Zähnen beschrieben werden (Morfis 1990, Willershausen et al. 2005). Eine Reihe von Untersuchungen bezieht sich auf die Häufgkeit von VRF bei Extraktionen von endodontisch behandelten Zähnen (4,3% bis 33%) (Sjögren et al. 1990, Vire 1991).

Gründe für vertikale Wurzelfrakturen an wurzelbehandelten Zähnen werden mit Hilfe von In-vitro-Modellen, Finite-Elemente Studien, klinischen retrospektiven Studien und klinischen Fallberichten untersucht und dargestellt. Grundsätzlich wird die Entstehung der VRF als überwiegend iatrogen verursacht bezeichnet (Tamse et al. 1999). Vermutete Gründe seien die Wurzelkanalaufbereitung, die Wurzelfüllung mit lateraler oder vertikaler Kondensation, das Zementieren von Wurzelstiften unabhängig vom Design, die Tiefe der Insertion von Wurzelstiften im Kanal, das Zementieren von intrakoronalen Restaurationen, die Verwendung von Amalgamfüllungen bei endodontisch behandelten Zähnen oder die Korrosion von Wurzelstiften (Cohen et al. 2003).

Als besonders gefährdete Zähne für VRF werden Prämolaren und mesiale Wurzeln unterer und oberer Molaren genannt (Chan et al. 1999, Cohen et al. 2003, Fuss et al. 2001, Haueisen et al. 1999, Tamse et al. 1999).

Der überwiegende Teil der zu VRF publizierten Studien sind Beschreibungen einzelner Fälle oder Beschreibungen größerer Fallsammlungen wobei in einigen Veröffentlichungen statistische Methoden zur kausalen Modellierung genutzt werden (Chan et al. 1999, Fuss et al. 2001, Tamse et al. 1999). Zwei Fallkontrollstudien mit Fokussierung auf Identifikation von Risikofaktoren der VRF sind publiziert (Gher et al. 1987, Morfis 1990).

Da zurzeit keine Publikationen zu VRF aus der kassenzahnärztlichen Praxis vorliegen, wurde eine Kohortenstudie mit zurückverlegtem Ausgangspunkt durchgeführt, die Informationen zur Häufigkeit von VRF und die Identifizierung von Risikofaktoren zu VRF in diesem Umfeld erbringen (Hypothesenerzeugung) (Kramer 2006).

Material und Methoden

Aus der Patientenkartei einer kassenzahnärztlichen Praxis wurde ein tabellarischer Auszug aller endodontischen Behandlungen subsequent angefertigt. Im Dokumentationszeitraum (1.9.1997 - 1.6.2006) von 8,75 Jahren wurden 762 Zähne von 508 Patienten endodontisch behandelt. Sämtliche Wurzelkanäle wurden von einem Behandler nach der Apikale-Box-Technik aufbereitet und mit der Standardtechnik gefüllt (Tronstad 1991). Einschlusskriterien für die Dokumentation waren: endodontische Behandlung durch den Praxisinhaber, alle Zahntypen, alle Indikationen zur Endodontie. Ausgeschlossen wurden Zähne, die im Rahmen des kassenzahnärztlichen Notdienstes bei nicht zur Praxis gehörenden Patienten durchgeführt wurden. Dokumentationsende des einzelnen Zahnes war das Eintreten einer Komplikation oder die letzte Kontrolle in der Praxis. Der Durchschnitt der Beobachtungszeit aller Fälle betrug 1207 Tage (Standardabweichung 905,6 Tage, Median 1066 Tage, Minimum 0 Tage, Maximum 3142 Tage).

Für die statistische Auswertung der Grunddokumentation wurden 340 Zähne ausgeschlossen: 1. Je Patient wurde ausschließlich der erste im Dokumentationszeitraum behandelte Zahn einbezogen; wenn an mehreren Zähnen eines Patienten am gleichen Tag eine endodontische Behandlung begonnen wurde, entschied das Los welcher Zahn ausgeschlossen wurde (n=254). 2. Zähne ohne dokumentierte Wurzelfüllung (n=81), 3. Wurzelbehandlungen auf Grund einer Überweisung (n=5).

An den 422 Zähnen bei 422 Patienten wurden 17 Parameter untersucht, um einen Zusammenhang zum Verlust von Zähnen durch VRF zu ergründen. In der Untersuchungsgruppe blieben 358 Zähne bis zum individuellen Beobachtungsende ohne Komplikationen definiert über den Erhalt der Zahnintegrität (84,8%). Es traten 24 Fälle mit VRF auf (5,7%). Diese 24 Fälle wurden als Testgruppe, 398 Fälle als Kontrollgruppe definiert.

Die statistische Analyse der Daten wurde durchgeführt mit den Computerprogrammen Microsoft EXCEL (Microsoft Office EXCEL SP2, Microsoft Corporation) und EPI-Info (Epi Info$^{(TM)}$, Centers for Disease Control and Prevention (CDC)). Die kleinste statistische Einheit war ein Zahn. Zusammenhänge einzelner Parameter wurden durch Kontingenztafeln, der Kaplan-Meier-Überlebensanalyse und der Cox-Proportional Hazard Regression überprüft. Als statistische Testverfahren kamen in EPI-Info der Chi-Quadrat-Test, der Fisher-Exact-Test, der Log-Rank-Test (Kaplan-Meier-Überlebensanalyse) und der Score-Test (Cox-Proportional Hazard) mit je einem Vertrauensniveau von $p<0,05$ zur Anwendung.

Ergebnisse

Das Durchschnittsalter der Patienten bei Behandlungsbeginn war 42,9 Jahre (Standardabweichung=11,72; Median: 43 Jahre). Es wurden 247 Frauen und 175 Männer (58,5%, bzw. 41,5%) behandelt. Zu Behandlungsbeginn reagierten 216 Zähne positiv auf einen Kältetest (51,2%). Zum Behandlungsbeginn waren 257 Zähne mit einer Füllung versorgt oder ohne Befund, 91 trugen eine Krone, 71 waren kariös, und 3 waren mit einer Teleskopkrone versorgt (60,9%; 21,6%; 16,8% bzw. 0,7%)). 292 Zähne befanden sich in der Zahnreihe, 73 Zähne begrenzten eine Schaltlücke und 57 Zähne waren endständig (69,2%; 17,3% bzw. 13,5%). Der DMF-T der Untersuchungsgruppe war 16,9 (±8,2) mit M-T von 7,1 (±5,4) und D-T von 1,7 (±2,8). Es befanden sich 176 Molaren, 138 Prämolaren, 61 Insisivi und 47 Eckzähne in der Untersuchungsgruppe (41,7%, 32,7%, 14,5% bzw. 11,1%).

275 Zähne zeigten als restaurativen Befund bei der letzten Kontrolle eine Füllung, 134 waren mit einer Krone und 13 mit einer Teleskopkrone versorgt (65,2%, 31,8% bzw. 3,1%). In 35 Fällen wurden Zähne mit Wurzelstiften versorgt.

Die Überlebenswahrscheinlichkeit aller untersuchten wurzelgefüllten Zähne bezogen auf das Auftreten einer VRF beträgt bei 7 Jahren 0,87 (±0,04). Die Hälfte der Zähne mit VRF ging innerhalb der ersten 4 Jahre verloren.

Die endodontisch behandelten Zähne in der Altersgruppe älter als 50 Jahre hatten eine signifikant verringerte Überlebenswahrscheinlichkeit bezogen auf VRF von 0,86 (±0,05) nach 7 Jahren.

Zähne, die am Tag der ersten Wurzelkanalbehandlung eine Wurzelfüllung bekommen hatten, zeigten eine signifikant verringerte Überlebenswahrscheinlichkeit nach 7 Jahren von 0,71 (±0,11). Zähne, die in einer späteren Sitzung eine Wurzelfüllung erhielten, hatten eine Überlebenswahrscheinlichkeit nach 7 Jahren von 0,89 (±0,03) ($p=0,018$).

Die Durchführung der Cox-Proportional Hazard Regression ergab, dass Patienten älter als 50 Jahre ein 2,5 fach erhöhtes Risiko haben eine VRF an endodontisch behandelten Zähnen zu entwickeln. Wird die Wurzelfüllung nicht am Tag der Wurzelkanalaufbereitung durchgeführt ist das Risiko für VRF 1/3mal niedriger.

Diskussion

Diese Studie zeigt, dass das Auftreten von VRF abhängig ist vom Alter der Patienten bei Behandlungbeginn und dem Zeitpunkt der Wurzelfüllung. Die Ergebnisse geben Hinweise darauf, dass VRF unabhängig ist von der Anwendung von Wurzelstiften, vom Zahntyp und der postendodontischen prothetischen oder konservierenden Versorgung. Die vorliegende Untersuchung unterscheidet sich von bisherigen Publikationen zu VRF durch das Studiendesign, die Auswertung der Daten durch Kaplan-Meier Überlebensschätzer und die Anwendung einer multivariaten Auswertung (Cox-Proportional Hazard Regression) (Fuss et al. 2001, Gehr et al. 1987, Morfis 1990, Willershausen et al. 2005).

Das Risiko für VRF ist stark zeitabhängig. Es gibt keine Vergleichsdaten zur Kinetik von VRF in der Literatur. Die hier beobachtete Häufung von VRF nach 3 Jahren könnte Autoren unterstützen, die eine Überbeanspruchung der Kompensationsmöglichkeiten der Wurzel ausgehend von der eigentlichen Kanalaufbereitung bis zur Wurzelfüllung des Zahnes zur Erklärung der Ätiologie der VRF diskutieren (Okitsu et al. 2005).

Die Häufigkeit von VRF wird mit 4,3-33% sehr unterschiedlich angegeben (Morfis 1990, Sjögren et al. 1990). Der Unterschied zum vorliegenden hohen Anteil VRF (24 VRF bei 49 Extraktionen bei n=422) könnte durch die erhöhte Fokussierung des Behandlers auf die Feststellung von VRF bei der Diagnose von endodontischen Misserfolgen erklärt werden.

Übereinstimmend mit anderen Autoren wird festgestellt, dass Patienten mit VRF relativ häufiger in den Altersgruppen älter als 45-50 Jahren zu finden sind (Gher et al. 1987, Tamse et al. 1999). Der allgemeine nicht durch VRF verursachte endodontische Misserfolg wird dagegen als altersunabhängig beschrieben (Sjögren et al. 1990, Tronstad 1991). Das erhöhte Risiko für VRF bei älteren Patienten könnte durch Zunahme und Schwierigkeit von konservierenden, endodontischen und prothetischen Restaurationen im Alter, altersbedingte Veränderungen an der Zahnhartsubstanz oder höhere funktionelle Belastung der verbliebenen Zähne bei zunehmendem Zahnverlust erklärbar sein (Gher et al. 1987, Tamse et al. 1999).

In der Gruppe der Zähne mit VRF wurde bei 7 Zähnen eine Revision durchgeführt. Die Entfernung einer alten Wurzelfüllung kann zu erhöhten Kräften im Wurzelkanal führen, die eine VRF initiieren könnten (Rundquist & Versluis 2006). Schon eine einmalige Instrumentierung eines Kanals schwächt den Wurzelkanal bezogen auf VRF (Cobankara et al. 2002).

Die Art der konservierend und prothetischen Restaurierung endodontisch behandelter Zähne hat nach diesen Untersuchungsdaten auf das Entstehen von VRF keinen Einfluss. Das Risiko einer VRF lässt sich übereinstimmend nicht durch Kronen vermindern (Fuss et al. 2001, Gher et al. 1987, Morfis et al. 1990). Eine adäquate Restauration der Zähne insbesondere im Sinne einer Überkronung ist trotzdem angezeigt, um endodontisch behandelte Zähne vor Kronenfrakturen oder Reinfektion zu schützen (Fuss et al. 2001, Gher et al. 1987, Morfis 1990, Sjögren et al. 1990).

Der Verlust endodontisch behandelter Zähne bedingt durch das Einbringen von Wurzelstiften ist Gegenstand kontroverser Diskussionen. Wurzelstifte werden bezogen auf den Zahnverlust sowohl risikoverstärkend, wie risikovermindernd beschrieben. (Fuss et al. 2001, Gher et al. 1987, Morfis 1990, Willershausen et al. 2005). Kein Zahn mit VRF hatte in dieser Studie einen Wurzelstift erhalten.

Die laterale Kondensation wird als Ursache für VRF bezeichnet, teils aus klinischen Beobachtungen (Cohen et al. 2003, Morfis 1990) oder Laboruntersuchungen (Lam et al. 2005). Eine Reihe von In-vitro-Untersuchungen belegen jedoch auch, dass die einwirkenden Kräfte während der Benutzung von Spreadern bei der lateralen Kondensation keine VRF erzeugen können (Saw & Messer 1995). Weitere klinische Untersuchungen bezogen auf VRF sollten insbesondere in Hinblick der Verbreitung der rotierenden Aufbereitung Gegenstand weiterer Forschungen sein.

Einzelne Zahntypen hatten in der vorliegenden Studie kein erhöhtes Risiko für VRF. In bisherigen Publikationen werden übereinstimmend Prämolaren und mesiale Wurzeln von unteren Molaren am häufigsten mit VRF beobachtet (Chan et al. 1999, Fuss et al. 2001, Gher et al. 1987). Bei den hier dargestellten 24 VRF kann kein Unterschied bzgl. der Häufigkeit einzelner Zähne oder Zahngruppen zu der Kontrollgruppe (n=398) festgestellt werden. Die bisherigen Angaben verschiedener Autoren zum Risiko einzelner Zahntypen bzgl. VRF wurden auf der Basis von Fallsammlungen, Einzelbeobachtungen oder Extraktionsergebnissen getroffen, ohne den Vergleich mit einer Kontrollgruppe endodontisch behandelter Zähne ohne VRF vorzunehmen (Tamse et al. 1999).

Die Gründe für VRF wurden bisher nur in wenigen klinischen Studien eruiert, wobei prospektive Studien völlig fehlen. Ohne detaillierte Fallkontrollstudien oder prospektive Studien werden die Diskussionen über die Gründe von VRF durch Fallbeschreibungen oder Laboruntersuchungen dominiert bleiben.

Persönliches Fazit

Das Thema VRF beschäftigt mich nach wie vor. Die Masterarbeit hat meine wissenschaftliche Arbeit bestärkt und vertieft. Aktuell führe ich eine Nachuntersuchung der gleichen Kohorte mit einer maximalen Beobachtungszeit von 18 Jahren durch. Es soll diesmal eine englisch sprachige Publikation entstehen. Die erste Veröffentlichung in der DZZ 2006 war zwar schön, jedoch fanden meine Ergebnisse keinen Widerhall in der wissenschaftlichen Community – weder in der deutschen noch internationalen Literatur.

In der Praxis sehen wir immer noch sehr viele VRF – trotz Einführung von rotierenden Aufbereitungsmethoden oder thermoplastischer Wurzelfüllungstechnik. Auch hier ist eine Auswertung und Veröffentlichung in Planung.

Meine Projekte aus der Praxis oder aus dem Verein „Arbeitskreis Zahnärztliches Therapieergebnis e.V."(www.azt.de) beschäftigen sich mit der Beobachtung von Ereignissen nach zahnärztlicher Behandlung. Es wurde eine Software entwickelt, die auf Basis von Routinedaten (Abrechnungssoftware) Ereignisse erfasst und zur statistischen Auswertung führt. Mit dem AZT e.V. konnten wir 2013 in einer

Jubiläumsveranstaltung einer größeren Öffentlichkeit diese Methoden und Ergebnisse darstellen.

Ein weiteres Projekt aus der Masterarbeit entwickelte sich in der Betreuung der Plattform Ceramic-Success-Analysis (www.csa-online.net). Hier werden Ereignisse nach vollkeramischen Restaurationen (Inlays, Kronen) auf Zähnen und Implantaten dokumentiert und ausgewertet. Die Veröffentlichung durch die Universität in Nijmegen ist fast abgeschlossen.

Resümee:

1. Die Masterarbeiten müssen englischsprachig publiziert werden.

2. Man kann neben der gut gehenden und erfüllenden Zahnarztpraxis auf Grund der veränderten und vereinfachten Methoden in der Datenverarbeitung einen Hobbykeller „Wissenschaft" betreiben.

3. Die Zukunft der Zahnarztpraxis ist die auf eigenen Behandlungsdaten beruhende Reflektion der eigenen Tätigkeit.

Literatur

Chan, C. P., Lin, C. P., Tseng, S. C. & Jeng, J. H. (1999). Vertical root fracture in endodontically versus nonendodontically treated teeth. Oral Surg Oral Med Oral Pathol, 87 (4), 504-507.

Cobankara, F. K., Ungor, M. & Belli, S. (2002). The effect of two different root canal sealers and smear layer on resistance to root fracture. J Endodont, 28 (8), 606-609.

Cohen, S., Blanco, L. & Berman, L. (2003). Vertical root fractures – clinical and radiographic diagnosis. J Am Dent Assoc, 134, 434-441.

Fuss, Z., Lustig, J., Katz, A. & Tamse, A. (2001). An evaluation of endodontically treated vertical root fractured teeth: Impact of operative procedures. J Endodont, 27 (1), 46-48.

Gher, M., Dunlap, R., Anderson, M. & Kuhl, L. (1987) Clinical survey of fractured teeth J Am Dent Assoc, 114, 174-177.

Haueisen, H., Ratka-Krüger, P. & Heidemann, D. (1999). Diagnostik vertikaler Wurzelfrakturen endodontisch behandelter Zähne; Dtsch Zahnärztl Z, 54(4), 249-252.

Kawai, K. & Masaka, N. (2002). Vertical root fracture treated by bonding fragments and rotational replantation. Dent Traumatol, 18 (1), 42-45.

Kramer, E. (2006). Ursachen sagittaler Wurzelfrakturen an endodontisch behandelten Zähnen – eine Fallkontrollstudie. Universität Magdeburg: Masterarbeit.

Lam, P. P., Palamara, J. E., Messer, H. H. (2005). Fracture strength of tooth roots following canal preparation by hand and rotary instrumentation. J Endodont, 31 (7), 529-532.

Morfis, A. S. (1990). Vertical root fractures. Oral Surg Oral Med Oral Pathol, 69 (5), 631-635.

Okitsu, M., Takahashi, H., Yoshioka, T., Iwasaki, N. & Suda, H. (2005). Effective factors including periodontal ligament on vertical root fractures. Dent Mater, 24 (1), 66-69.

Rundquist, B. D. & Versluis, A. (2006). How does canal taper affect rootstresses? Int Endod J, 39 (3), 226-237.

Saw, L. H. & Messer, H.H. (1995). Root strains associated with different obturation techniques. J Endodont, 21 (6), 314-320.

Sjögren, U., Hagglund, B., Sundqvist, G. & Wing, K. (1990). Factors affecting the long-term results of endodontic treatment. J Endodont, 16 (10), 498-504.

Tamse, A., Fuss, Z., Lustig, J. & Kaplavi, J. (1999). An evaluation of endodontically treated vertically fractured teeth. J Endodont, 7(25), 506-508.

Tronstad, L. (1991). Clinical Endodontics – A Textbook. Stuttgart: Thieme.

Vire, D.E. (1991). Failure of endodontically treated teeth: classification and evaluation. J Endodont, 17 (7), 338-342.

Willershausen, B., Tekyatan, H., Krummenauer, F. & Briseno Marroquin, B. (2005). Survival rate of endodontically treated teeth in relation to conservative vs post insertion techniques – a retrospective study. Eur J Med Res, 10, 204-208.

Bewährung von Doppelkronenkonstruktionen: Überlebensrate von Pfeilerzähnen und Analyse der Folgekosten nach Eingliederung des Zahnersatzes

Ingwert-Hansen Tschürtz

Der Autor legt eine Beobachtungsstudie vor, die alle Konuskonstruktionen umfasst, die in den Jahren 1993 bis 1999 in seiner Praxis eingegliedert wurden. Seine Studie ist ein Modell zur Analyse des Langzeiterfolges von prothetischen Restaurationen in einer individuellen Praxis. Seine Analyse fußt auf der Auswertung der im Krankenblatt dokumentierten klinischen Ereignisse nach Inkorporation der Konstruktion. 39 Patienten wurden darüber hinaus vom Autor für die Studie eigens nachuntersucht.

Der Autor stellt fest, dass teleskopierende Restaurationen über ein Beobachtungsintervall von bis zu 16 Jahren eine hohe Überlebenswahrscheinlichkeit aufweisen.

Einleitung

Die weitreichende Patienteninformation durch das Internet und die papiergebundenen Medien (z.B. Stiftung Warentest: „Der Zahn"), führen zu einem immer mehr mündigen Patienten, der zunehmend eine umfangreiche Aufklärung in den Zahnarztpraxen einfordert.

Etwa 25% der Lückengebisse bleiben nach Kerschbaum & Haastert (1995) unversorgt, wobei dies in einem engen Zusammenhang mit den finanziellen Möglichkeiten der Patienten steht.

In der täglichen Praxis möchte der Patient darüber aufgeklärt sein, wie lange die Versorgung hält, ob sich höhere Kosten für anderen, höherwertigen Zahnersatz lohnen, mit welchen Reparaturkosten oder Folgekosten er zu rechnen hat und was er für den Langzeiterfolg seiner Restauration beachten oder vermeiden muss.

Meine Motivation für die Masterarbeit war die Patientenfragen anhand der eigenen Prozessqualität zu beantworten.

Vorteile von Teleskop-/Doppelkronen

Als allgemeiner Vorteil von Doppelkronen gilt die körperliche Fassung der Pfeilerzähne. Dadurch wird eine integrierte Stütz-, Halte-, Führungs-, Kippmeider- und Schubverteilungsfunktion erreicht (Diedrichs 1990). Nach Verlust eines Zahnes kann durch die leichte Reparaturmöglichkeit außerhalb des Mundes das Planungsrisiko reduziert werden (Diedrichs 1990, Graber 1992). Im Vergleich zu festsitzendem Zahnersatz ist, außerhalb des Mundes, eine bessere Parodontalhygiene und Reinigungsmöglichkeit des Ersatzes, möglich (Kammertöns 1988, Krämer & Weber 1990).

Auch eine Pfeilerdivergenz kann über die Gestaltung der Primärkronen durch eine gemeinsame Einschubrichtung ausgeglichen werden.

Nachteile von Teleskop-/Doppelkronen

Lehmann und Gente (1988) sehen speziell bei den Doppelkronen den höheren Hartsubstanzabtrag an den Pfeilerzähnen als nachteilig. Freesmeyer (1983) bemängelt die ästhetische Wirkung von verblendeten Doppelkronen und den dickeren zervikalen Metallrand. Die technische Herstellung ist sehr kompliziert und stellt hohe Anforderungen an den Techniker. Die Kosten für diese Präzisionsarbeiten sind dementsprechend relativ hoch (Rehmann et al. 2006).

Fragestellung

Welche Funktionsdauer hat doppelkronenverankerter Zahnersatz?
Besteht ein Zusammenhang zwischen der Anzahl von Teleskopen und der Verweildauer der Prothese?
Wie lange ist die durchschnittliche Überlebenszeit von Teleskopkronen?
Gibt es einen Zusammenhang zwischen der marginalen Knochenhöhe vor Eingliederung des Zahnersatzes und einem Pfeilerverlust?
Führt die Avitalität bzw die endodontische Behandlung zu einem vorzeitigen Pfeilerverlust?
Wie ist die Überlebensdauer von stiftverankerten Pfeilerzähnen?
In welchem Umfang sind Nachsorgemaßnahmen an Pfeilerzähnen notwendig?
Wie hoch sind die Folgekosten der an Pfeilerzähnen notwendigen Nachsorgen nach Eingliederung?
In welchem Umfang sind Nachsorgemaßnahmen an mit Doppelkronen verankertem Zahnersatz notwendig?
Wie hoch sind die Folgekosten der Nachsorgemaßnahmen an doppelkronenverankertem Zahnersatz nach Eingliederung?

Material und Methode

Die Untersuchung fußt auf Patienten der Praxis Dr. Tschürtz. Eingeschlossen werden alle Patienten die im Zeitraum von 1993 bis 1999 mit herausnehmbarem doppelkronenverankertem Zahnersatz versorgt worden sind. Alle in die Untersuchung aufgenommenen Patienten sind aus den EDV gestützten Abrechnungsdaten der Praxis selektiert worden. Patienten mit teleskopverankertem Zahnersatz auf Implantaten sind nicht in die Untersuchung aufgenommen worden. Die zahntechnischen Arbeiten sind von verschiedenen örtlichen Meisterbetrieben ausgeführt.

Zusammenfassung

In der Studie wurden, im Zeitraum von 1993 bis 1999, 53 Patienten davon 30 Frauen (57%) und 23 Männer (43%) insgesamt 65-mal mit herausnehmbarem, doppelkronenverankertem Zahnersatz versorgt. Jeder eingegliederte Zahnersatz wird als eigenständiger Fall betrachtet. Bezogen auf die Gesamtzahl von 65 Versorgungen sind bei Frauen 38 oder 58% der Versorgungen und bei Männern 27 oder 42% der Versorgungen eingegliedert worden.

Bezogen auf die Kieferhälften sind 33 Versorgungen oder 51% sind im Oberkiefer lokalisiert und 32 oder 49% im Unterkiefer. Während der Beobachtungsdauer von 10 bis 16 Jahren sind in der Untersuchung von 65 Versorgungen nur an 46 Restaurationen (70,8%) Veränderungen vorgenommen worden. Zwei Prothesen (3,1 %) sind nach 9 bzw. 11 Jahren ersetzt worden, die restlichen Versorgungen (26,1%) sind unverändert. Wenn der Verlust aller Pfeilerzähne und der resultierende Umbau des vorhandenen Zahnersatzes zur Totalprothese (13 Fälle) als Misserfolg gewertet wird, liegt die Verlustrate bei 23,1%.

Mit absteigender Häufigkeit konnten folgende Nachsorgemaßnahmen ohne Druckstellenbeseitigung dokumentiert werden.

- Unterfütterung komplett (n=69, 37,1%)
- Unterfütterung partiell (n=61, 32,7%)
- Kunststoffbasisreparatur (n=30, 16,1%)
- Umbau zur Totalprothese (n=13, 7,0%)

Der Pfeilerverlust betrug 50 (17,3%) von 288 Pfeilerzähnen. Gründe hierfür waren in 16 Fällen (32 %) eine Pfeilerfraktur, in 11 Fällen (22%) ein Abszess, in 7 Fällen (14%) eine endodontische Komplikation und in 5 Fällen (10%) eine ausgedehnte Karies. In 3 Fällen (6%) konnte der Extraktionsgrund nicht ermittelt werden. Die gefundene Verweildauer bis zur Extraktion eines Pfeilerzahnes beträgt nach 5 Jahren 94,9 %, nach 10 Jahren 82,2% und nach 15 Jahren noch 73,6 %. Nach der Eingliederung der Teleskopkronen ist in 9 Fällen eine Wurzelkanalbehandlung ohne anschließenden Stiftaufbau durchgeführt worden. Fünf Pfeiler davon mussten während der Beobachtungsdauer extrahiert werden. Die Verlustrate liegt bei 55,5 % (N=9). Nach der Eingliederung wurden 27 Stiftaufbauten angefertigt. Davon sind 14 Pfeiler oder 51,8% extrahiert worden.

Folgende Wiederherstellungsmaßnahmen (N=241) an den Pfeilern in absteigender Reihenfolge und Häufigkeit konnten beobachtet werden:

- Rezementierung   44 (23,04%)
- Wurzelkanalbehandlung 36 (18,85%)
- Verblendung neu   31 (16,23%)
- Stiftaufbau   30 (15,71%)
- Zahnfraktur   24 (12,57%)

Die vorliegende Studie konnte zeigen, dass über den gesamten Beobachtungszeitraum die meisten Kosten (9883,44 €) durch endodontische Behandlungen und Folgemaßnahmen verursacht werden. Dies entspricht 58,4 % aller pfeilerbezogenen Aufwendungen. Die Kosten für neue Verblendungen betragen insgesamt 4300,32 € und entsprechen 25,4% aller pfeilerbezogenen Aufwendungen. Alle anderen pfeilerbezogenen Nachsorgemaßnahmen zusammen benötigen nur 16,2 % der Gesamtleistungen. Insgesamt werden über den Beobachtungszeitraum von 16 Jahren pro Teleskoppfeiler Instandhaltungskosten von 96,72 € benötigt. Über den Beobachtungszeitraum von 16 Jahren sind Gesamtaufwendungen pro eingegliedertem Zahnersatz in Höhe von 548,65 € entstanden.

In der Studie konnte gezeigt werden, dass die teleskopverankerten Restaurationen auch über den langen Gebrauch von 16 Jahren eine hohe Verweildauer haben. Die Indikation zum doppelkronenverankerten Zahnersatz ist gerade dann gegeben, wenn Patienten die implantologische Versorgung wegen der Angst vor operativen Komplikationen ablehnen, oder ein Eingriff wegen implantologischer Kontraindikationen zu riskant erscheint. Der Herstellungspreis für eine teleskopierende Versorgung liegt im allgemeinen unter dem Gestehungspreis einer Implantatarbeit. Mit einem Patientenanteil für Reparaturmaßnahmen von ca. 180€ pro Versorgung über 16 Jahre, sind die Unterhaltskosten als gering einzuschätzen.

Fazit

In meiner Praxis haben sich aufgrund der Studie folgende weiteren Vorgehensmaßnahmen entwickelt. Wegen der Langlebigkeit einer Teleskoparbeit wird im reduzierten Restgebiss, auch bei einer höheren Anfangsinvestition, bei der Indikation herausnehmbarer Zahnersatz, einer teleskopierenden Versorgung der Vorzug gegeben. Wurzelbehandelte Zähne werden nur bei absoluter Notwendigkeit verwendet. Wegen der schlechten Prognose, werden bei abgebrochenen Primärteleskopen keine Stiftaufbauten hergestellt. Mit dem heutigen Stand der Technik (2016) werden durch die Verarbeitung von Nichtedelmetallen (NEM) nochmals deutlich die Kosten für Teleskop-Arbeiten gesenkt. Die Rückmeldungen von Patienten mit NEM Teleskopen sind positiv. Jedoch muss auch da eine objektive Studie die entsprechenden Daten liefern.

Literatur

Diedrichs, G. (1990). Ist das Teleskopsystem noch zeitgemäß? Zahnärztl Welt, 99, 78.

Graber, G. (1992). Partielle Prothetik. In K. H. Rateitschak (Hrsg), Farbatlanten der Zahnmedizin, Band 3, 2. Aufl. (S. 1-48). Stuttgart: Thieme.

Heydecke, G., Penrod, J. R., Takanashi, Y., Lund, J. P. & Feine, J. S. (2003). Kostenanalyse implantatgestützter Unterkieferdeckprothesen und konventioneller Totalprothesen in einer randomisierten klinischen Studie. Dtsch Zahnärztl Z, 58, 525-528.

Kammertöns, H. (1988). Haftreibungsprüfung an Teleskop- und Konuskronenarbeiten. Quintessenz Zahntech, 14, 11.

Kerschbaum, T. & Haastert, B. (1995): Nachuntersuchungsergebnisse. In T. Kerschbaum (Hrsg), Adhäsivprothetik - Brücken, Attachments, Schienen, Veneers. (S. 243-256). München, Wien, Baltimore: Urban & Schwarzenberg.

Krämer, A. & Weber, H. (1990). Präzisionselemente in der Teilprothetik - Teleskopierende Systeme. Zahnärztl Mitt, 80, 2328.

Lehmann K. M. & Gente, M. (1998). Doppelkronen als Verankerung für abnehmbaren Zahnersatz. In W. Ketterl (Hrsg.). Deutscher Zahnärzte Kalender (S. 106-121). München: Hanser.

Rehmann, P., Weber, A., Balkenhol, M., Wöstmann, B. & Ferger, P. (2006). Retrospektive Longitudinalstudie über die langfristige klinische Bewährung von Teleskopprothesen unter besonderer Berücksichtigung der Instandhaltungskosten. Dtsch Zahnärztl Z, 61, 403-409.

Fallstudie zur klinischen Bewertung eines neuen Wurzelfüllverfahrens

Kim Grabosch

Der Autor war an der Entwicklung einer neuen Wurzelfülltechnik beteiligt, die Titanstifte zur Wurzelfüllung einsetzt. Das Verfahren war zum Zeitpunkt der Untersuchung bereits zehn Jahre im Einsatz. Klinisch untersucht wurde das Überleben der entsprechend behandelten Zähne und die Entwicklung röntgenologisch festgestellter Hypodensitäten im Bereich der Wurzelspitzen.

In die Untersuchung wurden Patienten aus der Praxis des Autors eingeschlossen, die in den Jahren 2000-2003 mit der neuen Methode behandelt worden waren. Die Einschlusskriterien trafen auf 229 Patienten zu.

Die Analyse der Behandlungsverläufe stützt sich zum einen auf die Auswertung der im Krankenblatt dokumentierten Kontrollen und Ereignisse, die im Beobachtungszeitraum bis einschließlich März/April 2006 aufgezeichnet worden waren (Subsequente Dokumentation). Ferner wurden alle identifizierten Patienten angeschrieben und zu einer Nachkontrolle in die Praxis einbestellt. Dieser Einladung zur Untersuchung folgten 90 Patienten, bei denen die betroffenen Zähne klinisch und röntgenologisch diagnostiziert wurden (Nachuntersuchung).

Hintergrund

Der Zweck dieser Studie war, festzustellen welchen Einfluss radiologische und klinische Faktoren auf die Prognose des Wurzelfüllstift-Systems aus Titan haben. Als mögliche Einflussfaktoren wurden hierbei berücksichtigt Patientenalter, Zahnreihencodierung (Status des Betroffenen Zahnes in Bezug auf die individuelle morphologische Situation), Zahnversorgung, periapikaler Status, Lockerungsgrad, parodontaler Status, Pulpastatus, periapikaler Status nach Wurzelspitzenresektion und die röntgenologische Länge der Wurzelkanalfüllung.

Material und Methode

Für diese Fallstudie wurden 229 Patienten Zähnen untersucht. Nur der jeweils erst behandelte Zahn wurde in die Untersuchung eingezogen. Die Wahrscheinlichkeit des Eintretens des Zielereignisses Zahnverlust innerhalb des Beobachtungszeitraums wurde nach dem Kaplan-Meier-Verfahren und der Cox-Regression ausgewertet.

Ergebnisse

Das maximale Beobachtungsintervall betrug sechs Jahre. Die durchschnittliche Beobachtungszeit lag bei 29 Monaten. Die Ergebnisse zeigten, dass die Zahnreihencodierung ($p=0,05*$) und das Alter ($p=0,031*$) einen signifikanten Einfluss auf die

Prognose haben. So liegt bei reduzierter Zahnreihe die Erfolgsquote nach 5-Jahren bei 32,0% (SE 0,234), für Freiendsituationen bei 65,0% (SE 0,197), für geschlossene Zahnreihen bei 84,2% (SE 0,068) und für Schaltlücken bei 90,2% (SE 0,047). Für die Einflussvariable Alter (p=0,031*) gilt, dass sich für jedes Lebensjahr, das ein Patient älter wird, das Risiko für einen Zahnverlust um 2,4% (95,0% Konfidenzintervall 1,002-1,046) erhöht. Bei initial vitalem Pulpastatus konnte eine Erfolgsquote nach 5-Jahren von 92,5% (SE 0,03) 3) und bei avitalem von 71,4% (SE 0,079) festgestellt werden. Die Auswertung des periapikalen Status zeigte, dass die Überlebenswahrscheinlichkeit für Zähne mit apikaler Aufhellung nach 5-Jahren 71,4% (SE 0,087) und bei fehlender apikaler Aufhellung nach 5-Jahren 87,2% (SE 0,040) lag. Bei der Bewertung der Länge der Wurzelfüllungen ergab sich eine Wahrscheinlichkeit für das Nichteintreten des Zahnverlustes bei suffizienter Wurzelfüllung von 74,0% (SE 0,079) sowie bei insuffizienter Wurzelfüllung von 65,3% (SE 0,137).

Bei orthograden Wurzelspitzenresektionen konnte eine Erfolgswahrscheinlichkeit von 67,6% (SE 0,127) beobachtet werden. Die 5-Jahresprognose für prothetische Kronenversorgungen auf endodontisch behandelten Zähnen liegt bei 92,0% (SE 0,039), gegenüber Pfeilerzahnversorgung mit 74,7% (SE 0,137) und Füllungen mit 72,4% (SE 0,089).

Fazit

Zusammenfassend ist festzuhalten, dass Wurzelfüllungen, die innerhalb 0-2 mm vor dem röntgenologischen Apex abgefüllt oder 3 mm koronal des röntgenologischen Apex wurzelspitzenreseziert wurden, eine gute Erfolgsicherheit haben. Der Einfluss des Patientenalters und der Zahnreihencodierung auf die Erfolgswahrscheinlichkeit deuten darauf hin, dass der initiale Befund zur Einschätzung des endodontischen Behandlungsrisikos um diese signifikanten Aspekte erweitert werden muss. Die endodontische Therapie mit Titanstiften ist vor allem für komplizierte enge Kanalverläufe, die mit anderen Techniken erheblich schwieriger zu füllen sind, eine probate klinische Methode.

Einfluss des parodontalen Initialbefundes auf den Verlauf von perioprothetischen Behandlungsfällen

Maria Hörner

Studenten des Masterstudiengangs „Integrated Dentistry" entwarfen im Studienmodul 4 einen klinischen Pfad zur parodontalen Therapie in der eigenen Praxis. Hierdurch erhebt sich die Frage, wie ein solcher Pfad im Sinne eines strukturierten Qualitätsmanagements auf versorgungsrelevante Probleme untersucht werden kann. Die Autorin legte mit ihrer Masterarbeit einen entsprechenden Ansatz vor. An Hand von klinischen Routinedaten und Daten zur Abrechnung zahnärztlicher Leistungen wird der Verlauf von von 23 perioprothetischen Fällen aus der Praxis der Autorin analysiert.

Hintergrund

In der vorliegenden Studie wurde untersucht, ob die initialen parodontalen Befunde einen Einfluss auf den Verlauf von perioprothetischen Behandlungsfällen hatten. Zu den initialen Befunden gehörten Sondierungstiefen und Lockerungsgrade der vorhandenen Zähne.

Material und Methode

Der Beobachtungszeitraum betrug sechs Jahre und wurde in zwei Abschnitte unterteilt. Die Untersuchungspopulation bestand aus 23 Patienten, wobei alle diese Patienten die vorgegebenen Indikationen und Kontraindikationen erfüllen mussten.

Der erste Beobachtungszeitraum erstreckte sich vom Anfangsbefund über PA-Behandlung und Reevaluation bis zu Eingliederung der definitiven prothetischen Arbeit. Der zweite Beobachtungszeitraum schloss die Zeit von Zahnersatzeingliederung bis zu Abschlussuntersuchung ein. In diesen beiden Beobachtungszeiträumen wurden alle technischen und biologischen Komplikationen dokumentiert und deren Kosten festgehalten. Zu den technischen Komplikationen klinische Ereignisse und Reparaturen am festsitzenden oder herausnehmbaren Zahnersatz. Die biologischen Komplikationen erfassten Extraktionen, endodontische Eingriffe, Füllungstherapie und chirurgische Eingriffe. Auch die Intensität und Kosten der in Anspruch genommenen professionellen Zahnreinigung nach beendeter PA-Behandlung wurden dokumentiert.

Ergebnisse

Bei allen Patienten aus der Untersuchungspopulation erfolgte nach der sechsjährigen Beobachtungszeit eine Besserung des initialen Befundes. Der Anteil von Sondierungstiefen größer als 5 mm war bei allen Patienten gesunken. An den eingegliederten prothetischen Arbeiten sind, bis auf kleine Reparaturen am herausnehmbaren Zahnersatz, keine zusätzlichen Kosten entstanden.

Kosten, die aufgrund von Extraktionen und endodontischen Eingriffen entstanden, wurden gesondert beschrieben und diskutiert. Dies gilt auch für die Kosten der konservierenden und der chirurgischen Therapie. Zum Abschluss dieser Untersuchung haben alle Patienten einen Fragebogen zur mundgesundheitsbezogenen Lebensqualität ausgefüllt. Dieser Fragebogen sollte einen Einblick in das Wohlbefinden dieser Patienten ermöglichen.

Fazit

Durch ein strukturiertes Vorgehen während einer Parodontitis-Behandlung ist es möglich, den Verlauf dieser Erkrankung einzuschätzen und bei eventuellen Komplikationen mit notwendigen Maßnahmen, wie z.B. Extraktionen, zu reagieren. Ein vorgegebener Behandlungspfad bringt Sicherheit in der Therapieplanung und in der Behandlung. Somit wird das Risiko, dass aus dem Initialen Befund herrührt, minimiert.

Vergleich der mundgesundheitsbezogenen Lebensqualität zur Basisuntersuchung und 3 Monate nach nicht-chirurgischer Parodontaltherapie

Marco Wackernagel

Zahnärzte unternehmen ihre therapeutischen Anstrengungen in der Regel, um die Lebensqualität ihrer Patienten zu verbessern. Welche Verbesserungen hierbei durch eine parodontologische Behandlung erreicht werden kann, ist wenig bekannt. Anders als bei der prothetischen Behandlung ist der Behandlungsnutzen für den Patienten nicht unmittelbar sichtbar. Die hier vorliegende Arbeit wendet den OHIP an, um Aufschluss über die subjektiv empfundene Änderung der Lebensqualität zu erlangen.

Der Autor hat im Rahmen einer praxisinternen Kohortenstudie Patienten anlässlich der parodontalen Basisuntersuchung und 3 Monate nach Abschluss der parodontalen Therapie befragt. Er konnte eine deutliche Verbesserung der Lebensqualität dokumentieren und zwar insbesondere in der Dimension „Schmerzen in der Mundhöhle". Insgesamt verbesserte sich jedoch in allen Dimensionen des Testes die empfundene Lebensqualität signifikant.

Hintergrund

Die Erfassung der mundgesundheitsbezogenen Lebensqualität als Ergänzung zu klinischen Morbiditätsfaktoren und als Beschreibung für die psychosoziale Komponente oraler Erkrankungen wurde bereits in verschiedenen Teilgebieten der Zahnmedizin angewandt. Es gibt Hinweise, dass parodontale Erkrankungen, wie die chronische Parodontitis, einen Einfluss auf die mundgesundheitsbezogene Lebensqualität haben. Mit einem im Masterstudiengang „Integrated Practice in Dentistry" entwickelten klinischen Pfad zur Diagnostik und Therapie parodontaler Erkrankung werden Patienten mit chronischer Parodontitis nach einem festgelegten System untersucht bei positiven Befunden nichtchirurgisch parodontologisch behandelt. Durch die nichtchirurgische Parodontaltherapie können parodontologische Variablen verbessert werden. Deswegen ist zu erwarten, dass sich dadurch auch die subjektive Einschätzung der Patienten zur Mundgesundheitssituation verändert, bzw. die mundgesundheitsbezogene Lebensqualität verbessert.

Material und Methode

In die Untersuchung wurden von September 2008 bis Januar 2009 30 Patienten einbezogen. Die untersuchte Gruppe bestand aus 15 Frauen und 15 Männern im Alter von 34 bis 78 Jahren (Median: 59,5 Jahre) mit leichter und moderater chronischer Parodontitis. Nach umfassender Aufklärung der Patienten über Ätiologie, Therapiemöglichkeiten parodontaler Erkrankungen und ihrer Einwilligung zur Behandlung erfolgte die parodontale Vorbehandlung und die nichtchirurgische Parodontaltherapie. Die Erhebung der parodontologischen Variablen Attachmentlevel (AL),

Sondierungstiefe (ST), Bluten auf Sondieren (BOP) und Plaqueindex nach Quigley und Hein (PI) und die Beantwortung des OHIP-Fragebogens wurden jeweils zur Basisuntersuchung und 3 Monate nach nichtchirurgischer Parodontaltherapie durchgeführt.

In der Auswertung der Ergebnisse wurde mit dem Wilcoxon-Test für abhängige Stichproben überprüft, ob es zwischen den Merkmalen der beiden Untersuchungszeitpunkte statistisch signifikante Unterschiede gab. Mit der Rang-Korrelation nach Spearman wurde nach einem Zusammenhang unter den parodontologischen Variablen und den Subskalen des OHIP-Fragebogens sowie zwischen den Veränderungen der parodontologischen Variablen und des OHIP, bzw. der Subskalen, gesucht. Ergänzend dazu wurde in einer Kreuztabelle mit dem Chi-Quadrat-Test geprüft, ob zwischen geringen, mittleren und hohen Veränderungen der parodontologischen Variablen Sondierungstiefe und Bluten auf Sondieren statistisch signifikante Zusammenhänge mit den Änderungen des OHIP, bzw. den Änderungen seiner Subskalen, bestehen.

Ergebnisse

Folgende Ergebnisse wurden erzielt: Der Vergleich der Mittelwerte der parodontologischen Variablen bei zwei Untersuchungszeitpunkten ergab im Wilcoxon-Test statistisch signifikante Unterschiede bei Attachmentlevel (4,6 ± 1,2 vs. 4,3 ± 1,2 mm, p=0,001), Sondierungstiefe (3,6 ± 0,7 vs. 3,1 ± 0,5 mm; p<0,001) und Bluten auf Sondieren (70 ±17,9 vs. 50 ± 19,3%; p=<0,001). Alle 3 Variablen zeigten eine Reduzierung. Die Rang-Korrelation nach Spearman der Variablen ST – AL (0,692 p<0,001 vs. 0,700 p<0,001) und PI – AL (0,470 p=0,009 vs. 0,485 p=0,007) weisen zu beiden Untersuchungszeitpunkten und PI – ST (0,550 p=0,002) nur zur Basisuntersuchung statistisch signifikante Assoziationen auf.

Das OHIP (10,1 ± 10,8 vs. 3,8 ± 3,9; p<0,001) zeigt beim Mittelwertvergleich ein statistisch signifikant verbessertes Ergebnis. Nach 3 Monaten findet sich eine deutliche Abnahme des OHIP vor allem bei Patienten mit hohen Werten. Die Rang-Korrelation nach Spearman der Variablen AL – OHIP (0,363 p=0,049) und ST – OHIP (0,461 p=0,010) deutet zum Zeitpunkt nach 3 Monaten auf einen geringen, aber gerade noch statistisch signifikanten gleichläufigen Zusammenhang.

Beim Vergleich der Mittelwerte der Antwortoptionen bei den Subskalen Funktionelle Einschränkung (1,2 ± 1,9 vs. 0,5 ± 0,9; p=0,007), Schmerzen in der Mundhöhle (2,7 ± 2,4 vs. 1,1 ± 1,1; p<0,001), Psychisches Unbehagen (1,8 ± 1,9 vs. 0,7 ± 1,0; p=0,001), Physische Beeinträchtigung (1,0 ± 1,5 vs. 0,5 ± 0,8; p=0,018), Psychische Beeinträchtigung (1,4 ± 1,9 vs. 0,5 ± 0,7; p=0,003) Soziale Beeinträchtigung (1 ± 1,5 vs. 0,4 ± 0,8; p=0,016) sowie Behinderung, bzw. Einschränkung im Alltag (0,9 ± 1,4 vs, 0,3 ± 0,5; p=0,011) werden zwischen Basisuntersuchung und nach 3 Monaten statistisch signifikante Reduzierungen nachgewiesen. Die größten Probleme gaben die Patienten bei den Subskalen „Schmerzen in der Mundhöhle" und „Psychisches Unbehagen" an, die auch gleichzeitig die höchsten Verbesserungen aufweisen. Die wenigsten Schwierigkeiten hatten die Patienten bei den Subskalen „Physische Beeinträchtigung" und „Behinderung, bzw. Einschränkung im Alltag". Nach Testung mit der Rang-Korrelation nach Spearman weisen alle Subskalenpaare zur Basisuntersuchung, bzw. zusätzlich die Subskalenpaare PsyU – FE, PsyB – FE, B – FE, PsyU

– Schm, PhyB – PsyU, PsyB – PsyU, SozB – PsyU, PsyB – PhyB, SozB – PhyB und SozB – PsyB auch nach 3 Monaten, einen gleichläufigen Zusammenhang und statistisch signifikante Assoziationen auf.

Es wurden keine signifikanten Korrelationen zwischen den Veränderungen der parodontologischen Variablen „Sondierungstiefe" und „Bluten auf Sondieren" mit den Gesamtwerten des OHIP sowie seinen Subskalen gefunden. Ergänzend dazu konnte in der Kombination mit den beobachteten Häufigkeiten geringer, mittlerer und hoher Veränderungen zwischen den Variablen Bluten auf Sondieren und des OHIP nach Testung mittels Chi-Quadrat eine statistische Signifikanz von gerade noch ($p=0{,}044$) nachgewiesen werden.

Fazit

Die Ergebnisse der Studie zeigen, dass nach nicht-chirurgischer Parodontaltherapie bei Patienten mit leichter und moderater Parodontitis eine signifikant verbesserte mundgesundheitsbezogene Lebensqualität erreicht werden kann.

Schnarchtherapie mit Protrusionsschienen: Ein retrospektiver Vergleich des Behandlungserfolgs bei Schienenwechsel mit IST-Schiene und TAP-T-Schiene

Ulrich Burgard

Die Studie befasst sich mit dem Therpieeffekt von zwei unterschiedlichen Protrusionsschienen auf Patienten, die unter nächtlichem Schnarchen litten. Jeder Patient erhielt die Gelegenheit im Rahmen einer Anwendungsstudie beide Schienen zu erproben.

Die beiden Schienensysteme wurden in Trageversuchen von jeweils zwei Wochen Dauer intraindividuell miteinander verglichen. Zielgrößen waren Angaben in bereits anderswo eingesetzten Fragebögen (Reduktion der Schnarchlautstärke für den Partner, Reduktion der Tagesmüdigkeit) und objektive Messwerte (Apnoe-Hypopnoe-Index/AHI im Polysomnographen). Außerdem wurde nach Tragekomfort, Handhabung, Reinigung und Nutzerpräferenz der Systeme gefragt. Ziel ist, mit Hilfe der kontrolliert gewonnen Erfahrungen die Beratung der Patienten zu verbessern.

Zehn Probanden nahmen teil. Sie waren alle von ihren Ehefrauen zur Behandlung geschickt worden. Risikofaktoren des Schlafapnoe-Syndroms waren in der Gruppe deswegen eher günstig (Übergewicht, Alter). Alle Probanden wurden mit einem einfachen Polysomnographen überwacht.

Die Schienen erwiesen sich als wirksam, ein Unterschied zwischen den Verfahren konnte nicht ermittelt werden.

Hintergrund

Schnarchen ist ein weit verbreitetes Phänomen. Betroffen sind hauptsächlich Männer im mittleren Lebensalter jedoch auch Frauen können darunter leiden. Es können Geräuschpegel bis 70 Dezibel erreicht werden. Das Schnarchen entsteht durch Zurücksinken des Unterkiefers. Dadurch wird der oropharyngeale Raum eingeschränkt. Der Strömungsfluss der Luft erhöht sich. Dadurch kommt es zum Flattern des weichen Gaumens. Dies erzeugt die Geräusche. Sinkt der Zungengrund noch weiter zurück, kommt es zum völligen Verschluss. Die Atmung ist unterbrochen.

Material und Methode

Eine Maßnahme zur Stabilisierung des oropharyngealen Raumes ist das Tragen von Protrusionsschienen. Es wurden die IST- und die TAP-T-Schiene getragen. Die Männer waren im Mittel 41,3 Jahre alt. Das mittlere Gewicht betrug 91,0 kg. Der Bodymaßindex war im Mittel 28,2. Der AHI- Index belief sich unter 5.

Ergebnisse

Das Tragen der Schienen verminderte die Störung durch die Schnarchgeräusche im Mittel um 62,8 % und im Medianwert um 86,6 %. Es zeigte sich, dass die TAP-T-Schiene der IST Schiene hinsichtlich der Handhabung durch den Patienten überlegen ist. Die Auswertung der Schnarchreduktion der Somnographie ergab einen Wert von 67%.

Fazit

Protrusionsschienen sind ein gutes Therapiemittel, die Schnarchgeräusche ganz zu beseitigen oder wenigstens stark zu reduzieren. Das soziale Leben wird dadurch harmonisiert, ohne dass chirurgische Eingriffe getätigt werden.

Zahngesundheit und Behandlungsbedarf in Abhängigkeit zur sozioökonomischen Patientenstruktur und subjektiven Faktoren: Eine Untersuchung in einer städtisch und einer ländlich geprägten Zahnarztpraxis

Erhard Ehresmann und Jürgen Schröder

Wie unterscheidet sich eine zahnärztliche Praxis in der Großstadt von einer, die im ländlichen Raum angesiedelt ist. Gibt es bedeutende Unterschiede in Bezug auf die Zahngesundheit der Patienten und die sozioökonomischen sowie persönlichen Merkmale der Patienten? Und wie ist es mit den Zahnärzten bestellt? Sind auch hier Unterschiede feststellbar?

Diese Fragen sind der Ausgangspunkt der vorliegenden Untersuchung. Die Autoren zogen unterschiedliche Daten in ihre Studie ein. Sie untersuchten während eines Zeitraums von sechs Wochen alle Patienten und dokumentierten den Zahnstatus, den DMF-T sowie den PSI.

Ferner wurden die Patienten nach ihren persönlichen und sozioökonomischen Merkmalen befragt. Dafür wurde ein Fragebogen entwickelt und eingesetzt. Schulbildung und Einkommen wurde genauso erhoben wie die Haltung zur Zahngesundheit und zur zahnärztlichen Therapie. Es wurde dokumentiert, welchen Wert die Zähne für die jeweiligen Patientengruppen darstellten, und welche Art der Behandlung sie präferierten.

Die Praxen selber wurden daraufhin analysiert, welchen Anteil an der zahnärztlichen Arbeitszeit der Füllungstherapie, dem Zahnersatz und der Parodontaltherapie zuzuordnen waren.

Auch die Merkmale des Praxisstandorts und die regionalen Strukturdaten sind in der Arbeit detailliert wiedergegeben.

In ihrer Diskussion nehmen die Autoren zu drei Fragen Stellung.

Welche Konsequenzen haben die Ergebnisse im Hinblick zur Behandlung unserer Patienten?

Die Frage, ob sozioökonomische Abhängigkeiten in Bezug auf Zahnerkrankungen in unseren Zahnarztpraxen bestehen, kann eingeschränkt bejaht werden. Die in der Literatur beschriebenen Abhängigkeiten werden in deutlich abgemilderter Form in beiden Praxen wahrgenommen, da ein allgemein hoher Versorgungsgrad vorgefunden wurde. Hierbei ist zu berücksichtigen, dass bei der untersuchten Stichprobe solche Patienten unterrepräsentiert sind, die nie oder höchst selten einen Zahnarzt aufsuchen. Beide Praxen bestehen schon lange und haben einen hohen Anteil an Stammpatienten. Die Patienten kommen regelmäßig in die Zahnarztpraxis und weisen entsprechend einen hohen Versorgungsgrad auf.

Dennoch lassen sich auch in unserer Studie sozioökonomische Abhängigkeiten in Bezug auf die Zahngesundheit nachweisen. Bei jungen Männern zeigte sich ein deutliches Risiko, an Karies zu erkranken. Bei ihnen beeinflusste vor allem das Vorsorgeverhalten, das Einkommen, die Schulbildung die Zahngesundheit, insbesondere die Karies Prävalenz. Bei den Frauen waren die Behandlungsnotwendigkeiten weniger ausgeprägt und daher eine Abhängigkeit zu sozioökonomischen Faktoren gering.

Hinsichtlich des Behandlungsbedarfs steht die Notwendigkeit zur Parodontaltherapie im Vordergrund. Dieser ist ziemlich gleichmäßig über alle untersuchten Merkmale verteilt, so dass keine Abhängigkeit auf irgendein sozioökonomisches Merkmal feststellbar ist. Zum gleichen Ergebnis gelangten auch Hohlfeld und Bernimoulin (1989). Auch sie stellten fest, dass im Gegensatz zur prothetischen Behandlungsbedürftigkeit bei den parodontalen Erkrankungen keine Korrelation zur Häufigkeit des Zahnarztbesuchs, dem Einkommen oder der Schulbildung nachweisbar ist. Der konservierende Behandlungsbedarf ist zwar deutlich geringer, als der parodontale. Dennoch zeigt die Studie einen signifikant höheren Kariesbefall bei Männern, insbesondere den jungen. In Bezug zur prothetischen Behandlungsbedürftigkeit wurde in der vorliegenden Studie nur eine kleine Gruppe von insgesamt 47 Patienten gefunden. Hier ließen sich signifikante Abhängigkeiten zum Einkommen und der Schulbildung nachweisen, womit unsere Ergebnisse mit einer Vielzahl epidemiologischer Studien übereinstimmen.

Bezüglich der Konsequenzen für unsere Behandlung müssen wir unterscheiden zwischen den beeinflussbaren Größen und denen, in denen keine Einflussmöglichkeiten bestehen. Die beeinflussbaren beschränken sich auf das Angstverhalten, die Haltung zur Vorsorge und die Einschätzung der Wertigkeit von Zahngesundheit. In unserer Studie erwies sich allein die Haltung zur Vorsorge als signifikante Interventionsmöglichkeit zur Beeinflussung der Zahngesundheit. Daraus resultiert für den zahnärztlichen Behandler, auf eine regelmäßige Betreuung zu achten und die Aufklärung in Bezug auf das Vorsorgeverhalten zu intensivieren. Junge Männer sollten diesbezüglich besonders intensiv betreut werden. Eine frühzeitige und umfassende Aufklärung des Patienten schafft nicht nur Vertrauen und Zufriedenheit, sondern erhöht auch die Einsicht in die notwendige Inanspruchnahme zahnärztlicher Leistungen (Klingenberger & Micheelis 2003). Schließlich wird von den Patienten allein der Zahnarzt als kompetenter Vermittler der medizinischen Dienstleistung akzeptiert. Immerhin gaben 88,4% aller Probanden an, aufgrund des Vertrauens in den Zahnarzt oder eine Empfehlung die Praxis aufzusuchen. Die Studie weist darauf hin, dass eine Praxis nicht nur Krankheiten zu managen hat, sondern die von einer Krankheit betroffenen Menschen betreuen sollte. In einem Aufsatz der F.A.Z. vom 07. Mai 2006 schrieb der Chefarzt an den Kliniken für Pneumonologie und Infektionologie am Evangelischen Krankenhaus Herne und an der Augusta-Kranken-Anstalt Bochum: „Er (der Arzt) muß einerseits die somatische und psychosoziale Ebene auseinanderhalten und getrennt bewerten, andererseits gemeinsam zur Grundlage seiner diagnostischen und therapeutischen Empfehlungen machen." Als Fazit seiner kritischen Betrachtung zum guten Arzt stellte er heraus: „Ein guter Arzt muss sich bemühen, seine kommunikative Kompetenz so zu erweitern, dass er die psychosozialen Leerstellen des Medizinbetriebes auszufüllen vermag." (Ewig 2006).

Wie wirkt sich die dokumentierte Zahngesundheit auf die Praxisökonomie aus?

Der in der Studie vorgefundene geringe Behandlungsbedarf ist bei vielen langbestehenden Praxen zu beobachten. Hier macht sich der hohe Anteil an Stammpatienten, der größtenteils durchsaniert ist, bemerkbar. Ein weiterer Grund für den geringen Behandlungsbedarf mag daran liegen, dass beispielsweise ein unregelmäßiger Füllungsrand, den der Behandler bei einem Stammpatienten über Jahre als unverändert stabil erkennt, mit gutem Gewissen einer weiteren Beobachtung überlassen wird. Bei einem neuen Patienten dagegen wird die gleiche Beobachtung sicherlich zu einer positiven Befundung und damit auch zu einer Behandlung führen. So könnte man zunächst vermuten, dass eine langbestehende Zahnarztpraxis ökonomisch einer Talfahrt ausgesetzt ist. Dies trifft sicherlich für einige Praxen zu, besonders dann, wenn der Praxisbetreiber gegen Ende seiner zahnärztlichen Laufbahn berufsmüde wird.

Diesen Entwicklungsprozess haben die beiden Autoren dieser Studie sicherlich nicht zugelassen. Die Teilnahme an einem über 2-jährigen Masterstudium im fortgeschrittenen Alter zeugt von dem Interesse auch dann noch die berufliche Kompetenz auszubauen. Hinsichtlich des Behandlungsbedarfes vermerken die Autoren eine deutliche Verschiebung ihrer Tätigkeit in Richtung Qualitätsorientierung und prophylaktischen Maßnahmen. Dies bedeutet keineswegs der simplifizierenden Meinung Vorschub zu leisten, wenn alle Patienten durchsaniert seien, gehe den Zahnärzten die Arbeit aus. Vielmehr ändert sich die Haltung des Zahnarztes. Sie wendet sich ab von der Notfallstrategie und wendet sich der prophylaktischen Strategie zu. Diese Feststellung gilt sowohl für die Praxis in Köln, als auch für die in Heidenrod. Trotz der Unterschiede in der sozioökonomischen Struktur der Patientin ergeben sich in beiden Praxen annähernd gleiche Behandlungsnotwendigkeiten, sodass von einer Einzelbetrachtung der Ergebnisse abgesehen werden kann. Wenn der von uns festgestellte Behandlungsbedarf innerhalb des 6-wöchigen Beobachtungszeitraumes hochgerechnet wird auf ein Arbeitsjahr mit 250 Arbeitstagen, so ergibt sich daraus ein Behandlungsvolumen, das einen Zahnarzt durchaus auslastet. Vorausgesetzt wird allerdings eine qualitativ hochwertige Leistung, die zurzeit mit dem kassenüblichen Honorar alleine nicht finanziert wird. Die Fokussierung auf Qualitäts- und Prophylaxestrategien wird von den Patienten dankbar aufgenommen, was an der hohen Anzahl ortsfremder Patienten abzulesen ist.

Welche Forderungen ergeben sich aus der Diskrepanz zwischen wissenschaftlich veröffentlichten und praxisbezogenen Zahngesundheitsdaten?

Unsere Studie hat jedoch auch gezeigt, dass eine Diskrepanz besteht zwischen klinisch-wissenschaftlicher und praxisbezogener Versorgungsforschung. Die akademische Versorgungsforschung konzentriert sich auf spezielle Kohorten (Schüler, Soldaten, Studenten, Gefängnisinsassen, Altersheimbewohner). Diese entsprechen nur selten dem repräsentativen Durchschnitt der Patienten, die eine Praxis aufsuchen. Insofern ist bei epidemiologischen Untersuchungen im Zusammenhang mit der Zahngesundheit den Erfahrungen praktizierender Zahnärzte zu wenig Bedeutung beigemessen worden. Die von uns vorgelegten Daten aus der Praxis sind geeignet ein Abbild langjährig praktizierter Betreuung wiederzugeben. Allen Bemühungen, Zahngesundheitsdaten in zahnärztlichen Praxen zu erheben und wissenschaftlich auszuwerten, kann daher uneingeschränkt zugestimmt werden. Wir haben inzwischen erfahren, dass die wissenschaftliche Zahnmedizin Projekte erarbeitet, diesen heute feststellbaren Graben zwischen akademischer Versorgungsforschung und Versorgungsrealität zu überwinden und Netzwerke entwickelt, um praktizierende Zahnärzte mit einzubeziehen.

So messen Schütte et al. (2005) der Versorgungsforschung eine zunehmende Bedeutung zu. Während die traditionelle klinische Forschung sich schwerpunktmäßig auf das Verständnis kausaler Mechanismen und auf die Wirksamkeit von Intervention ausrichtet, werden unter dem Versorgungsforschungsparadigma Hypothesen zur Wirksamkeit unter Alltagsbedingungen in der „realen Versorgungswelt" überprüft. Insofern ist die Beschäftigung mit der Versorgungsforschung ein notwendiger weiterer Schritt um das Gesundheitssystem zu verstehen.

Wenn diese Studie einen Beitrag liefert im Sinne „aus der Praxis - für die Praxis", haben die Autoren ihr persönliches Masterziel erreicht.

Literatur

Ewig, S. (2006). Was ist ein guter Arzt. Frankfurter Allgemeine Sonntagszeitung vom 07.05.2006, 73-74.

Hohlfeld, M. & Bernimoulin, J. P. (1989). Mundgesundheitsbewußtsein und Korrelation zu Parodontalbefunden bei 45-54jährigen Berliner Probanden. Dtsch Zahnärztl Z, 44 (4), 267-70.

Klingenberger, D. & Micheelis, W. (2003). Nachfrage prothetischer Leistungen unter Berücksichtigung sozioökonomischer Einflussgrößen. ZWR, 112, (3), 81-90.

Schütte, A., Kirch, W. & Walter, M. (2005). Versorgungsforschung in Deutschland - eine Standortbestimmung aus Sicht der Zahn-, Mund- und Kieferheilkunde. München.

Wirksamkeit kollegialer Beratung in der vertragszahnärztlichen Versorgung am Beispiel des Behandlungskomplexes Endodontie. Eine Pilotstudie zur Einführung von Teilaspekten eines internen Qualitätsmanagements

Manfred Lieken

In dieser Studie untersucht der Autor die Wirksamkeit kollegialer Beratung durch einen beratenden Arzt der Kassenzahnärztlichen Vereinigung. Beraten wurden Zahnärzte, bei denen auf Grundlage der Abrechnungsdaten eine auffällige Häufigkeit von Zähnen mit Wurzelkanalbehandlung festgestellt wurde. Datenherr der verwendeten Abrechnungsdaten ist die regionale KZV, deren Vorstand der Datennutzung für die Masterarbeit zugestimmt hatte.

Die Studie prüft die Hypothese, dass eine kollegiale Beratung zu einer Verbesserung der Entscheidungsfindung sowie zur Verbesserung der Behandlung und damit zur Reduktion von Folgebehandlungen führt. Im Versorgungsgebiet der kooperierenden KZV waren während des Beobachtungsintervalls der Studie über 1600 Zahnärzte tätig, die 732000 Wurzelkanalbehandlungen durchführten. 92% der Patienten blieben ohne Revision. Zur Beratung eingeladen wurden die 21 Zahnärzte mit den höchsten Revisionsraten. Als Kontrollgruppe diente eine Gruppe von 21 Kollegen mit den dann der Höhe nach folgenden Revisionsraten. Die Beobachtungszeit wurde in zwei Erfassungszeiträume vor und nach Beratung eingeteilt.

Die Analyse der Revisionsraten vor und nach Beratung ergab, dass in den Praxen der beratenen Zahnärzte wesentlich weniger Revisionen durchgeführt wurden, so dass die Werte günstiger liegen als in der Kontrollgruppe.

Der Autor reflektiert in seinem Beitrag den Verlauf der Studie und den Wert der gewonnenen Erkenntnisse

Hintergrund

In der vertragszahnärztlichen Versorgung ist seit langem eine Wirtschaftlichkeitsprüfung implantiert. Es handelt sich dabei um eine retrospektive Betrachtung erbrachter Leistungen. Die Durchführung beinhaltet eine statistische Vorauswahl auf Abweichungen von Durchschnittszahlen. Ist eine Praxis auffällig, erfolgt eine Einzelfallprüfung. Wenn nicht erklärbare Abweichungen aus dem Korridor der überwiegenden Behandlungsabläufe festgestellt werden, wird der betroffene Zahnarzt in Regress genommen. Dies wird von den betroffenen Zahnärztinnen und Zahnärzten als Disziplinarmaßnahme und damit als Eingriff in die Therapiefreiheit wahrgenommen.

Die Motivation zur durchgeführten Forschungsarbeit bestand in dem Bestreben, eine Alternative zur Wirtschaftlichkeitsprüfung zu entwickeln und zu prüfen. Die Anforderungen sollten sein:

- keine zusätzlichen Basisdaten zu erheben
- Beratung ohne Sanktionen
- geringstmöglicher Eingriff in die Praxisabläufe
- praxisübergreifende Einzelfallverlaufserfassung

Da die Daten zum Wurzelkanalbehandlung-Komplex vollständig über das Abrechnungssegment der konservierend-chirurgischen Leistungen erfolgt, erschien dieser Bereich für das Projekt am besten geeignet.

Fragestellung

Können Einzelfallberatungen ohne Sanktionen im Praxisalltag zu positiven nachhaltigen Veränderungen im Therapieablauf führen?

Material und Methoden

Es wurden die Daten abgerechneter zahnärztlicher Leistungen zugrunde gelegt. Diese bestanden in den Positionen des Wurzelkanalbehandlungskomplexes sowie den diesem Komplex zuortbaren chirurgischen Maßnahmen.

Während bei einer Wirtschaftlichkeitsprüfung die absolute Anzahl erbrachter Einzelleistungen den wesentlichen Ausschlag gibt, war dieser Wert in der vorliegenden Studie unerheblich. Ausschlaggebend war die Anzahl auftretender Folgebehandlungen nach zuvor vorgenommener Wurzelkanalbehandlung. Je erfolgreicher die Erstbehandlungen, desto weniger Folgebehandlungen waren nötig. Folgebehandlungen die im Fokus standen waren: Die Wiederholung der Behandlungsmaßnahme, die chirurgische Intervention (Wurzelspitzenamputation (WR), Zahnteilung und Teilentfernung (Hemisektion) oder die vollständige Entfernung des Zahnes (Extraktion).

Zugrunde lagen Daten von zwei Kalenderjahren aller Zahnärzte im Bereich einer Kassenzahnärztlichen Vereinigung. Diese wurden im Ersten Schritt nach Zahnnummern analysiert, so dass die Behandlungshäufigkeit, Revisionshäufigkeit und Revisionsart für jeden einzelnen Zahntyp bestimmt werden konnte. Auch konnte der zeitliche Verlauf des Auftretens von Revisionen ermittelt werden. Bei der Datenanalyse wurde das Geschehen praxisübergreifend mittels Einzelzahnstatistik ausgewertet.

Die so gewonnenen Einblicke in die Datenstrukturen ermöglichten Einzelfallanalysen beschränkt auf statistisch auffällige Praxen, das heißt Praxen deren Erstbehandlung eine überdurchschnittlich hohe Zahl von erneuten Behandlungen im selben Behandlungskomplex folgte. Im dritten Kalenderjahr wurden 21 Zahnärzte dieser Gruppe beraten. Verzichtet wurde auf Zahnärzte, deren Lebensalter eine weitere Nachbeobachtungszeit von zwei Jahren ausschloss.

Die Beratung erfolgte anhand von vorgelegten Behandlungsaufzeichnungen und Röntgenbildern und zwar durch Diskussion von Entscheidungsmustern und Behandlungsmethoden. Dem Zahnarzt wurde zunächst das Prozedere, das Ziel der Beratung und die Information vermittelt, dass dieser Beratung keine Sanktionen folgen werden.

Die Beratungen wurden anhand einer wissenschaftlichen Beratungsmethodik vorbereitet und durchgeführt. Ein weiterer Zahnarzt war als Beobachter anwesend, ein Mitarbeiter der Verwaltung der KZV protokollierte die Beratung. Es wurde über jedes Beratungsgespräch ein Protokoll erstellt und dem Zahnarzt zugestellt.

Nach Abschluss der Beratungen erfolgte mit Beginn des nächsten Kalenderjahres ein erneutes Beobachtungsintervall von zwei Jahren.

Zur Überprüfung der Wirksamkeit der Methode bedurfte es der erneuten statistischen Auswertung des Gesamtkollektivs. Mögliche Veränderungen aufgrund von Fortschritten in der Behandlungsmethodik oder auch Veränderungen des Behandlungsgeschehens durch Umbewertungen der Einzelleistungen mussten Berücksichtigung finden.

Eine zweite gleichgroße Gruppe von Zahnärzten aus demselben Abschnitt der Gauschen Verteilungskurve, welche keine Beratung erhielten und auch nicht über das Projekt informiert wurden, bildete das Vergleichskollektiv.

Ergebnisse

Die große Zahl zur Verfügung stehender Daten ermöglichte eine umfangreiche Datenanalyse. So zeigte sich unter anderem, dass der gewählte Beobachtungszeitraum von 2x24 Monate geeignet war, die Ausgangsbehandlung und Folgebehandlungen im Zusammenhang zu betrachten (siehe Abb.1).

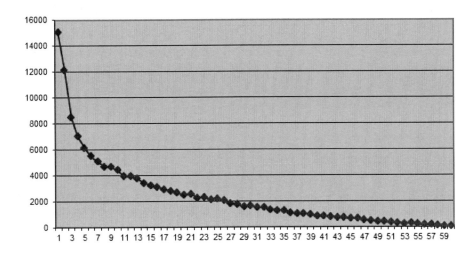

Abb. 1: Anzahl der Revisionen je Monat nach der Ausgangsbehandlung im Zeitdiagramm.

Auf der Abszisse ist der Beobachtungszeitraum von fünf Jahren in Monaten dargestellt. Auf der Ordinate sind absolute Zahlen von Revisionen aus 731.926 WKB bei 480.243 Patienten dargestellt.

Weiterhin traten Folgebehandlungen nach endodontischen Eingriffen bei den behandelnden Zahnärzten mit unterschiedlicher Häufung auf (siehe Abb. 2). Dieses stärkte die Erwartung mittels Beratung, Veränderungen in der Gruppe der zu beratenden Zahnärzten zu bewirken.

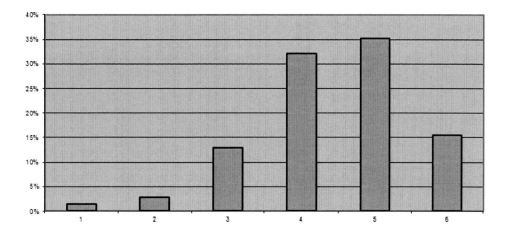

Abb. 2: Verteilung der Zahnärzte nach Anteilen von Revisionen nach Wurzelkanalbehandlungen (1.698 Zahnärzte, 480.243 Patienten, 731.926 WKB)

Auf der Abszisse sind sechs Gruppen von Zahnärzten dargestellt. In der Gruppe eins (linke Säule) ist der Anteil der Zahnärzte, deren Wurzelbehandlungen ohne nachfolgender Revision oben beschriebener Art <50% ist. In der Gruppe zwei (zweite Säule von links) beträgt dieser Wert 50 bis <60%, in der Gruppe drei 60 bis <70%, in der Gruppe vier 70 bis <80%, in der Gruppe fünf 80 bis <90% und in der Gruppe sechs 90 bis 100% (rechte Säule).

Auf der Ordinate ist der Anteil an Zahnärzten in Prozent dargestellt, dessen Daten aus dem untersuchten Behandlungsbereich dieser Gruppe entsprechen. (100% entspricht allen in der vertragszahnärztlichen Versorgung endodontisch tätig gewesenen Zahnärzte im untersuchten Versorgungsgebiet im Untersuchungszeitraum von 5 Jahren, 01.01.2001 bis 31.12.2005)

Es zeigte sich in der Gruppe der beratenen Zahnärzte eine signifikante Abnahme von Folgebehandlungen nach einer Wurzelkanalbehandlung. Dieses war in absoluten Zahlen gegeben, wie auch im Verhältnis zum Gesamtkollektiv und auch zur Kontrollgruppe.

Darüber hinaus zeigte sich im Gesamtkollektiv eine Reduzierung der Anzahl von Folgebehandlungen. Die Zahl der zu Verlust gegangenen Zähne in der Folge von Wurzelkanalbehandlungen konnte mit Daten internationaler Publikationen verglichen werden, sie lagen im selben Korridor.

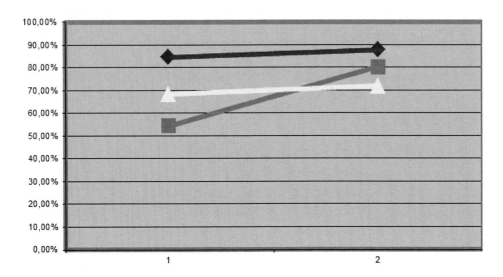

Abb. 3: Anteil von Wurzelkanalbehandlungen ohne nachfolgende Revisionen oben beschriebener Art in den drei erfassten Gruppen.

Auf der Abszisse werden die zwei Erfassungszeiträume dargestellt. Zwischen diesen Erfassungszeiträumen fanden die Beratungen in der Beratungsgruppe statt.

Die geometrischen Formen (Raute, Dreieck, Quadrat) an der linken Seite stellen die Werte des ersten Erfassungszeitraumes (01.10.2000 bis 30.09.2002) dar. Die geometrischen Formen an der rechten Seite entsprechen den Werten des zweiten Zeitraumes (01.01.2004 bis 31.12.2005). Die schwarze Darstellung (Raute) gibt die Werte des Gesamtkollektives wieder (ca. 1.500 Zahnärzte). Die weiße Darstellung (Dreieck) entspricht der Kontrollgruppe (einundzwanzig Zahnärzte), welche nicht beraten wurde. Die graue Darstellung (Quadrat) entspricht der Gruppe der beratenen einundzwanzig Zahnärzte.

Auf der Ordinate wird der Anteil von Wurzelkanalbehandlungen ohne Folgebehandlungen im Sinne oben beschriebener Revisionen dargestellt. Die dargestellte Einheit entspricht dem Prozentwert in Bezug zu allen mit der Ausgangsleistung „Wurzelkanalfüllung" erfassten Behandlungen des jeweiligen Zeitintervalls.

Die Standardabweichungen dieser Auswertung betragen in der Beratungsgruppe im Erfassungszeitraum eins 8,79 Prozentpunkte, im Erfassungszeitraum zwei 13,08 Prozentpunkte. Die Standardabweichungen dieser Auswertung betragen in der Kontrollgruppe im Erfassungszeitraum eins 1,91 Prozentpunkte, im Erfassungszeitraum zwei 7,41 Prozentpunkte.

Persönliches Fazit

Es zeigte sich, dass Beratung durch Kollegen sinnvoll und erfolgreich sein kann. Im Hause der Kassenzahnärztlichen Vereinigung wurde in der Folge die Beratungsmethodik anderer Ausschüsse erneut reflektiert. Die Erkenntnisse des Projektes sind darüber hinaus in das von mir betreute Gutachterwesen eingeflossen und haben die Schwerpunkte Nachvollziehbarkeit, Akzeptanz von Entscheidungen durch Prozessberatung besonders in den Fokus genommen.

Literatur

Bahrenberg, R. (2002). Beratungsrelevante Einstellungen, Grundhaltungen und Gesprächstechniken. Bundesanstalt für Arbeit: Nürnberg.

Barbakow, F. & Velvart, P. (2005). Qualitätsleitlinien in der Zahnmedizin, Handbuch der SSO. Schweiz Monatsschr Zahnmed, 115, 7.

Christiansen, G. (1999). Evaluation – Ein Instrument zur Qualitätssicherung in der Gesundheitsförderung. Bundeszentrale für Gesundheitliche Aufklärung: Köln.

Dick, M. (2005). Das Repertory Grid, Qualitative Methodik, Modul 4.1; Karlsruhe.

Felder, S, Brinkmann, H. & Robra, B. P. (2005). Angewandte Sozialmedizin, Buchprojekt, Karlsruhe.

Fischer, G.C., Kuhlmey, A., Lauterbach, K.W., Rosenbrock, R., Schwartz, F.W., Scriba, P.C. & Wille, E. (2001). Zahn-, Mund- und Kieferkrankheiten. Über-, Unter- und Fehlversorgung. In: Sachverständigenrat für die Konzertierte Aktion im Gesundheitswesen (Hg.), Bedarfsgerechtigkeit und Wirtschaftlichkeit, Baden-Baden Band III.

Gerlach, F. M. (2001). Qualitätsförderung in Praxis und Klinik. Stuttgart: Thieme.

Haak, R. (1997). Qualitätsbeurteilung diagnostischer Verfahren. In W. Walther & M. Heners (Hrsg.) Wirksamkeit und Effektivität in der Zahnheilkunde (S. 29-38). Heidelberg: Hüttig.

Habl, C., Bodenwinkler, A. & Stürzlinger H. (2005): Wurzelkanalbehandlung bei Molaren. Online: http://www.egms.de/en/journals/hta/2006-2/hta000016.shtml [letzter Zugriff: 13.05.2016].

Heners, M. (1991). Die Wägbarkeit des zahnärztlichen Eingriffes. Dtsch. Zahnärztl Z, 46, 179-181.

Lippitt, G. & Lippitt, R. (2006). Beratung als Prozess. Leonberg: Rosenberger.

Mutzeck, W. (2005). Kooperative Beratung. Weinheim: Beltz.

Ohlrogge, M. (1989). Qualitätssicherung aus Sicht der Spitzenverbände der Krankenkassen. In K. H. Kimmel & G. K. Siegbert, Qualitätssicherung bei der zahnmedizinischen Versorgung. Balingen: Spitta.

Schein, E. (2003). Prozessberatung für die Organisation der Zukunft. Köln: Edition Humanistische Psychologie.

Robra, B. P., Grabe, K., Swart, E. & Felder, S. (2004): Epidemiologie / Bevölkerungsbezogene Aspekte der klinischen Entscheidungstheorie, Institut für Sozialmedizin und Gesundheitsökonomie, Otto von Guericke-Universität Magdeburg.

3 Wissensentwicklung und Weiterbildung

Die unterschätzte kollegiale Dimension von Wissensentwicklung und Weiterbildung

Michael Dick

Lebenslanges Lernen in der Medizin: Der Anspruch beruflicher Weiterbildung

Wie kaum eine andere Profession ist die Medizin darauf angewiesen, aktuelle wissenschaftliche Erkenntnisse in der Breite zur Anwendung zu bringen - und kaum eine andere wissenschaftliche Disziplin begründet ihr Handeln so unmittelbar aus der Lebenswelt der Menschen heraus. Das unmittelbare Interesse der Menschen an der Medizin und Gesundheitsversorgung gewährleistet der Profession hohes Ansehen, Autonomie und Privilegien, gleichzeitig setzt es sie aber auch unter besonderen Erwartungsdruck (Dick 2016). Da die ambulante Versorgung vor allem auf freiberuflicher Basis erfolgt, repräsentiert der/die einzelne niedergelassene Zahnarzt/-ärztin in besonderer Weise die gesamte Profession. Ereignen sich in der ärztlichen Praxis Fehler oder Qualitätsmängel, können diese nicht hinter den Strukturen und Hierarchien einer großen Organisation verborgen und verschleiert werden, sondern fallen unmittelbar auf die (be-)handelnde Person zurück. Dies ist nicht grundsätzlich neu, rückt jedoch aufgrund zweier wesentlicher Trends stärker ins Bewusstsein:

1. Die wissenschaftliche und technologische Entwicklung beschleunigt sich. Innovationen betreffen die medizinische, technische und administrative Seite der Leistungserbringung.

2. Die Erwartungen der Patienten und der Öffentlichkeit verändern sich. Patienten sind besser informiert, das Handeln in der Praxis wird transparenter, Gesellschaft und Politik formulieren ihre Erwartungen offensiver (Dick et al. 2015). Dadurch steigt die Pflicht zur Dokumentation und Begründung des eigenen Handelns.

Kompetenzerhalt und berufliche Weiterentwicklung sind für Ärztinnen und Ärzte daher unausweichlich, nicht nur um mit vorgegebenen Standards Schritt zu halten, sondern um aus der Profession heraus Innovation anzustoßen und dadurch die Versorgung zu verbessern. Veränderung, Entwicklung und das Lernen werden zu einer zentralen Aufgabe professioneller Tätigkeit. Kompetente Personen, Praxen und Organisationen benötigen die Fähigkeit zu stetiger Entwicklung, sie lernen zu lernen. Lernen erfolgt dabei im und mit dem Arbeitsprozess und resultiert unmittelbar in verändertem Verhalten. Dem steht nach wie vor die veraltete Auffassung gegenüber, Lernen sei das Anhäufen eines Wissensvorrates, der zukünftig zur Anwendung komme, wenn sich die Notwendigkeit ergibt.

Die zunehmende Bedeutung der Fort- und Weiterbildung in allen Berufen veranlasst auch die Erwachsenenbildung ihre Konzepte und Instrumente zu überprüfen und weiterzuentwickeln. Zwar haben formale Abschlüsse nach wie vor eine wichtige

Orientierungs- und Regulierungsfunktion, jedoch beachtet man zunehmend die Kompetenzen und das konkrete Verhalten im Arbeitsprozess. Neben fachlichen gewinnen soziale, persönliche und methodische Kompetenzen an Bedeutung. Dieses veränderte Verständnis der Weiterbildung lässt sich gut als erweiterte Zielhierarchie beschreiben (Abb. 1). Wissenszuwachs und zufriedene Teilnehmer/innen allein sind nicht mehr hinreichend, stattdessen muss sich Weiterbildung dem Anspruch stellen, konkrete Veränderungen und Verbesserungen der beruflichen Leistung zu ermöglichen und damit den Beitrag einer Berufsgruppe zum gesellschaftlichen Wohl insgesamt zu unterstützen.

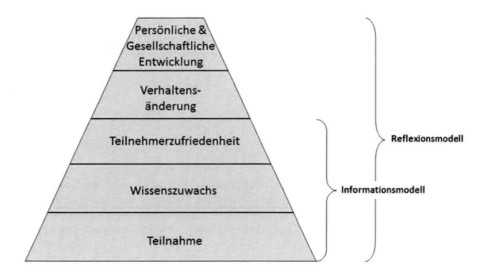

Abb. 1: Die Zielhierarchie verschiedener Modelle professioneller Entwicklung: Das Informationsmodell beschränkt sich auf die kognitive Dimension der Fortbildung, während das Reflexionsmodell das Verhalten des Einzelnen und die Leistung der Berufsgruppe einbezieht (Dick 2016).

Diesem allgemeinen Trend in der beruflichen Weiterbildung folgend, spricht die medizinische Literatur seit einiger Zeit von Continuing Professional Development (CPD), der kontinuierlichen professionellen Entwicklung (Walther & Dick 2007). Dieses Konzept soll das traditionelle Fortbildungsmodell der Continuing Medical Education (CME) ablösen, das sich auf die kognitive Ebene der Wissensvermittlung beschränkt, um den Praktiker am akademischen Wissenszuwachs teilhaben zu lassen (UEMS 2001). CPD zielt hingegen auf die Entwicklung von Persönlichkeit, Handlungskompetenz und die Änderung von Verhalten.

CPD wird als die systematische Fortsetzung der medizinischen Aus- und Weiterbildung gesehen. Entsprechend entsteht eine Infrastruktur, die es ermöglicht, fortbildende Aktivitäten zu zertifizieren. In vielen medizinischen Fachgebieten, aber auch in Schule und Bibliothekswesen hat sich das CPD Konzept etabliert. In Großbritannien, Norwegen, Belgien, den Niederlanden, Nordamerika und Ozeanien existieren formale Verpflichtungen. Vom Nachweis der Fortbildung hängt hier die Möglichkeit der Berufsausübung ab (Ansorg & Betzler 2006, Matos-Ferreira 2001).

Erfahrung als Erkenntnisquelle

Wie aber und unter welchen Bedingungen ändert sich Verhalten? Wie sieht eine Fortbildung konkret aus, die sich auf das Verhalten des einzelnen Arztes auswirkt? Aus der Psychologie ist bekannt, wie schwer Alltagsverhalten gezielt zu beeinflussen ist. Einstellungsänderungen allein bewirken nicht viel, auch kognitiv erworbenes Wissen erweist sich oft als träge. Eine Überblicksstudie zeigte, dass kleine Lerngruppen und Praxisbesuche der Instruktoren förderlich sind. Auch die Erhebung von Bedürfnissen der Lernenden vorab und methodische Vielfalt sind Bedingungen für verhaltenswirksame Fortbildung (Thomas et al. 2006). Erfolgreiche Veränderungsprogramme in Unternehmen binden Mitarbeiter frühzeitig ein, einerseits um deren Akzeptanz für die Veränderungen zu erhöhen, andererseits aber auch um deren Vor-Ort-Wissen einzubeziehen und die Veränderungen dadurch optimal an die betrieblichen Bedingungen anzupassen. So entstehen Veränderungen aus der praktischen Erfahrung heraus und erhalten ihren Sinn im alltäglichen Arbeitsprozess.

Übertragen wir diese Erkenntnisse auf die zahnärztliche Tätigkeit, so sind die praktischen Erfahrungen und Routinen der Zahnärzte in der Fortbildung systematisch zu berücksichtigen. Wenn die eigenen beruflichen Erfahrungen als wertvolle Quelle anerkannt und wertgeschätzt werden, werden die Veränderungen selbst herbeigeführt und nicht von außen aufgesetzt. Die Wahrscheinlichkeit zu deren Umsetzung in der Praxis steigt. Weiterhin kann dieser Transfer dadurch unterstützt werden, dass das Praxisumfeld in die Fortbildung mit einbezogen wird. Hierzu können z. B. Teambesprechungen und Patientenbefragungen durchgeführt werden.

Wenn es auf diese Weise gelingt, die Erfahrungen der Zahnärzte zum Bestandteil der Fortbildung zu machen, erweisen sich gerade diese als wertvolle Quelle der Erkenntnis. Verglichen mit dem abstrakten wissenschaftlichen Wissen hat Erfahrung den Vorteil, dass sie sich bereits in der Praxis bewährt hat. Sie ist in hohem Maße glaubwürdig. Das Vertrauen in den erprobten Rat eines erfahrenen Kollegen ist zunächst größer als das Vertrauen in eine anonyme Erkenntnis, deren Herkunft nicht nachvollzogen werden kann. Aus der Expertiseforschung ist zudem bekannt, dass langjährige Erfahrung eine unabdingbare Voraussetzung für die Kompetenz des Experten ist (Schmidt & Boshuizen 1993).

Andererseits hat Erfahrung auch ein ausgeprägtes Beharrungsvermögen. Was sich über lange Zeit bewährt hat und zur bequemen Routine geworden ist, lässt sich schwer verändern. Aus diesem Grund ist es wichtig, dass Fortbildung die Erfahrung des Praktikers auch kritisch reflektiert und in Bezug zur aktuellen Forschungslage setzt. Routinen lassen sich verändern, wenn sie erkannt, reflektiert und gemeinsam mit Kolleg/innen bewertet werden. Die kollegiale Visitation ist hier ein besonders wirksames Instrument (Klemke in diesem Themenblock).

Damit erhält das veränderte Verständnis der Weiterbildung (Abb. 1) seine zweite Bedeutung: Es geht nicht nur um die Übermittlung von Informationen über die neuesten Entwicklungen im Sinne dessen, was von einer äußeren Instanz als richtig definiert wird, sondern um die Bewertung der eigenen Praxis im Lichte wissenschaftlichen Wissens und um dessen Gültigkeit unter Bedingungen der alltäglichen Lebenswelt. Dies erfordert Reflexions- und Interpretationsprozesse.

Weiterbildung ist damit ein zentrales Element der Professionsentwicklung, das

- Wissenschaft und Praxis miteinander verschränkt,
- neben Wissenszuwachs auch auf Verhaltensänderung und Persönlichkeitsentwicklung zielt,
- gemeinschaftlich validierte Erfahrung als Evidenzquelle anerkennt, und
- einen stetigen Kreislauf aus Handeln und Reflexion in die berufliche Tätigkeit implementiert.

Methoden der Weiterbildung und Wissensentwicklung

Um diesen Anspruch in der Weiterbildungspraxis umzusetzen, ändern sich auch die Kommunikations- und Sozialformen in der Weiterbildung. Dozenten/innen agieren nicht nur als Vortragende, sondern auch als Moderatoren/innen, Berater/innen, Fragende, Neugierige und Lernende. Sie gewichten Inhalt und Prozess des Lernens gleich stark. Der Lernprozess wird zur Kooperation Gleichrangiger. Eine Übersicht über Methoden der professionellen Entwicklung gibt Tabelle 1.

Der Masterstudiengang Integrated Practice in Dentistry der Akademie für zahnärztliche Fortbildung in Karlsruhe und der Fakultät für Humanwissenschaften der Universität Magdeburg hat solche Interaktionsformen des Lernens nicht nur angewendet, sondern auch weiterentwickelt (Siedentopf 2007) und selbst hervorgebracht (Dick & Wasian 2011, Dick et al. 2016). Davon berichten die folgenden Zusammenfassungen von Masterarbeiten: Rainer Spießhofer bewertet die Wirksamkeit des Praxisforums zahnärztliche Qualitätsförderung (PZQ, inzwischen CPD genannt), in dem die Teilnehmenden einen Behandlungsschwerpunkt (z. B. Parodontologie, Implantologie) gemeinsam in allen Facetten durchleuchten und optimieren. Christoph Kaiser vergleicht verschiedene Formen der Wissensaneignung, Jochen Klemke evaluiert die Methode wechselseitiger kollegialer Visitation zweier Zahnärzte/innen in deren Praxen und Tilman Weindler erzählt die Geschichte eines lokalen Qualitätszirkels aus dem Blickwinkel der Kollegialität. In allen Beiträgen wird eindrucksvoll deutlich, welche Bedeutung die kollegiale Gemeinschaft hat, wie Wissen kollektiv hervorgebracht und Qualität kollektiv verbessert wird.

Tab.1: Methoden professioneller Wissens- und Kometenzentwicklung

Kognitive Aktivitäten	Gemeinschaftliche Aktivitäten	Praxisorientierte Aktivitäten
Wissenschaftliche Kongresse, Seminare, Symposien, Workshops etc.	Hospitationen, Visitationen	Patientenbefragung
	Benchmarks, Wettbewerbe	Beschwerdemanagement
Studiengänge	Eigene Lehrtätigkeit	Analyse kritischer Ereignisse
Trainings, Übungen	Selbst organisierte Kurse, Aktivitäten	Multisource(360°) Feedback
Eigene Forschungsstudien, Veröffentlichungen (Papers, Posters)	Qualitätszirkel	Indikatorengestützte Benchmarks
	Kollegiale Beratung	Qualitätszirkel
Individuelles Studieren (Lektüre, e-Learning etc.)	Ehrenämter, außerfachliches Engagement, Verbandstätigkeit	Klinischer Pfad
		Teambesprechung/-entwicklung

Weitere Beispiele bietet der Kurs zur Praxis interkollegialer Qualitätsentwicklung (abgekürzt qzi) im Studiengang. Ursprünglich zur Fortbildung von Moderatoren/innen für Qualitätszirkel konzipiert, entwickelte sich der Kurs zunehmend zu einem Projektseminar für Qualitätsprojekte in der eigenen Praxis. Er kombiniert Wissensvermittlung, Moderation, kollegiale Beratung und Projektarbeit. Beim ersten Treffen werden die Themen ausgewählt, die Bearbeitungsmethodik vermittelt und der Lösungsansatz entwickelt. Beim zweiten Treffen etwa ein halbes Jahr später werden Ablauf und Ergebnis der Projekte dargestellt und diskutiert (Abb. 2).

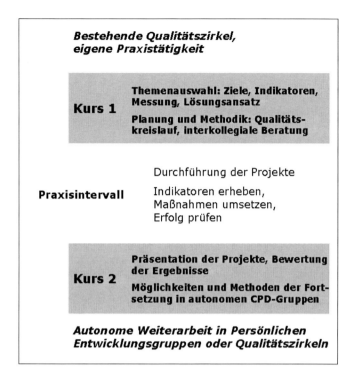

Abb. 2: Ablauf des Fortbildungskurses „Interkollegiale Qualitätsförderung"

Die Schritte des Qualitätskreislaufs wie Problemanalyse, Ideenentwicklung oder Lösungsbewertung stützen sich in hohem Maße auf den kollegialen Austausch und die wechselseitige Beratung während der Präsenzkurse. Dabei werden vor allem Themen rund um die Kerntätigkeit des Behandelns herum bearbeitet, etwa aus der Praxisorganisation, dem Verhältnis zu Patienten, der Zusammenarbeit im Team u.v.m. Zwei Beispiele verdeutlichen das Vorgehen.

Verbrauchsmaterialmanagement

Im Rahmen seines Projektes hat sich ein Zahnarzt das Ziel gesetzt, eine Datenbank für alle Verbrauchsmaterialien in seiner Praxis zu erstellen, diese darin zu erfassen und fortlaufend zu verwalten. Diese Dokumentation soll neben der juristischen Nachweispflicht auch dazu dienen, dass ältere Chargen vor neueren verbraucht werden, dass die Lagerhaltung überprüfbar wird, dass alle wichtigen Informationen zu den Materialien zentral verfügbar und leicht zugänglich sind und schließlich, dass Neubestellungen rechtzeitig erfolgen. Der Zahnarzt löst diese Problemstellung über eine relationale Datenbank, die er in MS Access mit einer benutzerfreundlichen Oberfläche erstellt. Das kollegiale Gespräch im Kurs hat in diesem Projekt die Funktion, die Lösung auf Praxistauglichkeit zu überprüfen. Die ursprünglich aufwändigere Lösung wurde durch die kollegiale Beratung deutlich vereinfacht, ohne dass die wesentlichen Funktionen dabei verloren gingen. Die Funktion der Datenbank wurde im zweiten Kurs des Seminars an konkreten Beispielen vorgeführt. Die Funktionen wurden auch in der Praxis bereits getestet, sodass die weitere Implementierung möglich und beabsichtigt ist. Durch die Vereinfachung der Lösung nach dem Gespräch in der Gruppe wurde die Umsetzung durch die Mitarbeiterinnen im Praxisalltag erleichtert.

Einführung eines Recall-Systems

Eine Zahnärztin, die ihre Praxis in einer Großstadt seit ca. 30 Jahren erfolgreich führt, stellt durch den Austausch in der Fortbildung fest, dass immer mehr Kollegen Recall-Systeme eingeführt haben. Da der Anteil an parodontalen Therapien in der Praxis insgesamt zunimmt, sollen auch in ihrer Praxis die Patienten regelmäßig zur Kontrolle und Prophylaxe kommen. Bei der Suche nach Lösungsmöglichkeiten stellt sich heraus, dass die Einführung des Recall-Systems nicht an der fehlenden Organisation oder an fehlendem fachlichen Wissen scheitert, sondern den bestehenden Praxisroutinen zuwider läuft, die wiederum mit dem Selbstbild der Akteure - Zahnärztin und Mitarbeiterinnen - zusammenhängen. Konkret äußert die Zahnärztin, es sei ihr peinlich, dass die Patienten hinter dem Angebot eines Recall-Termins ein wirtschaftliches Interesse vermuten könnten. Sie habe sich bisher den Patienten gegenüber nicht als Anbieterin von Dienstleistungen gesehen und präsentiert. Neben den organisatorischen Maßnahmen - Teambesprechungen, Fortbildung für die Sprechstundenhilfen - wird für sie die Arbeit an der eigenen Haltung dem Recall-System gegenüber und an ihrem Selbstverständnis zentral. Sie führt zwei kollegiale Beratungsgespräche durch, eines über die organisatorische Einbettung, ein zweites über angemessenes und wirksames Kommunikationsverhalten den Patienten gegenüber. Im Ergebnis geht es für die Teilnehmerin um eine grundlegende Transformation, die sie mit dem Ende des Kurses als nicht abgeschlossen betrachtet. Eine Weiterführung der kollegialen Beratung über den Kurs hinaus ist für sie daher von großer Bedeutung.

Erfahrungsbezogene Methoden und der kollegiale Austausch sind bei allen Fragestellungen nützlich und wirksam, die sich nicht eindeutig und innerhalb eines einzigen Bezugsrahmens beantworten lassen. Dort wo eine technische oder eine therapeutische Neuerung Auswirkungen auf die Zusammenarbeit und Organisation in der Praxis oder auf den Umgang mit Patienten hat, ist es wichtig Folge- und Nebenwirkungen zu erkennen und die richtige Einführungsstrategie zu finden. Meist sind hierfür die lebensnahen Erfahrungen der Kollegen/innen hilfreicher als wissenschaftliche Modelle.

Dieses gemeinschaftliche Engagement stellt den eigentlichen Schlüssel zur Professionsentwicklung dar. Hier entwickelt sich das nötige Vertrauen in die/den Kollegen/in und in sich selbst. Hier wächst die Offenheit, vom Gegenüber ein ehrliches Feedback zu empfangen, aber auch die Bereitschaft dem Gegenüber wertschätzendes und konstruktives Feedback zu geben.

Bedeutung des kollegialen Netzwerks für die Professionsentwicklung

Eine Befragung von ehemaligen Teilnehmern/innen an postgradualen Weiterbildungsprogrammen (drei davon waren Masterstudiengänge) belegt fachliche, persönliche, gemeinschaftliche und gesellschaftliche Wirkungsfelder postgradualer zahnärztlicher Fortbildung (Ulbricht, in diesem Band). Die Studie zeigt eindrucksvoll, dass sich wesentliche Auswirkungen dieser Weiterbildungsaktivitäten erst über einen längeren Zeitraum entfalten, und dass diese oftmals Aspekte der beruflichen Tätigkeit betreffen, die zunächst gar nicht im Fokus standen. Hierzu gehören z. B. die gewachsene Selbstsicherheit den Patienten gegenüber, die Tätigkeit als Referent/in oder Gutachter/in, das Entstehen selbst organisierter kollegialer Formen der Weiterbildung oder eine tiefere Bedeutung der eigenen beruflichen Tätigkeit.

Die Studie zeigte weiterhin, dass die Anbieter derartiger Studiengänge diese Wirkungen oftmals unterschätzen: „Die Wirkungsfelder Fachwissen und praktische Fähigkeiten werden von den Organisationen überschätzt. Die Kernkategorie der Persönlichkeitsentwicklung und Biografie spielt für die Teilnehmer eine bedeutsamere Rolle als für die Anbieter der Weiterbildungsprogramme" (Ulbricht 2016, S. 102).

Die Erfahrungen als Dozent im Studiengang „Integrated Practice in Dentistry" und die anschließenden vier Texte geben Anlass zu der Vermutung, dass die soziale Dimension der postgradualen Weiterbildung in der Fachdiskussion ebenfalls unterschätzt wird. Dieser soziale Aspekt geht weit über das Kennenlernen von Kollegen/innen, das Knüpfen neuer Kontakte und das angeregte Gespräch in der Kaffeepause hinaus. Es hat vielmehr einen systematischen Stellenwert für die persönliche Weiterentwicklung, für die Umsetzung des neu Gelernten und für die Bereitschaft zur stetigen Reflexion der eigenen Stärken und Schwächen. Nur durch das strukturierte und moderierte kollegiale Gespräch gelingt es, Erfahrungen aus der eigenen Praxis zu explizieren, zu validieren oder zu relativeren. Das im kollegialen Gespräch wachsende Vertrauen ist die Voraussetzung für die Offenheit gegenüber eigenen Schwächen und die Bereitschaft, Kritik und Verbesserungsvorschläge anzunehmen. Und das wachsende Selbstvertrauen beruht ebenfalls auf wertschätzender kollegialer Resonanz.

Ein zwei Jahre andauernder Studiengang, in dem die kollegiale Zusammenarbeit immer wieder gefragt ist und gefördert wird, lässt eine ganz besondere Sozialbeziehung entstehen. Sie ist durch ein hohes Maß an Vertrauen und Nähe gekennzeichnet, sie ist in der Sache kritisch und persönlich wertschätzend, und sie schafft eine Verpflichtung der/dem Andern gegenüber. Diese Verpflichtung beinhaltet sowohl, einen erhaltenen Rat ernst zu nehmen, als auch den besten möglichen Rat zu geben. Qualitätsförderung wird so zu einer inneren Verpflichtung. Dies ist der einzige Weg für eine moderne Profession, das gesellschaftliche Vertrauen und die eigene Autonomie immer wieder zu rechtfertigen.

Mein persönlicher Eindruck ist, dass das aus dem Studiengang hervorgegangene Master-Network e. V. diese Idee bereits umsetzt, wenn auch noch ein wenig zögerlich. Das erste Jahrzehnt war hoffentlich nur der Anfang, das Potenzial des Netzwerks weiterhin und dauerhaft zu nutzen, wäre eine kostbare Verpflichtung der eigenen Profession gegenüber.

Literatur

Ansorg, J. & Betzler, M. (2006). Von der kontinuierlichen medizinischen Fortbildung zur kontinuierlichen professionellen Entwicklung am Beispiel der chirurgischen Fortbildung. Bundesgesundheitsblatt, Gesundheitsforschung, Gesundheitsschutz, 49 (5), 426-432.

Dick, M. (2016). Professionsentwicklung als Forschungs- und Handlungsfeld. In: M. Dick, W. Marotzki & H. Mieg (Hg.), Handbuch Professionsentwicklung (S. 9-24). Bad Heilbrunn: Klinkhardt / utb.

Dick, M. & Wasian, F. (2011). Kollegiale Visitationen als Methode Reflexiver Professioneller Entwicklung. Einsatz und Evaluation in der Zahnmedizin. OSC - Organisationsberatung, Supervision, Coaching 18 (1), 49-65.

Dick, M., Wagner, I. & Gerhardt, M. (2015). Stellenwert der Empowerment-Perspektive bei der institutionalisierten Patientenberatung zahnärztlicher Körperschaften in Deutschland – Ergebnisse einer qualitativen Studie zur aktuellen Beratungspraxis. IDZ Informationen 2015 (2).

Dick, M., Riesen, C. & Klemke, J. (2016). Wechselseitige kollegiale Visitation. In: M. Dick, W. Marotzki & H. Mieg (Hg.), Handbuch Professionsentwicklung (S. 321-330). Bad Heilbrunn: Klinkhardt / utb.

Matos-Ferreira, A. (2001). Continuing medical education and continuing professional development: a credit system for monitoring and promoting excellence. BJU International, 87 (2), 1-12.

Schmidt, H. G. & Boshuizen, H. P. A. (1993). On acquiring expertise in medicine. Educational Psychology Review, 5, 205-221.

Gross, R. (1992). Erfahrung, Intuition, diskursives Denken und künstliche Intelligenz als Grundlage ärztlicher Entscheidungen. Berlin: Springer.

Siedentopf, A. (2007). Qualitätszirkel als Methode des zahnärztlichen Erfahrungsaustauschs. Eine empirische Studie über Arbeitsweise und Methodik. Universität Magdeburg: Magisterarbeit.

Thomas, D., Johnston, B., Dunn, K., Sullivan, G., Brett, B., Matzko, M. & Levine, S. (2006). Continuing Medical Education, Continuing Professional Development, and Knowledge Translation: Improving Care of Older Patients by Practicing Physicians. Journal of the American Geriatrics Society, 54 (10), 1610-1618.

UEMS - European Union of Medical Specialists (2001). Basel declaration - UEMS policy on continuing professional development. Online: http://www.uems.net [letzter Zugriff 13.03.07].

Ulbricht, S. (2016). Die Wirksamkeit postgradualer Weiterbildung im Sinne reflexiver professioneller Entwicklung: Wirkungsfelder, Funktionsmodell und Transfertypologie. Universität Magdeburg, Fakultät für Humanwissenschaften: Dissertation.

Walther, W. & Dick, M. (2007). Continuing Professional Development (CPD) - Strategie für lebenslanges Lernen". ZM - Zahnärztliche Mitteilungen, 97 (16), 74-78.

Das Praxisforum zahnärztlicher Qualitätsförderung – Ein praxisbezogenes Qualitätsmanagement-System zur Konsentierung klinischer Pfade

Rainer Spießhofer

Einleitung

Das Praxisforum Zahnärztliche Qualitätsförderung fand im Jahre 2003 erstmals als kontinuierliche Fortbildungsveranstaltung statt. Das Kurskonzept integriert Erkenntnisse professionellen Lernens, um die Teilnehmer mit Methoden des Qualitätsmanagements vertraut zu machen und Änderungen der klinischen Routinen wenn nötig herbeizuführen. Das PZQ-Parodontologie stellt eine neue Art einer kontinuierlichen Fortbildung dar, die die Kompetenz des erfahrenen Praktikers nutzt, um in Gruppenarbeit zunächst einen evidenzbasierten klinischen Pfad zu entwickeln. Dieser konsentierte klinische Pfad wird durch die Teilnehmer praxisspezifisch modifiziert.

Material und Methoden

Der konsentierte klinische Pfad und die individuellen Pfade der Praxen werden in vorliegender Arbeit einer Inhaltsanalyse unterzogen, wobei qualitative und quantitative Aspekte berücksichtigt werden.

Ergebnisse

Das Ergebnis zeigt, dass alle 11 Praxen, die einen individuellen Pfad erarbeiten, den konsentierten Pfad modifizieren; der Ausgangspfad wird von keiner Praxis komplett übernommen. 6 Praxen verändern den konsentierten Pfad nur im Detail, durch Änderung von Schwellenwerten oder moderaten Kürzungen. 2 Praxen erweitern den Pfad massiv, z.T. durch zusätzliche Parameter und größeren Dokumentationsaufwand. 3 Praxen kürzen den Pfad praxisspezifisch sehr stark, ohne allerdings die grundsätzliche Struktur und Parameter des konsentierten Pfades aufzugeben. Der konsentierte Pfad bleibt bei allen Einzelpfaden als Referenzpfad gültig.

Fazit

Die Variabilität der Praxis findet deshalb die Herausforderung zur Ordnung im konsentierten klinischen Pfad. Dieser wird durch einen kontinuierlichen Fortbildungs- und Lernprozess wieder ausdifferenziert, bleibt aber evidenzbasiert. Die Analyse dieses kontinuierlichen Fortbildungsprozesses bildet einen weiteren Schwerpunkt vorliegender Arbeit. Es wird dargelegt, dass das PZQ sowohl die Anforderungskriterien einer effektiven Fortbildung erfüllt, als auch Prinzipien professionellen Lernens in sein didaktisches Konzept integriert. Das PZQ kann deshalb als exemplarische Veranstaltung medizinischer Fortbildungsformen angesehen werden.

Die Rolle erfahrungsbasierten Wissens für die evidenzbasierte Zahnheilkunde - Evidenzgewinn in modernen Fortbildungskonzepten aus der Sicht Beteiligter

Christoph Kaiser

Einleitung

Im Rahmen des Masterstudiengangs haben wir uns mit der Professionsforschung und -Entwicklung beschäftigt. Mich hat in diesem Zusammenhang vor allem interessiert, wie der Berufsstand mit seinem Wissen umgeht. Wie wird es generiert, wie wird es weitergegeben?

Die evidenzbasierte Medizin spielt in diesem Zusammenhang eine wichtige Rolle. Die Einführung systematischer naturwissenschaftlicher Methoden zur Generierung von Erkenntnissen war ein wichtiger Schritt im Wissensmanagement der Zahnmedizin. Unterstützt durch das Internet konnte so eine Demokratisierung der Wissenschaft durch Verbesserung der Zugänglichkeit zu Studien und erhöhte Transparenz durch Lieferung verlässlicher Daten mit Hilfe einer mathematischen, naturwissenschaftlichen quantifizierbaren und reproduzierbaren Methodik erzielt werden. Aber eben diese Methodik erzeugt eine Exklusivität bei der Wissenserzeugung, da die Studiendesigns gerade der höheren Evidenzklassen sehr aufwendig sind. Erfahrungswissen der Praktiker hat höchstens Evidenzklasse V. Kann man auf dieses Wissen verzichten, nur weil es schwer objektivierbar ist?

Für die Profession birgt dies die Gefahr eines Einbahnstraßenmodells mit Wissenschaftlern als Wissenserzeugern und Praktikern als Wissensnutzern.

Aber beantwortet die objektive Forschung die Fragen der Praktiker und wendet dieser die gesicherten Erkenntnisse an? Es sind die Fragen nach Relevanz und Implementierung.

Die Akademie für zahnärztliche Fortbildung Karlsruhe beschäftigt sich schon dem Namen nach mit Wissensimplememtierung. Die klassische Fortbildungsform des Frontalunterrichts überträgt das oben erwähnte Einbahnstrassenmodell auf die Fortbildung. Die einfache Vermittlung von Wissen in Form von Vorlesungen, Vorträgen oder Schulungsmaterial wie Bildmedien, Publikationen, auch bloße Veröffentlichung von Leitlinien zeigen geringen oder gar keinen Effekt hinsichtlich der Implementierbarkeit von Wissen (Bero et al. 1998). Andere Formen der Wissensvermittlung müssen deshalb entwickelt werden. Zwei Beispiele hierzu sind die Mitte der 90er Jahre etablierten Qualitätszirkel und das Praxisforum zahnärztliche Qualitätsförderung (PZQ). „Das didaktische Prinzip des Qualitätszirkels ist ein gelenkter Erfahrungsaustausch aller Gruppenmitglieder untereinander, wobei jeder als Experte seiner eigenen Praxis angesprochen wird. Der Lerneffekt des Qualitätszirkels ergibt sich daraus, dass durch die verschiedenen eingebrachten Sichtweisen, Vorgehensweisen, Behandlungsmuster usw. der einzelnen Mitglieder synergetische Effekte entstehen, die wiederum bei den einzelnen neue Sichtweisen, Vorgehensweisen, Behandlungsmuster usw. anstoßen können." (Micheelis et al. 1998)

In der Arbeitspsychologie spricht man bei solchen Gruppen von „Communties of Practice" (Brown & Duguid 1996). Diese Anwendergemeinschaften dienen als Vermittlungsinstanz zwischen Individuum und Gesellschaft weil sie face-to-face und nicht wie Organisationen nur abstrakt erlebt werden (Derboven et al. 2003).

Fragestellung

Die daraus abgeleitete Hypothese lautet: Moderne Fortbildungskonzepte wie Qualitätszirkel oder das PZQ können eine Mittlerfunktion zwischen objektiver Evidenz und individuellem Erfahrungswissen übernehmen.

Zur Stützung dieser Hypothese wurde untersucht, welche Prozesse aus der Sicht Beteiligter erforderlich sind, um in solchen Gruppen Evidenz zu erzeugen und damit die Sicherheit in der Entscheidungsfindung zu erhöhen.

Material und Methoden

Mit Hilfe von Interviewtechniken wurden Teilnehmer des Arbeitskreises zahnärztliches Therapieergebnis (AZT) und des PZQ befragt. Der AZT besteht aus ehemaligen Assistent-Innen der Akademie für zahnärztliche Fortbildung Karlsruhe und arbeitet wie ein klassischer Qualitätszirkel .Zusätzlich hat der Kreis noch eigene Studien durchgeführt. Das PZQ ist eine Fortbildungsform die aus Seminaranteilen, Gruppenarbeit und Trainingsbausteinen besteht. Zusätzlich wird es durch eine Patientenbefragung zum Thema Betreuungsqualität ergänzt. Referenten vermitteln Wissen in den Bereichen Qualitätsmanagement, Kommunikation in der Praxis und Anwendung evidenzbasierten Wissens. Das Praxisforum verfolgt ebenso den Kleingruppenansatz wie oben beschriebener Qualitätszirkel. Die bis zu 15 Teilnehmer setzen sich aber bedeutend inhomogener zusammen. Um trotzdem eine aktive Gruppenarbeit zu ermöglichen, wird als Tagungsort ein Hotel mit Klausuratmosphäre gewählt. Der Kurs ist auf drei Wochenenden begrenzt, in denen ein fachlicher Problembereich von Diagnostik bis Therapie in Gruppenarbeit und Diskussionsforen erörtert und daraus ein „klinischer Pfad" als Prozessablauf entwickelt wird.

Beide Verfahren arbeiten mit Selbstreflexion, Selbstevaluation, Interpretation und Konsensbildung in kleinen Gruppen. Hierbei wird das subjektive Wissen der Teilnehmer eingebracht. Über Experten (PZQ) und eigene Studien (AZT) wird versucht wissenschaftliches Wissen mit diesem Hintergrund aus Erfahrungswissen in Einklang zu bringen.

Es wurden jeweils zwei Interviews durchgeführt. Die Interviewpartner wurden nach der Methode des „theoretical sampling" hinsichtlich Alter, Geschlecht, Mitarbeit und Aufgabe in der Gruppe möglichst unterschiedlich ausgewählt. In einem ersten narrativen Teil sollten die Befragten möglichst frei über ihre Erfahrungen aus den Gruppen berichten. In einem zweiten Interviewteil wurden den Teilnehmern Schlagwörter vorgelegt zu denen sie sich äußern sollten. Die Bearbeitung der Interviews erfolgte in den Schritten Transkription, Formale Analyse, Reduktion, Gewichtung nach Glaubwürdigkeit und Konstruktgenerierung.

Die Aussagen der Beteiligten wurden fortbildungskonzeptbezogen hinsichtlich der Arbeitsweise, den Erfolgskriterien und den Zielen ausgewertet. Konzeptübergreifend wurde der Gruppenprozess und der Weg des Wissensabgleich analysiert.

Als Fortbildungsformen beschreibende Konstrukte wurden die Begriffe Kommunikationsform (Eindimensional im Vortragsstil oder interaktiv in peer-group), Vertrauensbasis (Glaubwürdigkeit der beteiligten Personen), Praxisbezug (Wissen in die Praxissituation implementierbar), Motivationspotential (Stärkung der eigenen Rollensicherheit), Arbeitsweise (Selbstreflektiv oder besteht eine Supervision), Anwendungsbereich (Verständnisvermittlung oder Technikschulung), Wissensinput (Intern oder extern), Art des Wissensgewinns (Objektiv verallgemeinernd oder subjektiv individuell) und Zeitliche Dimension (Kurzfristig projektbezogen oder langfristiges Engagement) eingeführt.

Ergebnisse

Der AZT arbeitet im klassischen Regelkreis mit Thematisierung, Selbstbeobachtung, Dokumentation und Evaluation mit dem Ziel vertieftes Wissen um Therapieansätze zu erlangen und zu einer Versachlichung der Therapieentscheidung zu kommen. Als Erfolgskriterien werden der Umgang mit Misserfolgen, die eigene Kompetenz, die Stärkung des Selbstwertgefühls, die Existenz einer Supervision und die Homogenität der Gruppe gesehen.

Im PZQ wird zu einem konkreten Projekt der klinische Pfads durch kollegiale Diskussion erarbeitet, mit der aktuellen Wissenschaft abgeglichen, in die Praxis implementiert und abschließend bewertet. Ziele sind ein Gewinn in Diagnostik und Therapie und mehr Sicherheit im Umgang mit dem Patienten. Als Kriterien für eine erfolgreiche Zusammenarbeit wurden die Erkenntnis des eigenen Wissens, die Akzeptanz des Kollegenwissens, die problembezogene Wissensvermittlung durch Experten, das Zusammenspiel aus Praktikerwissen und Literaturwissen und der offene Dialog unter Gleichgestellten benannt.

Der Gruppenprozess scheint in beiden Konzepten eine entscheidende Rolle zu spielen. Dies findet auf drei Arten statt: Schutzfunktion, Motivation und Gruppendruck. Der Schutz der Gruppe liefert einen geschützten Raum in dem Abstand zum alltäglichen Tun besteht, dies ermöglicht Reflektion und Hinterfragen von Routinen. Die Motivation der Gruppe durch Erhöhen der eigenen Sicherheit, Stärken der Rollensicherheit dem Patienten gegenüber und Verbesserung des Selbstwertgefühls. Der Druck der Gruppe, der es ermöglicht, dass Teilnehmer Aufgaben übernehmen, die über die tägliche Arbeitsroutine hinausgehen.

Ein Zitat aus einem der Interviews: „dieses eigene Wissen [...] du kannst es selber ja nicht prüfen [...] du kannst nur selber irgendwo abgleichen und sehen, wo stehst du denn jetzt" zeigt wie wichtig den Beteiligten der Umgang mit eigenem und externen Wissen ist. Hierzu arbeitet der AZT mit Wissensabgleich durch Vergleich der Praxiskonzepte der Beteiligten, im PZQ kommt es zu einem Wissensabgleich von Experten- und Erfahrungswissen.

Anders als im „Einbahnstraßenmodell" bleibt es in diesen Fortbildungsformen nicht bei einer Wissensinformation sondern es kommt im Rahmen des kollegialen Austauschs zu einer Wissenstransformation. Abstrakte Information wird an den Patientenfall oder die Praxissituation angepasst, modifiziert und weiterentwickelt.

Die hierzu erforderlichen Schritte sind:

- Analyse der Entscheidungsgrundlage (Patientenfall/ Praxissituation)
- Formulierung der entscheidenden Fragestellungen
- Suche nach der bestmöglichen externen Evidenz
- Analyse der Daten vor dem Hintergrund der individuellen Fragestellung
- Analyse der Wissenslücke („Restzweifel")
- Versuch, durch kollegialen Wissensaustausch die Lücke zu minimieren
- Entscheidungsfindung

Alle Interviewpartner sehen ihr eigenes Wissen durch die Teilnahme an den interaktiven Konzepten in einem anderen Licht. Die ursprüngliche Konfrontation der Wissensformen wird durch die Anerkennung der Gleichwertigkeit fallen gelassen. Es kommt zu einer interpretierenden Anpassung von objektivem Literaturwissen und Erfahrungswissen mit Blick auf die individuelle Fragestellung. Beide Wissensformen sind hierbei gleichwertig. Der Zugewinn an Sicherheit des einzelnen Teilnehmers resultiert nicht nur aus der Integration externen Wissens, sondern vor allem durch die intersubjektive Betrachtung des Erfahrungswissens.

Erfahrungswissen wird in dieser Position nicht als persönliche Stellungnahme gewertet, sondern als das, was es ist: das Ergebnis tagtäglicher Entscheidungsprozesse und Beobachtungen. Hierzu sind die Empirische Evidenz durch klinische Forschung, Erfahrungs-Evidenz durch eigene, oder kollegiale Erfahrung, pathophysiologisches Verständnis, Wissen um Patientenwünsche und –werte sowie Kenntnisse über das gesellschaftliche Umfeld hinsichtlich Resourcen, gesellschaftlichen und berufsständischen Werten, gesetzlichen Rahmenbedingungen und kulturellen Einflüssen erforderlich (Tonelli 2006).

Fazit

Durch die Masterarbeit konnte ich mir Zugang zu humanwissenschaftlichen Forschungsmethoden erschließen. Mit den Erkenntnissen im Bereich Wissenstransfer und Wissensimplementierung konnte ich ein tieferes Verständnis über Entscheidungsprozesse im täglichen Behandlungsablauf erlangen. Dies motiviert am Projekt AZT weiter zu arbeiten.

Literatur

Bero, L. A., Grilli, R., Grimshaw, J. M., Harvey, E. Oxman, A. D. & Thomson M. A. (1998). Closing the gap between research and practice: an overview of systematic reviews of interventions to promote the implementation of research findings. The Cochrane Effective Practise and Organization of Care Review Group British Medical Journal, 317, 465-468.

Brown, J. S. & Duguid, P. (1996). Organisational Learning and Communities-of-Practice. Toward a Unified View of Working, Learning and Innovation. In M. Cohen & L. S. Sproull (Hrsg.), Organisational Learning (S. 58-82). Thousand Oaks: Sage.

Derboven, W., Dick, M. & Wehner, T. (2003). Zirkel als Räume zur Schaffung, Aneignung und Diffusion von Wissen. Wirtschaftspsychologie, 3, 72-78.

Grol, R. & Grimshaw, J. (2003). From best evidence to best practice: effective implementation of change in patients'care. The Lancet, 362 (11), 1225-1230.

Micheelis, W., Walther, W. & Szecesenyi, J. (1998). Zahnärztliche Qualitätszirkel. Materialienreihe / Institut der Deutschen Zahnärzte. Band 18. Köln: DÄV

van der Sanden, W. J., Mettes, D. G., Plasschaert, A. J., Grol, R. P., Mulder, J. & Verdonschrot, E. H. (2005). Effectivness of clinical practice guideline implementation on lower third molar management in improving clinical decision-making: a randomized controlled trial. European Journal for Oral Science, 113 (5), 349-354.

Tonelli, M. R. (2006). Integrating evidence into clinical practice: an alternative to evidence-based approaches. Journal of Evaluation in Clinical Practice, 12 (3), 248-256.

Kollegiale Visitation in der Zahnmedizin: Einordnung einer Methode der kollegialen Beratung und Überprüfung ihrer Wirksamkeit

Jochen Klemke

Einleitung

Thema meiner Masterarbeit sind kollegiale Visitationen. Sie sind eine Methode kollegialer Beratung. Mein gesamtes bisheriges Berufsleben habe ich viel aus den Diskussionen mit Kolleginnen und Kollegen in Qualitätszirkeln und anderen Gruppen gelernt. Den Anstoß zur ersten kollegialen Visitation gab ein befreundeter Kollege aus Akademiezeiten, der bei mir in der Praxis zuschauen wollte. Anfangs war ich skeptisch, aber die beiderseitige Visitation hat unsere unterschiedlichen Praxen jeweils deutlich voran gebracht. Da andere Kollegen später die gleiche Erfahrung machten, lag es nahe, dieses Thema für eine Masterarbeit zu wählen. Auch die vorliegenden Berichte im Umfeld des Masterstudiums waren positiv und motivierend (Dick & Wasian 2011, Stawitz 2008).

Fragestellung

Konzeptioneller Teil:

- Welche Formen der kollegialen Beratung existieren innerhalb der zahnärztlichen Profession? Wie können sie auf der Basis der bestehenden Daten und der gelebten Praxis definiert werden?

Empirischer Teil:

- Haben kollegiale Visitationen aus Sicht der Beteiligten einen direkten und nachhaltigen Einfluss auf die Praxisroutine?

Material und Methoden

Ursprünglich wollte ich die Fragestellung im empirischen Teil mit Hilfe von Fragebögen evaluieren. Mein Betreuer, Professor Dr. Michael Dick, riet mir dringend, die Datenerhebung mit Hilfe von Gruppendiskussionen zu realisieren. Das war später ein Schlüsselerlebnis für mich. Die Beschäftigung mit der Methodik und das Erleben der Diskussionen hat mich noch mehr fasziniert als die Ergebnisse zur kollegialen Visitation als solche. Aus wissenschaftlicher Sicht sprachen die folgenden Argumente für die Gruppendiskussionen: Die kollegiale Visitation enthält als hierarchiefreies Fortbildungskonzept viele interaktive Elemente. Es erscheint daher folgerichtig, ihre Wirksamkeit mit einer Methode zu untersuchen, die ebenfalls interaktiv funktioniert. Die beobachteten Teilnehmer sind sich nicht fremd, sondern haben bereits Gruppenerfahrungen mit mindestens einem Teil der Kollegen gesammelt. Es handelt sich um homogene, natürliche Gruppen (Lamnek 2010). Es ist davon auszugehen, dass die Gruppenbildung von Einzelnen mit einem großen gemeinsamen Erfahrungsraum (Bohnsack et al. 2010) sowohl die Erinnerung als auch die Kommunizierbarkeit steigert (Lamnek 2010). Flick vermerkt dazu: „Gruppendiskussion, Focus-Group und gemeinsames Erzählen können dann fruchtbar sein, wenn die Interaktion und gegebenenfalls die Dynamik zwischen den Beteiligten einen Beitrag zu dem in der Datensammlung produzierten Wissen liefern." (Flick 2011, S. 266). Nach Schäffer (Schäffer 2001) sollen kollektive Phänomene auch in Untersuchungsmethoden münden, die diesen gruppenhaften Zusammenhängen Rechnung tragen. Dies unterstützen Przyborski und Riegler, die erläutern: „Die Erhebung in der Gruppe lässt die Untersuchten sich als Teil kollektiver Zusammenhänge artikulieren. Individuelles kann nicht in seiner Eigengesetzlichkeit untersucht werden, sondern nur in Relation zum kollektiven Geschehen." (Przyborski & Riegler 2010, S. 445). Das Verständnis der kollegialen Visitation sollte in den Gruppen in der Diskussion ausgearbeitet werden. Dieser hohe Anspruch an die Methodik und die Teilnehmer birgt gleichzeitig Risiken: Der Erkenntnisgewinn hängt vom Funktionieren der Gruppe ab, einzelne Meinungsäußerungen können unterdrückt werden und Profilierungsversuche den Wahrheitsgehalt einschränken. In der vorliegenden Untersuchung hat nur eine der beiden Diskussionen den erwünschten Gruppeneffekt gezeigt. Dennoch ergibt sich insgesamt ein höherer Generalisierungswert der Erkenntnisse durch die Erarbeitung innerhalb der Gruppen gegenüber Einzelabfragen, die nicht abgesichert werden können. Funktioniert die Gruppendiskussion, so werden wie in Gruppendiskussion 1 die Erkenntnisse durch die Teilnehmer abgeglichen und validiert.

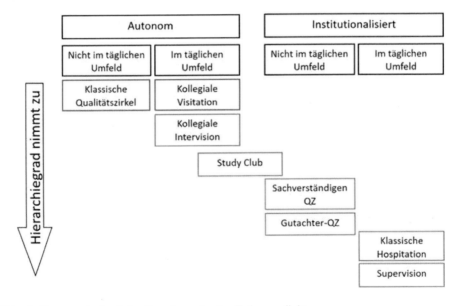

Abb. 1: Formen kollegialer Beratung in der Zahnmedizin

In meiner Masterarbeit werden kollegiale Visitationen als Form der kollegialen Beratung innerhalb der zahnmedizinischen Profession untersucht. Die Formen kollegialer Beratung werden in der vorliegenden Literatur unterschiedlich definiert. Das gilt sowohl in unterschiedlichen Wissensgebieten, als auch innerhalb der Fachrichtungen. In der vorliegenden Arbeit werden Formen kollegialer Beratung als Überbegriff verstanden, unter dem unterschiedliche Methoden kollegialen Austausches zusammengefasst werden (siehe Abb. 1). Die kollegiale Visitation ist eine Form der kollegialen Beratung. Sie ist durch wechselseitige Besuche zweier gleichgestellter Angehöriger der zahnärztlichen Profession in deren klinischem Umfeld definiert.

Insgesamt acht Zahnärztinnen und Zahnärzte äußern sich in zwei Gruppendiskussionen zu ihren Erfahrungen mit kollegialen Visitationen. Die erste Gruppendiskussion fand am Samstag, den 11. Februar 2012 in einem Hotel in Frankfurt am Main statt. Alle fünf Zahnärzte, die Mitglieder des AZT sind und an mindestens einer wechselseitigen Visitation teilgenommen haben, sind erschienen. Daneben haben vier weitere Mitglieder des AZT an der Sitzung teilgenommen. Diese Gäste durften sich nicht beteiligen, wurden aber nach der eigentlichen Diskussion zur Thematik befragt.

Die zweite Gruppendiskussion fand am Samstag, den 28. April 2012 in einem Büro der Akademie für Zahnärztliche Fortbildung Karlsruhe statt. Eingeladen wurden alle 12 Mitglieder des Masternetzwerks, die im Rahmen des Masterstudiums an einer wechselseitigen Visitation teilgenommen haben. Trotz mehrfacher Einladungen und Terminvorschlägen konnte ich nur drei Teilnehmer gewinnen. Insgesamt nahmen an den beiden Gruppendiskussionen acht Personen – sechs Kollegen und zwei Kolleginnen – teil. Damit wurde das Ziel, mindestens 50% der Visitationsteilnehmer in die Diskussionen einzubeziehen, nicht vollständig erreicht. Die acht Teilnehmer repräsentierten sechs wechselseitige Visitationen, da sich die anwesenden Mitglieder des AZT untereinander besucht haben und vollzählig anwesend waren.

Die Gruppendiskussionen wurden aufgenommen, transkribiert und ausgewertet. Die Beteiligten an Gruppendiskussion 1 haben durch die langjährige Bekanntschaft, die gleiche Ausbildung und die regelmäßigen Treffen eine breite gemeinsame Basis. Sie diskutieren übereinstimmend nachhaltige Optimierungsprozesse, einen Schwächeabbau und Perfektionierungen als Folgen der wechselseitigen Visitationen. Die Atmosphäre der Visitationen, aber auch der Gruppendiskussion ist geprägt von einer großen Vertrauensbasis. Im Gegensatz dazu bilden die drei Teilnehmerinnen und Teilnehmer aus Gruppendiskussion 2 keine gewachsene Gruppe. Die Visitationspaare der kollegialen Visitationen, die durch die drei Anwesenden repräsentiert werden, sind nach dem Kontrastprinzip zusammengesetzt. Jede der drei Visitationen ist nur durch einen Teilnehmer oder eine Teilnehmerin vertreten. Die Berichte innerhalb dieser Gruppendiskussion sind weniger detailliert. Sie weisen dennoch interessante Ergebnisse auf: Ein Visitationsfall belegt, dass die Effektivität der Methode bei Teilnehmern mit kurzer Berufserfahrung deutlich geringer ausfällt als bei erfahrenen Kolleginnen und Kollegen; der zweite Fall zeigt, dass bei geringer gemeinsamer fachlicher und persönlicher Basis das Risiko der Verletzung außerhalb der professionellen Ebene besteht; der dritte Fall illustriert, dass die Visitation bei einem Kollegen mit vollständig anderer Praxisausrichtung den Anstoß zur eigenen Umorientierung geben kann (siehe Abb. 2)

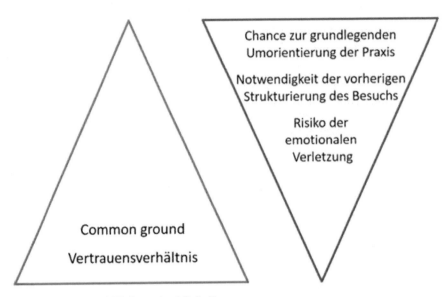

Abb. 2: *Chancen und Risiken der Visitation*

Ergebnisse

Die Fragestellung, ob kollegiale Visitationen aus Sicht der Beteiligten einen direkten und nachhaltigen Einfluss auf die Praxisroutine haben, kann übereinstimmend von allen Teilnehmerinnen und Teilnehmern mit „ja" beantwortet werden. Aus Sicht aller acht Zahnärztinnen und Zahnärzte haben die kollegialen Visitationen einen direkten und nachhaltigen Einfluss auf die Praxisroutine. Bei den Experten aus dem AZT in der ersten Gruppendiskussion findet einschlaufiges, optimierendes Lernen auf einer breiten, gemeinsamen Basis statt. Einschlaufiges Lernen bedeutet, dass die zugrunde liegende Zielsetzung und Praxisphilosophie nicht hinterfragt wird (Argyris 1977). Die bereits erwähnte umfassende Umorientierung seines Praxiskonzeptes resultiert für einen Teilnehmer der zweiten Diskussion aus der Visitation und belegt damit zweischlaufiges Lernen; die Risiken zeigt aber ebenfalls ein Fall aus der zweiten Gruppe. Unbestritten ist das große Potential der Methodik. Die Teilnehmerinnen und Teilnehmer der Gruppendiskussionen schildern die kollegialen Visitationen als außerordentlich effektives Instrument zur Weiterentwicklung der eigenen Praxistätigkeit. Mit der Bereitschaft, die „black box Zahnarztpraxis" zu öffnen, professionelle Kritik zuzulassen und sich damit auseinanderzusetzen, ist ein Stück Persönlichkeitsentwicklung verbunden. Es gibt kein anderes Fortbildungsformat oder Qualitätsmanagementsystem, das diesbezüglich vergleichbar wäre. Zielgruppe für kollegiale Visitationen sind miteinander vernetzte, erfahrene, in Eigenverantwortung arbeitende Zahnärztinnen und Zahnärzte. Je geringer die gemeinsame fachliche und persönliche Basis ist, desto genauer müssen die Rahmenbedingungen und die Absprachen vor einer kollegialen Visitation gefasst werden. Dies sollte behutsam geschehen, da eine zu starke Reglementierung des Ablaufes im Sinne eines abzuhakenden Fragenkataloges die umfassende Abbildung der Praxen durch die Visitation einschränken würde.

Fazit

Kollegiale Visitationen sind kein einfaches Instrument, das flächendeckend eingeführt werden kann. Es kann aufgeschlossenen und sich selbst hinterfragenden Experten auf einem hohen Niveau zu weiterführenden Lernerfahrungen verhelfen. Weitere Erfahrungen und Studien müssen zeigen, wie interessierte Kolleginnen und Kollegen auf eine kollegiale Visitation vorbereitet, wie geeignete Pärchen gefunden und wie Risiken der emotionalen Verletzung minimiert werden können.

Mein persönliches Fazit: Die Profession braucht den großen Erfahrungsschatz und das umfassende Wissen, das in den einzelnen Praxen im Verborgenen liegt. Universitäres Wissen ist die Grundlage für jeden Zahnarzt, reicht aber für eine erfolgreiche Therapie und Praxisführung nicht aus. Kollegiale Beratungen und damit auch die Visitationen sind Instrumente, die das Wissen in den Praxen strukturieren und verfügbar machen können. Diese Instrumente haben das Potential, die Profession, aber auch jede einzelne Kollegin und jeden einzelnen Kollegen weiter zu entwickeln. Das Einzelkämpfertum ist kein Erfolgsmodell für die Zukunft. Der Masterstudiengang zeigt darüber hinaus, wie wertvoll die Kooperation mit anderen Wissenschaftszweigen – in diesem Fall die Humanwissenschaften – ist.

Literatur

Argyris, C. (1977). Organizational learning and management information systems. Accounting, Organizations and Society, 2 (2), 113-123.

Dick, M. & Wasian, F. (2011). Kollegiale Visitationen als Methode reflexiver professioneller Entwicklung. Organisationsberat Superv Coach, 18 (1), 49–65.

Flick, U. (2011). Qualitative Sozialforschung. Eine Einführung. 4. Aufl. 1. Band. Hamburg: Rowohlt.

Lamnek, S. (2010): Qualitative Sozialforschung. 1. Band. Weinheim/Basel: Beltz Verlag.

Przyborski, A. & Riegler, J. (2010). Gruppendiskussion und Fokusgruppe. In G. Mey & K. Mruck (Hrsg.): Handbuch qualitative Forschung in der Psychologie (S. 436–448). Wiesbaden: Verlag für Sozialwissenschaften.

Schäffer, B. (2001). Das Gruppendiskussionsverfahren in erziehungswissenschaftlicher Medienforschung. Online: http://www.medienpaed.com/globalassets/medienpaed/3/schaeffer1.pdf [Zugriff: 15.05.2016]

Stawitz, F. (2008): Wechselseitige Visitationen als Instrument des Continuing Professional Development (CPD) von Zahnmedizinern. Magisterarbeit, Universität Magdeburg, Institut für Erziehungswissenschaften.

Professionalisierung durch Zirkelarbeit – Wie Vertrauen durch kollektive Arbeit an gemeinsamen Problemen entsteht

Tilmann Weindler

Einleitung

"Wir könnten uns mal wieder treffen!" schlug ein Kollege aus dem zahnärztlichen Qualitätszirkel Deggendorf vor, als ich ihm beim Bayerischen Zahnärztetag 2015 in München begegnete. Ob auf dem Deggendorfer Stadtplatz, in München oder sonst wo, unverhofft trifft man auf Kollegen, die man zwar kennt, aber mit denen man wenig Kontakt hat. Besagter Kollege und ich kennen uns aus dem mittlerweile inaktiven Qualitätszirkel. Es war für uns ganz selbstverständlich, uns kurz über das Ableben des Letzteren zu unterhalten. Wegen einer Bemerkung, die mein Kollege am Ende dieses Gespräches machte, ist mir diese Begegnung wohl besonders deutlich im Gedächtnis geblieben. Nachdem wir uns eigentlich schon verabschiedet hatten, sagte er: "Wir müssen ja nicht unbedingt wieder qualitätsmäßig was tun!"

Nach dem hoffnungsvollen Einstand und dem wirklich außergewöhnlichen Einsatz einiger weniger Deggendorfer Kollegen, entschlief der QZ Deggendorf in den Jahren nach Abschluss meines Masterstudiums ganz sanft. Der Versuch einen Nachfolger zu finden, um den Zirkel weiterhin zu organisieren, schlug fehl. Es erklärte sich zwar ein Kollege bereit, die Organisation zu übernehmen, jedoch, es kam nie dazu.

Bevor der Deggendorfer QZ zum Gegenstand meiner Masterarbeit wurde waren die vierteljährlichen Treffen geprägt durch aktuelle Themen und Probleme aus der eigenen Praxis. Regelmäßig wurden Behandlungsfälle, überwiegend Planungen, vorgestellt. Als die Idee aufkam, zu überprüfen, inwiefern Zirkelarbeit die Professionalisierung des zahnärztlichen Berufsstandes unterstützt, bestand unser Zirkel also schon einige Jahre. Anfangs machte sich allerdings niemand die Mühe, zu protokollieren. Daher ist die genaue Gründungszeit unbekannt.

Im Frühjahr 2007 stand für meine Matrikel die Themenwahl zu den Masterarbeiten an. Ich bat meine Zirkelkollegen um Unterstützung und war sehr positiv überrascht angesichts der spontanen Bereitschaft mitzuwirken. Denn mit dem Einstieg in ein solches Projekt, das innerhalb des Zirkels keinesfalls anonym durchgeführt werden konnte, ging ein soziales Risiko einher. Darüber hinaus blieben während des ganzen Experiments, das den Zirkelmitgliedern durchaus einige Arbeit abverlangte, alle bei der Stange.

Ich schlug dem Zirkel einen übergeordneten Themenbereich, die Patientensicherheit, vor. Die Patientensicherheit wurde gewählt, weil sie damals aktuell war und sowohl mikro- als auch makropolitische Bedeutung erlangte. Es wurden verschiedene Projekte aus dem Themenbereich angedacht. Der Zirkel stimmte nach bemerkenswert kurzer Diskussion für das Projekt 'gesicherte Anamneseerhebung'. Den Ausschlag gab eine Schilderung eines Kollegen, dem die Blutgerinnungsanamnese in einem Extraktionsfall entgangen war, glücklicherweise ohne gravierende Folgen. Der Zwischenfall verdeutlichte die Bedeutung des Themas.

Die spontane Offenheit des Kollegen hingegen verdeutlichte sowohl seine Bereitschaft, in Vertrauen zu investieren, als auch seine Risikobereitschaft. Schließlich ging er als Erster das Risiko ein, dass die Mitglieder die offengelegten Informationen missbrauchen könnten. Wäre das der Fall gewesen, der Zirkel wäre zerstört worden. Ich muss an dieser Stelle zugeben, ich hätte damals nicht auf die Vertrauenswürdigkeit gewettet. Aber noch etwas anderes spielte eine Rolle: Eine Null-Risiko-Strategie war einfach nicht möglich (Dobelli 2011). Zum einen hätte sie bedeutet, nie wieder Extraktionen ohne vorherigen Gerinnungstest durchzuführen. Zum Anderen wäre dann eine weitere Zirkelarbeit unmöglich geworden. Das Verdienst des Kollegen bestand darin, diesen Zusammenhang als Erster erkannt zu haben.

Material und Methoden

Es wurde eine Ist-Analyse durchgeführt, die allgemein einen verbesserungswürdigen Umgang mit der Anamneseerhebung in den Praxen aufzeigte. Es schloss sich ein zielgerichteter, erfahrungsbezogener, kontinuierlicher und systematischer Diskurs an, wie es sich für einen Qualitätszirkel gehört, der dieser Bezeichnung gerecht werden will. In drei weiteren Zirkelsitzungen wurde ein gesicherter anamnestischer Prozess erarbeitet, der in allen Praxen angewandt wurde. Die Anwendung des Prozesses wurde evaluiert. Soweit verlief das Experiment nach Handbuch.

Die Arbeit des Zirkels wurde auch daraufhin untersucht, ob sich das Verhalten der Mitglieder hinsichtlich ihrer Arbeit im Zirkel veränderte. Es zeigt sich, dass sich das interkollegiale Vertrauensverhältnis in erheblichem Maße weiterentwickelte. Der therapeutische Misserfolg wurde im Verlauf des Diskurses immer stärker thematisiert. Fallbesprechungen hatte es, wie gesagt, im Deggendorfer Qualitätszirkel in der Form von Planungsfällen schon immer gegeben. Der Diskurs endete vorläufig mit dem Beschluss, Fallbesprechungen von Misserfolgen zum festen Bestandteil zukünftiger Zirkeltreffen zu machen.

Ergebnisse

Zum Abschluss meiner Masterarbeit wurde in einer vergleichenden Selbsteinschätzung gezeigt, dass sowohl das Selbstvertrauen als auch der Wille gestiegen waren, komplexe und anspruchsvolle Themen zu bearbeiten. Die damals für die nähere Zukunft bestimmten Themen griffen den Gedanken der Patientensicherheit erneut auf und sollten den sozialen Bezug weiterführen.

In unseren Zirkelsitzungen wurde nicht nur streng auf das Thema bezogen die Patientensicherheit bearbeitet. Das Thema franste sozusagen an den Rändern aus und die Unwägbarkeiten, die jedem medizinischen Eingreifen zu Eigen sind, wurden wiederholt besprochen und immer intensiver reflektiert. Neben dem Selbstvertrauen steigerte sich auch das gegenseitige Vertrauen der Zirkelmitglieder, ein Vorgang, der unter Deggendorfer Kollegen nicht gerade alltäglich ist. Vielleicht ist eine Zahnarztdichte von ca. eins zu neunhundert daran nicht ganz unbeteiligt. Jedenfalls setzte eine Spirale der Professionalisierung ein. Aus heutiger Sicht lassen sich diesem Prozess folgende Elemente zuordnen:

- anfängliche Investition aller Mitglieder in Vertrauen gegenüber den jeweils anderen Mitgliedern

- gegenseitige Akzeptanz der Unsicherheit des kollegialen ärztlichen Eingriffs
- gesteigerte Akzeptanz gegenüber der Unsicherheit des eigenen Eingriffs
- Erkenntnisgewinn durch kollegialen Austausch
- intensivierte Investitionen in gegenseitiges Vertrauen
- vermehrter Erkenntnisgewinn
- Übertragung des erweiterten Wissens in die Praxis als Wirkung des Zirkels nach außen

Es wurde gezeigt, dass es innerhalb der Profession gelingen kann, durch Investition in Vertrauensbildung die Akzeptanz der *Unsicherheit des ärztlichen Eingriffs* zu steigern. Damit wurde die ideelle Funktionsweise des Qualitätszirkels praktisch bestätigt, über Vertrauensbildung das Wissen zu erweitern und das eigene sowie das kollektive Verhalten zu verändern. Zugleich erfüllte der Zirkel seinen Zweck, Wissen besser zu handhaben und zu verteilen.

Entwicklungen nach der Masterarbeit

Nach Abschluss meines Studiums moderierte ich den Deggendorfer Qualitätszirkel noch über ein Jahr. Die Fallbesprechungen a posteriori nahmen, wie geplant, eine gute Entwicklung. Weniger erfolgreich war das ambitionierte Projekt 'Endodontie'. Dass die Endodontie in den Praxen einiges an Entwicklungsmöglichkeiten bot, war unbestritten. Dennoch lief dieses Projekt viel zäher an als das zur Anamnese. Letztlich schlief unsere 'Endodontie' mitsamt dem QZ ein. Über die Motive, die Menschen veranlassen, Dinge zu tun, die nicht unmittelbar von Vorteil sind, wurde und wird viel nachgedacht (Sozialwissenschaft) und spekuliert (Philosophie). Ich gehe heute davon aus, dass die Bereitschaft zur Mitarbeit zu einem erheblichen Teil schlicht auf Hilfsbereitschaft beruhte, wie sie den Menschen ganz allgemein zu eigen ist. Für meine Kollegen war es geradezu selbstverständlich, einen Kollegen bei einer beruflichen Aufgabe zu unterstützen. Ich frage mich heute, wie wohl die Unterstützung ausfallen würde, wenn man die Ansprache an alle Kollegen richten würde. Ich glaube, man würde erstens feststellen, dass der Response besser wäre als gedacht, und zweitens stark davon abhinge, wie sinnvoll man *sein Anliegen für die Kollegen* darstellen kann. Dabei muss sinnvoll nicht heißen, vorteilhaft für die Kollegen (für einige natürlich schon), sondern sinnvoll in einem allgemeinen, beispielsweise einem beruflichen oder sozialen Zusammenhang. Aus heutiger Sicht ging die Motivation für den Zirkel teilweise verloren, nachdem meine Masterarbeit abgeschlossen war. Sicherlich der Teil, der auf der genannten Hilfsbereitschaft beruhte. Die verbliebene Kraft reichte eben nicht aus, um einen Nachfolger für die Moderation zu gewinnen. Die Sinnhaftigkeit des eigenen Tuns wird nun mal sehr unterschiedlich bewertet. Waren für mich die Masterarbeit sowie das -studium ein überaus bedeutsamer Teil meiner Lebensentwicklung, muss das für meine Kollegen hinsichtlich einer Zirkelmoderation nicht gelten. Dennoch oder gerade deswegen lässt die Arbeit des Deggendorfer Qualitätszirkels durchaus darauf schließen, dass Professionalität kein Zustand, sondern ein Prozess ist, der auf Vertrauen, Einfühlungsvermögen und gegenseitiger Akzeptanz beruht. Dieser Prozess ist nicht an die Arbeit in einem Zirkel oder ein sonstiges berufsständisches Instrument gebunden. Wie Friedrich A. von Hayek (1973) glaube ich, dass Wissen - und damit Wissensverbreitung - und infolge dazu Professionalisierung - nicht individuell, sondern immer nur kollektiv existiert.

Individuelle Professionalität ist kollektive Professionalisierung - und umgekehrt. Gehen Kontinuität oder kollektiver Geist der Professionalisierung verloren, kann Professionalität nicht länger existieren.

Das Ende des Deggendorfer QZ empfand ich nie als ein Scheitern. Vielmehr zeigt seine Geschichte, dass ambitionierte Projekte mindestens so wichtig sind, wie die kontinuierliche Arbeit über längere Zeiträume. Immerhin arbeitete der Zirkel so über mehrere Jahre sehr erfolgreich. Zu Beginn des Zirkels war sein Erfolg keineswegs sicher. Weder ich noch meine Kollegen wussten damals, ob aus der investierten Zeit und Arbeit ein Gewinn entstehen würde. Letztendlich bewog mich mein risikoappetenter Charakter, der mich schon einiges an Lehrgeld gekostet hatte, die Moderation zu übernehmen. Ob der Nutzen die Kosten überwog? Für mich selbst lautet die Antwort entschieden: Ja!

Die Gründe des Niedergangs sind wohl so vielfältig wie die Charaktere und Ambitionen der Zirkelmitglieder. Letztlich gilt der Satz, dass Menschen das tun, wovon sie sich einen Nutzen - nicht etwa nur einen Vorteil - versprechen. Nur, was ist dieser Nutzen? So einfach diese Frage gestellt ist, so komplex ist die Antwort darauf. Müsste ich diese Frage in einem allgemeinen Kontext beantworten, meine Antwort wäre: "Ich weiß es nicht!"

In Bezug auf meinen Qualitätszirkel habe ich einige begründete Vermutungen. Der oben genannte Nachsatz meines Kollegen - "Wir müssen ja nicht unbedingt wieder qualitätsmäßig was tun!" - könnte als Offenbarungseid gewertet werden. Das ist er in meinen Augen keineswegs. Er zeigt die ungebrochene Motivationskraft auf, die im kollektiven Handeln liegen kann. Die Frage ist nicht, ob diese kollektive Kraft existiert, sondern wie sie geweckt wird. Eine Möglichkeit ist der Wille eines Einzelnen, sich einzusetzen. Die Zirkelarbeit setzt genau darauf. Das ist ihre Stärke, wie hier hinreichend beschrieben wird. Es ist zugleich ihre Schwäche, wenn sich kein Nachfolger zur Moderation findet. Ich selbst habe meine Moderation als große Bereicherung erlebt, die den Aufwand mehr als aufgewogen hat. Offensichtlich sieht das nicht jeder so. Was kann man tun? Ich weiß es nicht!

Einen Aspekt habe ich bisher nicht erwähnt, auch in meiner Masterarbeit nicht. Dass eine Moderation Arbeit macht, ist von vorneherein klar. Aber die Mitglieder wünschen sich seit der Einführung eines Punktesystems zur Fortbildungskontrolle - was? Na klar, ein Punktezertifikat!

Die Verwaltung solcher Zertifikate ist nun wirklich ätzend. Das schreckt richtig ab! Liegt es etwa daran, dass keiner weiter moderieren will? Oder ist es einfach nur die Abwertung jeglicher Fortbildung, die ein Punktesystem impliziert? Ich denke, diesen Aspekten sollte nachgegangen werden.

Die zügige Entscheidung der Zirkelmitglieder zum Thema meiner Masterarbeit zeigte, dass sich niemand Illusionen machte: Unsere Anamnesepraxis war nicht nur verbesserungsfähig, sie war verbesserungswürdig, um nicht zu sagen verbesserungsbedürftig. Damit war auch allen klar, worin der Nutzen der Zirkelarbeit lag. *Und heute?*

Ich habe die Kollegen angerufen und mich nach dem Stand der Anamnese erkundigt:

- in drei Praxen, darunter meiner, wird das damals erarbeitete System bis heute konsequent verfolgt - auch nach mehrmaligem Personalwechsel
- eine Praxis erweiterte ihr Behandlungsangebot um Oralchirurgie und
- erweiterte den Anamnesebogen entsprechend
- eine Praxis veränderte den Bogen geringfügig
- eine Weitere wendet seit einiger Zeit einen völlig anderen Anamnesebogen
- an

In zwei der oben genannten Praxen steht ein Behandlerwechsel bevor. Ob die Nachfolger beim Anamnesebogen des Zirkels bleiben, ist noch nicht klar.

In vier der Telefonate sprachen mich meine Kollegen daraufhin an, ob man sich nicht wieder treffen sollte. Vielleicht lasse ich mich nochmal breit schlagen, was zu organisieren. Aber nur, wenn die Nachfolge geklärt werden kann. Die Gespräche weisen auf den kollektiven Charakter jeglicher Motivation hin, wie er heute vielfach diskutiert wird. Der Nutzen der Zirkelarbeit ließe sich sicher verbessern. Nur wie, wenn nicht durch den persönlichen Einsatz einiger Weniger? Vielleicht findet sich im Masternetzwerk eine Antwort.

Fazit

In zahlreichen Experimenten aus den Sozialwissenschaften, der Verhaltensökonomie, der Psychologie und Gehirnforschung, wird heute versucht, Verhaltensweisen und Entscheidungen, aber auch Bedürfnisse und Befinden, Handlungen und Urteilsvermögen zu verbessern. Dem Drang zur Verbesserung sind scheinbar keine Grenzen gesetzt, einem erfolgreichen Verbesserungsversuch offenbar schon.

Kurz gesagt, die Möglichkeiten des Menschen, sich selbst zu erkennen, sind und bleiben, auch nach neuester Forschung, eingeschränkt. Wenn es ein Ergebnis der aktuellen Forschung gibt, so lautet es: Es sind nicht die Ratschläge, die sagen was wir tun sollen, die uns weiterbringen. Nach Nassim Nicolas Taleb (2012) ist es gar ein untrügliches Zeichen der Scharlatanerie, solche positiven Lösungen anzupreisen. Vielmehr ist es nützlich zu wissen, welche Fehler man besser vermeiden sollte.

Die Geschichte des Deggendorfer Qualitätszirkels liefert starke Hinweise darauf, dass kollektive Motivation und individueller Nutzen eng zusammenhängen. Beides ließe sich wohl zum kollektiven Nutzen bündeln. Der richtige Anreiz ist immer entscheidend, aber es ist oft unbekannt, worin er besteht. Das derzeitige Punktesystem zur Fortbildung jedenfalls ist kein Anreiz für was auch immer. Es ist schlicht kontraproduktiv und nichts als Beleg und Befriedigung der kulturell vorherrschenden Kontrollillusion.

Aus den Erfahrungen meiner Zirkelmoderation, meiner beruflichen Arbeit im Speziellen und meines Lebens im Allgemeinen neige ich stark der Ansicht emergenter Denker zu, dass es unmöglich ist, ein System top down zu kontrollieren. Seine Konstruktion bottom up ist für Individuen wie Kollektive der einzige Weg, nicht sicher zu scheitern.

Zumindest hat sie mein Verhalten gegenüber den Patienten auf ein anderes Niveau befördert. Ich bildete mir immer ein, meinen Patienten schon immer großes Vertrauen entgegen gebracht zu haben. Schließlich brachten und bringen sie einen erheblichen Vertrauensvorschuss mit in meine Praxis. Aber diese Ansicht halte ich heute für einen typischen Rückschaufehler. Mein eigener Vertrauensvorschuss in den Patienten hat sich mit meinem Studium qualitativ verändert. War ich noch nie der Ansicht Lenins, dass Vertrauen gut, Kontrolle jedoch besser sei, wurde es während des Studiums und durch die Erfahrungen meiner Masterarbeit zur Gewissheit: Kontrolle ist gut, Vertrauen ist *viel* besser. Diese Gewissheit macht den Unterschied. Vielleicht behandle ich technisch und handwerklich gesehen nicht wirklich viel besser, aber ich verstehe meine Fehler und vertraue meiner Fähigkeit, sie in Zukunft besser zu vermeiden. Vielleicht ist meine Ansprache an die Patienten nicht viel anders als früher, aber ich bemühe mich redlich, besser hinzuhören und so das Vertrauen meiner Patienten mehr zu verdienen. Ob es immer gelingt? Wahrscheinlich nicht!

Aber eines weiß ich: Die beste Investition ist eine Investition *in* Vertrauen. Weder blindes Vertrauen noch generelles Misstrauen führen zum Ziel. Null-Risiko-Strategien sind ebenso kontraproduktiv wie Kontrollillusionen. Wollen wir die Zukunft gewinnen, so müssen wir in Vertrauen investieren - *riskieren wir´s!*

Literatur

Dobelli, R. (2011). Die Kunst des klaren Denkens: 52 Denkfehler, die Sie besser andern überlassen. München: Hanser.

Hayek, F. (1973). Die Anmaßung von Wissen. In Ordo, Band 26, S. 12-21.

Taleb, N. N. (2012). Antifragilität. München: btb-Verlag.

4 Arzt-Patienten-Beziehung und Konflikt

Patientenbeziehung und Konfliktbearbeitung

Michael Dick

Während wir bei der Betrachtung kollegialer Formen der Weiterbildung und Wissensentwicklung den Aufbau von Vertrauen und Gemeinschaft nachvollzogen haben, geht es in diesem Themenblock um den schrittweisen Verlust von Vertrauen zwischen Arzt/Ärztin und Patient/in. Die Gegenüberstellung beider Entwicklungen macht deutlich, wie schwer Vertrauen aufzubauen ist, wie leicht es aber verspielt werden kann.

Einführung: Zum Konflikt in der Behandlungsbeziehung

Konflikte und Beziehungsmuster waren immer reizvolle Themen für Masterarbeiten im Studiengang „Integrated Practice in Dentistry". Konflikte sind zwar belastend, sind aber auch Auslöser für Lern- und Entwicklungsprozesse (Vollmer et al. 2015, Vollmer 2016). Oftmals verbergen sich im Konflikt wichtige Motive, Werte, unerreichte Ziele oder verdrängte Ängste der Beteiligten. Im Konfliktfall sind uns diese gar bewusster als im gleichförmigen Vollzug des Alltags, da sie dort angegriffen oder verletzt werden. Diese Motive zu erkennen und ernst zu nehmen, hilft an der eigenen Entwicklung zu arbeiten. Die Motive Anderer ernst zu nehmen, hilft die Gemeinschaft zu stabilisieren.

Arnd zum Winkel und Herbert Martin arbeiteten in ihren Untersuchungen zum Erfolg und zum Scheitern von Berufsausübungsgemeinschaften eine besondere Qualität der kollegialen Vertrauensbeziehung zwischen Praxispartnern heraus. Sie ist durch ein erhebliches Maß an wechselseitiger Verlässlichkeit gekennzeichnet, wird aber von der Freundschaft als ähnlich enger Sozialbeziehung abgegrenzt. Die Autoren konnten zeigen, dass es eine Form der Professionalität gibt, die nicht durch Nüchternheit und Distanz, sondern durch Nähe und Empathie gekennzeichnet ist. Gleichzeitig aber wurde durch ihre qualitativen Fallstudien auch deutlich, wie ungelöste Konflikte in ein existenzbedrohendes Scheitern führen können.

Die Arbeiten, die in diesem Abschnitt der Festschrift vorgestellt werden, beschäftigen sich mit der Arzt-Patientenbeziehung und deren Scheitern. Mit der Zeit und durch die wechselseitige Bezugnahme führten diese Arbeiten sowie die Beschäftigung mit dem Modell der Patientenberatung (Dick et al. 2015) zur Entwicklung eines Stufenmodells zum Scheitern der Arzt-Patientenbeziehung (Abb. 1). Es beschreibt wie sich aus einer ersten Irritation, einem leichten Zweifel oder einem Missverständnis Stück für Stück eine gravierendere Spannung entwickelt. In diesem Geschehen geht zunehmend Vertrauen verloren. Je stärker dieser Prozess fortschreitet, desto schwieriger wird es, das Vertrauen und die Beziehung wieder herzustellen

Patientenbeziehung und Konfliktbearbeitung

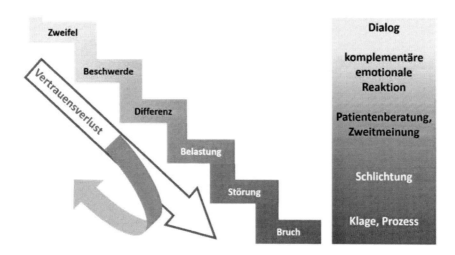

Abb. 1: Das Stufenmodell zum Konflikt in der Arzt-Patientenbeziehung

(Glasl 2002). Die Profession hat zu diesem Zweck verschiedene Interventionen ausgearbeitet, die in der rechten Hälfte der Abbildung den Stufen entsprechend dargestellt sind.

Das Modell lässt erkennen, dass viele einzelne Ereignisse im Prozess des Scheiterns zu unterscheiden sind - auch und gerade weil es wie ein einziger Sog erscheint, wenn man selbst an einem derartigen Geschehen beteiligt ist. Es beginnt immer mit einem Zweifel, der aber in der Regel nicht ausgesprochen wird. Aus ihm kann eine Beschwerde werden, wenn weitere belastende Momente hinzukommen. In diesem Stadium ist eine Beziehung noch durch die Beteiligten selbst wieder herstellbar. Die ärztliche Reaktion auf die Beschwerde eines Patienten ist allerdings eine Herausforderung, da sie sowohl die Inhalts- wie auch die Beziehungsebene beachten muss. Komplementäre Emotionen - also etwa Besänftigung auf Wut, Trost auf Leid oder Schmerz und Mitgefühl auf Trauer - sind hier besonders hilfreich, erfordern aber das bewusste Wahrnehmen verdeckter Kommunikation.

Zum großen Teil werden diese Differenzen bereits in der Praxis aufgefangen. Gelingt dies nicht mehr, stehen der Profession verschiedene Interventionen zur Verfügung. In der Patientenberatung ist es das primäre Ziel, die Beziehung zwischen Behandler und Patient zu stabilisieren, der Beratende tritt an die Stelle des behandelnden Zahnarztes und das Geschehen bleibt in diesem kleinen Kreis. Erst wenn es noch weiter in Schlichtungs- und Mediationsverfahren übergeht, erhält das konflikthafte Geschehen eine größere Aufmerksamkeit. In der höchsten Eskalationsstufe, vor Gericht, wird potenziell die gesamte Gesellschaft zum Zeugen des Konfliktes. Hier geht es nicht mehr darum, das personale Vertrauen zwischen den Konfliktbeteiligten wieder herzustellen, sondern um das Vertrauen der Öffentlichkeit in die Profession bzw. in das System.

Die anschließend vorliegenden Studien geben starke Hinweise darauf, dass es mit der Patientenberatung noch gelingt, die ursprüngliche Behandlungsbeziehung zu stabilisieren (Carow, Otto), bei der Schlichtung jedoch schon nicht mehr (Spukti), vor Gericht ohnehin nicht, da es hier nicht mehr um die Behandlung selbst sondern um verletzte Rechtsgüter geht (Schäfer, Uhrig, Brauer). Diese Beobachtung gibt Anlass systematisch zu fragen, wie sich die unterschiedlichen Verfahren der Konfliktbearbeitung im Arzt-Patienten-Konflikt unterscheiden.

Je nach Eskalation der Beziehungsstörung zwischen Arzt und Patient können wir drei Strategien der Konfliktbearbeitung unterscheiden (Abb. 2). Bei leichten Störungen (Irritationen) reichen Informationen an den Patienten aus, die diesem Sicherheit geben. Hier kommt es darauf an, dass der ratsuchende Patient den Ratgebenden authentisch als Zahnarzt erlebt, sodass die Gesprächssituation möglichst natürlich und wenig strukturiert erlebt wird (Dick et al. 2015). Die Mediation oder Schlichtung tritt bei gravierenderen Störungen ein, hier ist das Verfahren bereits strukturierter, um die Verfahrensgerechtigkeit für beide Seiten glaubhaft abzusichern (Spukti, Haase). Da das Vertrauen in den jeweils Anderen bereits erodiert ist, bleibt nur das Vertrauen in das Verfahren. So ist zumindest gewährleistet, dass die Interessen beider Opponenten berücksichtigt werden und kein Schaden auf einer Seite zurückbleibt. Die Entscheidung über den Sachverhalt (also die Einigung) liegt bei den Opponenten. Den stärksten Eingriff stellt die Gerichtsverhandlung dar (Brauer, Uhrig, Schäfer). Hier werden das Verfahren, die Thematisierung der Angelegenheit und die Entscheidung durch Dritte wahrgenommen. Beide Opponenten geben die Angelegenheit gleichsam vollständig aus der Hand.

Für die Profession kommt es darauf an, solche Verfahren der Konfliktbearbeitung zu kultivieren, die die Kluft zwischen Arzt und Patient nicht vergrößern, die nahe an der therapeutischen Sache bleiben, und die die eigenen Möglichkeiten zur Bearbeitung des Konflikts erweitern. Denn damit kann die Profession nicht nur den Bereich autonomen Handelns bewahren und ausdehnen, sondern auch dem Patienten möglichst direkte Hilfe zukommen lassen. Denn diese wird durch einen Eingriff Dritter nicht

	Beziehung Arzt-Patient	Intervention Dritter	Grad der Strukturierung	Modus
Patientenberatung	Irritation	Information	schwach	Stärkung Patient
Mediation (Schlichtung)	Störung	Moderation	mittel bis stark	Verhandlung
Gerichtsverhandlung	Gegnerschaft	Entscheidung	stark	Machteingriff

Abb. 2: Verfahren der Konfliktbearbeitung in der Arzt-Patientenbeziehung

etwa erleichtert, sondern zunächst erschwert. Hier schiebt sich die Tatsache des Konfliktes gleichsam vor die eigentliche Problemstellung. Ein Richter entscheidet nicht, welche Therapie die richtige wäre, sondern er entscheidet, wer welchen Anteil und welche Verantwortung an dem Konflikt trägt. Je stärker also die Eskalationsstufe, desto weiter gerät das auslösende Problem des Patienten aus dem Blickfeld.

Soweit die Modellvorstellung, wie aber werden die unterschiedlichen Ebenen und Mechanismen der Konfliktbearbeitung von den Beteiligten erlebt, insbesondere von den Zahnärzten? Ist nicht das Konkurrenzempfinden innerhalb der Profession so stark ausgeprägt, dass bereits die Einmischung aus dem eigenen Berufsstand als bedrohlich und entfremdend wirkt? Welche Unterstützung erhalten die Konfliktbetroffenen für ihren Lern- und Entwicklungsprozess tatsächlich?

Die Masterarbeiten des Studiengangs setzen auf all diesen unterschiedlichen Ebenen der Konflikthandhabung an. Sie beleuchten verschiedene Perspektiven auf den Umgang mit Konflikten, die des betroffenen Zahnarztes, die des Richters, die des Berufsstandes und die des Patienten.

Einzelbeiträge zu Struktur und Funktion der Bearbeitung von Konflikten in der Arzt-Patientenbeziehung

Zum Zweitmeinungsmodell und zur Patientenberatung haben Eckhard Otto (als einer der Pioniere der institutionalisierten Zweitmeinung) und Florentine Carow Daten erhoben und ausgewertet. Beide Studien bestätigen eindrücklich aus der Sicht der Patienten, dass die Patientenberatung sowohl am Telefon als auch im persönlichen Zweitmeinungsgespräch ihr Ziel erreicht. Die Patienten fühlen sich nahezu alle gut verstanden und beraten, für ihr Problem wurde zu vier Fünfteln eine Lösung oder ein Ansatz dazu gefunden und sie kehren zumeist zu ihrem Behandler zurück. Während die institutionalisierte Zweitmeinung also das Vertrauen der Patienten in ihren Zahnarzt und die Zahnärzteschaft insgesamt stärkt, bleibt fraglich, ob das Vertrauen der Zahnärzte untereinander ausreicht, um das Zweitmeinungsmodell offensiv zur Verbesserung der eigenen Praxis zu nutzen.

Christian Haase nimmt sich die Planungsgutachten vor, die ja nicht direkt Konflikte bearbeiten, sondern eher deren Vorbeugung dienen, indem sie Mängel in Planungen identifizieren und zu korrigieren helfen. Er kommt zu dem Schluss, dass Qualitätsverbesserungen in diesem Verfahren eher durch die Fortbildung von Gutachtern erreicht werden können, als durch den Versuch der Identifizierung „schwarzer Schafe" oder durch die Einführung standardisierter Formblätter.

Martin Spukti untersucht die nächste Eskalationsstufe, das Schlichtungsverfahren. Die Verfahren sind je nach Bundesland sehr unterschiedlich. Sie vermögen in ihrer juristischen Funktion zu überzeugen, da sie in ca. 9 von 10 Fällen einen aufwendigen Rechtsstreit vermeiden helfen. Die Verfahrensgerechtigkeit scheint also hinreichend ausgeprägt. Eine Wiederherstellung oder Verbesserung des gestörten Arzt-Patientenverhältnisses allerdings wird durch die Schlichtung kaum erreicht. Dennoch kann durch die Verkürzung des Verfahrens und die Beilegung des rechtlichen Konflikts die therapeutische Seite des Falls wieder in den Vordergrund gerückt werden, was die künftige Behandlung für den Patienten vermutlich erleichtert.

Wenn es jedoch einmal zur Gerichtsverhandlung kommt, steht dort die Frage im Mittelpunkt, wer den Konflikt oder Misserfolg schuldhaft verursacht hat, nicht aber die Frage, wie dem Patienten medizinisch geholfen werden kann. Die Möglichkeit zur Professionsentwicklung liegt hier vielmehr darin, die Konflikte und Misserfolge so zu bearbeiten, dass daraus Hinweise für künftiges Verhalten in ähnlich gelagerten Fällen abgeleitet werden. Vor Gericht hat die Profession in Gestalt des Sachverständigen eine den Richter unterstützende Funktion, die juristische Bearbeitung liegt nicht in ihrer Hand. Die Rückspiegelung des Falles und seiner Betrachtungsweisen in die eigenen Reihen hingegen gibt ihr die Möglichkeit, diesen autonom und souverän aufzuarbeiten, um daraus zu lernen. In seiner Dissertation leitet Hans-Ulrich Brauer auf Basis verschiedener Befragungen und Gruppendiskussionen mit Beteiligten und Experten eine ganze Reihe vielverssprechender Möglichkeiten dazu ab. Er erschließt damit das Sachverständigengutachten nicht nur als Klärungshilfe im Gerichtsverfahren, sondern auch als ein reflexives Verfahren der Professionsentwicklung. So wird ein Potenzial zur Wiederherstellung von Vertrauen auf der Systemebene – also Vertrauen der Öffentlichkeit in die Profession – erschlossen.

Die juristische Perspektive rekonstruieren zwei Masterarbeiten. Der bislang wenig untersuchten Interaktion zwischen Sachverständigen und Richtern widmet sich Martina Schäfer, indem sie Urteilsbegründungen in fünf Fällen textanalytisch daraufhin analysiert, wie weit sich die Aussagen der berufenen Sachverständigen darin wiederfinden. Sie stellt dabei u.a. fest, dass die Lösung des Konfliktes vor Gericht meist gelingt, dass aber die Situation der Patienten als juristische und medizinische Laien in den Urteilen keinen hinreichenden Raum findet. Interessant ist auch ihre Beobachtung, dass sich die Interaktion zwischen den beiden Professionen - Richter und zahnärztlicher Sachverständiger - vor Gericht auf das nötige Minimum beschränkt, oft sogar nur schriftlich erfolgt. Wolfram Uhrig hat Richter/innen direkt gefragt und dabei herausgefunden, was diese im Unterschied zu Zahnärzten/innen bzw. Gutachtern/innen wichtig finden. Einer intensiveren Verständigung beider Berufsgruppen steht die für eine gerechte Verfahrensführung notwendige richterliche Neutralität im Weg. Aus diesem Grund ist die Arbeitsteilung zwischen beiden Professionen bei der Rekonstruktion der mit dem Streitgegenstand verbundenen Sachverhalte stark formalisiert.

Damit ist die Entfremdung - als der Verlust von Handlungskontrolle, Entscheidungsfreiheit und gewohnter Autonomie - vor Gericht bereits angedeutet. Wilhelm Reiß hat empirisch rekonstruiert, wie Zahnärzte, die als Beklagte oder Kläger in einen solchen Gerichtsprozess verwickelt sind, dieses Geschehen erleben, insbesondere wenn nicht Honorarfragen, sondern therapeutische Misserfolge die Ursache dafür sind. In den von ihm geführten Interviews äußern sich die Kollegen und Kolleginnen offen über ihre Erfahrungen und ihr Erleben. Es wird offenbar, wie auch Ärzte/innen unter diesem Bruch der Patientenbeziehung leiden. Die Arbeit von Wilhelm Reiß ist eine wichtige Grundlage für das inzwischen in unsere Arbeit zur Professionsentwicklung eingegangene Modell zum Scheitern der Arzt-Patientenbeziehung (Reiß et al. 2013) (Abb. 3). Es zeigt erstmals, dass Konflikte nicht nur einseitig von Patienten erlebt werden, sondern beidseitig. Es bietet zudem umfassende Anknüpfungspunkte zur Rekonstruktion dieses Geschehens aus beiden Perspektiven und zur Entwicklung kommunikativer Strategien diese zu bearbeiten.

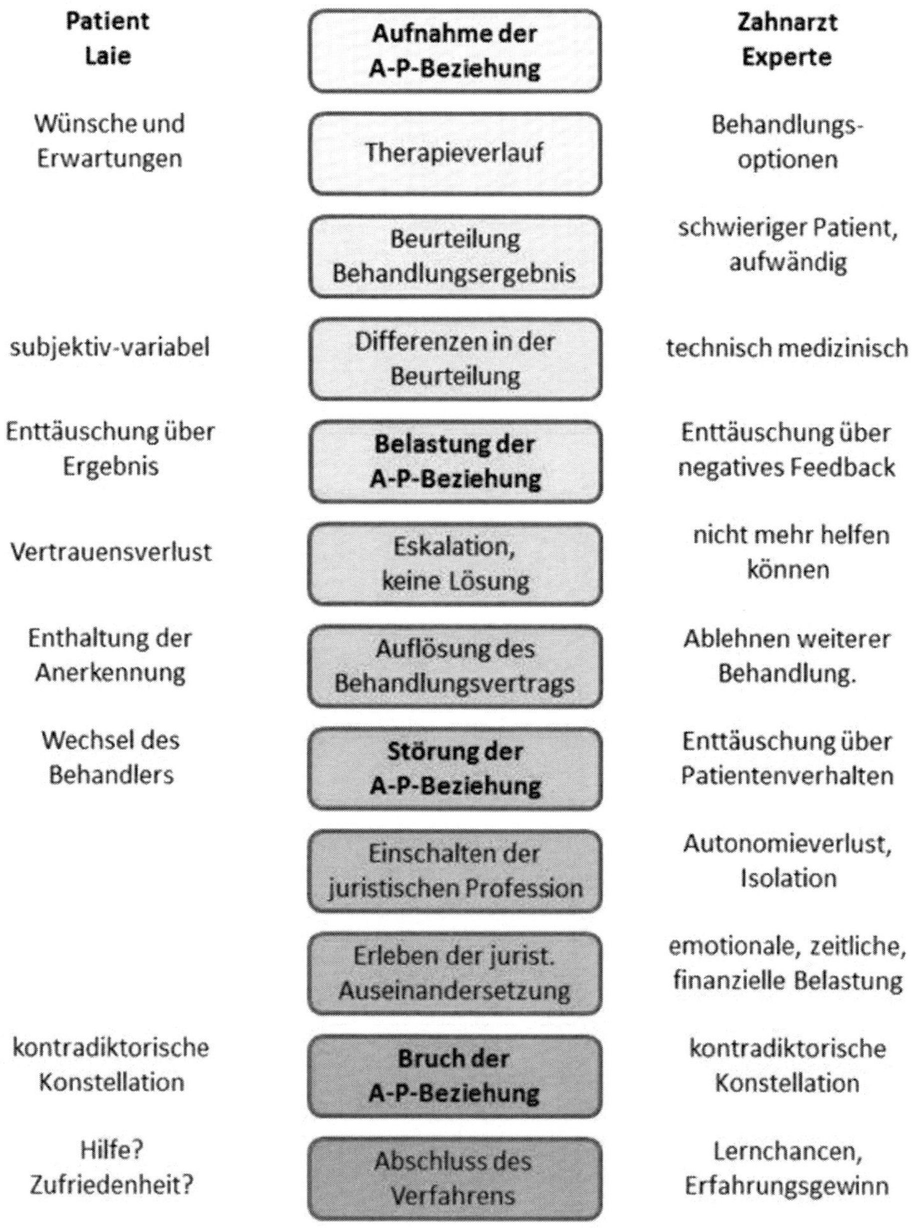

Patient Laie		Zahnarzt Experte
	Aufnahme der A-P-Beziehung	
Wünsche und Erwartungen		Behandlungs-optionen
	Therapieverlauf	
	Beurteilung Behandlungsergebnis	schwieriger Patient, aufwändig
subjektiv-variabel	Differenzen in der Beurteilung	technisch medizinisch
Enttäuschung über Ergebnis	**Belastung der A-P-Beziehung**	Enttäuschung über negatives Feedback
Vertrauensverlust	Eskalation, keine Lösung	nicht mehr helfen können
Enthaltung der Anerkennung	Auflösung des Behandlungsvertrags	Ablehnen weiterer Behandlung.
Wechsel des Behandlers	**Störung der A-P-Beziehung**	Enttäuschung über Patientenverhalten
	Einschalten der juristischen Profession	Autonomieverlust, Isolation
	Erleben der jurist. Auseinandersetzung	emotionale, zeitliche, finanzielle Belastung
kontradiktorische Konstellation	**Bruch der A-P-Beziehung**	kontradiktorische Konstellation
Hilfe? Zufriedenheit?	Abschluss des Verfahrens	Lernchancen, Erfahrungsgewinn

Abb. 3: Eskalationsstufen im Konflikt zwischen Arzt und Patient

Diese emotionale Betroffenheit der Mediziner spricht dafür, dass diese den Prozess des Scheiterns nicht nur als fachliches Defizit und Problem sehen, sondern auch persönlich involviert sind. Die Interviews geben Hinweise darauf, dass den Patienten in diesen Beziehungen häufig sogar Sympathie entgegengebracht wird. Die Beziehungsebene spielt also eine wichtige Rolle, das Scheitern ist auch ein Vertrauensverlust. Dieser Dynamik ist als erster Mike Jacob auf die Spur gekommen, der - wie übrigens auch Reiß und Uhrig - von einem persönlich erlebten Fall ausgehend seine Motivation zur Masterarbeit gefunden hat. Zunächst am Einzelfall in seiner Masterarbeit, dann vielfach repliziert in seiner Dissertation (Jacob 2012) hat er die Beziehungsdynamik in Fällen des Misserfolgs und therapeutischen Scheiterns als eine Doppelbindung rekonstruiert (Jacob et al. 2008). Er hat nachgewiesen, dass die Beziehungsebene, die professionstheoretisch von Parsons als diffuse Sozialbeziehung eingeführt wurde, beiden Beteiligten im Misserfolg verdeckt bleibt und nicht durchschaut wird. Die Beziehungsdynamik ist dabei zunächst einmal unabhängig von der Komplexität der klinischen Situation und Therapie, wenn auch langwierige Therapien eher anfällig dafür sind. Jacob beschreibt diese Fälle und arbeitet dabei Merkmale heraus, die einer frühzeitigen Erkennung dieser Dynamik dienen. Ist der Misserfolg dennoch einmal in Fahrt geraten, kann vor allem der kollegiale Rat helfen. Je stärker der Fall eskaliert, desto formaler wird dieser Rat gestaltet sein.

Damit hat der Studiengang, haben die Absolventen/innen den Konflikt zwischen Arzt und Patient nicht nur als Ablauf beschrieben, sondern auch in seiner Dynamik verstehbar gemacht.

Resumee: Konfliktbearbeitung als Professionsentwicklung

Das Vertrauen zwischen Arzt und Patient ist heute nicht mehr blind und voraussetzungslos, sondern es muss verdient bzw. erarbeitet werden. Der Zahnarzt kann dazu beitragen, indem er den Patienten merken lässt, dass er seine eigenen Grenzen kennt und mit diesen verantwortlich umgeht - indem er Zweitmeinung empfiehlt, den konsiliarischen Rat sucht oder auch an Kollegen überweist. Der Patient wiederum sollte den Mut aufbringen, seine Zweifel und leichten Irritationen auszusprechen, um dem Behandler Gelegenheit zu geben, diese zu klären. Auf diese Weise tragen beide dazu bei, dass die Beziehungsebene nicht diffus, verschleiert oder verborgen bleibt, sondern besprech- und bearbeitbar wird.

Ich habe dies selbst in einer Wurzelbehandlung erlebt, als meine Zahnärztin ihre Unsicherheit darüber ausdrückte, ob sie die Behandlung weiterführen könne oder mich nicht besser überweisen sollte. Ich bot an eine Zweitmeinung einzuholen, die ich in der Akademie in Karlsruhe am Rande eines Kurses erhielt. Ich berichtete meiner Zahnärztin, die die Behandlung daraufhin fortsetzte und zu einem - bis heute - sehr guten Abschluss brachte. Für mich war diese Ebene in der Kommunikation mit meiner Ärztin vollkommen neu, sie war ein Wagnis, hat sich aber ausgezahlt, da das Vertrauen in der Krise gewachsen ist.

Die Profession hat eine ganze Reihe Mechanismen und Verfahren entwickelt, die gefährdete oder brechende Arzt-Patientenbeziehung zu heilen. Für die Verständigung mit dem Patienten im Krisenfall noch in der eigenen Praxis bietet insbesondere die kollegiale Beratung großes Potenzial (siehe den Themenblock zu Weiterbildung und Wissensentwicklung). Bereits sehr gute Belege gibt es dafür, dass die zahnärztliche Patientenberatung eine wesentliche Funktion übernimmt, indem sie vor der Schlichtung ansetzt und die ursprüngliche Beziehung wieder herstellen kann. Dabei entgeht dem Patientenberater nicht, wenn es im zugrundeliegenden Fall gute Gründe für den Patienten gibt, den Behandler zu verlassen. Schließlich vermögen es die verschiedenen außergerichtlichen Schlichtungsverfahren, eine große Anzahl nicht mehr auf diese Weise auffangbarer Konflikte abzuschließen bevor diese gerichtlich anhängig werden und der Profession entzogen werden. Hier gelingt allerdings lediglich die Verständigung über die verletzten Rechtsgüter, nicht mehr die Wiederherstellung der therapeutischen Beziehung. Die Bedeutung dieser Verfahren wird vermutlich weiter wachsen, die Profession hat die Aufgabe, diese Verfahren weiter zu verfeinern, zu erweitern, in ihrer Funktion zu evaluieren und in ihren Leistungen sichtbar zu dokumentieren.

Wenn aber professionelle Hilfebeziehungen einmal entgleiten und nicht gut enden, dann öffnen die Analysen der Masterarbeiten zahlreiche Möglichkeiten am Konflikt und in der Grenzsituation zu lernen. Die Voraussetzung dafür ist die Offenheit für die eigenen Schwächen und blinden Flecken, ein Bewusstsein dafür, dass das, was wir Tag für Tag als Kompetenz erleben, nur die Oberfläche unseres Handelns ist, unter der sich immer eine weitere Ebene verbirgt, die sich unserer Aufmerksamkeit entzieht.

Literatur

Dick, M., Wagner, I. & Gerhardt, M. (2015). Stellenwert der Empowerment-Perspektive bei der institutionalisierten Patientenberatung zahnärztlicher Körperschaften in Deutschland – Ergebnisse einer qualitativen Studie zur aktuellen Beratungspraxis. IDZ Informationen 2015 (2).

Glasl, F. (2002). Selbsthilfe in Konflikten. Konzepte, Übungen, Praktische Methoden. Stuttgart & Bern: Verlag Freies Geistesleben & Haupt.

Jacob, M. (2012). Die Reflexion des Misserfolgs als Beitrag zur Professionsentwicklung - empirische Rekonstruktionen im Triadengespräch mit Zahnmedizinern. Opladen: Budrich.

Jacob, M., Dick, M. & Walther, W. (2008). Double Bind in Dentistry - Frühindikatoren psychogener Zahnersatzunverträglichkeit. Deutsche Zahnärztliche Zeitschrift, 63 (3), 175-180.

Reiß, W., Dick, M., Walther, W. & Brauer, H. U. (2013). Wie erleben Zahnärzte eine gerichtliche Auseinandersetzung mit Patienten? Eine qualitative Untersuchung. Gesundheitswesen, 75, 296-300.

Vollmer, A.; Dick, M. & Wehner, T. (Hrsg.) (2015). Konstruktive Kontroverse in Organisationen. Konflikte bearbeiten, Entscheidungen treffen, Innovationen fördern. Wiesbaden: Springer.

Vollmer, A. (2016). Die konstruktive Kontroverse in der interprofessionellen Zusammenarbeit. In M. Dick, W. Marotzki & H. Mieg (Hrsg.) Handbuch Professionsentwicklung (370-376). Bad Heilbrunn: Klinkhardt / utb.

Das Zweitmeinungsmodell aus Sicht der Patienten

Eckhard Otto

Einleitung

Die Zahnärztekammer Baden-Württemberg und die vier ihr zugehörigen Bezirkszahnärztekammern haben seit 1998 ein Zweitmeinungsmodell eingerichtet, bei dem ein erfahrener und unabhängiger, von der Kammer eingesetzter Zahnarzt kostenlos Patienten berät, die weitere Informationen zu einer Diagnose oder einem Therapievorschlag benötigen. Erklärtes Ziel dieses Modellversuchs war von Beginn an, das Arzt-Patienten-Verhältnis und die Qualität der Patientenversorgung zu verbessern. In der Profession war dieses Modell jedoch – und ist es teilweise wohl noch heute - sehr umstritten. Möglicherweise wird eine Untergrabung des paternalistischen Verhältnisses des Zahnarztes zu seinen Patienten befürchtet. Im Kern geht es bei dieser Debatte um die Kategorie des Vertrauens als Voraussetzung für die Möglichkeit einer helfenden Beziehung zwischen Zahnarzt und Patient.

Material und Methoden

Vor diesem Hintergrund ist aus der Perspektive des Patienten bislang weitgehend unklar, ob die Zweitmeinung geholfen hat, ob Information und Wissen aus dem Zweitmeinungsgespräch erinnert werden und wie sich das Verhältnis der Patienten zu ihren behandelnden Zahnärzten nach Einholung der zweiten Meinung entwickelt hat. Hierzu werden Interviews Patienten durchgeführt, die etwa anderthalb Jahre zuvor eine Zweitmeinung eingeholt haben.

Ergebnisse

Die Ergebnisse der mit n = 6 - relativ kleinen Stichprobe sind eindeutig: Die Patienten gewinnen eine höhere Sicherheit im Zweitmeinungsgespräch, unabhängig davon, ob die ursprüngliche Therapie beibehalten oder verändert wurde (je 3 Fälle). Dabei führt keineswegs Misstrauen gegenüber dem behandelnden Zahnarzt die Patienten zum Zweitmeinungsgespräch. Die positive Einstellung der Patienten ihren Behandlern gegenüber hat sich entweder gehalten oder wurde verbessert. Die Therapieentscheidung wurde unterstützt. In zwei Fällen wurden ursprüngliche Planungen korrigiert, die gesundheitliche Risiken für den Patienten beinhaltet hatten. In einem Fall wurde die Zweitmeinung eingeholt um zwischen zwei bereits bestehenden und stark voneinander abweichenden Therapievorschlägen zu entscheiden. Die Interviews zeigten aber auch, wie unterschiedlich die Beratung verstanden wurde und dass teilweise der Schwerpunkt der Beratung gar nicht erkannt oder inzwischen vergessen wurde.

Nicht vorauszusehen war, dass die zweite Meinung oft auch eine dritte Meinung ist und zur Auswahl zweier Therapievorschläge und damit zweier Zahnärzte benutzt wurde. Die Auswertung der von der BZK Freiburg gesammelten Daten stellte die überwältigende Zustimmung der Patienten zum ZmMd heraus, mit 519 mal positiven Reaktionen für dieses Modell bei 519 Beratungen. Dass in 293 Fällen (56,5%) nach Zahnersatz und in 187 Fällen (36%) nach Implantologie gefragt wurde überrascht nicht. Doch dass Amalgamfüllungen nur in 7 Fällen (1,3%) und Prophylaxe und Kinderbehandlung überhaupt angesprochen wurden, ist erstaunlich.

Das Zweitmeinungsmodell der Zahnärzteschaft Baden-Württemberg aus Sicht der Berater und aus Sicht der Patienten

Florentine Carow

In der Zahnmedizin ist die Patientenberatung ein zentraler und besonders wichtiger Aspekt und begegnet uns Zahnärzten täglich in der Praxis. Gerade in der heutigen Zeit haben die Patienten hohe Erwartungen an die zahnärztliche Beratung, da sie über Medien, besonders im Internet, immens viele Informationen über zahnärztliche Behandlungen finden. Im Praxisalltag zeigt sich immer wieder, dass die Patienten sich nach einem Beratungsgespräch wenig an Fakten erinnern können (Ferrús-Torres et al. 2011, Turner & Williams 2002). Dazu trägt bei, dass sehr viele verschiedene Bereiche wie z.B. medizinische Diagnostik, Risiken eines Eingriffes, unterschiedliche Therapiemöglichkeiten, kosmetische oder finanzielle Aspekte angesprochen werden. Der Patient befindet sich in der Regel in einer unterlegenen, defensiven und möglicherweise befremdlichen Position. Andere Gründe dafür können auch das komplexe und schwierige Fachgebiet oder die zeitliche Begrenzung des Beratungsgespräches sein. Dadurch kann es bei den Patienten zu Orientierungsschwierigkeiten und Unsicherheiten in der Entscheidungsfindung kommen. Medien und Verbraucherverbände unterstellen zudem Medizinern, eigene wirtschaftliche Interessen zu verfolgen und mehr und mehr unnötige oder überzogene Therapievorschläge zu unterbreiten (Voigt 2011). Für eine Therapieentscheidung kann es somit notwendig sein, eine unabhängige zweite Meinung einzuholen.

Seit 1996 gibt es in Zusammenarbeit der Kassenzahnärztlichen Vereinigung (KZV) und der Landeszahnärztekammer in Baden-Württemberg (LZK) ein Modell der Patientenberatung zum Einholen einer unabhängigen zweiten Meinung. Alle Landeszahnärztekammern bieten inzwischen eine vergleichbare Dienstleistung an. Das Beratungsangebot beinhaltet nicht nur eine individuelles Zweitmeinungsgespräch, sondern darüber hinaus auch eine telefonische allgemeine Patientenberatung. Wichtig für die Glaubwürdigkeit der Profession ist dabei, dass diese Zweitberatung durch Kollegen erfolgt und nicht von Krankenkassenmitarbeitern oder medizinischen Laien. Auch bietet dies eine Alternative zum Zahnarzt-Hopping bezüglich einer Zweitmeinung.

Beraten kann nur der Fachmann, der täglich mit den Problemen der Patienten konfrontiert wird und täglich Lösungen finden muss. Die Berater, welche die unabhängige Beratung durchführen, sind erfahrene Zahnärzte und können die Fragen der Patienten fachlich und professionell beantworten und den Patienten in ihrer Entscheidungsfindung helfen. Die Unabhängigkeit der Beratungszahnärzte wird dadurch gewährleistet, dass beratene Patienten für die folgenden zwei Jahre nicht behandelt werden dürfen (Gutachterverordnung LZK BW). Das individuelle Zweitmeinungsgespräch und die allgemeine telefonische Patientenberatung erfahren große Zustimmung bei den Patienten, im Jahr 2012 wurden in Baden-Württemberg über 3.000 Patienten beraten (KZVBW 2016).

Fragestellung und Untersuchungsansatz

Bisher erfolgte die Bewertung der Beratung und der Patientenreaktion jedoch hauptsächlich durch den beratenden Zahnarzt. Um festzustellen wie die Beratung durch ehrenamtliche Zahnärzte der LZK von den Patienten angenommen wird und wie diese für die Entscheidungsfindung der Patienten hilfreich ist, sollte der Betroffene, also der Patient, befragt werden. Schon in der Masterarbeit von Eckhard Otto stellte sich heraus, dass das Zweitmeinungsgespräch bei den befragten Patienten einen positiven Einfluss auf das Patienten-Zahnarzt-Verhältnis hatte. Es hat aus Sicht der Patienten wesentlich dazu beigetragen, dass sie sich bei der Entscheidungsfindung sicher fühlten und mit ihrem Zahnarzt die richtige Entscheidung getroffen haben. Oft war die zweite Meinung aber auch schon eine dritte Meinung und wurde zur Wahl zwischen zwei Therapievorschlägen und damit zwei Zahnärzten benutzt (Otto 2006).

Mit meiner Arbeit wollte ich herauszufinden, inwieweit das Beratungsgespräch die Entscheidung des Patienten und das Zahnarzt-Patienten-Verhältnis beeinflusst. Mithilfe eines strukturierten Fragebogens habe ich evaluiert, wie die Patienten das Patientenberatungsmodell der LZK und KZV BW sehen und ob sie sich kompetent und objektiv beraten fühlen. Außerdem sollte das Beratungsgeschehen aus Sicht der Akteure evaluiert werden, um herauszufinden ob es einem Beratungszahnarzt gelingt, den Patienten und das Beratungsgespräch richtig einzuschätzen. Die Folge waren vier Fragestellungen:

- Wie ist die Qualität der Beratungsgespräche aus Sicht der Berater?
- Wie bewertet der Patient das Beratungsgespräch?
- Ist der Beratungszahnarzt objektiv und kompetent, und hilft das Beratungsgespräch bei der Entscheidungsfindung des Patienten?
- Gelingt es dem Beratungszahnarzt, die Beratungsqualität und die Wertungen der Patienten richtig einzuschätzen?

Es wurde in einer großen Patientenpopulation mittels Fragebogen evaluiert, wie die Patienten das Zweitmeinungsmodell der Zahnärzteschaft annehmen und bewerten, und wie es die Entscheidung des Patienten und das Patient-Zahnarzt-Verhältnis beeinflusst. Dem Fragebogen vorgeschaltet fand eine Befragung der Patientenberater statt, ebenfalls mittels eines Fragebogens, um die Qualität der Beratung zu erfassen. Die Auswertung erfolgte getrennt.

Insgesamt wurden 110 Berater und 110 Patienten bezüglich unterschiedlicher Beratungsgespräche befragt. Die Befragung erfolgte durch Fragebögen mit offenen und geschlossenen Fragen. Einige Fragen, die an die Berater und an die Patienten vergleichbar gestellt wurden, konnten nach der Auswertung miteinander verglichen werden.

Ergebnisse

Die Ergebnisse meiner Forschung zeigen, dass durch das Zweitmeinungsgespräch Probleme sowohl auf pragmatischer Ebene wie auch auf der Vertrauensebene gelöst werden. Die drei Fragestellungen können bejahend bzw. positiv beantwortet werden: Die Qualität der Beratungen ist sowohl aus Sicht der Berater, als auch aus Sicht der Patienten sehr gut. Die Beratungszahnärzte sind objektiv und kompetent und unterstützen die Entscheidungsfindung der Patienten. Es wäre interessant noch genauer zu untersuchen, inwieweit der Einfluss auf das Zahnarzt-Patient-Verhältnis von der Übereinstimmung der Planungen oder Aussagen des Zweitmeinungszahnarztes und des Hauszahnarztes abhängt.

In der Befragung der Berater zeigte sich, dass 70% von ihnen den Sachverhalt klären konnten, 75% dessen Hintergründe, 92% der Berater und 66% der Patienten den Fall am Ende des Gesprächs zusammenfassen konnten. In 82% der Fälle konnte Einverständnis erzielt und in 91% ein Handlungsweg aufgezeigt werden. Die Patienten berichten zu annähernd 100%, dass sie ihr Problem ausreichend schildern konnten, der Berater hat gut zugehört, sich ausreichend Zeit genommen, er erschien kompetent und objektiv. Die Fragen konnten in 90% der Fälle geklärt werden, in 76 % wurden Zweifel oder Unsicherheiten genommen. Etwa 80 % der Patienten hatten einen Lösungsweg gefunden und eine konkrete Vorstellung wie es weitergehen soll. Schwierig ist hingegen die Einbindung des Behandlers. Nur etwa jeder Dritte hat diesem vom Aufsuchen der Patientenberatung berichtet, unter diesen sehen allerdings 58% das Verhältnis zum Behandler anschließend gestärkt.

Besonders positiv fanden die Patienten, dass sie genügend Zeit hatten, alle offenen Fragen zu stellen, dass ihnen zugehört wurde und dass sie über alternative Therapiemöglichkeiten mit ihren Risiken, Vor- und Nachteilen informiert wurden. Die Patienten geben ein hohes Vertrauen in den beratenden Zahnarzt an. Indikatoren für Vertrauen wie Kompetenz, Objektivität und gutes Zuhören sind in den Ergebnissen eindeutig positiv verteilt, somit ist anzunehmen, dass die Zweitmeinung das Vertrauen in die Profession stärkt. Ob das Vertrauen zum Hauszahnarzt gestärkt wird, ist abhängig von dem individuellen Zahnarzt-Patienten-Verhältnis.

Manche Zahnärzte haben möglicherweise noch Angst vor Patientenabwanderung oder Vertrauensverlust durch die Beratung eines Kollegen, doch diese Untersuchung zeigt, dass die Profession mit dem Zweitmeinungsmodell einen Weg gefunden hat, Vertrauen wieder auf zu bauen. Die Masterarbeit von Otto (2006) zeigt schon, dass das Zweitmeinungsmodell den Patienten in ihrer Entscheidungsfindung hilft und einen positiven Einfluss auf das Zahnarzt-Patienten-Verhältnis hat. Die Ergebnisse dieser Arbeit belegen diese Aussage anhand einer größeren Patientenpopulation. Der Vergleich der Angaben von Berater und Patient zeigt, dass die Berater sich richtig einschätzen, dies unterstreicht noch einmal die Qualität der Beratungen. Außerdem konnte gezeigt werden, dass die Patienten es gut finden, dass die Zweitmeinungsberatung durch einen Zahnarzt durchgeführt wird.

Zusammenfassend zeigte meiner Masterarbeit, dass in Baden-Württemberg das Ziel der unabhängigen, neutralen und objektiven Patientenberatung durch das Zweitmeinungsmodell der Zahnärzteschaft erfolgreich verwirklicht wird. Für die Zukunft ist es notwendig, dass Patienten noch besser über die Möglichkeit der Zweitmeinung informiert werden und dass der Kollegschaft bewusst gemacht wird, dass das Zweitmeinungsmodell dazu entwickelt wurde, das Vertrauen in die Profession und das Zahnarzt-Patienten-Verhältnis zu stärken, und dass dies auch in den meisten Fällen erreicht wird.

Ich persönlich denke, dass ich durch die intensive Auseinandersetzung mit dem Thema Patientenberatung meine Aufklärungsgespräche strukturierter als vorher durchführe und auch öfter einen zweiten Beratungstermin vereinbare. Man versucht, gerade wenn einem die Schwierigkeiten und mögliche Fehler theoretisch bekannt sind, alles richtig zu machen. Jedoch passiert es im Praxisalltag immer wieder, dass die Beratung nicht ausführlich genug ist oder dass der Patient gerne eine zweite Meinung einholen möchte. Das versuche ich dann offen anzusprechen (oder durch die Mitarbeiter) und empfehle das Zweitmeinungsmodell der Zahnärzteschaft.

Literatur

Ferrús-Torres, E., Valmaseda-Castellón, E., Berini-Aytés, L. & Gay-Escoda, C (2011). Informed consent in oral Surgery: the Value of written Information. J Oral Maxillofac Surg, 69, 54-58.

KZVBW / Kassenzahnärztliche Vereinigung Baden-Württemberg (2016). Zahnmedizinische Patientenberatung in Baden-Württemberg: Fachlich fundiert, qualitätsgesichert, neutral und unabhängig. Online: http://www.kzvbw.de/site/ politik-und-presse/presse/pm_20130701-patberatung [Zugriff: 07.05.2016]

Otto, E. (2006). Das Zweitmeinungsmodell aus Sicht der Patienten. Universität Magdeburg, Masterarbeit.

Turner, P. & Williams, C (2002). Informed Consent: Patients listen and read, but what Information do they retain? N Z Med J, 25, 115 (1164), U218.

Voigt, I. (2011). Zahlen wenn der Arzt kommt. Heilbronner Stimme, 26.05.2011, 7.

Retrospektive Studie zur Überprüfung der Wirksamkeit eines nach den §§ 135, 136 SGB V eingeführten Qualitätsicherungssystems im vertragszahnärztlichen Gutachterverfahren

Christian Haase

Einleitung

Seit Jahren hatte ich diese Formblätter bearbeitet. Zu Beginn meiner zahnärztlichen Tätigkeit für die Begutachtung der von mir eingereichten Heil- und Kostenpläne und später als Gutachter bei der Bearbeitung der Gutachten für die Krankenkassen. Als Behandler waren sie mir eine willkommene Hilfe für die Übermittlung der fallbezogenen Daten und Besonderheiten an den Gutachter. Als Gutachter waren die oft unvollständig oder gar nicht ausgefüllten Formblätter nicht die Hilfe, die ich mir für die Bearbeitung des Gutachtenauftrags versprochen hatte. Die Intention bei der Einführung dieses Formblattes durch die Kassenzahnärztliche Vereinigung (KZV) Tübingen war zum einen, die Begutachtung zu erleichtern, in dem seitens des Zahnarztes wesentliche Befundparameter und der Stand der Vorbehandlung angegeben werden konnte und zum anderen dem Zahnarzt ein Feedback zu geben, wie der Gutachter die Situation beurteilte. Auf diesem Weg sollte sich dann über kurz oder lang eine Qualitätsverbesserung in der Planung und Vorarbeit für den Zahnersatz einstellen. Diese Maßnahmen sollten die Qualität des Zahnersatzes für die Patienten insgesamt erhöhen und auch zu einer Abnahme der Gewährleistungsansprüche führen. Eine Auswertungsmöglichkeit sollte z. B. dafür sorgen, dass mittels dieser Formblätter Defizite in der Planung und Vorbehandlung ausfindig gemacht und die „auffälligen Zahnärzte" diesbezüglich beraten werden konnten und sollten. Einer Veröffentlichung von Rumetsch 1995 zufolge, konnte beispielhaft bei einem Zahnarzt eine in diesem Sinne positive Reaktion beobachtet werden, indem sich in der Folge die Ablehnungsquote reduziert hatte. Meine eigenen Erfahrungen zu Zeiten meiner gutachterlichen Tätigkeit waren bezüglich der positiven oder heilsamen Effekte in Bezug auf die Zahnarzt-Gutachter-Beziehung leider nicht positiv. Einen Lerneffekt hatte ich qnicht beobachten können. Die Unterlagenqualität änderte sich - wenn überhaupt - nur marginal und die Frage nach dem Abschluss der Vorbehandlung unterlag ebenfalls keiner Wendung zum Besseren. Als Vorstandsmitglied der KZV Tübingen wurde ich mit der Betreuung des Gutachterwesens beauftragt und lernte somit zwangsläufig die dritte Seite dieses Qualitätsinstrumentes kennen. Neben den Meldungen an die KZBV wurden immer dann Auswertungen veranlasst, wenn es um die Bestellung neuer Gutachter („wie ist es um seine Gutachten bestellt?") oder um die Ablehnung eines Gutachters ging, „der immer alles ablehnt" oder „fachlich nicht auf der Höhe ist". Anhand der Daten aus den QS-Bögen konnte dann oft schon mancher Vorwurf entkräftet werden, z.B. dann, wenn Zahnarzt und „beschuldigter" Gutachter bislang nur einmal miteinander zu tun hatten. Je länger und intensiver ich mich mit dieser Thematik beschäftigte, desto mehr stellte sich mir die Frage, ob sich durch dieses Instrument tatsächlich eine Änderung auf der Zahnarzt-Gutachter-Ebene einstellte und welche Fragestellungen noch mit einer Auswertung beantwortet werden konnten. Dazu zählte insbesondere die Frage, ob sich auf lange Sicht die Ergebnisse der Begutachtung im Sinne einer zunehmenden Zustimmungsrate zu den eingereichten prothetischen Behandlungsplänen nachweisen ließen.

Meiner Arbeit hatte ich folgende Fragestellungen zugrunde gelegt:

1. In welchem Gesamtkontext ist das Gutachterverfahren eingebettet?
2. Wie entwickelt sich die Ablehnungsquote seit Einführung des Formblatts?
3. Wie entwickeln sich die Kriterien Auswertbarkeit von Röntgenbildern und Abschluss der Vorbehandlung?
4. Wie stellen sich die Betreuungsquoten im Verhältnis Zahnarzt-Gutachter dar?
5. Welche Übereinstimmungen von Behandlern und Gutachtern hinsichtlich Zustimmung / Ablehnung zu den Behandlungsplänen lassen sich finden?

Material und Methoden

Für die Datenerfassung konnte ich mich auf das Datenmaterial der KZV Tübingen von 1996 bis 2006 stützen. Die Daten ab Einführung des Formblatts im Jahr 1991 waren softwarebedingt leider nicht mehr vollständig verfügbar. Die Daten wurden mir als Microsoft Excel Dokumente oder als Ausdrucke von PDF-Dateien zur Verfügung gestellt. Vergleichsdaten entnahm ich den statistischen Jahrbüchern der Kassenzahnärztlichen Bundesvereinigung (KZBV) und den Rundschreiben der kassenärztlichen Vereinigungen. Die Aufbereitungen der Daten erfolgte in Microsoft Excel 2000, Microsoft Access 2000 und EPI Info 2000.

Die bei der KZV Tübingen erhobenen Daten wurden einerseits mit denen der Kassenzahnärztlichen Bundesvereinigung verglichen und andererseits auf der Ebene Zahnarzt-Gutachter einer statistischen Auswertung unterzogen.

Ergebnisse

Zuerst ging ich der Frage nach, wie viele Praxen insgesamt mit Gutachtenaufträgen der Krankenkassen bedacht wurden und wie sich die Verteilung über die Gesamtzahl der Zahnarztpraxen darstellte. Diese Ergebnisse zeigten insgesamt eine hohe Beteiligung aller Praxen bei den Planungsgutachten, trotz der Tatsache, dass der Anteil der Zahnersatzfälle, die mit einem Planungsgutachten belegt wurden, sehr gering war. Die internen Vergaberichtlinien der Krankenkassen sorgten hier neben den in den Zahnersatzrichtlinien vorgegebenen Fällen offensichtlich für eine breite Streuung über das Gesamtkollektiv. Für Praxen mit einer hohen Anzahl an Gutachten konnte ohne Kenntnis der internen Vergabekriterien eine wie auch immer geartete Auffälligkeit nicht ausgeschlossen werden.

Die Vergleiche zwischen der KZV Tübingen und der KZBV zeigten bei den Bewertungsergebnissen den gleichen Trend, die Befürwortungsraten fielen, während die Befürwortungsraten mit Einschränkung und die Ablehnungsraten stiegen. Unterschiedlich war lediglich das geringere Niveau bei den Ablehnungsraten bei der KZV Tübingen. Dieses Ergebnis stand im Widerspruch zu der Annahme, dass das Qualitätsinstrument „Formblatt" durch die Rückkoppelung zwischen Gutachter und Behandler im Laufe der Zeit eine Erhöhung der Befürwortungsrate bringen müsste. Für das Ausbleiben dieses Effekts wurden einige Gründe diskutiert. Einer dieser Gründe ist z. B. durch die Benennung neuer Gutachter und gleichzeitig durch das Ausscheiden älterer Gutachter zu suchen. Die neuen Gutachter urteilen in der Regel „strenger".

Die ersten Auswertungen hatten gezeigt, dass viele Praxen sehr wenige Kontakte mit Gutachtern hatten. Bei ein bis drei Kontakten pro Jahr sind konsistente Aussagen zur Entwicklung von Beziehungen zwischen den Gutachtern und den Behandlern über die Zufallsebene hinaus nicht möglich. Deshalb wurden für die Frage nach der Entwicklung der Praxis-Gutachter-Beziehung die Praxen ausgesucht, die mit ihren Gutachtenzahlen deutlich (20 und mehr) über dem Durchschnitt lagen. Dass sich für diese Gruppe der Praxen andere Kriterien der Krankenkassen zur Begutachtung als eine reine Stichprobe oder Überprüfung der Richtlinien ergaben, war an den Bewertungsanteilen des ausgesuchten Kollektivs zu ersehen. Es lagen geringere Zustimmungsraten seitens der Gutachter für dieses Kollektiv vor. Betrachtete man dazu die Faktoren „Röntgenbilder nicht auswertbar" bzw. „pathologische Befunde nicht berücksichtigt" und „Vorbehandlung nicht abgeschlossen", dann korrelierten diese hoch mit den Ablehnungsraten über alle Praxen hinweg. Dies bestätigte die angenommene Vermutung und war letztlich auch so erwartet.

Überraschend war nach weiterer Auswertung jedoch, dass die Ablehnungsraten von den Gutachtern mehr beeinflusst waren als von den Praxen/Behandlern. Neben den hochsignifikanten Parametern „auswertbares Röntgenbild" und „abgeschlossene Vorbehandlung" erwies sich die individuelle Fallebene Gutachter-Praxis mit allen immanenten Einflüssen als das wesentliche Kriterium für den Ausgang eines Gutachterverfahrens für die betreffende Praxis. Daraus folgte: die gleichen Bedingungen vorausgesetzt, ist bei Kenntnis des Gutachters eine Zustimmung zum Gutachten statistisch signifikant vorhersagbar, bei Kenntnis der Praxis nicht.

Fazit

Als Fazit konnte ich festhalten, dass das Formblatt ZE grundsätzlich geeignet war, die Qualitätssicherung im vertragszahnärztlichen Gutachterwesen voranzubringen und damit indirekt die Qualität bei der Versorgung mit Zahnersatz für die Bevölkerung zu erhöhen. Auch half es, Behandler und Gutachter mit abweichenden Bewertungsraten im Kollektiv zu erkennen und diese in diesem Sinne zu beraten.

Die abgefragten Daten lagen aggregiert in einer Behandler-Gutachter bezogenen Form vor. Da auf diese Weise nur begrenzte Auswertungsmöglichkeiten gegeben waren, hatte ich mir für meine gutachterliche Referententätigkeit eine Überarbeitung des Formblatts vorgenommen. Das neue Layout wurde in vielen Sitzungen der Gutachterreferenten der KZV Baden-Württemberg diskutiert, verworfen, geändert und dann schließlich doch abgesegnet und eingeführt. Das Formblatt sollte maschinenlesbar sein, um damit eine hohe Personalbindung bei der Erfassung zu umgehen. Leider gestaltete sich die Entwicklung der Software für den Scanner schwieriger als gedacht, da ein korrektes Ausfüllen der zu lesenden Felder Grundbedingung für das fehlerfreie Erkennen war. Die ersten Scans der neuen Formblätter waren leider so erheblich fehlerbehaftet, dass eine manuelle Nachbearbeitung unumgänglich war. Um diesen Mangel zu beseitigen wurde über eine webbasierte Lösung nachgedacht, die jedoch nicht einfach umzusetzen war, zumal aufkommende Datenschutzfragestellungen die Sache komplizierter werden ließen.

Die Datenlage zu verbessern ist eine Schiene, die andere in meinen Augen wesentlichere Aufgabe ist die Reduktion des nachgewiesenen Gutachtereffekts. Dies ist nur durch intensive Schulung der Gutachter auf allen Ebenen zu schaffen. Gemäß bestehender Verträge sind die Gutachter verpflichtet sich fachlich fortzubilden sowie an den regelmäßigen speziellen Gutachtertagungen der kassenzahnärztlichen Vereinigungen teilzunehmen. Hier müssen die Inhalte vermittelt werden, die den Gutachter in die Lage versetzen, seinen Auftrag fachlich, sachlich, neutral und mit der gebotenen Kollegialität für das Wohl der Zahnärzteschaft und der Patienten auszuführen. Zusätzlich setzt das Gutachter-Curriculum der Akademie für zahnärztliche Fortbildung in Karlsruhe hier seit Jahren deutschlandweit den Standard für die Gutachterausbildung. Seit 2006 bin ich als Dozent an diesem Format beteiligt.

Literatur

Rumetsch, W. (1995). Qualitätssicherung - „Das Tübinger Modell". In W. Walther & M. Heners (Hrsg.), Qualitätssicherung in der Zahnheilkunde. Anspruch und Wirklichkeit (S. 120-140). Heidelberg: Hüthig.

Das Schlichtungsverfahren der Landeszahnärztekammer Rheinland-Pfalz in den Jahren 2005-2009

Martin Spukti

Motivation

Streitigkeiten zwischen Ärzten und Patienten wegen angeblicher oder tatsächlicher Behandlungsfehler und Haftungsprozesse nehmen in der Medizin und in der Zahnmedizin seit Jahrzehnten zu. Sie belasten das Arzt–Patienten-Verhältnis, schaden dem Ansehen des Berufstandes und führen zu teilweise enormen Kosten für alle Beteiligten. So ist es ein grundlegendes Interesse der Ärzte – und Zahnärzteschaft mit diesen Streitigkeiten schadenbegrenzend umzugehen.

Bei der Themensuche für meine Masterarbeit leitete mich meine langjährige Erfahrung als Sachverständiger im Schlichtungsausschuss der Landeszahnärztekammer Rheinland-Pfalz. Der Vorstand der Landeszahnärztekammer und die Mitglieder des Ausschusses hatten den Eindruck mit unserem Anhörungsverfahren recht viel Erfolg bei unseren Schlichtungsbemühungen zu haben. Da spätere Rückmeldungen in der Regel nicht erfolgten, mangelte es uns allerdings an validen Daten, wie die Beteiligten im Verfahren dieses letztendlich bewertet haben. Die jährliche Zahl der Verfahren war im Vergleich zu anderen Kammerbereichen eher gering, sodass es von Interesse war, ob die geringe Nachfrage nach unserem Schlichtungsverfahren auch mit der Art des Verfahrens zu tun hat.

Damit waren die Grundzüge meiner Masterarbeit vorgezeichnet. Einerseits wollte ich die Beteiligten unserer Schlichtungsverfahren zu ihren Erfahrungen befragen, und zum anderen strebte ich einen Vergleich der verschiedenen Schlichtungsordnungen und Satzungen an, um Vor- bzw. Nachteile der verschiedenen Güteverfahren herauszuarbeiten.

Fragestellung

Ziel der vorliegenden Untersuchung war es zunächst herauszufinden, ob das Schlichtungsverfahren der Landeszahnärztekammer Rheinland–Pfalz den juristischen Erwartungen an solche Verfahren gerecht wird. Dann stellt sich die Frage, ob rein juristische Kriterien ausreichen, um bereits von einem erfolgreichen Verfahren zu sprechen, oder ob nicht weitere Qualitätskriterien herangezogen werden müssen, um dieses Verfahren erfolgreich zu machen oder zu verbessern.

„Der langfristig beste Erfolg wäre, wenn die Profession der Zahnärzte in der Öffentlichkeit wahrgenommen würde als Berufsstand, der dem gesellschaftlichen Zentralwert der Gerechtigkeit tatkräftig dienen würde" (Uhrig 2008, S. 49) Wolfram Uhrig drückt in diesem Satz aus, worum es neben der juristischen Erledigung eines Streitfalles auch geht, nämlich inwieweit die Zahnärzteschaft, hier repräsentiert durch die Landeszahnärztekammer, für Gerechtigkeit im Rahmen der zahnärztlichen Versorgung eintritt und sorgt.

Geht es um eine wirkliche Befriedung der streitenden Parteien, ist die alleinige Prozessvermeidung kein ausreichendes Kriterium. Deshalb wurden in dieser Untersuchung alle Verfahrensbeteiligten – Patienten, Behandler und Anwälte - befragt, wie sie das Verfahren aus ihrer jeweiligen Sicht erlebt haben und im Nachhinein bewerten. Die Triangulierung der drei Sichten sollte einen Beitrag zur Transparenz und zur Verbesserung des Verfahrens bringen.

Nachteile der Gerichtsverfahren (Verstärkung der Gegnerschaft zwischen Patient und Arzt, Langwierigkeit, Kostenintensivität, berufliche und wirtschaftliche Belastung der Ärzte und Zahnärzte durch Rufschädigung) wurden den in der Literatur zugesprochenen Vorteilen der außergerichtlichen Verfahren (besserer Zugang zum Recht, kürzere Verfahrensdauer, geringere Kosten, größeres Konfliktbewältigungspotenzial) gegenübergestellt. Ließen sich diese in der juristischen Literatur beschriebenen Vor- und Nachteile in unserem Verfahren verifizieren? Kamen die Vorteile der außergerichtlichen Streitbeilegung bei den Beteiligten so an, wie erwartet?

Folgende konkrete Fragen wurden gestellt:

1. Welche Erwartungen der Patienten wurden durch die Behandlung nicht erfüllt, sodass es überhaupt zu einer Streitigkeit kam?

2. Wie erlebten die Beteiligten die Verfahren?

3. In welchen Aspekten können die Erwartungen der beteiligten Gruppen erfüllt bzw. nicht erfüllt werden?

4. Erfüllt das Schlichtungsverfahren die juristischen Erwartungen an eine außergerichtliche Streitbeilegung: Verfahrensdauer, geringere Kosten, besserer Zugang zum Recht, besondere Sachkunde, bessere Konfliktbewältigung?

5. Welche Bedeutung haben die Patientenvertreter in den Ausschüssen in Rheinland–Pfalz für mehr Gerechtigkeit und Waffengleichheit?

6. Welche besonderen Vorzüge oder Schwächen hat das Schlichtungsverfahren in Rheinland-Pfalz im Vergleich zu anderen Güteverfahren?

7. Können die Enttäuschungen durch die Schlichtung bearbeitet oder geheilt werden?

8. Welche nicht juristischen Kriterien müssen erfüllt werden, um das Verfahren erfolgreicher zu machen?

9. Kann durch die Schlichtung Vertrauen in die Institution der Landeszahnärztekammer, in die Regulationsfähigkeit der Profession als Ganzes und das Vertrauen der Profession in ihre eigene Fähigkeit und Entwicklung aufgebaut werden?

10. Welche Möglichkeiten gibt es zur Qualitätsförderung?

Material und Methoden

Als Bezugsrahmen für die Untersuchung wurden die durchgeführten Schlichtungsverfahren der Schlichtungsstelle bei der Landeszahnärztekammer Rheinland–Pfalz aus den Jahren 2005 bis einschließlich 2009 herangezogen. Die Landeszahnärztekammer Rheinland–Pfalz stellte dazu die Fallakten zur Verfügung.

Als Methode wurde eine kombiniert quantitativ/qualitative Erfassung der empirischen Daten von den Beteiligten der Verfahren gewählt. Die Befragung erfolgte in Schriftform. Es wurden getrennte Fragebögen für Patienten, Behandler und Anwälte erstellt und versandt. Der Fragebogen wurde in verschiedene Fragenkomplexe strukturiert. Qualitative Bewertungen wurden bei den dafür sinnvollen Fragen angeschlossen, um die Bedeutung bestimmter Aspekte herausstellen zu können oder den Befragten zu ermöglichen Aspekte zu nennen, die ihnen wichtig sind aber nicht abgefragt wurden. Neben den primär geschlossenen Fragen wurde hierzu in jedem Komplex eine offene Frage eingebaut.

In allen Fragebögen wurden einfache Antwortvorgaben bevorzugt (ja/nein). Zusätzlich wurde zu mehreren Items gefragt „Wie wichtig war das für Sie?" (sechsstufige Likert-Skala von 1=sehr gut bis 6=unwichtig). In Patientenzufriedenheitsbefragungen hat sich gezeigt, dass die Befragten zwar an verschiedenen Aspekten der Versorgung in gleicher Weise Kritik üben, aber die Bedeutung der Aspekte differenzieren.

Zum Vergleich der Satzungen der Gütestellen der Landeszahnärztekammern in der Bundesrepublik Deutschland wurde die Methode der Aktenanalyse herangezogen. Die Satzungen und Statuten der Zahnärztekammern der Bundesrepublik zu ihren Gütestellen konnten fast vollständig aus dem Internet heruntergeladen werden (außer Schleswig–Holstein). Zum Teil wurden auch ergänzende Informationen zur praktischen Durchführung der Verfahren, zur Verfahrenshäufigkeit und zu den Verfahrensergebnissen zur Verfügung gestellt. Das Ergebnis dieser Untersuchung zeigt extrem unterschiedliche Verfahrensweisen.

Die Satzungen wurden auf die Art des Güteverfahrens, Gemeinsamkeiten und grundsätzliche Unterschiede hin untersucht.

Alle Daten aus dem Aktenstudium und den Fragebogen wurden gesammelt, mit Excel-Tabellen erfasst und statistisch ausgewertet. Die deskriptive Aufarbeitung erfolgte nach den einzelnen Fragegruppen durch Auswertung der quantitativen und qualitativen Aussagen über Verteilungen, Mittelwerte und Standardabweichungen, und - falls sinnvoll - durch zusammenfassende grafische Darstellung. Die Beantwortung gleicher Fragen durch die verschiedenen Gruppen wurde mit Mehrfeldertests auf signifikante Unterschiede der Aussagen hin überprüft. Die freien Aussagen wurden aufgeführt und beschrieben. Die Satzungen der Gütestellen wurden ebenfalls mit Hilfe von Excel-Tabellen erfasst und deskriptiv aufgearbeitet.

Ergebnisse

Mit einer Prozessvermeidungsquote von nahezu 89% kann das Verfahren aus juristischer Warte als sehr erfolgreich angesehen werden. Die Beurteilung des Verfahrens durch die befragten Rechtsanwälte ergab ebenfalls ein sehr positives Bild.

Das Ziel einer weitergehenden Befriedung der Streitparteien und vor allem der Verbesserung des Arzt- Patientenverhältnisses wurde nur sehr eingeschränkt oder nicht erreicht. Auch die Wirkung der Patientenvertreter im Ausschuss als Stärkung der Patientenseite war nur sehr begrenzt erkennbar.

Die Gerechtigkeitsparameter im Verfahren (Ausreichendes Gehör, die Nachvollziehbarkeit der Darstellung des Behandlers oder des Patienten, die Nachvollziehbarkeit des Verfahrens durch Patient bzw. Behandler, die Erklärung der Sachverständigen, das Gefühl der ‚gleichen Augenhöhe' oder Waffengleichheit und die Unparteilichkeit des Ausschusses) wurden von Patienten zu etwa 60% und von den Behandlern zu etwa 70-80% positiv gesehen. Die fachliche Kompetenz des Ausschusses wurde von Patienten und Behandlern nur befriedigend bewertet. Die Standardabweichung war dabei sehr hoch. Die Beteiligten, deren Erwartungen nicht erfüllt wurden, haben das ganze Verfahren insgesamt schlechter gesehen, als diejenigen, deren Erwartungen erfüllt wurden. Die Ergebnisse sind jedoch nicht signifikant. Es ist anzunehmen, dass dies in einem Gutachterkommissions- oder Gerichtsverfahren ähnlich wäre. Eine vergleichende Studie könnte diese Annahme erhellen. Die Verfahrensgebühren und der Zeitaufwand wurden nicht so wichtig bewertet, wie die Parameter der Gerechtigkeit. Die Gerechtigkeitsparameter sind die Basis der Vertrauensbildung. Deutlich herauszustellen ist der Unterschied in den Bewertungen zwischen den stark emotional beteiligten Patienten und Behandlern und den rational agierenden Anwälten.

Die Satzungen der Gütestellen weisen gemeinsame Grundsätze, aber auch sehr differierende Einzelbestimmungen auf. Eine gewisse Angleichung der Verfahren erscheint sinnvoll. Die Änderung der Satzungen hin zur Öffnung für laufende, aber gezielt für die außergerichtliche Streitbeilegung unterbrochenen Gerichtsverfahren, wäre die konsequente Antwort auf die Änderung der ZPO (Zivilprozessordnung). Grundsätzlich sind beide Güteverfahren, die Schlichtung wie das Gutachterkommissionsverfahren geeignet und ähnlich erfolgreich. Das mediatorische, mündliche Schlichtungsverfahren ist aus zeitlichen und organisatorischen Gründen nur für kleinere Fallzahlen geeignet.

Große Vorteile des rheinland-pfälzischen Verfahrens sind die kurze Verfahrensdauer und der sofortige Vorschlag einer Vergleichslösung, die die Streitigkeit meist sofort beendet. Die Studie zeigt jedoch, dass insbesondere in der Information der Beteiligten Verbesserungen notwendig sind, um mehr ‚unterlegene' Beteiligte zu überzeugen. Eine bessere Informationspolitik nach außen kann den Bekanntheitsgrad steigern.

Die außergerichtliche Streitbeilegung ist zusammengefasst ein wesentlicher Aspekt der Qualitätsförderung in der Zahnheilkunde und ein wichtiger Beitrag zur Stärkung der Patientensicherheit. Je besser die Qualitätsförderung gelingt, desto mehr wird die Profession der Zahnärzte in der Gesellschaft als Berufsstand wahrgenommen, der für Gerechtigkeit und Qualität steht, und dem man Vertrauen schenkt.

Persönliches Fazit

Die Beschäftigung mit der Thematik hat mich tiefer in das Sachverständigen- und Schlichtungswesen hineingeführt. Im Vorstand der Landeszahnärztekammer Rheinland-Pfalz bin ich seit 2009 Referent für diesen Bereich. Die Erkenntnisse zum Schlichtungsverfahren wurden so weit möglich umgesetzt. Dennoch sind die Verfahrenszahlen in Rheinland-Pfalz weiter rückläufig. Die Ursachen dafür werden derzeit untersucht.

Eine Angleichung der Güteverfahren wurde im Vorfeld des Patientenrechtegesetzes in der Bundeszahnärztekammer in Angriff genommen. Im Patientenrechtegesetz kam es letztendlich nicht zu einer Forderung in diese Richtung, sodass diese Bemühungen zunächst wieder deutlich reduziert wurden. In der Landeszahnärztekammer wurde 2011 ein Qualitätszirkel für Gerichtssachverständige gebildet, der von mir moderiert wird. Zwei jährliche Treffen mit variierenden Themenstellungen sollen der Qualitätsförderung und Angleichung der Spruchpraxis der Sachverständigen dienen.

Literatur

Agenda Qualitätsförderung (2004). Grundsatzpapier von Bundeszahnärztekammer und Kassenzahnärztlicher Bundesvereinigung. Online: https://www.bzaek.de/fileadmin/PDFs/qualitaet/agenda_qf.pdf. [Zugriff 13.05.16].

Brauer, U (2007). Das zahnärztliche Gutachten im Zivilprozess, Konzeption einer Check-Liste für das „gute" zahnärztliche Sachverständigengutachten. Universität Magdeburg, Masterarbeit.

Crusius, A.(2010). Statement zur Pressekonferenz „Statistische Erhebung der Gutachterkommissionen und Schlichtungsstellen" Online: http://www.baek.de/page.asp?his=2.59.5301.5499&all=true. [Zugriff 23.06.2010].

Grande, S. (2010). Wenn Ärzte irren. ZM, 100 (9A), 36-44.

Jonitz, G. (2005). Patientensicherheit fördern: Risiken verringern-Sicherheit steigern, Hintergrundinformation des Ärztlichen Zentrums für Qualität in der Medizin. Online: http://www.azq.de/aezq/uber/azq_veranstaltungen/symposium_ 10jahre. [Zugriff 13.05.2016].

Katzenmeier, C. (2009). Außergerichtliche Streitbeilegung in Arzthaftungssachen-Zur Arbeit der Gutachterkommissionen und Schlichtungsstellen. In A. Laufs, C. Katzenmeier & V Lipp (Hrsg.), Arztrecht (S. 351). München: C. H. Beck.

Laum, H. D. (2009). Außergerichtliche Streitbeilegung durch ärztliche Gütestellen. In F. Wenzel (Hrsg.), Handbuch des Fachanwalts (S. 591). Köln: Luchterhand.

Meurer, C. (2008). Außergerichtliche Streitbeilegung in Arzthaftungssachen. Berlin & Heidelber: Springer.

Neu, J. (2009). Arbeit und Ergebnisse der Schlichtungsstellen in Deutschland. Orthopädie Mitteilungen, 4, 390-391.

Oehler K. (2004). Der zahnärztliche Sachverständige. Köln: Deutscher Zahnärzte Verlag.

Schmid, F., Püschmann, H. & Neu, J. (2007). Auswertung von 157 Schlichtungsverfahren gegen Mund-, Kiefer- und Gesichtschirurgen aus den Jahren 2000-2005 der Schlichtungsstelle für Arzthaftpflichtfragen der Norddeutschen Ärztekammern. Mund-, Kiefer- und Gesichtschirurgie, 11 (1), 45-51.

Spielberg, P. (2008). Behandlungsfehler: „Kultur" der Patientensicherheit gefordert. Dtsch. Ärzteblatt; 105/45. Online: http://www.aerzteblatt.de/archiv/ 62196/. [Zugriff 13.05.16].

Uhrig, W. (2007). Das Anforderungsprofil von Richtern in Baden-Württemberg an das das zahnärztliche Sachverständigengutachten im Arzthaftungsprozess. Universität Magdeburg, Masterarbeit.

Weidinger, P. (2009). Aus der Praxis eines Haftpflichtversicherers. In F. Wenzel (Hrsg.), Handbuch des Fachanwalts. Medizinrecht (S. 567). Köln: Luchterhand.

Weizel, I. (1999). Gutachterkommissionen und Schlichtungsstellen für Arzthaftpflichtfragen. Studien zur Rechtswissenschaft, Band 35. Hamburg: Verlag Dr. Kovač.

Professionsentwicklung durch systematische Bearbeitung von Konfliktfällen – Exemplarische Analyse anhand des zahnärztlichen Gutachterwesens

Hans Ulrich Brauer

In meiner Dissertation (Brauer 2016) wird in einem sequenziellen Mixed Methods-Design (vgl. Kelle 2014) das Gutachterwesen der zahnärztlichen Profession untersucht. Forschungsleitend ist der Gedanke, dass das Gutachterwesen gezielt genutzt werden kann, um die Professionsentwicklung in der Zahnmedizin zu fördern. Neben einer umfassenden Bestandsaufnahme wird in der Arbeit die Konfliktbearbeitung im Gutachterwesen professionstheoretisch eingeordnet. Durch schriftliche Befragungen und Gruppendiskussionen mit Gutachtern und Experten werden zahlreiche Ansatzpunkte und konkrete Ideen zur Verbesserung des Gutachterwesens sichtbar, die im Lichte der Professionsentwicklung geordnet und zu Handlungsstrategien verdichtet werden.

Im Gutachterwesen werden überwiegend Fallkonstellationen bearbeitet, bei denen der einzelne professionelle Akteur in der Arena seiner alltäglichen Leistungserbringung an seine Grenzen gestoßen ist (Brauer et al. 2009). Wird ein zahnärztlicher Behandlungsfall vor Gericht verhandelt, delegiert der Richter in nahezu allen Fällen das fachliche Problem zurück an die streitbefangene Profession Zahnmedizin. Für diese eröffnet sich somit die Chance doch noch öffentlich mit ihren eigenen Mitteln (Sachverständigengutachten) zur Klärung der Konflikte beizutragen, die sie mitverursacht hat. Dies ist deshalb entscheidend, da sonst aufgrund der öffentlichen Wahrnehmung fehlender Kompetenz die Autonomie der Profession in Frage gestellt werden könnte (Brauer et al. 2009). Das Dissertationsthema ist somit in der Professionssoziologie verortet, in der die Zahnärzteschaft bislang weitgehend unerschlossen, und das Gutachterwesen bisher nur wenig wissenschaftlich bearbeitet ist (Brauer 2016).

Einleitung und Problemstellung

In der Einleitung der Forschungsarbeit werden zunächst Arzthaftungsfälle und die Relevanz des Gutachterwesens mit Blick von außen betrachtet, während das Folgekapitel die Perspektive eines im Prozess involvierten Zahnarztes aufgreift und zu einem bestehenden Modell des Scheiterns der Zahnarzt-Patienten-Beziehung überleitet (Reiß et al. 2013). Von diesem Prozessmodell ausgehend werden den Konfliktstadien die von der Profession autonom getragenen Strategien der Konfliktbearbeitung zugeordnet (Patientenberatung, Schlichtung und Gutachterwesen; vgl. Brauer et al. 2016). Anschließend werden Funktion und Stand des Gutachterwesens in der Zahnärzteschaft im Licht der Professionstheorie erörtert und bewertet.

Bei dieser Inventur wird deutlich, dass das Gutachterwesen einen hohen Professionalisierungsgrad aufweist. Auch ist ersichtlich, dass bisherige Ansätze (z. B. Formulare, Checklisten und traditionelle Fortbildung) verstärkt auf eine sicherlich zweckmäßige Formalisierung abzielen, jedoch die sachgerechte, individuelle Bearbeitung und Expertise des Gutachters im Einzelfall ausschlaggebend ist und bleibt. Daher rückt in der Fragestellung das Selbstverständnis der gutachterlichen Akteure stärker in den Mittelpunkt. Es wird gefragt, wie diese das Thema zahnärztliche Begutachtung begreifen, wo sie Probleme und Schwierigkeiten, aber auch Wege, damit umzugehen und für eine Verbesserung einzutreten, sehen (Brauer 2016).

Methodenwahl und Auswertung

Das Datenmaterial wird anhand unterschiedlicher methodischer Zugänge gewonnen, die aufeinander aufbauend das Thema zunächst eher breit und dann vertiefend erschließen. Einer standardisierten schriftlichen Befragung von Absolventen einer Gutachterfortbildung (83 auswertbare Fragebogen; Brauer et al. 2009, 2012a, 2012b) folgen drei Experteninterviews und fünf Gruppendiskussionen, die etwa zehn Stunden Datenmaterial erzeugen. Die daraus inhaltsanalytisch gewonnen Ergebnisse werden schließlich in einer größeren Expertenrunde vorgestellt, dort diskutiert und kommunikativ validiert (Brauer 2016).

Die moderierte Fokusgruppenarbeit (themenzentrierte Gruppendiskussion mit Workshop-Charakter) als methodisches Kernstück folgt einem Leitfaden, der die Diskussion entsprechend einem Drehbuch lenken, aber zugleich den offenen Charakter einer klassischen Gruppendiskussion (Bohnsack et al. 2010) nicht einschränken soll. Der dramaturgische Leitfaden umfasst die Einleitung mit einem Eingangsreiz in Form von Fallvignetten, die den Blick für das Spektrum des Gutachterverfahrens öffnen, eine gegenseitige Vorstellung gutachterlicher Fallvignetten, gefolgt von einem Brainstorming und der tiefergehenden Diskussion einiger Lösungsansätze. Das Gesamtdatenmaterial wird mithilfe des qualitativen Software-Programms MAXQDA 11 formal und inhaltlich analysiert. Anschließend werden die Gruppendiskussionen mit Rückgriff auf Originalzitate sequenziell-vergleichend ausgewertet.

Ergebnissen und der Diskussion der empirischen Studien

Die befragten Gutachter und Experten erkennen das Gutachterwesen übereinstimmend als professionsrelevant und nennen eine Reihe von Strategien zur Professionalisierung des Gutachterwesens und zur Reduktion der Rechtsstreitigkeiten. In der Gesamtschau ergibt sich ein umfangreicher Katalog mit insgesamt 81 Ansätzen zur fortschreitenden Professionalisierung im Gutachterwesen, der sich auf 16 induktiv gebildete Kategorien verdichten lässt. Die Vielfalt an Ideen zeigt eindrücklich, dass es keine Standardlösung geben kann (Brauer 2016). Ausgewählte Kategorien mit einer orientierenden Beschreibung finden sich in der Tabelle 1.

Die tiefere Analyse des Datenmaterials erlaubt Ausdifferenzierungen zu einzelnen Strategien. An dieser Stelle wird speziell auf den Ansatz der gutachterlichen Qualitätszirkel aus der Subkategorie Austausch auf Gutachterebene verwiesen, da dieser in allen Diskussionsrunden erörtert wird und somit in der Dissertation als ausdifferenziertes Beispiel für die geführten Diskussionen hervortritt. So wird der Nutzen der Gutachter-Qualitätszirkel (Gutachter-Kalibrierung, fachlicher Austausch der Gutachter auf Augenhöhe, Selbstvergewisserung und Feedback) von den Diskutanten ausgelotet. Die Diskutanten machen aber auch auf potenzielle Risiken aufmerksam, z. B. könnten Gutachter eigene Beurteilungsregeln aufstellen, die nur diesen exklusiv zugänglich sind. Ferner werden mögliche Barrieren erkannt (etwa zeitliche und finanzielle Ressourcen). Als elegante Strategie zur Heranführung potenzieller Neugutachter wird die Aufnahme von Zahnärzten in den Gutachter-Qualitätszirkel erwogen (Brauer 2016).

Tab. 1: Zentrale Kategorien mit beispielhaften Lösungsansätzen

Hauptkategorie	Kurzbeschreibung
Arbeit am guten Gutachten	*Arbeit am guten Gutachten* rekurriert auf Qualitätssicherung, z. B. Sammlung von Gutachten und Auswertungen von Formulierungen, weiter werden Qualitätskriterien genannt, z.B. Forderung nach Berücksichtigung des Prozesscharakters in einer Behandlung.
Austausch (vier Subkategorien)	*Einsozialisation* zielt auf die Begleitung (Supervision) von Neugutachtern durch einen Mentor ab.
	Gutachterebene umfasst kollegialen Austausch, z. B. Feedback/Supervision, Forum im Internet und Gutachter-Qualitätszirkel.
	Kassenzahnärztliche Vereinigung/Zahnärztekammer steht für intensivere Zusammenarbeit regional/länderübergreifend.
	Sachverständige/Richter steht für interprofessionellen Austausch, aber auch für richterliches Feedback für den Gutachter.
Fortbildung	*Fortbildung* umfasst neben Ideen wie Kommunikationstraining und psychosomatische Grundkompetenz für Gutachter sowie interaktiv gestaltete Gutachtertagung, einen verpflichtenden Einführungslehrgang.
Gutachterqualifikation (zwei Subkategorien)	*Eigenschaften*, z. B. wahrnehmungsoffen, realistische Einschätzung eigener Fachlichkeit und Sozialkompetenz.
	Zugangsvoraussetzungen, z. B. Berufserfahrung, Fachkompetenz, praktizierender Zahnarzt und Gutachterausbildung.
Planungsgutachten	*Planungsgutachten* im Vertragsgutachterwesen bedeutet Ideen wie Auslösung von Versorgungsplanungen überdenken und Informationen „Wie vermeide ich negative Planungsgutachten?"
Imagekampagne für Vertragsgutachten	*Imagekampagne für Vertragsgutachten* steht für die Akzeptanzerhöhung des Gutachterwesens unter Zahnärzten.
Transparenz	*Transparenz* bedeutet Erhöhung dieser gegenüber Patienten und der Zahnärzteschaft durch Benennung der Zugangsvoraussetzungen für Gutachter und Öffnung gutachterlicher Fortbildungsveranstaltungen für interessierte Zahnärzte.
Schlichtung	*Schlichtung* meint die Analyse des Scheiterns der Arzt-Patienten-Beziehung zur Konfliktprophylaxe und hat eine gewisse Schlichtungsfunktion im Blick.
Ressourcen	*Ressourcen* steht für den Aufbau einer Datenbank mit Mustergutachten, Gutachtenabstracts (prägnant aufbereitete Gutachterfälle zum Lernen für Gutachter und Zahnärzte), Textbausteine und die Einrichtung eines Gutachtenarchivs.

Auch das Rollenverständnis der Gutachter wird in der Dissertation rekonstruiert. Das Gutachterwesen ermöglicht demnach die Selbstkontrolle der Profession und dient dem Schutz von Autonomie und Vertrauen als Kernelemente professionellen Handelns. Es bietet die Option, die Autonomie der Profession wiederherzustellen, indem sie verlorengegangenes Vertrauen zurückgewinnt. Der Profession liegt anhand des Katalogs samt der zugehörigen Ausarbeitung ein umfangreiches Ideenbündel zur fortschreitenden Professionalisierung vor. Die Vorschläge sind geeignet, sowohl den einzelnen Professionellen (z. B. Lernen aus den Gutachterfällen und Erwerb neuer Kompetenzen für Zahnärzte und Gutachter) als auch die Profession (z. B. Erhöhung der Versorgungsqualität und Verbesserung der Patientensicherheit) weiterzuentwickeln (Brauer 2016).

Die Diskussion der Ideen mit Bezug auf die Begutachtungsmedizin und die Rechtspsychologie machen deutlich, dass jeder Ansatz auch Risiken und Nebenwirkungen birgt. Dieser Befund zeigt die antinomische Grundstruktur im Gutachterwesen, die nicht einfach aufgelöst werden kann, sondern reflexiv gehandhabt werden muss. Anders formuliert: Das Gutachterwesen als Institution zur Bearbeitung von Antinomien unterliegt selbst welchen, sodass stetig Diskussionen um die Kontroversen und Widersprüche geführt werden müssen.

Die vorliegende Dissertation ist selbst ein Beispiel für die Problemlösekompetenz der zahnärztlichen Profession. Die Arbeit an dieser Kompetenz ist eine zentrale Herausforderung in gesellschaftlichen Wandlungsprozessen und könnte gefördert werden, in dem etwa gutachterliche Mikroartikel (MikroGutArts) oder wissenschaftliche Periodika die Erkenntnisse aus den Begutachtungen an die professionellen Akteure zurückspiegeln, um ein richtungsweisendes Lernen aus den Konflikt- und Grenzfällen der Profession zu ermöglichen (Brauer 2016).

Schlussfolgerung und Einordnung der Dissertation in den Studiengang

Die Studie spricht Problemfelder im Gutachterwesen auf Handlungs- und Systemebene an und entwickelt Lösungsansätze über das Gutachterverfahren hinaus. Aus dem Ideenkatalog, der gutachterliche Qualitätszirkel, kollegialen und interprofessionellen Austausch, Mentoring und Supervision für Neugutachter, Feedback für Gutachter und Zahnärzte u.v.m. umfasst, ist ein großes Bedürfnis nach Selbstvergewisserung der gutachterlichen Experten herauszulesen. Der anfänglich noch lineare Charakter zur Verbesserung des Gutachterwesens mittels Checklisten (Brauer 2007, 2011, Brauer et al. 2008) oder Leitlinien (Marx & Gaidzik 2013) wurde zugunsten von mehr Reflexivität aufgebrochen. Die Vertreter der zahnärztlichen Körperschaften sollten weiter für die kontinuierliche Verbesserung des Gutachterwesens eintreten. Dadurch wird nicht nur eine Qualitätssicherung des Begutachtungsverfahrens erreicht, sondern insgesamt eine höhere Kompetenz der Konfliktbearbeitung. Dies wäre ein nachhaltiger Beitrag zur Qualitätsförderung und Patientensicherheit in der zahnärztlichen Versorgung (Brauer 2016).

Das Gutachterverfahren steht paradigmatisch für Professionen und ihre Entwicklung. Insofern passt die vorliegende Dissertation in ihrem Praxisbezug und ihrer interdisziplinären Verortung idealtypisch zu unserem Masterstudiengang „Integrated Practice in Dentistry – Wissensentwicklung und Qualitätsförderung". Diese beiden

Schlagwörter immer wieder am konkreten Gegenstand aufzugreifen ist mein Rezept gegen die bedrohte Professionsautonomie.

Literatur

Bohnsack, R., Przyborski, A. & Schäffer, B. (2010). *Gruppendiskussionen als Methode rekonstruktiver Sozialforschung*. In R. Bohnsack, A. Przyborski & B. Schäffer (Hrsg.), Das Gruppendiskussionsverfahren in der Forschungspraxis (S. 7-22). Opladen & Farmington Hills: Barbara Budrich.

Brauer, H. U. (2007). Das zahnärztliche Gutachten im Zivilprozess – Konzeption einer Checkliste für das „gute" zahnärztliche Sachverständigengutachten. Universität Magdeburg: Masterarbeit.

Brauer, H. U. (2011). Checklisten zur Erstellung vertragszahnärztlicher Gutachten: Ein Beitrag zur Qualitätsförderung im Vertragsgutachterwesen. ZWR – Das Deutsche Zahnärzteblatt, 120 (4), 72-76.

Brauer, H. U. (2016). Professionsentwicklung durch systematische Bearbeitung von Konfliktfällen – Exemplarische Analyse des zahnärztlichen Gutachterwesens. Lengerich: Pabst Science Publishers.

Brauer, H. U., Dick, M. & Walther, W. (2008). Qualitätsanforderungen an zahnärztliche Gerichtsgutachten. ZWR – Das Deutsche Zahnärzteblatt, 117 (10), 514-520.

Brauer, H. U., Dick, M. & Walther, W. (2009). Karlsruher Aufbautraining zum zahnärztlichen Sachverständigen: Ein Fortbildungskonzept zur reflexiven professionellen Entwicklung. ZWR – Das Deutsche Zahnärzteblatt, 118 (5), 246-252.

Brauer, H. U., Riesen, C. & Dick, M. (2016). Das Sachverständigengutachten als Verfahren zur Konfliktbearbeitung in der Arzt-Patienten-Beziehung.. In M. Dick, H. Mieg & W. Marotzki (Hrsg.), Handbuch Professionsentwicklung (S. 453-463). Bad Heilbrunn: Klinkhardt / utb.

Brauer, H. U., Riesen, C., Walther, W. & Dick, M. (2012a). Ist-Zustand und Ansätze zur Professionalisierung des zahnärztlichen Gutachterwesens in Deutschland aus der Selbstsicht der Gutachter. Das Gesundheitswesen, 74 (1), 42-44.

Brauer, H. U., Walther, W., Riesen, C. & Dick, M. (2012b). Training for legal dental expert witnesses in Germany – an instrument for professional development. J Dent Educ, 76 (5), 656-660.

Kelle, U. (2014). Mixed Methods. In N. Baur & J. Blasius (Hrsg.), Handbuch Methoden der empirischen Sozialforschung (S. 153-166). Wiesbaden: Springer Fachmedien.

Marx, P. & Gaidzik, P. (2013). S2k-Leitlinie Allgemeine Grundlagen der medizinischen Begutachtung. Online: http://www.awmf.org/leitlinien/detail/ll/094-001.html [Zugriff: 13.05.2016].

Reiß, W., Walther, W., Dick, M. & Brauer, H. U. (2013). Wie erleben Zahnärzte eine gerichtliche Auseinandersetzung mit Patienten? Eine qualitative Untersuchung. Das Gesundheitswesen, 75 (5), 296-300.

Das zahnärztliche Gutachten im Spiegel der Urteilsbegründung

Martina Schäfer

Einleitung

Seit 1994 stehe ich auf der Liste der Gerichtsgutachter bei der Zahnärztekammer Sachsen-Anhalt. Während in den 90er Jahren durchschnittlich ein Auftrag für ein Sachverständigen-Gutachten pro Jahr eintraf, wurden es danach von Jahr zu Jahr mehr. Da unsere Zahnärztekammer max. eine Fortbildung pro Jahr anbietet, habe ich im Jahre 2007 nach einer fundierten Fortbildung auf diesem Gebiet gesucht. Im Jahr 2008 habe ich das Curriculum „Gutachter-Training" an der Akademie für Zahnärztliche Fortbildung in Karlsruhe besucht. Hier war Raum und Gelegenheit gegeben, die Stellung eines Gerichtsgutachtens im Vergleich zu einem Gutachten im Bereich der GKV herauszuarbeiten. In den Diskussionsrunden habe ich das erste Mal vom Master-Studiengang gehört. Auffällig war die „andere" Perspektive der Master-Studenten, sie bereicherten die Diskussion mit Sichtweisen, die ich aus unseren kammerinternen Fortbildungen überhaupt nicht kannte.

Im Jahr 2011 habe ich das Master-Studium begonnen und hatte am Beginn ein Thema zu den Gesundheitszielen des Landes Sachsen-Anhalt ins Auge gefasst. Dies hat sich als wenig erfolgversprechend erwiesen. Also für die Master-Arbeit eine neue Richtung suchen: Vertrauen in der Arzt-Patienten-Beziehung und was passiert wenn es verloren geht?

Wer hat schon die Zeit im stressigen Berufsalltag die Texte zum Modell „Zweitmeinung Zahnersatz" der KZV, zur Patientenberatung, zur Schlichtungsordnung und Gutachterordnung, die unsere Berufsausübung nicht täglich tangieren, stets parat zu haben? Zu Fragen wie „Wann scheitert eine Arzt-Patienten-Beziehung?", „Wie läuft eine Schlichtung ab?", „Wann landet ein Konflikt vor Gericht?" hatte ich keine fundierten Kenntnisse. Im Master-Studium habe ich mich mit diesen Themen intensiv beschäftigt. Meine Neugier war geweckt. Die Themen, die die Kollegen Drs. Brauer, Reiß und Uhrig schon in ihren Master-Arbeiten erforscht hatten, boten eine gute Grundlage. Dank der Gespräche mit Prof. Walther, Prof. Robra und Prof. Dick wurde dann ein Thema aus dem Bereich des Aufeinandertreffen der Professionen Zahnmediziner und Juristen formuliert: „Das zahnärztliche Gutachten im Spiegel der Urteilsbegründung"

Das Aufeinandertreffen der Profession Zahnmediziner mit der Profession Jurist im Gerichtsverfahren ist wissenschaftlich wenig untersucht. Grundlegende und tief greifende Verständnisschwierigkeiten zwischen Medizinern und Juristen sind beschrieben (Graf 2006, Steffen 2011). Die Erwartungen der Parteienvertreter und der Richter an das Gutachten sind unterschiedlich (Brauer 2007). Die Interaktion zwischen Richter und zahnmedizinischem Sachverständigen ist auf Dokumente (Texte) beschränkt, selten ergibt sich ein Telefonat oder eine persönliche Begegnung im Gerichtssaal. Die Arbeit stellt die Ergebnisse einer Untersuchung dar, die Texte aus Gerichtsverfahren analysiert und untersucht, wie die Beweiswürdigung durch die

Richter dem Gutachten folgt. Inwieweit eine Konfliktlösung vor Gericht gelingt wird diskutiert.

Dazu werden drei Fragen formuliert:

1. Welchen Bezug nimmt die Urteilsbegründung auf das Gutachten?
2. Wird der vom Sachverständigen angeführte Begründungszusammenhang übernommen?
3. Erkennt der Richter die Schlüsselstelle des Klagebegehrens?

Meine Vermutung war, dass die Qualität der ausgewählten Gutachten und die Bezugnahme auf das Gutachten in einem direkten Zusammenhang stehen.

Material und Methoden

Meine Daten waren ausschließlich Texte: Sachverständigen-Gutachten und Urteile aus Gerichtsakten. Es war sehr schwierig als Nichtjurist an Urteile zur wissenschaftlichen Auswertung zu kommen. Die Akademie für Zahnärztliche Fortbildung in Karlsruhe hat mir mehrere Gutachten mit Urteilen zur Auswertung zur Verfügung gestellt. Kollege Dr. Brauer hat ein Gutachten mit Urteil aus Baden-Württemberg beigesteuert. Patienten haben mir ihre Gutachten mit Urteil aus Prozessen vor Landgerichten in Thüringen zur Verfügung gestellt. Aus meinen verfassten Gutachten habe ich ein Gutachten mit Urteil vor einem Amtsgericht Sachsen-Anhalts ausgewertet. So habe ich zehn Gutachten aus verschiedenen Bundesländern analysiert und daraus fünf beispielhafte Fälle aufbereitet. Die Texte habe ich mittels Mind Maps visualisiert und die Ergebnisse in Tabellenform dargestellt.

Ergebnisse

Die Urteilsbegründungen nehmen in unterschiedlicher Qualität Bezug auf die Gutachten. Sie nehmen nicht alle Aspekte des Gutachtens auf. So kommt es nicht zu einer gemeinsamen Einschätzung und Deutung durch Richter und Sachverständige. In drei Fällen werden zusammenfassende Aussagen aus dem Gutachten in die Entscheidungsgründe des Urteils fast wörtlich übernommen.

Das Klagebegehren wird in vier Fällen erkannt, in einem Fall wird das Klagebegehren ignoriert. Die Unmöglichkeit Nahrung abzubeißen ist deutlich schwerer zu gewichten als die in der Urteilsbegründung beschriebene störende Empfindung beim Sprechen und Abbeißen. Die Beschwerde über einen Zahnersatz, der die Funktion Abbeißen nicht erlaubt, wird vom Kläger mehrfach kommuniziert. Eingang in die Urteilsbegründung findet dieser Sachverhalt nicht.

Einzelne Sachverhalte werden selektiv aufgegriffen, das Komplexe des Falles wird ignoriert. In Fall 1 setzt weder der Patient seine Forderungen durch, noch gelingt es dem Zahnarzt ohne „Strafe" aus dem Gerichtssaal zu gehen. Eine wirkliche Konfliktlösung gelingt nicht, das Gerichtsverfahren hinterlässt zwei unzufrieden Parteien.

Im Fall 2 wird das Klagebegehren des Patienten, sein Unvermögen abzubeißen, im Urteil nicht näher berücksichtigt. Der Patient bekommt circa ein Zehntel des geforderten Betrages vom Gericht zugesprochen. So kann er eine Umarbeitung seines Zahnersatzes vornehmen lassen, wie im Gutachten aufgezeigt. Der Zahnarzt wird mit einer Zahlung bestraft, obwohl der Zahnersatz keine gravierenden Mängel aufweist. Die Konfliktlösung gelingt vor Gericht.

In Fall 3 zieht eine Patientin wiederholt vor Gericht um einer Zahnärztin einen Fehler nachzuweisen. Hier greift das Gericht sehr detailliert auf das Gutachten zu, übernimmt teilweise Passagen wörtlich. Die Klage wird abgewiesen. Die Konfliktlösung ist vor Gericht erfolgt, hätte aber auch schon auf einer anderen Stufe (Patientenberatung) angestrebt werden können.

In Fall 4 beantragt die Patientin Schadensersatz und Schmerzensgeld für eine in ihren Augen fehlerhafte Behandlung (ein gesunder Weisheitszahn wurde anstelle eines defekten zweiten Molaren operativ entfernt). Sie erhofft sich davon Ausgleich für die auf sie zu kommenden Kosten, resultierend aus dem angestrebten Ersatz eines Backenzahnes. Das Gutachten ist spartanisch, das Urteil spricht ihr Schmerzensgeld und Schadensersatz zu. Das zugesprochene Schmerzensgeld entspricht der Hälfte des geforderten. Sie kann so eine weitere Behandlung bezahlen. Die Konfliktlösung ist vor Gericht erreicht worden.

Fall 5 zeigt den Streit zwischen Patient und Arzt zu Fragen der Ästhetik und der Bezahlung erbrachter Leistungen. Das Gerichtsgutachten setzt sich mit beiden Vorgutachten auseinander und der Gutachter verifiziert das Behandlungsergebnis durch eine gutachterliche Untersuchung. Das Urteil greift die komplette Argumentation des Gutachtens auf und lehnt die Klage ab. Der Konflikt wurde mit dem Ergebnis des „Mängelgutachtens" befördert, das Obergutachten mit seiner kontradiktorischen Sicht des Sachverhaltes hat den Konflikt nicht lösen können. Der Patient bestand auf den Gang vor Gericht, dort wurde Beweis erhoben und die Klage abgewiesen. Die Konfliktlösung gelang erst vor Gericht.

Aus den Untersuchungsergebnissen geht hervor, dass die Richter nicht alle Aspekte eines Behandlungsfalles in die Entscheidungsgründe aufnehmen. Es stellt sich die Frage, ob sie die Gesamtheit der Aspekte auch wahrnehmen. Die drei Fälle, in denen Passagen aus der Zusammenfassung fast wortwörtlich in die Entscheidungsgründe übernommen worden sind, legen den Verdacht nahe, dass Richter wenig Zeit mit dem Lesen des Gutachtens verbringen. Sie greifen gerne auf eine kompakte Darstellung zu (Brauer 2007). Die Richter bleiben in ihrer Entscheidung autonom, der Punkt, wo sich juristische und medizinische Logik auseinander entwickeln, bleibt im Verborgenen.

Wir können erkennen, dass Gutachteninhalte teilweise bis vollständig in das Urteil übernommen werden. Eine gemeinsame Deutung und Einschätzung durch Richter und Gutachter liegt nicht immer vor. Das enge Korsett der Beweisfragen lässt ein Aufgreifen aller Aspekte eines Falles nicht zu. Der Blickwinkel des Patienten auf seinen Fall wird durch den Rechtsanwalt in die Klageschrift übersetzt, und die Beweisfragen basieren auf der Klageschrift. Der Gutachter betrachtet einen Fall in all seiner Komplexität. Der Richter nimmt aus der komplexen Darlegung des Falles das heraus, was er in den Antworten des Beweisbeschlusses vorfindet. So wird Komplexität reduziert und in die Formalien eines Gerichtsprozesses gepresst.

Fazit

Der Master-Studiengang hat für mich persönlich meine Einstellung zu meiner Profession wesentlich zum Positiven verändert. Er hat die Wahrnehmung der oft stressigen und belastenden Situationen im Praxisalltag relativiert und mir deutlich gemacht, welch schönen und verantwortungsvollen Beruf ich ausüben darf.

Meine Tätigkeit als Sachverständige nimmt heute deutlich mehr Arbeitszeit in Anspruch. Im Gerichtssaal vertrete ich eine moderne Zahnmedizin und tue dies mit Kenntnis der Interaktion zwischen Richter und Sachverständigem. Auch wenn dies ein Randbereich unserer Profession ist, betrachte ich es als sehr wichtig, an dieser wichtigen Schnittstelle zwischen den Professionen auf kompetente Vertreter unseres Faches zu treffen.

Es bleibt die Frage: Was war so spannend an der Betreuung durch zwei Professoren ganz unterschiedlicher Professionen? Während Professor Walther eine sehr gute Betreuung des zahnmedizinischen Bereiches geleistet hat, hat Professor Dieck für mich ganz neue Sichtweisen auf Fälle vor Gericht mit mir diskutiert.

Mit Professor Walther als Gerichtsgutachter mit langjähriger Erfahrung und sehr großer Expertise wurden die Analyse der Interaktion Richter-Sachverständiger (Textanalyse und deren Visualisierung mittels Mindmaps) und die daraus ersichtlichen Ergebnisse aus zahnmedizinischer Sicht diskutiert. Fragen wie: „Erkennt der Richter das Klagebegehren des Patienten?" und „Greift der Richter alle zahnmedizinischen Aspekte des Gutachtens auf?" wurden formuliert.

Professor Dieck als Psychologe griff den Aspekt Konflikt - Konfliktlösung auf. Die Frage: „Wird das Urteil dem Anliegen des Patienten gerecht?" bekam eine zentrale Bedeutung bei der Analyse des Falles (Gutachten <—> Urteil). Da stellt man dann als langjährige Zahnärztin fest, dass grundlegende Fragen zum Vertrauen in einer Arzt-Patienten-Beziehung offen sind und dass die Modelle zur Arzt-Patienten-Beziehung aus der hintersten Ecke des Gedächtnisses hervorgeholt werden müssen. Dabei bemerkte ich, wie einseitig unser Studium der Zahnmedizin uns auf Faktenwissen, Symptome und technisch-mechanistische Lösungen von Problemen trainiert hat und wie wenig Raum der Berufsethik und Fragen der Berufsausübung gegeben wurden. Insofern kann ich diesen Studiengang jedem engagierten Kollegen empfehlen.

Literatur

Brauer, H. (2007). Das zahnärztliche Gutachten im Zivilprozess – Konzeption einer Checkliste für das „gute" zahnärztliche Sachverständigengutachten. Universität Magdeburg: Masterarbeit.

Graf, K. (2006). Die Haftung des Human- und Veterinärmediziners sowie des Zahnarztes. Norderstedt: GRIN (Google eBook).

Steffen, E. (2011). Macht und Ohnmacht des Richters im Arzthaftungsprozess. Halle/Saale: Interdisziplinäres Wissenschaftliches Zentrum Medizin-Ethik-Recht.

Das Anforderungsprofil von Richtern in Baden-Württemberg an das zahnärztliche Sachverständigengutachten im Arzthaftungsprozess

Wolfram Uhrig

Einleitung: Arzthaftung

Nachdem im Jahr 1996 von der Landeszahnärztekammer Baden-Württemberg eine Gutachterordnung beschlossen wurde, die in der Fassung vom 15. 01. 2004 vorliegt, ist die Zahl der Arzthaftungsprozesse weiter gestiegen. Vor dem Jahr 1996 gab es in Baden-Württemberg natürlich auch schon Zivilprozesse, deren Häufigkeit jedoch nach Ansicht der Landeszahnärztekammer (LZK) damals noch keinen Handlungsbedarf zeitigte oder einer Regelung bedurfte. Aufgrund zunehmender Klagen gegen Zahnärzte, die angestrengt wurden, nachdem die sozialrechtliche Gewährleistungspflicht von zwei Jahren abgelaufen war, geriet die LZK unter Handlungszwang. Dabei war es wichtig sich im Gutachterwesen von den damals vier Kassenzahnärztlichen Vereinigungen (KZV) des Landes abzugrenzen, deren Gutachten vor allem auf Wirtschaftlichkeitsfragen ausgerichtet waren und sind. KZV-Gutachter haben eine andere Aufgabe als Sachverständige vor Gericht, die einen Regelverstoß oder eine Komplikation zu beurteilen haben (vgl. Brauer in diesem Band).

Grundsätzlich hat ein Zahnarzt ein Haftungsrisiko über dreißig Jahre, wenn er sich einen Regelverstoß oder einen Planungsfehler zuschulden kommen lässt. Das bedeutet, dass ein Patient selbst aus anscheinend nichtigem Anlass noch lange – bis zu dreißig Jahren - ein Zivilgericht anrufen kann. Da die meisten Patienten Mitglied einer Gesetzlichen Krankenversicherung sind, landen viele Verfahren nach einer Mängelrüge zunächst einmal bei einem von Krankenkassen und KZV einvernehmlich bestellten Gutachter, nach Einspruch durch eine Partei bei einem Obergutachter oder im Prothetik-Einigungsausschuss (PEA) bei den sogenannten Primärkassen. Dies ist dann ein sozialgerichtliches Vorverfahren. Danach schließt sich das ordentliche Sozialgerichtsverfahren an. Dieses Verfahren endet aber nur mit den Sanktionen, die die Richtlinien und die Verträge zwischen gesetzlicher Krankenversicherung und Kassenzahnärztlicher Vereinigung vorgeben, also mit der Anordnung Honorar und andere Kosten zurückzuerstatten oder nicht. Da entweder die Zweijahresfrist abgelaufen ist oder der klagende Patient Schadensersatzansprüche, bzw. Schmerzensgeld beansprucht, kommt es immer öfter zum Zivilprozess.

Mein Motiv war die zeitliche Koinzidenz von Gutachtertraining innerhalb des Masterstudiums 2006/2008 und ein damals andauernder Prozess mit dem Vorwurf, sich einen Kunstfehler zu Schulden kommen haben gelassen.

In der vorgelegten Arbeit sollte untersucht werden, wie Richter aus dem Lande Baden-Württemberg die Gutachten zahnärztlicher Sachverständiger beurteilen, welche positive oder negative Kritik sie äußern und welche Begriffe einer interprofessionellen Klärung bedürfen, um daraus abzuleiten, welches Anforderungsprofil die Richter entsprechend der Gesetzeslage fordern.

Material und Methoden

In der Einleitung werden die gesellschaftlichen Zusammenhänge erläutert und die rechtlichen Rahmenbedingungen beleuchtet (BGB, Stellung des Gutachters in Gesetz und Berufsordnung). Die systematischen Probleme der Erstellung eines Gutachtens werden angerissen, die Fragestellung für die Richterschaft angesprochen und beschrieben. Ziel der Arbeit war, das Anforderungsprofil der Richterschaft zu untersuchen, um es der Zahnärzteschaft zu möglichen dazu beizutragen, dass überzeugende Richtervoten leichter abgegeben werden können. Dazu gehörte, die Qualitätsmerkmale eines Gutachtens zu erkunden, die für die Richter bedeutsam sind (Brauer in diesem Band).

Mein Untersuchungsmaterial waren standardisierte Interviews, die sich in drei Teile untergliederten:

1. Abschöpfen des Erinnerungswissens der Richter
2. Standardisierte Fragen
3. Individuelle Kategorisierung und Bewertung von acht Qualitätsmerkmalen aus Sicht der Richter.

Ergebnisse

Nach Darstellung jedes der zehn Interviews (je vier Richter eines Landgerichtes und ein Richter des zuständigen OLG aus den Bereichen Stuttgart und Karlsruhe), die auf Tonträgern aufgezeichnet wurden, konnten die Antworten vergleichend gegenübergestellt werden. Die Bedeutung der für die Zahnärzteschaft zentral wichtigen Fragen (Stand der Wissenschaft, medizinischer Standard und bewährte Behandlungsmethode) war den Richtern insgesamt nicht klar. Aber die Unterschiede davon kannten die Richter, es war ihnen bewusst, was ein Zahnarzt können muss und was nicht. Hier standen Realismus und Nüchternheit im Vordergrund. Das vom Gesetz vorgegebene Vorgehen wird strikt eingehalten, die Arbeit der Gutachter wird insgesamt positiv beurteilt.

Die Bedeutung dieser Arbeit für mich war, dass sich die Heuristik in Anamnese, Untersuchung, Aufklärung und Beratung der Patienten und damit auch die Kommunikation verbessert hat. In Einzelfällen habe ich daher Behandlungen eher abgebrochen oder die Behandlungsplanung geändert.

Als Schlussbemerkung für den Interessierten: Der insgesamt fünf Jahre dauernde Prozess wurde von mir in allen Instanzen – zuletzt beim OLG Karlsruhe – gewonnen.

Wie erleben Zahnärzte die Situation einer gerichtlichen Auseinandersetzung am Patienten?

Wilhelm Reiß

Einleitung und Motivation

Dazu möchte ich etwas zurückblenden. Ein Freitagnachmittag im Oktober 2009, CPD- Kurs „Implantologie" in der „Kapfenhardter Mühle". Seit März läuft ein Begutachtungsverfahren einer prothetischen Versorgung, welches mir bisher üblen Ärger und Verdruss bereitet und bei dem - wegen hartnäckiger Uneinsichtigkeit von Patient und dessen Krankenkasse - kein Ende abzusehen ist.

Aus dem Kurs heraus stellt Professor Dick im Zusammenhang mit Misserfolgen bei der zahnärztlichen Behandlung die Frage, wie es wohl Zahnärzten ergeht, die wegen einer Auseinandersetzung mit Patienten vor Gericht gezogen wurden. Seines Wissens hätte das noch niemand untersucht und die Zeit wäre dafür reif. Bingo! Ich hatte mein Thema gefunden. Wenn mich schon ein Begutachtungsverfahren, das ja noch im Bereich der eigenen, der zahnärztlichen Profession angesiedelt ist, schon so belastet, wie mag es dann Kolleginnen und Kollegen gehen, die sich mit ihren Patienten vor Gericht treffen?

Die Klausur im abgelegenen Schwarzwaldtal zeigte an diesem Wochenende ihre förderliche Wirkung auf Thema und Zielsetzung meiner Masterthese, bis zur Heimreise konnte ein vorläufiger Arbeitstitel benannt werden: *Zahnärzte vor Gericht, oder wie ergeht es Zahnärzten in einem Gerichtsverfahren mit Patienten?* Die genaue Fragestellung ergab sich in den Tutorien und in Gesprächen mit Kollegen, die zeigten, dass das Thema von allgemeinem Interesse bei den Zahnärzten war. Vielfach war zu hören, dass alle, die sich dazu äußerten *„froh waren, bisher davon verschont geblieben zu sein"*. Das Thema schien für viele sehr spannungsgeladen, die Brisanz war geradezu zu fühlen.

Material und Methoden

Bei der weiteren Beschäftigung mit der Materie zeigte sich, dass nicht der zeitliche Ablauf des Geschehens vor Gericht oder die fachliche Problematik des Behandlungsfalles die zentralen Aspekte der Arbeit darstellen. Vielmehr stehen die emotionale Situation und der psychodynamische Ablauf des Geschehens, gepaart mit den sich daraus ergebenden Folgen für die betroffenen Zahnärzte, im Mittelpunkt des Interesses. Bedeutend ist nicht allein, was erlebt wird, sondern wie es erlebt wird und warum so. Damit richtete sich die genaue Fragestellung auf das persönliche und emotionale Durchleben des Verfahrens.

Wider mein Erwarten gestaltete sich die Erhebung der Daten weniger schwierig als von mir zunächst angenommen. Auf einen Aufruf im Master-Netzwerk „Integrated Dentistry" konnten sechs Interview-Partner aus dem südwestdeutschen Raum gewonnen werden, ein Kollege bot am Rande eines Kurses spontan ein Gespräch an, ein weiteres Interview ergab sich aus dem eigenen Bekanntenkreis. Alle Gesprächspartner sind selbständig in eigener Praxis niedergelassen, drei Kollegen in einer Praxis mit mehreren Behandlern. Befragt wurden zwei Zahnärztinnen und sechs Zahnärzte.

Die Interviews bestanden aus einem narrativen und einem durch Fragenkatalog gestützten Teil, und wurden in der Praxis der Kollegen geführt in der Form eines „kollegialen Gesprächs als offenes Leitfaden-Interview" und auf Tonträger aufgezeichnet. Die Auswertung erfolgte nach Transkription und Anonymisierung mittels der Narrationsanalyse nach Fritz Schütze für den Eingangsteil und durch Nachfragen generierte weitere Erzählphasen des Gesprächs. Der leitfadengestützte Teil wurde in Anlehnung an das Kodierparadigma der Grounded Theory nach Barney Glaser und Anselm Strauss ausgewertet.

Ergebnisse

Als Ergebnisse fanden sich bezüglich des Erlebens hoher emotionaler Stress bei den Betroffenen, gepaart mit „großem Zeitaufwand", „langer Verfahrensdauer", „finanziellen Belastungen", „fehlender Unterstützung" und dem Gefühl, „ungerecht behandelt" worden zu sein. Die betroffenen Zahnärzte waren großen Gefühlschwankungen ausgesetzt. Wörtlich wurden genannt: „Angst", „Verzweiflung", „Wut", „Hilflosigkeit", „Enttäuschung", „ausgeliefert sein" und „schlaflose Nächte".

Als Folge der Gerichtsverfahren standen bei den Kollegen die Bewertung des Geschehens und mögliche Strategien der Verarbeitung im Mittelpunkt. Die Interviewten sahen keine Notwendigkeit zu Veränderungen ihrer Behandlungsmethoden, wohl aber wurden verstärkt Maßnahmen zur Absicherung gegen Anschuldigungen ergriffen wie *„bessere Dokumentation", „Investition in Fortbildungen", „größere Zurückhaltung bei umfangreichen Versorgungen", „verstärkt Kollegenrat einholen", „verbesserte Patientenaufklärung"* und *„intensivere Patientengespräche"*.

Diese Stichpunkte konnten die Interviewten auch als Rat an die Kollegen geben. Weiterhin rieten sie für den Ereignisfall dazu: *„Ruhe bewahren", „Ausgleich mit dem Patienten suchen", „die Versicherung kontaktieren", „Anwalt für Medizinrecht einschalten", „Prozesse möglichst vermeiden, auch mit finanziellen Einbußen",* aber *„unvermeidbare Prozesse konsequent führen"*. Ebenso sei es persönlich wichtig, *„nach dem Abschluss des Verfahrens Bilanz zu ziehen"*, um mit sich selbst ins Reine zu kommen. Die „Lernchancen und Erfahrungsgewinn aus gerichtlicher Auseinandersetzung" zeigt zusammenfassend Abbildung 1.

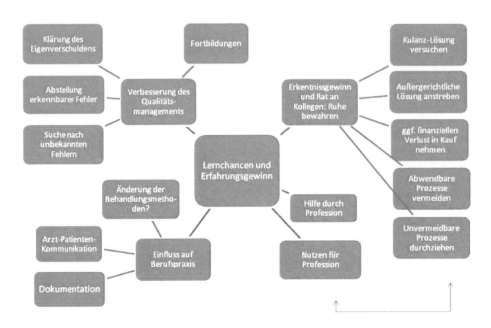

Abb. 1: Lernchancen und Erfahrungsgewinn aus gerichtlicher Auseinandersetzung

Der (Hinter-)Grund dafür, dass zahnärztliche Maßnahmen scheitern und zu Misserfolgen in der Behandlung führen, scheint nicht allein in den medizinischen Gegebenheiten und den technischen Anforderungen des Behandlungsfalles zu liegen, sondern auch und gerade im zwischenmenschlichen Bereich, in der Besonderheit der (Zahn-) Arzt-Patient-Beziehung (vgl. Jacob in diesem Band, Jacob et al. 2008, Jacob 2012).

In den meisten Interviews (n=6) beschreiben die Zahnärzte die Persönlichkeit des Patienten als *„schwierig"*, die Behandlungen gestalteten sich zeitaufwändiger als üblich, die Patienten beanspruchten besondere Aufmerksamkeit, sowohl persönlich als auch technisch, forderten besondere Zuwendung ein, die ihnen im Sinne des Behandlungsfortschrittes auch gewährt wurden.

Von vier Gesprächspartnern wurde der positive Ersteindruck des Patienten bei Kontaktaufnahme bzw. Behandlungsbeginn besonders hervorgehoben: *„ein bisschen extrovertiert – er war mich auch irgendwo sympathisch auf Anhieb"*. Zu Therapiebeginn ließ sich nicht unmittelbar auf die sich noch einstellenden Schwierigkeiten im weiteren Verlauf schließen.

Zum anderen wurde aber ein *„auffälliges"* Patientenverhalten geschildert, wodurch Maßnahmen notwendig wurden, die weit über den sonst üblichen Aufwand hinausgingen. Dies waren beispielsweise mehrfache Umstellungen bei Einproben, zahlreiche Nachkorrekturen, umfangreiche Einschleifmaßnahmen oder auch vollständige Neuanfertigungen von Restaurationen.

Mit zunehmender Behandlungsdauer und ausbleibendem Therapieerfolg kann es zu einer massiven Störung der Arzt-Patienten-Beziehung kommen, was im weiteren Verlauf zu einem juristischen Vorgehen einschließlich Gerichtsverfahren führen kann. Die Probleme aus dem Behandlungsfall, die sich anfänglich auf der Sachebene abspielten, aber mit zahnärztlichen Mitteln nicht zu lösen waren, verlagern sich mit zunehmender Dauer auf die Beziehungsebene. Wird in dieser Situation die juristische Profession eingeschaltet, unterliegt der Konfliktfall ab diesem Zeitpunkt deren „Spielregeln" und wird für Arzt und Patient förmlich „fremdbestimmt", er entgleitet beiden gleichermaßen. Spätestens hier kommt es durch das kontradiktorische Wesen eines Prozesses zum Bruch und das Arzt-Patienten-Verhältnis scheitert endgültig.

Das kontradiktorische Wesen eines Zivilprozesses bringt die Spannungen, die im Laufe der Behandlung im Arzt-Patienten-Verhältnis entstanden sind, vor Gericht zur Sprache, wo sie in einer für Arzt und Patient zumeist unbekannten juristischen Umgebung weiter verstärkt werden. Ein Interviewpartner empfindet, *„dass aufgrund der ganzen Formalitäten zwischen der Klägerin und mir eine unheimliche Distanz entstanden ist, die im Vorfeld nicht da war……..Ich habe das Gefühl, dass die Juristen schon in der Lage sind, da noch einen richtigen Keil zusätzlich dazwischen zu treiben"*. Erst der formale Abschluss des Verfahrens bietet die Chance, das Geschehene mit dem nötigen Abstand zu reflektieren um als (Zahn-) Arzt daraus zu lernen, aus der Erfahrung zu profitieren (Reiß et al. 2014). Diese Erfahrungen lassen sich in einem theoretischen Modell zum Scheitern der Arzt-Patienten-Beziehung darstellen (Abb. 2).

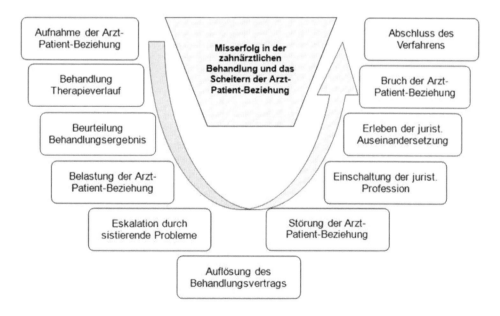

Abb. 2: Theoretisches Modell zum Scheitern der Arzt-Patienten-Beziehung

Aus den Interviews heraus stellte sich die Frage, warum gerade Ärzte und Zahnärzte so stark von einer gerichtlichen Auseinandersetzung betroffen sind, viel mehr als andere Berufsgruppen, die vielfach Klagen ausgesetzt sein können (z.B. Architekten, Handwerksmeister oder Spediteure). Der Grund für diese Betroffenheit könnte darin liegen, dass im Falle einer Klage einerseits die ganze Person des Arztes über die fachliche Kompetenz hinaus berührt ist, verbunden mit einer möglichen Stigmatisierung durch die Öffentlichkeit des Prozesses, einer befürchteten Gefahr von Rufschädigung und damit einhergehenden wirtschaftlichen Folgen. Zum anderen geht in einem juristischen Prozess die Handlungsautonomie verloren, das Geschehen findet auf einem anderen, fremden Spielfeld statt, auf dem die Ärzte nur Figuren sind, die von anderen bewegt werden. Weiter ist die Arzt-Patient-Beziehung eben kein „normales" Aktionsbündnis, es besteht oft Jahre, nicht selten Jahrzehnte; hier spielen Emotionen und zwischenmenschliche Aspekte auf der Bühne des Handelns mit. *(„die Patientin war immer etwas schwierig, aber wir kamen 20 Jahre lang gut miteinander aus")*. Kommt es hier im Laufe einer Therapie zu zahnärztlich nicht lösbaren Problemen, kann es in der Folge neben der juristischen Auseinandersetzung zu Begleitumständen kommen, die an einen „Rosenkrieg" bei einer Trennung oder Scheidung erinnern.

Persönliches Fazit

Ich denke, ich bin persönlich an der Arbeit gewachsen – an der Auseinandersetzung mit dem Thema. Am Anfang des Masterstudienganges stellte Professor Marotzki in der Bibliothek der „alten" Akademie in einer Flashrunde die Eingangsfrage: „Warum nehmen sie das Masterstudium „Integrated Dentistry" auf? Ich wollte damals im Jahre 2008 „über den Tellerrand" meines bisherigen Tuns als Zahnarzt hinausschauen.

Heute, 2016, glaube ich, dass die Aufnahme des Studienganges mehr zur Überwindung einer Sinnkrise im täglichen Arbeitsleben mit Anfang 50 diente. Soll das Alles gewesen sein, oder kommt da noch was in der nächsten 10 bis 15 Jahren Praxis? Ja sicher, da kommt noch was! Das Studium und ganz besonders die Erstellung der Masterarbeit haben meinen Blick auch auf die tägliche Arbeit verändert:

- Ich fühle mich sicherer im Umgang mit meinen Patienten.
- Ich kann meinen Patienten mit mehr Empathie begegnen.
- Das Thema „Kommunikation" hat mein Interesse geweckt.
- Ich beschäftige mich weiter mit dem Thema der Arzt-Patient-Beziehung, es lässt mich nicht so einfach los.
- Die Professionsentwicklung bleibt weiter im Blickfeld.

Das Bild des Arztes ist einer starken Veränderung unterworfen. Der (Halb-)Gott in Weiß ist passé, gerade auch in Deutschland. Die Politik, Gesellschaft und große Teile der Medien nehmen Einfluss auf die (zahn-)ärztliche Profession. Im Patientenrechtegesetz ist das Recht auf Selbstbestimmung des Patienten ausdrücklich festgehalten.

Dennoch dürfen wir als zahnärztliche Profession das Heft des Handelns nicht aus der Hand geben, die Therapieentscheidung kann nicht dem Patienten als Laien allein überlassen werden, der Idealfall kann nach entsprechender Aufklärung eine partnerschaftliche, gemeinsame Entscheidung sein.

Die Arbeit an meiner Master-These zeigte mir auch, dass gerade der Verlauf einer größeren Behandlung einer Reise ähnelt, die Irrungen und (Ver-)wirrungen mit sich bringen kann und nicht immer von Erfolg gekrönt ist, oder wie im Stadtwappen meiner geliebten Urlaubinsel zu lesen ist: *Incertum, quo fata ferunt.*

Um die Risiken des Weges zu minimieren gilt für die Zukunft ganz besonders ein Satz aus dem ersten Interview: *„Es braucht mehr als technische Perfektion, um unsere Patienten zufrieden zu stellen!".* Der Erfüllung dieser Feststellung dient der Masterstudiengang „Integrated Dentistry" in ganz besonderer Weise. Ich kann den Weg des Studiums nur allen empfehlen und würde ihn wieder gehen, jederzeit!

Literatur

Jacob, M. (2012). Die Reflexion des Misserfolgs als Beitrag zur Professionsentwicklung - empirische Rekonstruktionen im Triadengespräch mit Zahnmedizinern". Opladen [u.a.]: Budrich.

Jacob, M., Dick, M. & Walther, W. (2008). Double Bind in Dentistry - Frühindikatoren psychogener Zahnersatzunverträglichkeit. Deutsche Zahnärztliche Zeitschrift 63, (3), 175-180.

Reiß, W., Dick, M., Walther, W. & Brauer, H. U. (2014). Wie erleben Zahnärzte eine gerichtliche Auseinandersetzung mit Patienten? Eine qualitative Untersuchung. ZWR - Das Deutsche Zahnärzteblatt, 123 (10), S. 456-462.

Die Struktur des zahnmedizinischen Misserfolgs – empirische Rekonstruktion im Triadengespräch

Mike Jacob

Grundlagen der professionellen Interaktion

In der Professionalisierungsdebatte ist das Forschungsinteresse vielfach (struktur)theoretisch orientiert, wobei dessen Bedeutung insbesondere dahingehend sinnstiftend wirkt, als dass die konstitutiven Bedingungen von Professionssystemen im klassischen Sinne greifbar gemacht werden. Dies hat eine hohe Bedeutung für die Verbesserung des sozialen Systems, in dem sie wirken. Denn Professionen bearbeiten ja gerade dort Konflikte oder Probleme, wo zentrale gesellschaftliche Werte bedroht sind und dem im Einzelfall konkrete Gestalt gegeben wird. Der Zuständigkeit einer Profession für den Problembereich liegt ein darauf bezogener (unabhängiger) und exklusiver Wissensbestand zugrunde, der seinerseits professionsintern organisiert und mit einer professionseigenen Ethik angewendet wird. Dies betrifft im klassischen Sinne Gesundheit, Gerechtigkeit und individuelle Entwicklung, deren Krisen Professionen stellvertretend bewältigen (Oevermann 1996). Dennoch erbringen Professionen ihre Leistung aber grundsätzlich am Einzelfall mit direktem Bezug zum Klient, dessen laienhaft verfügbare Standards, Regeln und Routinen zur Aufrechterhaltung seiner Funktionen nicht ausreichen (Mieg 2005, Dick 2016). In dieser Rahmung wird die Herausgehobenheit der professionellen Akteure in der Gesellschaft sichtbar. Denn im handlungspraktischen Fall ist es keineswegs die Profession als Abstractum, welche handlungspraktisch interveniert, sondern der Professionelle, der interagiert. Hierzu stellt er problemlösend sein Expertenwissen zur Verfügung, wobei sich seine Kompetenz aus einem Verhältnis aus erfahrungsbasiertem Fallwissen und systematischem Regelwissen zusammensetzt. Somit müssen also gesellschaftliche Normen sowie Bedingungen des Einzelfalls gleichzeitig Beachtung finden, auch wenn sich diese durchaus widersprechen können. Diesen Widerspruch unterschiedlicher Anforderungen an das ein und selbe professionelle Handeln bezeichnet Schütze (1996) mit dem Begriff der Antinomien, die für Professionen konstitutiv wirken und dabei nicht gleichzeitig zur Deckung gebracht werden können.

Die Beziehung zum Klienten ist im Ausgangspunkt das wesentliche Kennzeichen professioneller Arbeit. Das Hilfeersuchen des Klienten beinhaltet in sich eine Einschränkung seiner Autonomie. Diese Einschränkungen haben unterschiedlich große Anteile biologischer, psychologischer und sozialer Ursachen und Erscheinungsformen. Die Professionellen-Klienten-Beziehung ist daher zunächst asymmetrisch hinsichtlich der verfügbaren Handlungsmöglichkeiten. Aus professionstheoretischen Grundlagen ist die Beziehung zwischen Professionellem und Klient ein autonomes, duales Arbeitsbündnis, welches nach Parsons (1968) vergleichbar mit zwei gleich bedeutenden Seiten einer Medaille sowohl in der Experten – Laienbeziehung als auch in seiner sog. „diffusen Sozialbeziehung" definiert ist. Dabei ist das expertokratische Rollenhandeln austauschbar, wohingegen sich die diffuse Sozialbeziehung in der individuell geprägten Interaktion zwischen zwei Menschen vollzieht. Oevermann verwies 1996 auf die an gemeinsamen Zielen orientierte Kooperation und Koproduktion im der Beziehung zwischen Professionellem und Klienten. Hierfür sind als

Voraussetzung Autonomie und Freiwilligkeit zum Eingehen der professionellen Beziehung anzusehen. Watzlawik konstatierte 2000 weitergehend, dass die Beziehungsebene sogar die Sachebene bestimme. Die Entscheidung wirkt im professionellen Agieren als wesentliche professionelle Kernkompetenz (Abbot 1998, Mieg 2005), die nicht durch Regeln oder Standards ersetzt werden kann und wozu der/dem Professionellen ein erhöhtes Maß an Autonomie seitens der Gesellschaft zuerkannt wird (Abb. 1):

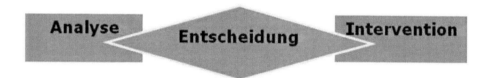

Abb. 1: Entscheidungsphase als professionelle Kernkompetenz (in Anlehnung an Dick 2016, vgl. Abbot 1998)

Die professionelle Tätigkeit vollzieht sich gleichzeitig öffentlich sichtbar und in unmittelbarer Interaktion mit dem Klient und ist Kennzeichen der Verantwortung in der Phase der Entscheidung (Abb. 2):

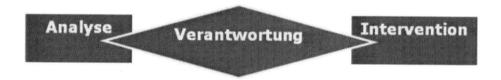

Abb. 2: Verantwortung als professionelle Exponiertheit (in Anlehnung an Dick 2016, vgl. Abbot 1998)

Die Phase zwischen Analyse des Problems und der Intervention ist die Phase der Inferenz, die als Kernelement der professionellen Expertise nicht vom Professionellen übertragen werden kann.

Die verdeckte Ebene in der professionellen Beziehung

Die Beziehung zwischen Professionellem und Klient wird mehrfach vermittelt. Beispielhaft ist dies im Folgenden anhand der Arzt-Patienten-Beziehung dargestellt. Vordergründig vollzieht sich diese auf einer eher offenen Ebene mit Expertenhandlungen, administrativen Vorgängen wie Terminvergabe oder Rechnungsstellung und alltäglichem Umgang wie Begrüßungsfloskeln und dergleichen. Andererseits ist die professionelle Beziehung gekennzeichnet durch die psychodynamische Interaktion zwischen zwei Personen auf einer eher verdeckten Ebene (Dick 2012, Dick & Jacob 2009). Dies bezieht sich beispielsweise auf Sympathien oder Antipathien, die nicht offen kommuniziert werden (Abb. 3):

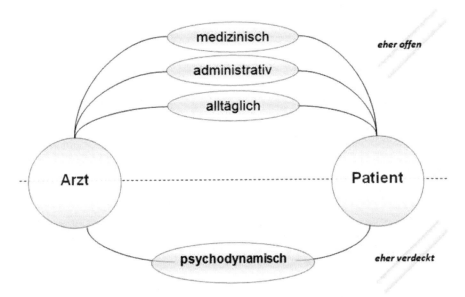

Abb. 3: vordergründige Ebenen der Arzt-Patienten-Interaktion (Dick 2012, Dick & Jacob 2009)

Hinzu kommt, dass Beziehungen durch Erwartungen geprägt sind, und sei es beispielsweise, dass der Klient den Professionellen gerne so hätte, wie er es rollenhaft aus täglichen Fernsehserien kennt oder der Professionelle umgekehrt die Erwartung einer gewissen Verhaltensadaptation des Klienten an seine fachlichen Interventionen hegt (Abb. 4):

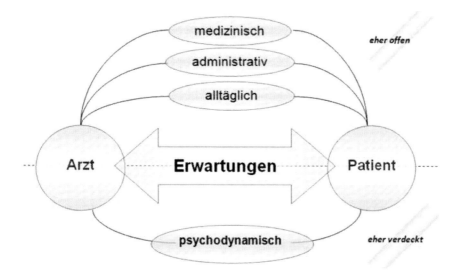

Abb. 4: Implizit erweiterte Ebenen der Arzt-Patienten-Interaktion (Dick 2012, Dick & Jacob 2009)

Und noch komplexer wird die Beziehung schließlich dadurch, dass sich in den Erwartungen des Einen immer noch das Bild vom Anderen spiegelt, das dieser wiederum von seinem jeweiligen Gegenüber hat oder gerne hätte (Abb. 5):

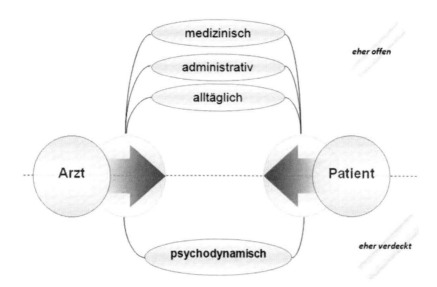

Abb. 5: Ebenen der Arzt-Patienten-Interaktion in Übertragung/Gegenübertragung (Dick 2012, Dick & Jacob 2009)

Auf dieser Grundlage wird nachvollziehbar, dass z.B. in der Profession Zahnmedizin psychosoziale Problemhintergründe Misserfolge auf der Beziehungsebene zwischen Arzt und Patient bedingen, obwohl man nach einer vereinfachten, rein technisch basierten Vorstellung durchaus annehmen könnte, dass das professionelle Arbeitsbündnis bei kunstgerechtem Expertenhandeln erfolgreich abzuschließen gewesen sei. Dass dem nicht zwangsläufig so sein muss, ist für das professionelle Agieren im zahnmedizinischen Kontext empirisch herausgearbeitet (Jacob 2006), wonach der Misserfolg auch ohne erkennbar fehlerhaftes Handeln eintreten kann. Unter Misserfolg versteht sich dabei allgemein das Eintreffen negativ bewerteter Handlungsfolgen vor dem Hintergrund des gewünschten Eintrittes eines als positiv bewerteten Ereignisses. Solche von dem Akteur als negativ bewertete Handlungsfolgen können mit fehlerhaftem Handeln zusammenhängen, das muss aber nicht notwendig so sein. Deshalb ist der Begriff Fehler auch kein Synonym für den Begriff Misserfolg. Der jeweilige Akteur sieht sich hier an den Grenzen professionellen Handelns. In einer explorativen Einzelfallstudie gelang es in diesem Kontext, die grundlegenden Muster einer interaktiven Doppelbindung in der Zahnarzt-Patienten Beziehung misserfolgskonstitutiv als Double Bind in Dentistry herauszuarbeiten (Jacob et al. 2008). Gregory Bateson beschrieb 1956 die Double Bind Situation für Familiensysteme als Doppelbindung, Beziehungsfalle oder Zwickmühle, die durch wiederholte Erfahrung von paradoxen, diskrepanten oder inkonsistenten Botschaften bzw. Aufforderungsmustern entsteht, die verunsichern und zu Desorientierung führen und Zugzwänge auslösen. Hiermit beschrieb er ein Erklärungsmodell zur Entstehung psychogener Störungen wie z.B. Schizophrenie. In jüngerer Zeit konnte in einer Einzelfallanalyse gezeigt werden, dass diese Muster auch auf die Interaktion bei der zahnärztlichen Behandlung von Patienten mit psychogener Zahnersatzunverträglichkeit übertragen werden können (Jacob 2006). Die Interaktionen des in dieser Studie analysierten Falls lassen sich für den Kontext Zahnmedizin wie folgt in dieses Beziehungsschema einordnen und als Double Bind in Dentistry beschreiben (Abb. 6):

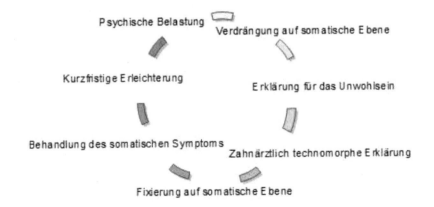

Abb. 6: Teufelskreis des Double Bind in Dentistry - initialisiert auf der Ebene zwischenmenschlicher Interaktion vor Behandlung, fixiert auf der Ebene somatisierter Beschwerden nach Eingliedern eines Zahnersatzes und letztlich endend in einer Spirale des Misserfolgs, da die Spielräume der Behandlung immer enger werden (Jacob et al. 2008)

Die Interaktionsmuster Praxis - Patient können eine psychosoziale Problematik im Sinne eines negativen Rückkoppelungskreislaufs (Double Bind) verstärken. Der Patient verschiebt/verdrängt eine problematische und nicht verarbeitete Lebenserfahrung, die sich auf die somatische Ebene verlagert. Fortan wird dieser Verdrängungsmechanismus dadurch unterstützt, dass die Erklärung für das eigene Unwohlsein auf der somatischen Ebene gefunden wird. Wenn nun die zahnärztliche Praxis die Beschwerden auf der somatischen Ebene ernst nimmt und der Behandler ihr folgt, bestätigt das diese Erklärung für die Beschwerden. Durch die immer weiter forcierte Behandlung der somatischen Ebene wird der Patient zusätzlich bestärkt, hier die Ursachen zu sehen. Ohne es zu wollen, verstärkt die somatisch- technomorphe Behandlung den Patienten in seiner Verdrängungsstrategie. Der Kreislauf besteht nun darin, dass der Patient Erleichterung für seine Beschwerden sucht, sie in der zahnärztlichen Therapie zu finden hofft und diese daher wiederholt aufsucht. Da er aber für seine eigentliche Symptomatik hier keine Hilfe bekommen kann, wirkt die Erleichterung nicht dauerhaft, die alten Symptome treten wieder auf und chronifizieren. Der Zahnarzt gerät in die gleiche Schleife, nur aus der anderen Richtung betrachtet, beide Kreisläufe passen als verzahnte Interaktion und unterhalten sich gegenseitig. Zahnarzt und Patient binden sich gegenseitig in der Situation. Es entsteht eine Spirale des Handelns, für die die Spielräume der Behandlung aber immer enger werden und die so den Misserfolg in sich bedingt vorgibt! Der Double Bind initialisiert sich aber bereits vor und während der Behandlung. Dies geschieht noch nicht auf der Ebene somatisierter Beschwerden, sondern der zwischenmenschlichen Interaktion. Fassbar wird dies im empfundenen Zugzwang, von üblichen Routinen des Alltags abzuweichen. Das Frühwarnsystem sind somit die eigenen Routinen und deren vorausgesetzte Kenntnis. Werden diese in einem Fall multipel und markant durchbrochen, so erscheint Vorsicht und Reflexion des Falls geboten.

Reflexive Bearbeitbarkeit der professionellen Arbeitsbeziehung

Dieses Muster eines durch den handelnden Zahnarzt nicht durchschauten Misserfolgsgeschehens wurde inzwischen an weiteren Fällen validiert und weiter ausdifferenziert. Misserfolgsgeschehen sind gekennzeichnet durch Komplexität wie Individualität. Wie gelingt es also, vor diesem Hintergrund einen Transfer individueller Erkenntnis auf die gemeinschaftliche Ebene von Kollegen und der gesamten Profession zu erzielen und ist es realistisch, mit den Mitteln sozialwissenschaftlicher Methodik zumindest lokale Evaluationsgruppen professioneller Praktiker zu etablieren und lessons-learned durch das Engagement professioneller Praktiker permanent zur Verfügung zu stellen und zu aktualisieren? Zur Bearbeitung dieses Forschungsfelds auf der Ebene der intendierten Verbesserung von Arbeits- und Verfahrensabläufen in der medizinischen professionellen Praxis wurde eine Methodik im Sinne einer permanenten professionellen Entwicklung (CPD – Continuing Professional Development, vgl. Walther & Dick 2007) angewendet. Das Konzept von CPD dient einer umfassenden Entwicklung ärztlich professioneller Kompetenz und darauf basierendem Verhalten. Es verknüpft dabei aktuelles Wissen und neue Methoden mit der täglichen Arbeit und den beruflichen Erfahrungen (vgl. Dick in diesem Band). Ulbricht (2011) zeigte im zahnärztlichen Kontext, dass Konzepte eines Continuing Professional Development zu einer nachhaltigen Professionalisierung im Sinne eines Bildungsprozesses nach Marotzki (1990) beitragen, indem durch diese bislang nicht gelöste Problembestände der professionellen Praxis reflexiv bearbeitbar werden. Von hervorgehobenem Interesse ist es, wie zahnmedizinische Misserfolge im Hinblick auf zahnmedizinisches Fachwissen, inkorporierte zahnmedizinische Routinen und die Interaktion mit dem Patienten und dem Behandlungsteam charakterisiert sind und welche Bedeutung sie für den professionellen Akteur, etwa mit Blick auf die angesprochenen Bildungsprozesse haben.

Um erfahrene Fälle einer reflexiven Bearbeitung zugänglich zu machen, ist es also von Bedeutung, aus der Sicht eines Professionellen zu eruieren, wo im einzelnen Fall die Grenzen des Machbaren gesetzt waren. Diese Antwort wird der Laie aber gerade nicht geben können. Auch wenn dessen Sicht natürlich in der Sache von Bedeutung ist, so wird dessen Fallverständnis keinen Blick auf die Grenzen des Professionellen in seinem Denken, seinem Tätigwerden und seinem Resignieren werfen lassen. Die Aufgabe des Professionellen ist es ja gerade, mit dem Stand der individuellen Expertise, aber auch des Professionswissens ein für den Laien nicht lösbares Problem stellvertretend zu bearbeiten und zu einer erfolgreichen Lösung zu bringen. Nur dieser kann aus der Beschäftigung mit expliziten Reflexionsanreizen wie dem Entstehen lassen von impliziten Handlungserinnerungen das interne Terrain des Professionalisierungsgrades abstecken helfen und andererseits auf exterritoriale Wissensbestände, die also nicht professionalisiert sind, hindeuten. Für das Thema Misserfolge in der Profession Zahnmedizin zeigte sich im Kontext von CPD die Methodik des Triadengesprächs geeignet, implizite und explizite Wissensbestände zu bergen, um zu einer fortschreitenden Professionalisierung beizutragen (Dick & Jacob 2010). Triadengespräche werden dort eingesetzt, wo es um den Transfer erfahrungsbasierten Wissens im Kontext der Organisationsforschung und -entwicklung geht (Dick 2006). Das Triadengespräch ermöglicht durch den Einbezug einer dritten Person in das Interview eine Perspektiverweiterung im Hinblick auf einen Problemkontext (Dick & Wehner 2007). Dabei ist im Setting eines Triadengesprächs folgende Verteilung der Aufgabenübernahme begründet.

Der Laie gibt den Erzählstimulus durch die Eingangsinstruktion, leitet das Interview didaktisch und deckt das Gemeinsame der Experten auf, was sonst in unausgesprochener Absprache verschwiegen bliebe. Der beisitzende Experte beleuchtet demgegenüber die Unterschiede zu der eigenen Routine und Expertenschaft durch investigatives Nachfragen beim interviewten Experten und fördert auf diese Weise das retrospektive Nachdenken über die Misserfolgssituation beim Interviewten. Der beisitzende Experte wechselt die Perspektivität (fördert das heuristische Erkennen/Entdecken und vermittelt Einsichten), sichert Plausibilität durch eigene Hypothesen und Expertise und ermöglicht die Produktivität des Misserfolgs durch eine auf den Einzelfall bezogene motivierende Funktion. Dieses Verfahren soll zudem vermeiden, dass es in Anwesenheit des Experten zu Falschdarstellungen gegenüber dem Laien kommt, ebenso wie gerade der Laie grundlegende Denkansätze durch die Präsenz seiner äußeren Perspektive anregt. Aber gerade diese würden tendenziell in einem Gespräch unter Experten weggelassen werden, sie würden als selbstverständlich empfundene Zusammenhänge im Rahmen der normalen und üblichen fachlichen Zusammenhänge schlicht verschluckt. Und eventuell lägen gerade hierin die bisher übersehenen Ursachen des Misserfolgs begründet. Professionstheoretisch erscheint das Triadengespräch geeignet, da aufgrund der bi-perspektivischen Reflexion beide Teile des Arbeitsbündnisses wechselseitig im Fokus des Interviews stehen und weder die expertokratische Rollenbeziehung noch die diffuse Sozialbeziehung im Arbeitsbündnis (Parsons 1968) einseitig im Vordergrund stehen oder ausgeblendet bleiben. Dementsprechend wird das Triadengespräch sinnvoll dort eingesetzt, wo es um die Rekonstruktion impliziten Wissens und inkorporierter Routinen geht. Die Relevanz der Laienrolle für den an Misserfolgen Ausgang nehmenden Reflexionsprozess liegt darin, dass dieser den reflexiven Unterschied in der Autonomie macht, da er eben diese nicht verletzt, sondern den Reflexionsprozess katalysiert. Insgesamt zeigt sich, dass die Aufarbeitung professioneller Misserfolge insbesondere mit dem Methodeninventar des Triadengesprächs möglich ist (Jacob 2012): die Sinnhaftigkeit des Einsatzes des Triadengesprächs zeigt sich in der Fähigkeit zur Reflexionsanregung, der Hilfestellung durch Deutungsangebote und vorgeschlagene Handlungsalternativen aber auch der Verarbeitung noch belastender und bisher nicht gelöster Fallanforderungen.

Professionelles Handeln an den Grenzen der Professionalisierung

Welche Bewertungskriterien beziehen sich nun auf zahnmedizinisch professionelles Handeln, das die Beziehung zwischen Zahnarzt und Zahnpatient auf spezifische Weise und in seinen vielschichtigen Faktoren charakterisiert? In diesem Zusammenhang kann ja die relativ starke Verknüpfung der Profession Zahnheilkunde mit Technik gerade dazu verführen, zahnärztliche Tätigkeit ausschließlich nach technischen Parametern zu beurteilen (Heners 1991). In einer auf Triadengesprächen basierten Studie mit 20 Interviewteilnehmern wurden unterschiedliche Fälle des Misserfolgs zahnmedizinischer Akteure untersucht. In den Erzählungen lassen sich dabei zwei unterschiedliche Reflexionsformen erkennen. Entweder liegt dem Misserfolg ein für den Erzähler erkennbar fehlerhaftes Vorgehen zugrunde, oder der Verlauf kann aus der eigenen Expertise nicht erklärt werden.

Diese beiden Muster lassen sich durch die Abgrenzung des Fehlers vom Misserfolg verstehen. Der Fehler oder Irrtum ist definiert als Abweichen von einer Regel, als Ursache unabhängig von der Schwere der Folgen, eindeutig lokalisierbar, zeitlich begrenzt und gilt dem Professionellen als vermeidbar. Der Misserfolg demgegenüber ist ein den Erwartungen gegenläufiges Geschehen, schwerwiegend unabhängig von der Ursache, fortgesetzt, prozesshaft, meist nicht eindeutig auf eine Ursache zurückführbar und kann, aber muss nicht mit einem Fehler assoziiert sein. Fehlerbasierte Fälle werden in ihrem Fallablauf logisch aus dem bestehenden professionellen Wissensfundus erklärbar. Den Professionellen fällt es in der Reflexion nicht schwer, eigenes Verschulden zu beschreiben und somit die Gründe des Fallverlaufs intern zu attribuieren. Hier geht es dann um technische Verbesserungen im Sinne der Patientensicherheit oder um nötige Veränderung bestehender, unzulänglicher Routinen im Sinne eines korrektiven (einschlaufigen) Lernens, da die bisherigen die Anforderungen an das Expertenhandeln nicht erfassen konnten.

Demgegenüber ist im interaktionsbasierten Misserfolg die Anwendung der professionellen Expertise alleine unzureichend, und der Professionelle weicht von seiner üblichen Routine ab. Curriculäres Expertenwissen unter dem Aspekt der technomorphen Allgültigkeit wird dabei als konfligierend und fragil erlebt und in einer gewissen Unsicherheit kenntlich. In der Reflexion des Falls beschreiben die Erzähler oft ungewöhnliche Handlungen und Reaktionen des Patienten, was de facto einer externen Attribuierung der Fallvoraussetzungen und -geschehnisse darstellt. Anders ausgedrückt nimmt der Interviewte eine Exterritorialisierung des Falls und seiner Erfordernisse vor, da er mit der eigenen Expertise die Gründe der Fallentwicklung nicht innerhalb der professionellen Grenzen zu beschreiben und erklären weiß. Oft erkennen die Erzähler erst durch die Reflexion, dass auch sie selbst in der Behandlung von ihren üblichen Routinen abwichen. Insbesondere konnte für die Fälle beziehungsbasierter Misserfolge gezeigt werden, dass die entstehenden Muster eines Double Bind Geschehens nicht abhängig von der Ausgangsqualität der Beziehung zwischen Zahnarzt und Patient sind.

In der Analyse ergab sich, dass sowohl bei einer primären Sympathie, als auch bei unangenehmen oder ambivalenten Empfindungen dem Patienten gegenüber die Muster einer degressiven Interaktionsspirale virulent werden können. Diese fixieren sich in einer zuschreibenden Exterritorialisierung als externe Attribuierung und der asymmetrisch verschobenen Interaktion zwischen Professionellem und dem Patient als Laien. Das Einsetzen des professionellen Expertenwissens mündet unerwartet in einer Nicht-Vermittelbarkeit von Problem und Lösung, was in den Fallverläufen schließlich zum Aufdehnen der dualen Arzt-Patienten-Beziehung führt. Es werden andere, nicht am Fall Beteiligte hinzugezogen, die sich in ihrer Nähe zum Interaktionsbezug immer weiter entfernen. Versagen auch diese Rettungsversuche, so wird der Fall schließlich gänzlich exterritorialisiert und beendet. Nach Jacob (2012) lässt sich der professionelle Misserfolg am Beispiel der Profession Zahnmedizin anhand des folgenden Strukturmodells versinnbildlichen (Abb. 7):

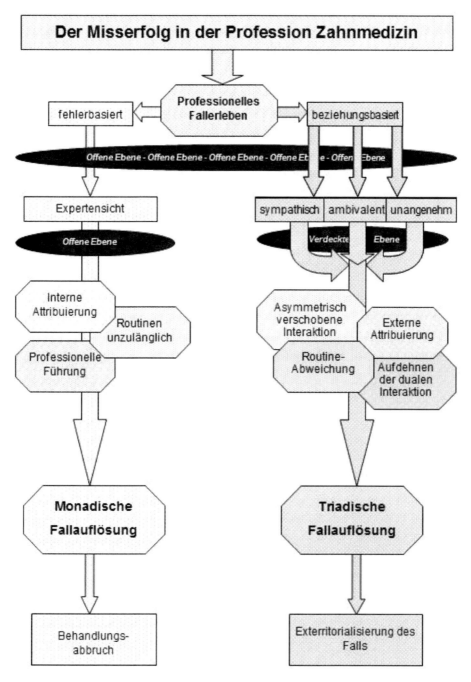

Abb. 7: Strukturmodell „Der Misserfolg in der zahnmedizinischen Profession" (Jacob 2012)

Das duale autonome Arbeitsbündnis in professionalisierter Interaktion

Der Einfluss des Professionellen-Klienten-Bezugs auf die Versorgungsqualität im medizinischen Handeln zeigt sich auf vielfältige Weise. Ebenso wie der Kommunikationsstil die Patientenzufriedenheit und Genesungsprozesse positiv beeinflusst (Stewart 1995, Beck et al. 2002), hat die Arbeitsbeziehung zwischen Therapeut und Klient einen bedeutenden Einfluss auf den Erfolg der Therapie (Grawe et al. 1994, Orlinsky et al. 2004), wobei Grawe et al. (1994) Beziehungsperspektive, Klärungsperspektive und Problemlösungsperspektive des therapeutischen Handelns unterscheiden. Dies ist unabhängig von der Therapieform, aber abhängig von der Person, die urteilt: Klienten sehen diesen Zusammenhang am stärksten (Horvath & Symonds 1991). Um eine Passung zwischen Behandlungsmodell und der Erkrankung zu erzielen, ist es für gute Therapeuten bedeutsam, nicht nur herauszufinden, was sie gut können, sondern auch, was sie weniger gut können (Cierpka et al. 1997).

Das bio-psycho-soziale Modell (Engel 1977) sowie das Konzept der Salutogenese als Modell zur Herstellung des Kohärenzgefühls (Antonovsky 1997) verweisen auf die Tatsache, dass die lebensgeschichtliche Erfahrung des Patienten eine wichtige Ressource für dessen Gesundung darstellt - ähnlich wie die professionelle Erfahrung des Arztes für Diagnostik und Therapie. In einem Projekt zur Förderung salutogenetischer Orientierungen in Hausarztpraxen (Bahrs et al. 2003) wurden diesbezüglich der Beitrag von nonverbaler Interaktion, Erzählungen der Patienten als anamnestisches Werkzeug und Bilanzierungsgesprächen untersucht. Vor diesem Hintergrund ist die Beziehung mehr als der kluge Einsatz von Kommunikationstechniken, sie beinhaltet mindestens zwei Personen mit ihrer Geschichte sowie ihrer sich daraus ergebenden gegenseitigen Bezugnahmen aufeinander. Sowohl Konflikte und Blockaden, als auch Ressourcen und Stärken des Klienten sind erfahrungsbasiert. In der Beziehung versucht der Arzt oder Berater, Anschluss an diese Erfahrungen des Klienten herzustellen (Dick 2012).

Kommunikative Fähigkeiten gelten als wesentliche Kompetenz praktizierender Ärzte (Kurtz et al. 2006, Schweickhardt & Fritzsche 2009), was inhaltliche Fähigkeiten als analytisches Vorgehen im Gespräch, prozessuale Fähigkeiten zum Aufbau einer Beziehung und Wahrnehmungsfähigkeiten gegenüber Signalen des Patienten und eigener Reaktionen umfasst. Balint (1976) betont nicht nur die Wichtigkeit der Supervision, sondern auch die prozessuale Kompetenz des Arztes in der Interaktion mit dem Patient, um die richtigen Interventionsmöglichkeiten im Fluss erkennen zu können. Es zeigt sich, dass es für die Muster eines Double Bind in Dentistry letztlich unerheblich ist, ob bei einem Patienten ein psychosoziales Problem vorliegt oder nicht. Für den Zusammenhang zwischen einer Störung in der Zahnarzt–Patienten–Interaktion und dem resultierenden Misserfolg ist zumindest die Kenntnis dessen ohne wesentliche Bedeutung. Es geht in diesen Fällen vielmehr darum, dass sich der Misserfolg unabhängig von deren Auslösern durch Interaktionsmuster beschreiben lässt, die mit den bislang beschriebenen Strukturen eines Double Binds deckungsgleich sind (Abb. 8):

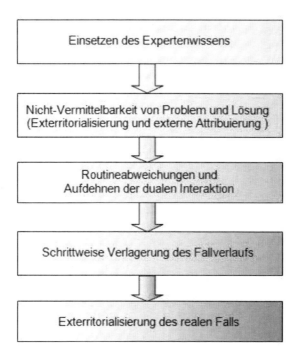

Abb. 8: Stufen des beziehungsbasierten Misserfolgs in der Arzt-Patienten-Interaktion (Jacob 2012)

Zur Prävention von Misserfolgen basierend auf den Strukturen des Double Binds haben im Wesentlichen drei Umstände eine hervorgehobene Bedeutung. Dies sind zum ersten eine systematische Urteilsfindung, die mit einer sauberen Patientenaufklärung, einer sauberen diagnostischen Wertung, dem fachlich klaren Vorgehen einhergeht, bei der aber immer auch die individuelle Situation und Interaktion mit einbezogen werden sollten, um das professionelle Arbeitsbündnis multifaktoriell statt eindimensional bewerten zu können. Werden die zuvor beschriebenen Muster auf der Beziehungsebene zwischen Professionellem und Klient auffällig, sollte auf der zweiten Ebene die Dualität der Interaktion im Sinne eines interdisziplinären Handelns konstruktiv aufgedehnt werden, was einen Verweis auf die eigenen Kompetenzgrenzen beinhaltet. Der Professionelle kann den Patient beispielsweise frühzeitig konsiliarisch weiterleiten oder Vorbehandler anrufen. Als bessere Alternative zu einem realisierten Misserfolg mit hohem Belastungspotential für Klient wie Professionellen sollte eine Behandlung abgebrochen werden. In keinem Fall sollte das Verhältnis zum Patienten zu nah werden. Wenn aber eine Nähe-Distanz-Antinomie bereits virulent wird, ist es zum Abwenden eines Misserfolgs bedeutsam, Distanz zum Fall zu schaffen.

Für den Professionellen bedeutet das, bei als problematisch empfundenen Patienten nicht aus dem Bauch heraus zu handeln, mit konkreten Behandlungsschritten abzuwarten, sich um Supervision zu bemühen oder zum Abwenden größeren Schadens den Ausstieg über ein Gutachten von unabhängiger Seite zu suchen. Um handlungspraktisch Strukturen einer Double Bind Interaktion zu hinterfragen, seien an dieser Stelle dessen wesentliche Bestandteile verdeutlicht (Bateson et al. 1956, Weakland 1960): ein Individuum ist in eine Beziehung verstrickt, die unentrinnbar erscheint. Dies kann ein Kind in der Familie ebenso wie ein Patient sein. Der Partner in dieser Beziehung sendet zwei Arten von Botschaften, von denen eine die andere aufhebt und eine der Botschaften enthält ein negatives Gebot (Drohung). Dabei ist das Individuum nicht in der Lage, diese Doppelbotschaft zu erkennen oder zu hinterfragen. Die Botschaft ist maskiert und somit undiskutierbar. Der hieraus abgeleitete Double Bind in Dentistry als professionsimmanente Doppelbindung bezeichnet eine komplexe Erscheinungsform der zahnmedizinischen Arzt-Patienten Interaktion, die durch psychologische, soziale und medizinische Zusammenhänge gekennzeichnet ist. Die Interaktion enthält widersprüchliche Botschaften, tritt wiederholt auf, erzeugt Leidensdruck auf einer der beiden oder beiden Seiten und führt mit zunehmender Dauer zu einer Einengung des Handlungsspielraums auf beiden Seiten. Als erfolgskonstitutiv erweist sich neben der Expertenhandlung der Erhalt der Interaktionsebene als recurrierend auf die Gestaltung der Professionellen-Klienten-Beziehung. Treten die beschriebenen virulenten Interaktionsmuster auf, gilt es also, verbalen und nonverbalen Rapport herzustellen. Während introspektive Fragen bislang verdeckte Erfahrungsaspekte aufzudecken helfen, gelingt es mit reflexiven Fragen, neue Ressourcen und Perspektiven zu suchen und zu eröffnen.

Fazit

Abschließend lässt sich für die Lernhaftigkeit des Misserfolgs mit dem Anspruch einer kontinuierlichen professionellen Entwicklung feststellen, dass im fehlerbasierten Misserfolg ein einschlaufiges (single loop) oder korrektives Lernen den Erfordernissen gerecht wird. Eine umfassende Problemreflexion ist unter diesen Voraussetzungen nicht erforderlich. Demgegenüber kann im interaktionsbasierten Misserfolg, der eng mit den Strukturen der Interaktion im dualen, autonomen Arbeitsbündnis zwischen Professionellem und Klient verortet ist, die Reflexionsleistung nur dann gelingen, wenn die Bereitschaft zu einem zweischlaufigen (double loop) oder expandierenden Lernen besteht. Dies ist im zuvor erläuterten triadischen Reflexionssetting möglich. Die methodische Integration eines Laien öffnet eine Perspektive, die dem Dialog zweier Professioneller unter sich verborgen bliebe, ohne allerdings die Kontrolle über den Klärungsprozess nach außen an Dritte abzugeben. Eine Interaktion mit wiederholt auftretenden, widersprüchlichen Botschaften, die Leidensdruck auf einer der beiden oder beiden Seiten erzeugt und mit zunehmender Dauer zu einer Einengung des Handlungsspielraums auf beiden Seiten führt, verweist wie ein linearer Vektor auf den Verlauf eines beziehungsbasierten Misserfolgs. Als erfolgskonstitutiv erweist sich neben der Expertenhandlung der Erhalt der Interaktionsebene als rekurrierend auf die Gestaltung der Professionellen-Klienten-Beziehung. Treten die beschriebenen virulenten Interaktionsmuster auf, gilt es also, verbalen und nonverbalen Rapport herzustellen. Diese Sachverhalte sind sowohl anschlussfähig in der diskursiven Bewertung professioneller Anforderungen auf der Makroebene (Jacob & Dick 2014) als auch in der wissenschaftlichen Bearbeitung berufsethisch dilemmatischer Handlungskontexte (Jacob & Groß 2014, 2016). Das methodische Potenzial des Triadengesprächs erweist sich mit der hiermit vorliegenden Studie als hinreichend durchdringend, um in einer institutionell explizierten Ethik zur praktischen und gewinnbringenden Anwendung zu gelangen (Jacob & Dick

2016). Die Ergebnisse und Methoden dieser Studie erweisen sich als wirksam und praktikabel, die Grenzen des bestehenden Professionswissens dorthin auszudehnen, wo man mit der eigenen Expertise allein keinen Zugang hin findet. Dies entspricht dem Anspruch an eine autonome Wissensentwicklung und Qualitätsförderung, wie sie auch den Studiengang „Integrated Practice in Dentistry" auszeichnet.

Literatur

Abbott, A. (1988). The system of professions. Chicago: The University of Chicago Press.

Antonovsky, A. (1997). Salutogenese. Zur Entmystifizierung der Gesundheit. Tübingen: dgvt-Verlag.

Bahrs, O., Heim, S., Kalitzkus, V., Matthiessen, P., Meister, P. & Müller, H. (2003). "Gesundheitsfördernde Praxen": Salutogenetische Orientierung in der Hausarztpraxis. Der Mensch, März 2003.

Balint, M. (1976). Der Arzt, sein Patient und die Krankheit. Stuttgart: Klett-Cotta.

Beck, R. S., Daughtridge, R. & Sloane, P. D. (2002). Physician- Patient Communication in the Primary Care Office: A Systematic Review. Journal of the American Board of Familiy Medicine, 15, 25-38.

Bateson, G., Jackson, D. D., Haley, J. & Weakland J. H. (1956). Towards a Theory of Schizophrenia. Behavioural Science 1956, 1, 215-246.

Beck, U., Bonß, W. & Lau, C. (2001). Theorie reflexiver Modernisierung – Fragestellungen, Hypothesen, Forschungsprogramme. In U. Beck & W. Bonß (Hrsg.), Die Modernisierung der Moderne (S. 11-59). Frankfurt a.M.: Suhrkamp.

Cierpka, M., Orlinsky, D., Kächele, H. & Buchheim, P. (1997). Studien über Psychotherapeutinnen und Psychotherapeuten. Wer sind wir? Wo arbeiten wir? Wie helfen wir? Psychotherapeut, 42 (5), S. 269-281.

Dick M. (2006). Triadengespräche als Methode der Wissenstransformation in Organisationen. In V. Luif, G. Thoma & B. Boothe (Hrsg.), 2006, Beschreiben - Erschließen - Erläutern. Psychotherapieforschung als qualitative Wissenschaft (S. 141-166). Lengerich: Pabst.

Dick, M. (2012). Führung und Zusammenarbeit in der Zahnarztpraxis. Fachhochschule Nordwestschweiz, Olten: Fachseminar, 27. & 28.01.2012.

Dick, M. (2016). Professionsentwicklung als Forschungs- und Handlungsfeld. In M. Dick, W. Marotzki & H. Mieg (Hrsg.) Handbuch Professionsentwicklung (S. 9-24). Bad Heilbrunn: Klinkhardt / utb.

Dick, M. & Jacob, M. (2009). Das zahnmedizinische Gutachten - Ausweg oder Abstellgleis? Vortragsskript aus: Training für den erfahrenen Sachverständigen, Upgrade Praxis der Begutachtung (20.11.2009 - 21.11.2009); Akademie für zahnärztliche Fortbildung, Karlsruhe. Online: http://vhs.za-karlsruhe.de/vhs/ressourcen/files/Fortbildung_GUT_Update_KA_Nov_2009.pdf. [letzter Zugriff 07.05.2016].

Dick, M. & Jacob, M. (2010). Vom Misserfolg jenseits des Fehlers: das entdeckende Potential des Triadengesprächs. Wirtschaftspsychologie, 12 (4), 67-77

Dick, M. & Wehner, T. (2007). The Triad Conversation as a Method of Transforming Local Experience into Shared Knowledge. In N. Gronau (Hrsg.), 4th Conference on Professional Knowledge Management - Experiences and Visions (S. 277-284). Berlin: GITO-Verlag.

Engel, G. L. (1977). The need for a new medical model: a challenge for biomedicine. Science, 196, 129-136.

Grawe, K., Donati, R. & Bernauer, F. (1994). Psychotherapie im Wandel: Von der Konfession zur Profession. Göttingen: Hogrefe.

Heners M. (1991). Die Bedeutung allgemein anerkannter Regeln und ihrer Kriterien für die Qualitätsdiskussion in der Zahnmedizin. Dt zahnärztl Z, 91; 46 (4), 262-266

Horvath, A. O. & Symonds, B. D. (1991). Relation between working alliance and outcome in psychotherapy: A meta- analysis. Journal of Counseling Psychology, 38 (2), 139-149.

Jacob, M. (2006). Psychogene Zahnersatzunverträglichkeit- eine Fallrekonstruktion zur Exploration von Frühindikatoren, Universität Magdeburg Masterarbeit, 38-41.

Jacob, M., Dick, M. & Walther, W. (2008). Double Bind in Dentistry - Frühindikatoren psychogener Zahnersatzunverträglichkeit. Deutsche Zahnärztliche Zeitschrift, 93 (3), 175-180.

Jacob, M. (2012). Die reflexive Bearbeitung des Misserfolgs als Beitrag zur Professionsentwicklung - Empirische Rekonstruktion von Misserfolgen im Triadengespräch am Beispiel der zahnmedizinischen Profession. Leverkusen: Budrich-Verlag.

Jacob, M. & Dick, M. (2014). Die dritte Instanz – Zur Bedeutung des Patientenrechtegesetzes; ZM, 10, 98-103.

Jacob, M. & Dick M. (eingereicht 2016). Ethisches Handeln in der Berufspraxis: Das Triadengespräch als Methode des Lernens aus Misserfolgen. eingereicht für: Themenheft „Dental Ethics – Ethik in der Zahnheilkunde" der Zeitschrift „Ethik in der Medizin" (VÖ: 2017)

Jacob, M. & Groß D. (2014). Fallstricke und dilemmatische Aspekte in der zahnärztlichen Behandlung von Angehörigen und (emotional) Verwandten. Pitfalls and ethical dilemmas in the dental treatment of relatives and other close relations, Deutsche Zahnärztliche Zeitschrift, 69 (11), 552-555

Jacob, M. & Groß D. (2016). Gutachterliche Anforderungen in der zahnärztlichen Fallwürdigung unter Berücksichtigung professionsethischer Verpflichtungen. Eingereicht und angenommen zur Publikation: Deutsche Zahnärztliche Zeitschrift (2016).

Kurtz, S., Silverman, J. & Draper, J. (2006). Teaching and learning communication skills in medicine. Oxford: Radcliffe.

Marotzki, W. (1990). Entwurf einer strukturalen Bildungstheorie. Biographietheoretische Auslegung von Bildungsprozessen in hochkomplexen Gesellschaften. Weinheim: Deutscher Studienverlag.

Mieg, H. A. (2005). Professionalisierung. In F. Rauner (Hrsg.), Handbuch Berufsbildungsforschung (S. 342-349). Bielefeld: Bertelsmann.

Oevermann U. (1996). Theoretische Skizze einer revidierten Theorie professionellen Handelns. In A. Combe & W. Helsper (Hrsg.), Pädagogische Professionalität (S. 70-183). Frankfurt a. M.: Suhrkamp.

Orlinsky, D. E., Ronnestad, M. H. & Willutzki, U. (2004). Fifty years of psychotherapy process-outcome research. In M. J. Lambert (ed.), Garfield's Handbook of Psychotherapy and Behavior Change. 5th ed. New York: John Wiley & Sons.

Parsons, T. (1968). Social Systems. In Social Systems and the Evolution of Action Theory (S. 177-203). New York: Free Press 1977.

Schütze, F. (1996). Organisationszwänge und hoheitsstaatliche Rahmenbedingungen im Sozialwesen: Ihre Auswirkungen auf die Paradoxien des professionellen Handelns. In A. Combe & W. Helsper (Hrsg.), Pädagogische Professionalität. Untersuchungen zum Typus pädagogischen Handelns (S. 183-275). Frankfurt a. M.: Suhrkamp.

Schweickhardt, A. & Fritzsche, K. (2009). Kursbuch ärztliche Kommunikation: Grundlagen und Fallbeispiele aus Klinik und Praxis. Köln: Deutscher Ärzte-Verlag.

Stewart, M. (1995). Effective Physician-Patient Communication and Health Outcomes: A Review. Canadian Medical Association Journal, 152, 1423-1433.

Ulbricht, S., Dick, M. & Jacob, M. (2011). Weiterbildung mit Nachhaltigkeit im Kontext von Continuing Professional Development (CPD). Saarl. Ärzteblatt, 1, 14-16.

Walther W. & Dick M. (2007). Continuing Professional Development (CPD) Strategie lebenslanges Lernen. ZM, 97 (16), 74-78.

Watzlawick, P., Beavin, J. & Jackson, D. (2000). Menschliche Kommunikation. Formen, Störungen, Paradoxien; 10. Auflage. Bern: Huber.

5 Berufliche Identität

Identitätsentwicklung von Zahnärzten

Astrid Seltrecht

Zur Identitätsentwicklung im Spiegel disziplinspezifischer und disziplinübergreifender Konzepte

Auf dem modernen Arbeitsmarkt sind heute Arbeitnehmer erwünscht, die in räumlicher, aber auch in kognitiver Hinsicht mobil und flexibel sind, um den sich ständig wandelnden Arbeitsbedingungen gerecht zu werden. In diesem Zusammenhang ist zu fragen, ob (berufliche) Identität, einmal entwickelt, für immer Bestand hat oder aber über die Lebensspanne hinweg veränderbar ist. Im wissenschaftlichen Diskurs über (berufliche) Identität gibt es zum einen die Position, dass sich eine stabile Identität gar nicht erst ausbilde, wenn Lebensentwürfe nicht langfristig angelegt werden können (Sennett 1998). Eine andere Position betrachtet die Identitätsentwicklung mit Erreichen des Erwachsenenalters als abgeschlossen und somit als unabhängig von sich verändernden gesellschaftlichen Prozessen und damit einhergehenden arbeitsmarktbedingten Erwartungen an die berufstätigen Personen (Erikson 1973). Eine dritte Position schließlich – und hier verortet sich auch der vorliegende Beitrag – geht davon aus, dass sich (berufliche) Identität über die gesamte Lebensspanne hinweg entwickeln kann. Diese dritte Position findet sich in wissenschaftlichen Konzepten ganz unterschiedlicher Fachdisziplinen. Auch wenn nicht alle diese Konzepte den Begriff der Identität im Namen tragen, zielen sie doch immer auf die Selbstreflexion der eigenen Person ab, in deren Konsequenz sich Prozesse der Veränderung auf der Ebene der Person bzw. des Selbst vollziehen.

Professionstheoretisch lässt sich Identitätsentwicklung mit dem Begriff der „individuellen Professionalisierung" in Zusammenhang bringen. Zu Beginn der professionstheoretischen Forschung wurde unter dem Begriff der Professionalisierung die Entwicklung einer Tätigkeit zu einem Beruf, ggf. bis hin zu einer Profession, d.h. zu einem „besonderen Beruf", verstanden. Mit den qualitativen Forschungsarbeiten der Chicagoer Schule, die dann in Deutschland mit den z.B. um Rudolf Stichweh (1996), Ulrich Oevermann (1996) und Fritz Schütze (1996) entstandenen Arbeiten fortgesetzt wurde, hat sich der Bedeutungsgehalt der Kategorie Professionalisierung jedoch erweitert: Heute wird zwischen der „kollektiven Professionalisierung", der Entwicklung eines Berufs bzw. einer Profession (wie z.B. der Zahnmedizin), und der „individuellen Professionalisierung", also der persönlichen Entwicklung des einzelnen Berufsgruppenvertreters (wie z.B. der Zahnärztin oder des Zahnarzts), unterschieden. „Vorgänge der individuellen Verberuflichung erschöpfen sich nicht nur in der formalen Übertragung der von den kollektiven Prozessen ausgehenden Impulse und Herausforderungen oder in der Aneignung von kodifiziertem Berufs- und wissenschaftlichem Wissen; vielmehr sind sie nur lose an die kollektiven Prozesse gekoppelt und gehorchen z.T. eigenen Gesetzen und Regeln. So ist die Ausdifferenzierung einer professionellen

Identität nicht künstlich zu erzeugen oder von außen zu beeinflussen, sondern strikt an die Selbsttätigkeit des Subjekts und die autonomen Entscheidungen des Professionsnovizen gebunden" (Nittel & Seltrecht 2008, S. 141).

Diese Prozesse der individuellen Professionalisierung können *biografieanalytisch* mithilfe autobiografischer Erzählungen methodisch kontrolliert rekonstruiert werden. *Biografietheoretisch* werden Prozesse der individuellen Professionalisierung mit der Kategorie des „biografischen Wandlungsprozesses" erfasst: Biografische Wandlungsprozesse sind handlungsschematische Wandlungen der Selbstidentität und/oder Umschichtungen der dominanten Ordnungsstruktur des Lebensablaufs, also der Art und Weise, wie die eigene Biografie konstruiert, in welchem Licht sie aufgrund der aktuellen Lebenssituation dargestellt wird. Biografische Wandlungsprozesse treten mitunter als Folge der handlungsschematischen und alltagstheoretischen Verarbeitung von Erleidensprozessen auf. Ein biografischer Wandlungsprozess verläuft jedoch nicht intentional, wenngleich er auf ständige Erweiterung der Handlungsmöglichkeiten ausgelegt ist und die im Inneren einer Person bereits vorhandenen, bisweilen aber unentdeckten Kreativitätspotenziale freilegt und entfaltet.

Ein biografischer Wandlungsprozess, d.h. die umfassende Veränderung von Welt- und Selbstbezug, lässt sich wiederum mit der *erziehungswissenschaftlichen* Kategorie der Bildung in Verbindung bringen: „Bildung ist die Anregung aller Kräfte eines Menschen, damit diese sich über die *Aneignung der Welt* wechselseitig entfalten und zu einer *sich selbst bestimmenden Individualität oder Persönlichkeit* führen, die in ihrer Idealität und Einzigartigkeit die Menschheit bereichere." (Humboldt 1809, Hervorhebung A. S.)

Unter *berufspädagogischer* Perspektive geht es darum, die allgemeine Bildung im Rahmen der beruflichen Ausbildung fortzusetzen und berufliche Handlungskompetenz mit pädagogischer Absicht, unter der Bedingung der Ungewissheit und mit dem Risiko des Scheiterns didaktisch geplant und unter Rückgriff auf verschiedene Unterrichtsmethoden im Kontext der berufsbildenden Schule zu ermöglichen. Der Vermittlung beruflicher Handlungskompetenz wird ein Stufenmodell der Kompetenzentwicklung zugrunde gelegt, das von einem Anfänger *(novice)* ausgeht und über die Stufe des fortgeschrittenen Anfängers *(advanced)*, die des Kompetenten *(compentent)*, die des Erfahrenen *(proficient)* bis hin zu der des Experten *(expert)* reicht (Eraut 1994, Dreyfuß & Dreyfuß 1986, Benner et al. 2000, Rauner 2004).

Im Zusammenhang mit der berufspädagogisch intendierten Kompetenzentwicklung vom Novizen zum Experten müssen auch die *bildungspolitischen* Ordnungsmittel der beruflichen Kompetenzentwicklung genannt werden. Auch in ihnen gibt es Hinweise für Lehrkräfte, dass eine Persönlichkeitsentwicklung angestrebt wird, berufliche Bildung also nicht losgelöst von allgemeiner Bildung betrachtet werden soll. Allerdings unterscheiden sich die in den Ordnungsmitteln dargelegten Kompetenzmodelle mitunter grundlegend voneinander oder stehen sich sogar konträr gegenüber, wie z.B. der Kompetenzbegriff im Europäischen Qualifikationsrahmen (EQR) und der Kompetenzbegriff im Deutschen Qualifikationsrahmen (DQR). Oder es wird Sozialkompetenz neben Personalkompetenz gestellt (KMK), oder aber Sozialkompetenz wird zusammen mit Selbstkompetenz als Teil der Personalkompetenz angesehen (DQR). Auch taucht Selbstkompetenz explizit im Deutschen Qualifikationsrahmen auf, wird aber in den Rahmenlehrplänen der Kultusministerkonferenz nicht explizit ausgewiesen.

Das augenscheinliche Primat der Fachkompetenz im Studium der Zahnmedizin

Die aufgezeigten disziplinspezifischen und disziplinübergreifenden Bedeutungsweisen und theoretisch, methodisch oder professionell-praktischen Verwendungsweisen, die sich mit dem Begriff der Identität in Verbindung bringen lassen, spiegeln die Komplexität des Themas und den interdisziplinären Charakter dieses Gegenstands wider. Verbleiben wir in der professionstheoretischen Perspektive, so unterscheiden wir hier nicht nur zwischen der kollektiven und der individuellen *Professionalisierung*, sondern kennen neben dieser Prozesskategorie auch die Strukturkategorie *Profession*, die einen besonderen Beruf zu einem konkreten Zeitpunkt aufgrund einer ausgewählten Professionstheorie und der darin postulierten Merkmale für eine Profession als solche kennzeichnet. Und schließlich gibt es mit der Kategorie der *Professionalität* eine professionstheoretische Kategorie auf der Handlungsebene, die uns Aussagen über das Handeln von Berufsgruppenvertretern und Professionsangehörigen in der konkreten beruflichen Situation treffen lassen. Keine dieser Perspektiven aber ist explizit auf die Ebene der Person, der Identität, des Selbst, der Persönlichkeit eines Professionsangehörigen fokussiert. Was macht eine professionelle Identität aus? Was ist unter einer professionellen Persönlichkeit zu verstehen? Was ist – in der Fortsetzung des differenztheoretischen Ansatzes – ein *Professioneller*? Und lassen sich konkret Aussagen über das, was eine „zahnärztliche Identität" ausmacht, treffen? Die Antwort auf diese Frage aber ist Voraussetzung dafür, dass eine pädagogisch forcierte Identitätsentwicklung im Kontext von Hochschuldidaktik, aber auch in Fort- und Weiterbildung stattfinden kann – auch vor dem Hintergrund, dass Lern- und Bildungsprozesse nur in pädagogischer Absicht geplant werden können, ihre Erfolgswahrscheinlichkeit aber aufgrund wirkender Antinomien und Paradoxien ungewiss bleibt.

Schaut man mit dieser Fragestellung in die Approbationsordnung für Zahnärzte, findet man Aussagen über die Prüfungsbestandteile: eine naturwissenschaftliche Vorprüfung in den Fächern Physik, Chemie und Zoologie (vgl. §21 Abs.1 ZÄPrO), eine zahnmedizinische Vorprüfung in den Fächern Anatomie, Physiologie, Physiologische Chemie und Zahnersatzkunde (vgl. §28 Abs.1 ZÄPrO) und die zahnärztliche Prüfung zu den Abschnitten Allgemeine Pathologie und pathologische Anatomie, Pharmakologie, Hygiene, medizinische Mikrobiologie und Gesundheitsfürsorge, Innere Medizin, Haut- und Geschlechtskrankheiten, Hals-, Nasen- und Ohrenkrankheiten, Zahn-, Mund- und Kieferkrankheiten, Chirurgie, Zahnerhaltungskunde, Zahnersatzkunde sowie Kieferorthopädie (vgl. §40 Abs.1 ZÄPrO). Bereits vor zehn Jahren plädierte der Wissenschaftsrat für eine Reform der aus dem Jahr 1955 stammenden Approbationsordnung für Zahnärzte und eine Zieldefinition der zahnmedizinischen Ausbildung in Anlehnung an die Approbationsordnung für Ärzte (ÄApprO) aus dem Jahr 2002: „Ziel der zahnärztlichen Ausbildung muss der *wissenschaftlich und praktisch in der Zahnmedizin ausgebildete Zahnarzt sein, der zur eigenverantwortlichen und selbstständigen ärztlichen Berufsausübung, zur Weiterbildung und zu ständiger Fortbildung befähigt ist.*" (Wissenschaftsrat 2005, S.39)

Die Prüfungsbestandteile und damit die explizit ausgewiesenen Ausbildungsinhalte beziehen sich durchweg auf die Erlangung von Fachkompetenz.

Werden diese in der aktuellen und der forcierten Approbationsordnung mit den Zielen einer dualen Ausbildung, bspw. für Zahnmedizinische Fachangestellte, verglichen, so sind für die letztgenannte Ausbildung nicht nur Fachkompetenzen, sondern auch Personalkompetenz und Sozialkompetenz im beruflichen Handeln explizite Ziele, womit die Entwicklung beruflicher Identität Bestandteil der Curricula auf Makro-, Meso- und Mikroebene ist. Ein Auszug aus dem Rahmenlehrplan für den Ausbildungsberuf Zahnmedizinischer Fachangestellter/Zahnmedizinische Fachangestellte (2001) soll dies verdeutlichen:

- „**Handlungskompetenz** entfaltet sich in den Dimensionen von Fachkompetenz, Personalkompetenz und Sozialkompetenz.
- **Fachkompetenz** bezeichnet die Bereitschaft und Fähigkeit, auf der Grundlage fachlichen
- Wissens und Könnens Aufgaben und Probleme zielorientiert, sachgerecht, methodengeleitet und selbständig zu lösen und das Ergebnis zu beurteilen.
- **Personalkompetenz** bezeichnet die Bereitschaft und Fähigkeit, als individuelle Persönlichkeit die Entwicklungschancen, Anforderungen und Einschränkungen in Familie, Beruf und öffentlichem Leben zu klären, zu durchdenken und zu beurteilen, eigene Begabungen zu entfalten sowie Lebenspläne zu fassen und fortzuentwickeln. Sie umfasst personale Eigenschaften wie Selbständigkeit, Kritikfähigkeit, Selbstvertrauen, Zuverlässigkeit, Verantwortungs- und Pflichtbewusstsein. Zur ihr gehören insbesondere auch die Entwicklung durchdachter Wertvorstellungen und die selbstbestimmte Bindung an Werte.
- **Sozialkompetenz** bezeichnet die Bereitschaft und Fähigkeit, soziale Beziehungen zu leben und zu gestalten, Zuwendungen und Spannungen zu erfassen, zu verstehen sowie sich mit anderen rational und verantwortungsbewusst auseinanderzusetzen und zu verständigen. Hierzu gehört insbesondere auch die Entwicklung sozialer Verantwortung und Solidarität." (Rahmenlehrplan für den Ausbildungsberuf Zahnmedizinischer Fachangestellter/Zahnmedizinische Fachangestellte, Beschluss der Kultusministerkonferenz vom 11.5.2001, S. 4; Hervorhebung im Original)

Wird in der beruflichen Bildung die Entwicklung von Sozialkompetenz und Personalkompetenz explizit im Curriculum auf Makro-, Meso- und Mikroebene verankert (d.h. Erarbeitung eines bundeseinheitlichen Rahmenlehrplans durch ein berufenes Gremium; didaktische Jahresplanung auf der Ebene der berufsbildenden Schule durch die Gruppe der Lehrenden, die im Lernfeld unterrichten, sowie die Planung von einzelnen Unterrichtsstunden durch die jeweilige Lehrkraft), finden sich in der Approbationsordnung für Zahnärzte lediglich Hinweise auf die Erlangung fachlicher Kompetenzen. Inwieweit eine hochschuldidaktische Ausweitung der Learning Outcomes auch auf Sozialkompetenz und Personalkompetenz an den einzelnen universitären Standorten vorgenommen wird (Planungsperspektive) und inwieweit eine Identitätsentwicklung von angehenden Zahnärzten tatsächlich durch hochschuldidaktische Interventionen erfolgt (Lernerfolgs- bzw. Kompetenzmessung aufgrund von objektivierten Kriterien sowie Analyse der Perspektiven der Lehrenden und der Lernenden), sind Fragen, deren sich die Studierenden im Masterstudiengang „Integrated Practice in Dentistry" im Rahmen von Qualifikationsarbeiten annehmen sollen. Eine weitere Frage ist die nach der Bedeutung des *hidden curriculums* für die Entwicklung von Sozialkompetenz und Personalkompetenz von angehenden Zahnärzten und Zahnärztinnen. Orientierung hierbei bieten bspw. die Arbeit von Boshuizen und Schmidt (1992) und nicht zuletzt die wichtige Studie *Boys in White* von Howard Becker, Blanche Geer, Everett Hughes und Anselm Strauss (1961), seit der bekannt ist, dass Studierende der Humanmedizin ihr Studium mit großem Idealismus beginnen, im Laufe des Studiums zynisch werden, um am Ende des Studiums ihren Idealismus zurückgewinnen, der nun jedoch wissensbasiert ist, und eine gemeinwohl- und patientenorientierte Haltung entwickeln. Inwieweit diese Ergebnisse auf das Werden von Zahnärzten – über die Aneignung von Wissen und Fertigkeiten hinaus – im Verlauf des Studiums übertragen werden kann, ist bislang nicht bekannt.

Identitätsentwicklung von Zahnärzten in und durch Sozialforschung

Die Entwicklung beruflicher Identität ist mit Abschluss des Studiums der Zahnmedizin jedoch nicht abgeschlossen. Dies zeigen eindrücklich, die im Rahmen des Masterstudiengangs „Integrated Practice in Dentistry" entstanden Abschlussarbeiten. Die im Laufe der Berufsbiografie sich vollziehenden Prozesse der Erfahrungsaufschichtung werden jedoch von den Zahnärztinnen und Zahnärzten nicht durchweg positiv erlebt. Berufsbiografische Einsichten erfolgen mitunter aufgrund einer Differenzerfahrung oder sogar einer Leiderfahrung.

In seiner Arbeit zum Verhältnis von Profession und Lebenswelt befragt Claus Pfistner (2007) Berufskollegen und -kolleginnen sowie deren Lebenspartner nach Erfahrungen und Strategien der Work-Life-Balance. Im Ergebnis zeigt sich, dass das Modell der Work-Life-Balance nur bedingt für Angehörige der Profession der Zahnmedizin anwendbar ist, da eine Trennung zwischen beruflicher Praxis und privaten Lebensbereichen aufgrund der an die Professionsangehörigen gerichteten Erwartungen nicht konsequent möglich ist.

Gerät das Verhältnis von Arbeitsanstrengung und Regeneration in der Freizeit jedoch in Schieflage, können daraus Leidenserfahrungen, wie sie ein Burnout-Syndrom darstellt, erwachsen, die bis zur Aufgabe der Zahnarztpraxis und der Berufstätigkeit führen können. Klaus Spranz (2011) untersucht mithilfe autobiografisch narrativer Interviews die besondere Situation der betroffenen Personen, um diese auch in der Kollegenschaft transparent zu machen und hierfür zu sensibilisieren.

Leidvoll kann ebenfalls das Scheitern einer Berufsausübungsgemeinschaft (BAG) erlebt werden. Herbert Martin (2010) untersucht, ebenfalls mit narrativen Interviews, die Perspektive der Akteure, um Verläufe, Bedingungen und subjektive Einschätzungen erfassen zu können. Im Ergebnis zeigt sich, dass ein „Professioneller Bewusstseinskontext" ausschlaggebend für das Gelingen von Berufsausübungsgemeinschaften ist: „Auftretende Belastungen scheinen aus beruflichen Diskrepanzen zu resultieren. Wirkt die postulierte Klammer der Profession, deren Subsumption die professionelle Kollegialität ist, nicht mehr korrigierend oder ist sie nicht mehr ausreichend elastisch, gerät die BAG in eine Krisenphase. Sind keine Kompensationen mehr möglich und dynamisiert sich die Entwicklung, beispielsweise induziert durch die Praxisorganisation oder die Patienteninteraktion, wird eine Konfliktphase mit einem möglichen Trennungsfanal erreicht." (Martin 2010, S. 109)

Erzählungen werden auch der Arbeit von Johannes Schmitt (2015) zugrunde gelegt. Im Rahmen einer Einzelfallstudie eines Zahnarztes, der sich ehrenamtlich über viele Jahre in Nepal engagiert hat, generiert er eine Vielzahl an Hypothesen, bspw. dass „die Begegnung mit Armut und Not (…) eine Veränderung der eigenen Werte und des Betrachtungsmaßstabes zur Folge haben, insbesondere das Bewusstsein des eigenen Privilegs und Wohlstandes im Vergleich zur Situation der Menschen in den Projektländern." (Schmitt 2015) Erlebt wird die ehrenamtliche Tätigkeit als Ausgleich zur Tätigkeit in Deutschland, da sie für Zufriedenheit im Arbeitsalltag sorgt, mehr Anerkennung und Dankbarkeit durch die Patienten erfahren wird und damit zugleich die eigene persönliche Identität bereichert wird.

Ebenfalls im Ausland angesiedelt, nun aber auf die Versorgungssituation der Bevölkerung durch Aufbau einer zahnmedizinischen Einrichtung in einer unterversorgten Region fokussiert, wird in der Masterarbeit von Immanuel Funk (2010) unter Rückgriff auf eine quantitative Erhebung die Perspektive der Patienten untersucht. „Die Ergebnisse zeigen, dass (mit dem Aufbau der Klinik – A.S.) die Phase der reinen Notfallversorgung überwunden ist und ein nachhaltig funktionsfähiges Gleichgewicht zwischen Basisversorgung und systematischer Therapie erreicht wurde" (Funk 2010, S. 3).

Etwas anders gelagert als die bisher genannten Arbeiten ist die diskursanalytische Untersuchung von Martin Honig (2006), der er 34 Pressemitteilungen des Freien Verbandes deutscher Zahnärzte (FVDZ) aus dem Jahr 1998 zugrunde legt. Anhand seiner Auswertung zeigt er auf, dass die Pressearbeit des Verbandes den selbstgesetzten Zielen, d.h. der der Sicherstellung zentraler Werte der Profession, nicht gerecht wird. Hier also ist zukünftig Identitätsarbeit einer Institution gefragt.

In allen genannten Arbeiten werden immer auch Bezüge zur „individuellen Professionalisierung" der Autoren hergestellt. Immer reflektieren sie ihren eigenen Bezug, z.B. zur Haltung gegenüber ehrenamtlichem Engagement oder zur eigenen gesundheitlichen Gefährdung durch Arbeits(über)belastung, in Bezug auf das Thema ihrer Masterarbeit. In besonderer Weise ist diese Selbstreflexion jedoch in der Arbeit von Sybille Preuß und Barbara Wiest (2007) gegeben. Sie reflektieren gegenseitig ihr professionelles Handeln in der eigenen Praxis durch kollegiale Beratung. Eine der beteiligten Frauen kam auf diese Weise zu dem Schluss, sich mehr auf das zahnmedizinisch Fachliche zu konzentrieren und die starke, ihre persönlichen Ressourcen angreifende Zugewandtheit gegenüber den Patienten, die sie im Rahmen des Reflexionsprozesses als (psycho-)„therapeutisches Verhalten" erkannte, zu reduzieren. Die andere der beiden will sich stärker als bisher dem Team annehmen und hier Strategien der Mitarbeiterführung implementieren.

Die Auswahl allein dieser Arbeiten bestätigt aufs Neue, dass die Masterarbeiten sowohl einen Beitrag zur Professionalisierung der Profession als auch der Personen, die diese Studien durchführten, leistet. Gerade die persönlichen Statements, die nicht von außen evoziert wurden, zeugen davon, dass die Idee des Studiengangs bezüglich der Ausbildung von *scientist practitioner* aufgegangen ist.

Literatur

Becker, H. S., Geer, B., Hughes, E. C. & Strauss, A. (1961). Boys in white. Student Culture in Medical School. Chicago: The University of Chicago Press.

Benner, P., Tanner, C. A. & Chesla, C.A. (2000). Pflegeexperten: Pflegekompetenz, klinisches Wissen und alltägliche Ehtik. Bern: Hans Huber Verlag.

Boshuizen, H. P. & Schmidt, H. G. (1992). On the role of biomedical knowledge in clinical reasoning by experts, intermediates and novices. Cognitive Science, 16, 153–184.

Dreyfuß, H. L. & Dreyfuß, S. E. (1986). Mind over maschine: the power of human intutition and expertise in the era of the computer. New York: Free Press.

Eraut, M. (1994). Developing professional knowledge and competence. London: Routledge.

Erikson, E. H. (1973). Identität und Lebenszyklus. Frankfurt a. M.: Suhrkamp.

Funk, I. (2010): Aufbau einer selbsttragenden zahnärztlichen Versorgung in einem strukturschwachen ländlichen Umfeld – das Modell der Duncan Dental Clinic in Raxaul, Nordindien. Universität Magdeburg: Masterarbeit.

Honig, M. (2006). Reaktionen des Freien Verbandes deutscher Zahnärzte auf die Neuregelung im Bereich Zahnersatz im Jahr 1998 – eine Diskursanalyse. Universität Magdeburg: Masterarbeit.

Martin, H. H. (2010). Die Rolle der Professionalität beim Scheitern von Berufsausübungsgemeinschaften. Eine narrative Studie bei Heilkundlern. Universität Magdeburg: Masterarbeit.

Nittel, D. & Seltrecht, A. (2008). Der Pfad der „individuellen Professionalisierung". Ein Beitrag zur kritisch-konstruktiven erziehungswissenschaftlichen Berufsgruppenforschung. BIOS – Zeitschrift für Biographieforschung, Oral History und Lebensverlaufsanalysen, Heft 1, 124–145.

Oevermann, U. (1996). Theoretische Skizze einer revidierten Theorie professionellen Handelns. In A. Combe & W. Helsper (Hrsg.), Pädagogische Professionalität. Untersuchungen zum Typus pädagogischen Handelns (S. 70-182). Frankfurt a. M.: Suhkamp.

Pfistner, C. (2007). Empirische Aspekte zum Verhältnis zahnärztlicher Profession und Lebenswelt. Universität Magdeburg: Masterarbeit.

Rauner, F. (2004). Praktisches Wissen und berufliche Handlungskompetenz. Universität Bremen, Institut Technik & Bildung: ITB Forschungsberichte Nr. 14.

Schmitt, J. (2015). Ehrenamtliche Entwicklungsarbeit und zahnärztliche Profession: Eine explorative Biographieanalyse. Universität Magdeburg: Masterarbeit.

Schütze, F. (1996). Organisationszwänge und hoheitsstaatliche Rahmenbedingungen im Sozialwesen: Ihre Auswirkungen auf die Paradoxien des professionellen Handelns. In A. Combe, & W. Helsper (Hrsg.), Pädagogische Professionalität. Untersuchungen zum Typus pädagogischen Handelns (S. 183-275). Frankfurt a. M: .Suhrkamp.

Sennett, R. (1998). Der flexible Mensch. Die Kultur des neuen Kapitalismus. Berlin: Berlin-Verlag.

Spranz, K. (2011). Diagnose „Burnout-Syndrom" und die beruflichen Konsequenzen für den niedergelassenen Zahnarzt – eine empirische Studie. Universität Magdeburg: Masterarbeit.

Stichweh, R. (1996). Professionalität in einer funktional differenzierten Gesellschaft. In A. Combe, & W. Helsper (Hrsg.), Pädagogische Professionalität. Untersuchungen zum Typus pädagogischen Handelns (S. 49-69). Frankfurt a. M.: Suhrkamp.

Wiest, B. & Preuß, S. (2007). Der Einfluss des sozialen, kulturellen und ökonomischen Umfeldes auf die Tätigkeit des Zahnarztes in der Praxis. Universität Magdeburg: Masterarbeit.

Empirische Aspekte zum Verhältnis zahnärztliche Profession und Lebenswelt

Claus Pfistner

Einleitung

Das Bundesministerium für Familie, Senioren, Frauen und Jugend teilt das Spektrum der Work-Life-Balance-Maßnahmen in drei große Gruppen ein.

- Maßnahmen zur intelligenten Verteilung der Arbeitszeit im Lebensverlauf und zu einer ergebnisorientierten Leistungserbringung
- Maßnahmen zur Flexibilisierung von Zeit und Ort der Leistungserbringung
- Maßnahmen, die auf Mitarbeiterbindung durch Laufbahnplanung,
- Förderung der Qualifikation und eine umfassende Sicherung der
- Beschäftigungsfähigkeit abzielen

Gleichzeitig werden die Stellschrauben für die Umsetzung dieser Maßnahmen aufgezeigt. Schlagworte für diese Stellschrauben sind solche Begriffe wie Teilzeit- und Telearbeit, Job-Sharing, Wiedereinstiegsprogramme für Frauen, haushaltsnahe Dienstleistungen, Unterstützung bei Kinderbetreuung und Sensibilisierungsstrategien für Führungskräfte beschrieben. Angelehnt an diese Beschreibung hat sich im Laufe meiner Interviewerhebung und der Inhaltsanalyse mein Thema der Masterarbeit entwickelt. „Empirische Aspekte zum Verhältnis zahnärztliche Profession und Lebenswelt" hat mit seiner Fragestellung aufgezeigt, an welchen Stellen der Zahnarzt immer wieder Stellschrauben betätigen muss, um seine Berufswelt und seine Lebenswelt zu balancieren.

Material und Methoden

In der Studie werden 13 Berufskollegen und 9 Lebenspartner zur ihren Erfahrungen und Strategien zur Vereinbarkeit des beruflichen mit den privaten Lebensbereichen befragt.

Ergebnisse

Aus den Daten leitet der Autor drei Modelle ab. Dabei unterscheidet er zwischen einem Modell, in dem das berufliche Leben das privaten dominiert, einen Modell, in dem das private das berufliche Leben dominiert und einem dritten, in dem eine Balance angestrebt wird. Er vergleicht diese mit dem Konzept der Work-Life-Balance. Dabei stellt sich heraus, dass dieses Modell nur bedingt auf freie Professionen anzuwenden, ist, in denen die Trennung der beiden Sphären aufgrund der gesellschaftlichen Einbettung des Berufsstandes nicht in gleicher Weise möglich scheint.

Wichtige Stellschrauben werden im Folgenden dargestellt. Dazu gehört unter anderem die örtliche Zusammenführung von Praxis und Wohnraum, um eine höhere Präsenz in der Familie zu erreichen. Durchaus liegen in diesen Überlegungen auch Denkweisen nach logistischen Zusammenhängen wie z.B. die Nähe der Großeltern, Anbindung an öffentliche Verkehrsmittel und Versorgungsanbieter aus staatlichen und privaten Betrieben. Auch führen Praxiszusammenführungen mit Kollegen zu mehr zeitlichem Freiraum und finanziellen Erleichterungen. Praxisplanerische Überlegungen im Vorfeld lassen die Stellschrauben erkennen, um finanziellen Erfolg und kürzere Arbeitszeiten zu realisieren.

Die Zahnärztinnen beschreiben immer wieder, wie sie die hohen Anforderungen ihres Berufes und die Erziehung ihrer Kinder sowie ihre eigene Präsenz in der Familie balancieren lernen müssen. Auch die Zahnärzte, die Familienväter sind, zeigen die Stellschrauben auf, wie sie ihre Beteiligung an der Kindererziehung ermöglichen können, wenn auch der männliche Aspekt der Versorgerrolle im finanziellen Sinne hier stark sichtbar wird.

Das hohe Maß an Qualifikation und Fortbildung unter meinen Kommilitonen des Masterstudiums lässt den Aspekt der Stellschraube Qualifikationsmaßnahmen auf den ersten Blick in den Hintergrund treten. Dazu kann ich aus den vielen Gesprächen, die ich außerhalb meiner Studie mit meinen Kollegen führen durfte, sagen, dass eigentlich alle, trotz der großen Anstrengungen, die ein solches Studium mit sich bringt, den direkten Erfolg für Praxis und eigene Denkweisen mitgenommen haben. So konnten viele berichten, dass Umstellungen im Praxisalltag, die durch das Masterstudium forciert wurden, Arbeitserleichterung, mehr Effizienz und dadurch Zeitersparnis im Berufsalltag brachten. Natürlich war auch meine Ungeübtheit in der Interviewführung und die dadurch bedingte späte Erkenntnis, dass sich das Thema meiner Masterarbeit zu dem jetzigen Titel ändern musste, mit daran schuld, dass diese Stellschraube nicht gezielt hinterfragt wurde.

„Der Zahnarzt fühlt sich im Berufsleben und im Privatleben wohl, ist im Idealfall von Glück erfüllt; sein Lebenspartner, seine Familie oder sein Umfeld kann diesen besten Ton im Idealfall mitleben, sich dafür einbringen und steht hinter den Entscheidungen des Zahnarztes". Dieser Satz des Interviewpartners beschreibt gut das Ziel eines jeden Zahnarztes, wahrscheinlich eines jeden Angehörigen anderer Berufsgruppen, das er verfolgt. Um ein solches Ziel zu erreichen, sind im Berufsleben und Privatleben eben Maßnahmen notwendig, die zu finanziellem Erfolg, beruflicher Anerkennung, zu Freiheit und Ungebundenheit sowie zu Harmonie in der Lebenswelt führen. Eben diese Maßnahmen lassen sich ohne weiteres unter dem Begriff der Work-Life-Balance-Maßnahmen einordnen. Work-Life-Balance ist der Zustand, der gute Ton, den wir alle anstreben, wozu wir jeden erreichbaren Hebel umlegen, um diesen Zustand zu erreichen.

Diagnose „Burnout-Syndrom" und die beruflichen Konsequenzen für den niedergelassenen Zahnarzt – eine empirische Studie

Klaus Spranz

Einleitung

Aus einer eigenen übermäßigen Belastungssituation heraus entstand beim Autor Aufmerksamkeit für das Thema Burnout, und anstatt es zu verdrängen, entschließt er sich, es theoretisch und empirisch zu bearbeiten. So ist die Studie nicht nur ein Teil persönlicher Prävention, sondern dient dazu, das Thema ans Licht zu holen, und anderen betroffenen Kollegen Mut zu machen. In der Masterarbeit soll empirisch bearbeitet werden, wie sich das Burnout-Syndrom bei Betroffenen in der niedergelassenen Praxis darstellt, welche Erscheinungsformen existieren, wie die Verläufe und Konsequenzen erlebt werden, welche Bewältigungsstrategien beobachtbar sind und was dies alles für die zahnärztliche Praxis bedeutet.

Material und Methoden

Hierzu wurden mit drei Burnout-Betroffenen niedergelassenen Zahnärzten autobiographisch-narrative Interviews durchgeführt, welche zunächst deskriptiv ausgewertet wurden. Anschließend fand eine Zusammenfassung in Synopsen statt. Danach konnten die wichtigsten Übereinstimmungen und die Erscheinungsformen des Burnouts in der zahnärztlichen Berufsausübung herausgearbeitet werden.

Ergebnisse

In der Analyse werden Spuren des beruflichen Selbstverständnisses sichtbar, das durch eine hohe Leistungsbereitschaft – als internalisierte Form – gekennzeichnet ist. Auch nach dem diagnostizierten und voll ausgeprägten Burnout, das eine längere berufliche Auszeit bedeutet, wird scheinbar an diesen Idealen festgehalten.

Als Vertreter der Helferberufe sind sie gewohnt, die eigene Gesundheit und eigene Bedürfnisse zum Wohl der Patienten und der Familie in den Hintergrund zu stellen. Die Kandidaten wurden zu Vorstandsschaften in Vereinen oder Berufsgenossenschaften gedrängt, wodurch ihre Freizeitressourcen beschnitten wurden. Die Anfangsphasen des Burnouts blieben unbemerkt. Der in fortgeschrittener Burnout-Phase beginnende Leistungsabfall wurde von den Betroffenen ignoriert beziehungsweise die eingeschränkte Leistungsfähigkeit wurde nicht wahrgenommen. So wurden zum Beispiel komplexe Behandlungsfälle von den Kollegen aufgeschoben, jedoch nicht weiterüberwiesen. Die erkrankten Kollegen empfanden alltägliche Probleme als zunehmend belastend. Konzentrationsschwäche und Absencen wurden von den Erkrankten selbst nicht wahrgenommen. Nicht die Betroffenen, sondern ihr Umfeld stellte die Behandlungsbedürftigkeit fest. Eine erste stationäre Therapie brachte bei beiden Kandidaten wenig Besserung. Auffallend war, dass die erste stationäre Therapie von beiden Kandidaten retrospektiv als zu kurz beurteilt wurde. Sie versuchten, die Verantwortung für Praxis, Personal und Patienten möglichst schnell wieder zu übernehmen. Hierbei spielten wirtschaftliche Erwägungen eine große Rolle. Aus der Erkrankung wurde während und auch nach der ersten stationären Therapie keine Lehren gezogen. Behandlungsalltag, Ehrenämter und damit verbunden der reduzierte Freizeitbereich wurden zunächst von den Kandidaten unverändert beibehalten, es wurde also einfach „business as usual" praktiziert.

Wenige Monate später erfolgte der totale psychische und physische Zusammenbruch. Erst hiernach erkannten die Betroffenen den dringenden Handlungsbedarf. Es folgten vorübergehende Praxisschließung oder Einstellen von Vertretern, mehrmonatige stationäre Behandlungen waren erforderlich. Beide betroffenen Kollegen äußerten bei den Interviews, Suizidgedanken gehegt zu haben. Durch den längeren Behandlungsausfall während der Therapie gerieten die Erkrankten relativ schnell in massive wirtschaftliche Bedrängnis mit drohender Insolvenz. Verstärkt wurden diese wirtschaftlichen Probleme durch Leistungsverweigerung seitens der Berufsunfähigkeitsversicherung. Juristische Auseinandersetzungen mit ungewissem Ausgang waren die Folge. Bürokratische Hindernisse mit Krankentagegeldversicherern und mit dem Versorgungswerk bei geplanten Wiedereingliederungsmaßnahmen versperrten die Wiederaufnahme des Praxisbetriebs. Trotz mehrmonatiger Therapie war einer der Interviewkandidaten bis zum heutigen Tage nicht mehr in der Lage, seine Praxistätigkeit wieder aufzunehmen. Ein anderer Interviewkandidat hat binnen eines Jahres seine Tätigkeit als Teilhaber in seiner früheren Gemeinschaftspraxis aufgenommen, allerdings mit einer um etwa 50 Prozent reduzierten Behandlungsstundenzahl.

Festzustellen bleibt, dass das Burnout Geschehen nicht durch wirtschaftliche Gründe bedingt ist, sondern persönliche Gründe hat, etwa die Unfähigkeit „loszulassen" oder die Verleugnung von Schwächen. Zur Burnout-Prävention scheinen konsequent geplante Zeiträume für die Regeneration wie regelmäßiger und längerer Urlaub, Sport ohne Zeit und Leistungsdruck, Hobbies und Meditation sehr wichtig zu sein. Der beruflichen Isolation kann durch interkollegialen Austausch, soziale Netzwerke wie Fortbildungszirkel oder regionale Zahnärztestammtische, aber auch durch Zusammenschluss mit Kollegen zu Gemeinschaftspraxen begegnet werden. Abzuraten ist von übertriebenem Ehrgeiz, Selbstüberschätzung verbunden mit zu hoch gesteckten Zielen, ausufernden ehrenamtlichen Tätigkeiten, permanentem Zeit- und Leistungsdruck und übermäßiger Verschuldung, da sie im Verdacht stehen, eine Burnout- Erkrankung zu katalysieren.

Die Rolle der Professionalität beim Scheitern von Berufsausübungsgemeinschaften – Eine narrative Studie bei Heilkundlern

Hans Herbert Martin

Einleitung

Seit mehr als zwanzig Jahren bin ich als freiberuflicher Zahnarzt tätig. In diesem Zeitraum durfte ich mehrere junge Zahnärzte zur Ausbildung beschäftigen. Ich habe mich in diesen Jahren - besonders dann, wenn es zu Situationen kam, die die Zusammenarbeit trübten - aber auch immer wieder gefragt, wie es wohl andere Kollegen schaffen, die sich in dauerhafter Vertragsbeziehung mit einem Kollegen befinden und sich dabei die wirtschaftliche Basis teilen müssen? Was war das Rezept für ein Gelingen? Diskussionen gab es über fachliche Themen, wobei nicht immer Einigung zu erzielen war: Grund ist die Breite der universitären Ausbildung und die Verschiedenheit der Lehrmeinungen. Aber kollegial sein heißt eben auch das Wissen des Anderen anzuerkennen, dessen Erfahrung und Entscheidungskompetenz. Ein Hinweis auf eine mögliche Rolle der Profession und ihrer Spezifitäten als Grund zur Auflösung einer BAG ergab sich für mich beim Betrachten eines Lehrfilms zur Mediation, als es zum Streit unter den Beteiligten kam, weil ein Zahn des betreuten Patienten vom nicht dazu autorisierten Kollegen der BAG entfernt worden war.

Seit dem Inkrafttreten des Vertragsarztänderungsgesetzes zum 1. Jan. 2007 gibt es die Rechtsform einer Berufsausübungsgemeinschaft (BAG) und die Möglichkeit, Zahnärzte weisungsgebunden als Angestellte zu beschäftigen. Wenn neben dem Begriff der Berufsausübungsgemeinschaft (BAG) weiterhin noch die Bezeichnungen Praxisgemeinschaft und Gemeinschaftspraxis verwendet werden, dann, weil die wirtschaftlichen Verflechtungen der PraxisinhaberInnen besser unterscheidbar sind: Während die Inhaber der Gemeinschaftspraxis eine wirtschaftliche Einheit darstellen, die ihre Honorarumsätze in gleichem Verhältnis oder nach Anteil am Umsatz aufteilen und gemeinsamen Besitz am Praxiseigentum und gemeinsame Haftung haben, sind die Inhaber der Praxisgemeinschaft wirtschaftlich und haftungsmäßig getrennt und nur durch gemeinsames Praxiseigentum verbunden.

Im Jahr 2007 wählten bereits 38 % der zahnärztlichen Existenzgründer die Berufsausübungsgemeinschaft (BAG) als Praxisform. Seither beträgt der Anteil von Berufsausübungsgemeinschaften an den Gesamtpraxen fast konstant 18,7 %. Für BAGs sprechen Kostenvorteile („economies of scale"), die aus der kollektiven Nutzung personeller, technischer und sachlicher Ressourcen resultieren. Auch kann eine intakte BAG eine bessere Vereinbarkeit von Beruf und Familie mit sich bringen.

Über die Gründe, die zur Auflösung einer BAG führen, kann spekuliert werden: Passen die Persönlichkeiten der Beteiligten nicht zusammen (Disharmonie), fehlt es an Kommunikation untereinander, findet der materielle Ausgleich untereinander nicht arbeitsadäquat statt, gibt es Meinungsdifferenzen, wie die Praxis geführt werden soll, welche Investitionen getätigt werden sollen? Gibt es Einfluss von außen auf die Beteiligten, beispielsweise von deren Partnern, gibt es Streit um Urlaubswünsche,

Freizeitausgleich? Passt der Arbeitsstil der Beteiligten nicht zusammen? Welche Rolle spielt die Profession des Berufsstandes? Welche die persönliche und sachliche Gestaltungs- und Entscheidungsfreiheit? Welche die Professionalität in einer BAG? Welche die der beruflichen Identität und der Fachlichkeit des Experten? Worauf gründen sich Konflikte? Eine Auflösung einer BAG hat oft wirtschaftlich und sozial bedeutende Folgen für die Beteiligten, so dass aus der Kenntnis der Gründe des Scheiterns vielleicht auch Erkenntnisgewinn für eine erfolgreich zu führende BAG möglich wird.

Die Arbeit verspricht Aufschluss darüber zu geben, ob und ggf. welche Aspekte der Professionalität und der Anforderungen einer kooperativen Praxisführung sich gegenseitig widersprechen.

Material und Methoden

Mit Hilfe narrativer Interviews soll die Perspektive der beteiligten Akteure rekonstruiert werden, um die Verläufe und die Bedingungen des Scheiterns zu erfassen zu können. Der Fokus gilt solchen Bedingungen, die sich aus dem Merkmal der Professionalität bzw. der Professionszugehörigkeit ergeben. Der Forschungsprozess erfolgte nach dem in Abbildung 1 dargestelltem Schema.

Um das Forschungsfeld intensiv erkunden zu können, wurden Interviewpartner ausgewählt, die sich in der Praxisart, Funktion und Fachrichtung in der Praxis, Dauer der gemeinsamen Berufsausübung, Geschlecht, Lebensalter zum Zeitpunkt der Trennung und wirtschaftliche Verflechtung deutlich unterschieden. Dabei bedeutet „m/m", dass beide Partner der BAG männlichen Geschlechts waren, und „w/m", dass es sich um Seniorpartnerin und männlicher Juniorpartner handelte.

Wie bereits beschrieben, bestand das Forschungsfeld aus Berufsausübungsgemeinschaften, genauer Gemeinschaftspraxen oder Praxisgemeinschaften mit zwei Partnern, die in der bisherigen Konstellation nicht mehr existieren. Die Einbeziehung einer ärztlichen neben zahnärztlichen Praxen in das Forschungsfeld diente der Datentriangulation im Sinne einer Validierung. Durch die Kombination verschiedener Daten sollte die Analyse als Wissenskonstruktion mehr Tiefe und Breite erhalten und eine Aussage für den medizinischen Bereich ergeben (theoretische Sättigung).

Die Interviewanalyse bedient sich zweier Auswertungsstrategien, nämlich der Narrationsanalyse und der Grounded Theory.

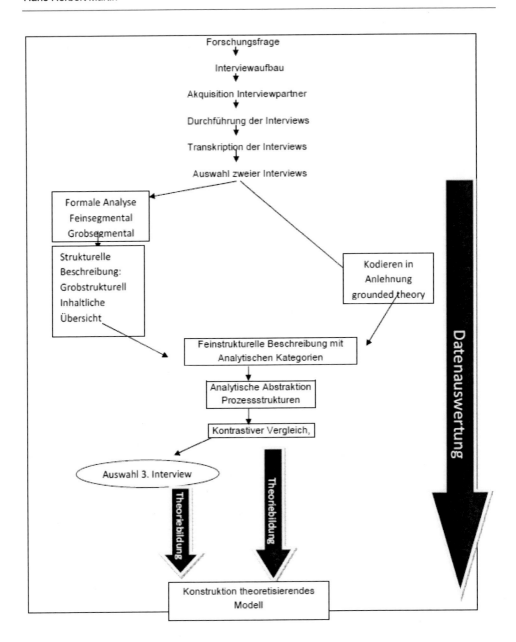

Abb.1: Darstellung des Forschungsprozesses

Code Nummer	Praxisart	Funktion und Fachrichtung des Interviewten	Dauer der BAG in Jahren	Geschlechter-Verteilung	Alter	Wirtschaftliche Verflechtung
Code I/1	Allgemeinärztliche Praxis	Seniorpartner, Allgemeinarzt	17	m/m	58	Praxisgemeinschaft
Code II/1	Allgemeinärztliche Praxis	Medizinische Fachangestellte	17	m/m	37	Praxisgemeinschaft
Code III/1	Allgemeinärztliche Praxis	Juniorpartner Allgemeinarzt,	17	m/m	50	Praxisgemeinschaft
Code IV/2	Zahnarztpraxis	Seniorpartnerin Zahnärztin	6	w/m	48	Praxisgemeinschaft
Code V/2	Zahnarztpraxis	Angestellte ZÄ der BAG	3	w/m	31	Praxisgemeinschaft
Code VI/3	Zahnarztpraxis	Juniorpartnerin	12	w/m	39	Praxisgemeinschaft
Code VII/4	Kieferchirurg. Praxis	Seniorpartner Mund-Kiefer-Gesichtchirurg	22	m/m	60	Gemeinschaftspraxis
Code VIII/5	Zahnarztpraxis	Zahnarzt und Praxismitgründer	6	m/w	47	Gemeinschaftspraxis
Code IX/6	Zahnarztpraxis	Juniorpartner	3	m/m	51	Gemeinschaftspraxis

Abbildung 2: Auswahl der Interviewpartner

Ergebnisse

Auswertung des Interviews Code I/1

Für das erste Interview „allgemeinärztliche Gemeinschaftspraxis" ergab sich beispielhaft folgende Analyse:

Beginnend mit dem Abstrakt erfolgt die Einweisung über den Beginn der Gemeinschaftspraxis 1985 mit der Aufnahme des allgemeinärztlichen Assistenten und seiner Ausbildung zum Kassenarzt. Die retrospektive Handlungsorientierung beschreibt in der Haupterzählung die Zusammenarbeit mit dem wirtschaftlichen und fachlichen Erfolg, die Trennung und berufliche Diskrepanz und gibt in der Evaluation eine erste Bilanzierung wieder. Nachfragen zum Thema Regress bringen weitere Erzählketten und verschiedene Bilanzierungen, die unter dem Oberbegriff „Berufliche Diskrepanz" das Arbeitspensum, die berufliche Ethik, die autonome Handlungsfreiheit und den Behandlungsstil umfassen. Andere Erzählketten betreffen Differenzen im Führungsstil, in der Kommunikation und den Investitionsentscheidungen. Die Schlussbemerkung liefert eine abschließende Evaluation und die Koda mit dem Ausblick in die Zukunft.

Die Biografie zeigt verschiedene Phasen und Abläufe, beginnend mit der Gründungsphase und der Integration des Kollegen, die Phase der Zusammenarbeit, die Belastungsphase mit auftretenden Schwierigkeiten und die Krisenphase mit der Konfrontation. Nach der erfolgten Trennung wird die erfolgreiche Phase der Einzelpraxis bilanziert. Die abschließende Koda fasst nochmals die verschiedenen Erzählketten und Attributionen zusammen und gibt Einblick in die Zukunftserwartung. Neben diesen Prozessstrukturen ist der Verlauf institutionell bestimmt durch die gesundheitspolitischen Rahmenbedingungen.

In der Gründungsphase lässt man sich beraten, der Kollege schließt seine Assistenzzeit in der Praxis ab und wird wirtschaftlich gleichberechtigter Partner. Die Gemeinschaftspraxis erfährt Patientenzuwachs und ist betriebswirtschaftlich recht günstig. Fachliche Probleme gibt es nicht, die konsiliarische Zusammenarbeit wirkt sich für die Patienten günstig aus. Differenzen ergeben sich aus der Praxishierarchie, dem unterschiedlichen Arbeitspensum, den unterschiedlichen Freizeiterwartungen, der Verschreibungspraxis und dem unterschiedlichen Behandlungsstil. Institutionelle Einflüsse durch die gesetzten gesundheitspolitischen Rahmenbedingungen verstärken diese Differenzen und wirken sich auf die Berufsethik und die autonome Entscheidungsfreiheit aus. Die Persönlichkeitsstruktur der Partner verhindert die problemlösende Kommunikation. Höhepunkt der Krisenentwicklung ist der Wunsch des Juniorpartners nach Trennung der Gemeinschaftspraxis und Bildung einer Praxisgemeinschaft. Die Ablehnung durch den Seniorpartner führt zur Gründung einer Einzelpraxis im selben Ort und der materiellen Aufteilung von Inventar, Patienten und Personal mit Güteterminen bei der Kammer.

Die abschließende Bilanzierung kontrastiert im Vergleich zur früheren Situation den wirtschaftlichen Erfolg, die Verbesserung des Betriebsklimas und die Erfüllung der Life Balance. Wegen der Dichte der kondensierten Erzählung im Interview „Allgemeinärztliche Praxis Code I/1" wurde zusätzlich auf die Kodierungsmethodik nach der Grounded Theory zurückgegriffen. Bsp. Interviewausschnitt mit Indikator „...ging das los mit den Generika..." Die Indikatoren weisen auf eine Verschärfung der Situation durch den institutionell erzwungenen Umstieg von Originalpräparaten auf Generika hin. Das schlussfolgernde Konzept – ein Ereignis mit Wirkung - ist die institutionelle Vorgabe „Kostendämpfung".

Aktives und selektives Kodieren führt zu den Kategorien Autonome Handlungsfreiheit, Ethik, Behandlungsstil, Praxisorganisation und zur Schlüsselkategorie „Berufliche Diskrepanzen ".

Auswertung des Interviews Code IV/2

Die Auswertung des Interviews Code IV/2 (Praxisgemeinschaft Zahnärztin mit jüngerem Fachzahnarzt) diente dem kontrastiven Vergleich unterschiedlicher Interviewtexte. Auch hier führten berufliche Diskrepanzen zu einer negativen Verlaufskurve. Übereinstimmend zu finden die Konfliktfelder Autonome Handlungsfreiheit, Behandlungsstil und Ethik. Zusätzliches Konfliktfeld in der Allgemeinpraxis die „Praxisorganisation", in der zahnärztlichen Praxis die Kategorie „Interaktion der Patienten".

Die beiden analysierten Interviews zeigten, obgleich völlig unterschiedlicher Ausgangsbasis, unterschiedlicher wirtschaftlicher Verflechtung und unterschiedlicher medizinischer Fachgruppenzugehörigkeit, Parallelen im Verlauf der Berufsbiografie. Der Vergleich der Prozessstrukturen und der theoretischen Kategorien ergab eine theoretische Hypothese:

Während in der allgemeinärztlichen Praxis die Wirkungen des institutionellen strukturellen Kontextes „Kostendämpfung" indirekt den Negativverlauf prozessierten, indem sie auf Behandlungsstil, Autonome Handlungsfreiheit und Ethik einwirkten, finden wir diesen Zusammenhang in der zahnärztlichen Praxis nicht. Hier entstanden die Probleme unmittelbar aus den beruflichen Diskrepanzen. Es ist also die Berufliche Diskrepanz, die Negativverläufe zu prozessieren scheint. Verstärkend oder abschwächend wirken die Persönlichkeitsstruktur und die Kommunikation. Der Erfolg einer Berufsausübungsgemeinschaft scheint abhängig von charakteristischen berufsbiografischer Konfliktfelder. Wirkt die „professionelle Kollegialität", der „professionelle Bewußtseinskontex" nicht mehr korrigierend verbindend, gerät die BAG in eine Krisenphase. Sind keine Kompensationen mehr möglich und dynamisiert sich die Entwicklung, beispielsweise induziert durch die Konfliktfelder Praxisorganisation oder Patienteninteraktion, wird eine Konfliktphase mit einem möglichen Trennungsfanal erreicht.

Diese Theoriehypothese bedurfte der Überprüfung durch Auswertung eines dritten Interviews.

Wie verhält es sich mit der „professionellen Kollegialität", wenn offensichtlich eine Beziehungskrise zwischen den Partnern der BAG vorhanden ist? Finden wir auch hier Belastungen im Sinne der Kategorien Ethik, Autonome Handlungsfreiheit und Behandlungsstil? Gibt es eine Logik des professionellen Handelns?

Die Gültigkeit der erarbeiteten Elementarkategorien sollte durch maximal kontrastierende Muster der biografisch-sozialen Prozesse gezeigt werden.

Auswertung des Interviews VIII/5

Zur Verwendung und Analyse kam das Interview Code VIII/5, zahnärztliche Gemeinschaftspraxis. Beide gleichberechtigten Partner waren in eheähnlicher Lebensgemeinschaft verbunden, ein starkes persönliches Konfliktpotential zu vermuten. Nach Erfolg in der Gemeinschaftspraxis kommt es nach sechs Jahren zur privaten Trennung der beiden Inhaber. Die neue Lebenspartnerin wird als ZFA in der Praxis eingestellt. Die Phasenverläufe, die sich in der autobiografischen Stegreiferzählung des früheren Praxisinhabers verbergen, wurden rekonstruiert und ergaben als Kategorien Autonome Handlungsfreiheit, Ethik, Behandlungskompetenz und als Schlüsselkategorie „Berufliche Diskrepanzen". Zusätzliche Konfliktfelder waren Praxisorganisation, Praxisentwicklung, Interaktion Patienten.

Theoretische Modellkonstruktion

Die autobiografische Thematisierung in den jeweiligen Bilanzierungen führte zu Implikationen aus dem analytischen und kontrastiven Vergleich. Es zeigten sich charakteristische berufsbiografische Konfliktfelder, Verläufe und Phasen.

Gründe des Scheiterns – Berufliche Diskrepanzen

Im Verlauf der Auswertung der autobiografischen Stegreiferzählungen sind Überdeckungen der Konfliktfelder und der Prozessabläufe zu erkennen. Berufliche Diskrepanzen haben ihren Ursprung in den Konfliktfeldern Autonome Handlungsfreiheit, Behandlungsstil und Ethik. Diese Konfliktfelder entstammen der Orientierung professionellen Handelns. Berufliche Diskrepanzen sind ursächlich für die Auflösung von Berufsausübungsgemeinschaften. Zusätzliche Konfliktfelder aus dem Bereich der Praxisorganisation, der Praxisentwicklung und der Interaktion Patienten sind praxisindividuell festzustellen. Auch diese Felder beinhalten Elemente der Wertmuster professionellen Handelns. Die beruflichen Diskrepanzen sind dann unüberbrückbar, wenn sie nicht innerhalb des professionellen Bewußtseinskontext, der professionellen Klammer, kompensierbar sind oder durch Veränderungen in der Praxisorganisation lösbar und sie den Rahmen der professionellen Kollegialität sprengen. Sind persönliche Konflikte zwischen den Partnern einer Berufsausübungsgemeinschaft vorhanden, so können berufliche Diskrepanzen konditional bestimmend sein, sowohl in ihrer Wirkung auf die Berufsbiografie, als auch auf die persönliche Biografie. Auch in diesen Fällen wirkt der professionelle Bewußtseinskontext als „professionelle Hülle". Berufliche Diskrepanzen können der Schuldzuschreibung dienen. Als Vehikel anderer Konfliktaustragungen müssen sie aber primär vorhanden sein.

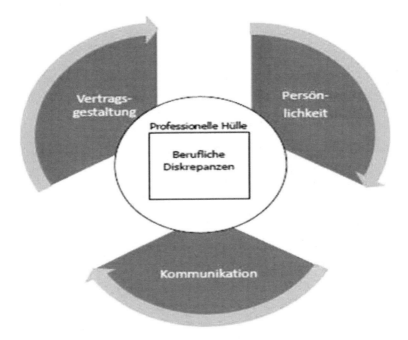

Abbildung 3: Drei Variablen der berufsbiografischen Handlungsstrukturen

Mitbestimmende Einflüsse sind die Persönlichkeit und Kommunikation als mögliche Variablen sowie die Vertragsgestaltung, sowohl auf politisch-gesellschaftlicher Ebene wie auf der individuellen Ebene.

Als Phasen des gemeinsamen Berufsverlaufes sind festzustellen: Anfangsphase, Verlaufsphase, Belastungsphase, Krisenphase, Konfliktphase, Trennungsphase und Auflösung.

Die *Anfangsphase* ist eine Phase der Motivation. Es gibt einen Gründungsvertrag, eventuell mit der Festlegung von Miteigentum, sowie als Adaptation eine Situationsanpassung der Partner.

Die *Verlaufsphase* ist gezeichnet durch Kollegialität und beruflichen Erfolg. Die Kollegialität wird bestimmt durch Offenheit, fachliches Konsilium, Behandlungsfreiheit und Akzeptanz, sowie gegenseitiges Teilhabe.

In der *Belastungsphase* treten berufliche Diskrepanzen auf, seien es wie schon aufgeführt Konfliktfelder Autonomer Handlungsfreiheit, Ethik, Behandlungskompetenz, Interaktion Patienten, Praxisorganisation oder Praxisentwicklung. Es gibt Kompensationen zur Konfliktvermeidung, beispielsweise Mehrarbeit oder eine Veränderung im Behandlungsstil oder man übt sich in Toleranz.

In der *Krisenphase* nehmen die beruflichen Diskrepanzen zu und wirken in die Professionalität des Partners. Die fachliche Toleranz wird belastet. Im Rahmen der Gesamtbetrachtung nenne ich diese fachliche Toleranz professionelle Plastizität, weil dieser Begriff Teil aller festgestellten professionellen Konfliktfelder sein kann. Die Diskrepanzen wirken immer mehr auf die Praxisökonomie und verhindern Chancen. Chancen im Bereich der Praxisökonomie oder der allgemeinen Praxisentwicklung. Die beruflichen Diskrepanzen demotivieren. Diese Demotivation wirkt sich nicht nur auf die Partner aus sondern auch auf das Praxispersonal. Das Betriebsklima verschlechtert sich. „Einsame" Entscheidungen werden getroffen, ohne dass diese kommuniziert worden wären. Der Druck zu Handlungskontrolle wächst. Es gibt die Notwendigkeit, Veränderungen durchzuführen, um die BAG zu erhalten. Eine zielführende Kommunikation fehlt, die Krise wird nach außen sichtbar.

In der *Konfliktphase* nimmt die Dynamik des Scheiterns zu: Persönliche Betroffenheit zeigt sich. Der persönliche Umgang verschlechtert sich, die Praxisabläufe sind erschwert. Es droht der Verlust der Steuerbarkeit. Es kommt zu einem Trennungsmomentum, dem Ingangsetzen der Trennung. Das konnte in den dargelegten Fällen fachlich der Eingriff in die Handlungsautonomie sein, die Überweisung zu externen Behandlern oder aber ein persönlicher Grund. Die professionelle Plastizität ist überschritten, Kompensation nicht mehr möglich. Die Auseinandersetzung erreicht eine moralische Ebene, beispielsweise Mobbing. Patienten werden instrumentalisiert und manipuliert. Die Kommunikation ist gering und schlecht. Das Trennungsfanal führt zur Auflösung der Gemeinschaft, eine Konfliktlösung ist nicht möglich.

In der *Trennungsphase* werden die Trennungsfolgen sichtbar. Es gibt keine Kommunikation. Die Trennungsphase wirkt sozial in die Beziehung zum Personal und den Patienten.

Der Trennungsphase folgt die *Auflösungsphase* mit dem wirtschaftlichen Aufrechnen von Leistungsdefiziten. Patienten, Personal und Wirtschaftsgüter werden aufgeteilt. Die Auflösungsabsicht wird nach außen getragen, beispielsweise wird anwaltlicher Rat gesucht.

Die anschließende *Verarbeitungsphase* ist die Phase der emotionalen Aufarbeitung. Es gibt Schuldzuschreibungen und Trennungstheorien. Der Nach-Trennungs-Status wird als Chance gesehen.

Fazit

Es wäre interessant zu wissen, ob sich das Modell der professionellen Hülle auf andere Professionen oder auch Berufe, die sich im Prozess der Professionalisierung befinden, übertragen lässt oder welche Spezifika im nichttheilkundlichen Bereich sich zeigen. In positivem Falle wären der Stellenwert der professionellen Beruflichkeit auch gesellschaftlich von noch größerer Bedeutung und auch sein Bestand von großer Wichtigkeit.

Das beschriebene Modell kann sicherlich keine Prognosen über den Bestand bestehender Berufsausübungsgemeinschaften geben, wohl aber können Empfehlungen abgeleitet werden. Vielleicht lassen sich aus dem Wissen um den Ablauf und der Kenntnis der jeweiligen Phase des Scheiterns Ansatzpunkte für eine Intervention zum Erhalt der BAG finden.

Berufsausübungsgemeinschaften muss der Rat gegeben werden, sich gemeinsam fachlich zu entwickeln, sich im Beruf weiter zu professionalisieren und auch die Praxisstruktur in diesem Sinne weiter zu verbessern. Der Stellenwert einer professionalisierenden Fortbildung, etwa im Sinne des „Continuing Professional Development (CPD) kann gar nicht hoch genug angesetzt werden. Das Ziel von CPD sind Verhaltensänderungen im Arbeitsprozess der Zahnärzte, Entwicklung von Persönlichkeit und Handlungskompetenz (Höpfner 2009). Mediation oder Coaching sind sicherlich hilfreich, setzen aber nur an den Variablen, nämlich Persönlichkeit, Vertragsgestaltung oder Kommunikation an.

Literatur

Höpfner, S. (2009): Die Professionalisierung zahnärztlichen Handelns. Universität Halle-Wittenberg: Diplomarbeit.

Przyborski, A. & Wohlrab-Sahr, M. (2009): Qualitative Sozialforschung. München: Oldenburg-Verlag.

Thill, K. D. (2005): Konfliktbewältigung in der Zahnarztpraxis: Prävention und Bewältigung von Teamkonflikten. Köln: Deutscher Ärzte-Verlag.

Ehrenamtliche Entwicklungsarbeit und zahnärztliche Profession: eine explorative Biographieanalyse

Johannes Schmidt

Einleitung

Bereits während meines Studiums hatte ich Interesse an zahnärztlicher Entwicklungsarbeit. Nach meiner damaligen Einschätzung hielt ich es jedoch für sinnvoller, als vollständig ausgebildeter Zahnarzt an einem Hilfsprojekt teilzunehmen und so behielt ich die Idee im Hinterkopf. Auf der Suche nach einem Thema für die Abschlussarbeit des Masterstudiengangs kam die Idee, sich mit zahnärztlichen Hilfsprojekten zu beschäftigen jedoch wieder zum Vorschein. Eine erste grobe Recherche im Internet, was das Thema denn „so hergibt", zeichnete zunächst das Bild eines schier unüberschaubaren Feldes an Projekten und Betätigungsmöglichkeiten verschiedenster Art. Obendrein bildete sich bereits ab, dass zahnmedizinische Entwicklungsarbeit nicht nur das reine, unentgeltliche Zurverfügungstellen des eigene Fachwissens und der eigenen Arbeitskraft zur Steigerung des globalen Gemeinwohls ist, wie man im ersten Moment meinen möchte. Vielmehr beinhaltet diese Form der Freiwilligenarbeit eine Vielzahl verschiedener Aspekte wie beispielsweise Motivation, Nutzen und Effekte oder Persönlichkeitsentwicklung. Weiterhin halten die Besonderheit der interkulturellen Unterschiede und das Aufeinandertreffen komplexer Themenfelder wie Zahnmedizin oder Medizin im Kontext von Entwicklungshilfe Erfahrungen aber auch Konflikte bereit, welche im beruflichen Alltag unbekannt sind.

Da ich letztlich plante, mich auch einmal zahnmedizinisch als ehrenamtlicher Helfer im Ausland zu engagieren, traf ich den Entschluss, dieses Thema aus Sicht der Helfenden zu beforschen. Was lag also näher, als sich zunächst mit Kolleginnen und Kollegen zu unterhalten, wie bereits Erfahrungen mit Hilfsprojekten haben und deren Erfahrungen und Erlebnisse zu sammeln?

Material und Methoden

Als Forschungsmethodik wurde das narrativen Interview nach Fritz Schütze (1977) mit Modifikationen nach Küsters (2009) und Dick (1994, 2009) gewählt. Dies ist eine Technik, bei der durch Stimulation eines Erzählflusses äußerst authentische Informationen zu einem erlebten Ereignis gewonnen werden können.

Die Erzählung des Kollegen „B" stach hier unter den durchgeführten Interviews auf Grund der besonderen Geschichte heraus. Dieser kam 1983 mehr oder weniger zufällig nach Nepal, wo er während einem eher unkoordinierten Mix aus touristischer Aktivität und zahnmedizinischer Entwicklungsarbeit tiefgreifende Begegnungen und Eindrücke erlebte. Diese Erfahrungen brachten ihn dazu, 1989 eine Praxis in Nepal zu gründen, welche von ihm 11 Jahre mit teilweise bis zu 5 angestellten Zahnärzten gemeinwohlorientiert betrieben und unterhalten wurde. Nach Schließung der Praxis auf Grund von Betrug der Angestellten Kollegen ist Dr. „B" bis heute ehrenamtlich (wenn auch inzwischen nicht mehr zahnärztlich) in Nepal engagiert.

Die Fülle an Erzählungen und Informationen, die enorme Zeitspanne dieser Geschichte und nicht zuletzt die enorme Bedeutung im Leben des Kollegen führten letztlich zur Auswahl dieses Interviews als Datenbasis der Masterarbeit.

Ergebnisse

Im Laufe der Masterarbeit stellte sich die Betrachtung zahnärztlicher Entwicklungsarbeit im Kontext der Freiwilligenforschung (Clary 1998, Penner 2002, Wehner & Güntert 2015) als einen zentralen Punkt heraus.

Zahnärztliche Entwicklungshilfe ist augenscheinlich den gleichen Regeln wie andere Formen der Freiwilligenarbeit unterworfen. Der Entscheidung zum Engagement scheint in der Regel eine längerfristige Beschäftigung mit der Thematik voranzugehen. Das analysierte Beispiel zeigt jedoch, dass auch ein einschneidendes Erlebnis einen zentralen Stellenwert zur Entscheidung zahnärztlicher Entwicklungshilfe über einen langen Zeitraum leisten kann. Der Zugang zur Freiwilligenarbeit durch solche Erlebnisse besteht jedoch nicht automatisch und scheint mehr aus der Persönlichkeitsstruktur der konfrontierten Person zu resultieren.

Auch der sogenannte multifunktionelle Ansatz (Clary 1998) zur Frage der Motivation konnte in der Geschichte wiedergefunden werden. Dieser erweitert die Unterscheidung von Batson (1981) in Altruismus und Egoismus als Motivation und besagt, dass Freiwilligenarbeit mehrere, verschiedene „Funktionen" für den Akteur erfüllen kann. Wichtige Funktionen in diesem Beispiel waren Schutzfunktion, Selbstwertfunktion und Wertefunktion. Interessant war auch die Beobachtung einer Veränderung der Funktionen im Rahmen einer Persönlichkeitsreifung im Laufe der Zeit.

Die gesammelten, persönlichen Erfahrungen der Erzähler decken sich auch mit den wissenschaftlichen Betrachtungen über unterschiedliche Konzepte von Entwicklungshilfe. Projekte sollten Nachhaltigkeit zum Ziel haben und den Nutzen der Empfänger in den Vordergrund stellen. Sie sind von den Konzepten, die nur kurze Dauer haben oder touristische Intentionen mit der Entwicklungsarbeit kombinieren, abzugrenzen. Engagement in zahnärztlicher Entwicklungshilfe sollte daher mit einer kritischen Auswahl des Hilfsprojekts möglichst mit direktem Bezug und einer Vorbereitung auf den Einsatz und das Land beginnen.

Die persönlichen Erfahrung und Erlebnisse im Rahmen der Entwicklungsarbeit können zur Erweiterung des eigenen Horizonts und Entwicklung eines veränderten Betrachtungsmaßstabes führen. Dankbarkeit und Wertschätzung der eigenen Arbeit durch die Menschen, aber auch der eigene Gewinn von mehr Gelassenheit und Demut scheinen Merkmale zahnärztlicher Entwicklungsarbeit zu sein. Eben jene Persönlichkeitsreifung legt nahe, dass zahnmedizinische Entwicklungsarbeit einen großen Einfluss auf die individuelle Professionalisierung haben kann.

Direkte Einflüsse auf die Profession als Kollektiv konnten jedoch aus den erhobenen Daten nicht abgeleitet werden. Bei der Betrachtung dieser Fragestellung wurde hingegen ein Risikopotential der Instrumentalisierung zahnärztlicher Entwicklungsarbeit zur Erfüllung von Erwartungen der Gesellschaft an die Profession entdeckt. Daher sollte mehr über eine unterstützende Funktion der Profession für zahnärztliche Entwicklungsarbeit diskutiert werden. Dies könnte in Form von Foren, Netzwerken und Plattformen zum Erfahrungsaustausch umgesetzt werden.

Persönliches Fazit

Je mehr ich mich mit der Thematik beschäftigte, desto mehr taten sich neue Fragen und Forschungsideen auf, die es wert sind, weiter verfolgt zu werden. Auch können die formulierten Aussagen auf Grund der geringe Stichprobenzahl, sowie des subjektiven Charakters des Datenmaterials jedoch nur erste Hypothesen darstellen, welche durch weitere Forschung untermauert werden sollten.

Persönlich konnte ich mein Wissen und Verständnis über zahnärztliche Entwicklungsarbeit äußerst zufriedenstellend erweitern und eine Übersicht über deren viele Facetten und Aspekte gewinnen. Auch ergaben sich aus den Interviews heraus nicht nur spannende Geschichten sondern auch interessante und erfreuliche Kontakte zu erfahrenen Kolleginnen und Kollegen. Die gewonnen Einblicken und Informationen bilden somit eine solide Basis, sich selbst im Rahmen zahnärztlicher Entwicklungshilfe zu engagieren.

Literatur

Batson, C. D. (1981). Is empathic emotion a source of altruistic motivation? Journal of Personality and Social Psychology, 40 (2), 290-302.

Clary, G. (1998). Understanding and assessing the motivations of volunteers: A functional approach. Journal of Personality and Social Psychology, 74 (6), 1516-1530.

Dick, M. (1994). Karriere und Identität. Das Hervorrufen subjektiver Deutungsprozesse mithilfe autobiographischer Stegreiferzählungen. Universität Hamburg: Diplomarbeit.

Dick, M. (2009). Die Erzählung als Forschungsmethode. Vorlesung Wintersemester 2009/10, Magdeburg.

Küsters, I. (2009). Narrative Interviews: Grundlagen und Anwendungen. Wiesbaden: Verlag für Sozialwissenschaften.

Penner, L. A. (2002). Dispositional and Organizational Influences on Sustained Volunteerism: An Interactoinist Perspective. Journal of social Issues, 58 (3), 447-467.

Schütze, F. (1977). Die Technik des narrativen Interviews in Interaktionsfeldstudien - dargestellt an einem Projekt zur Erforschung von kommunalen Machtstrukturen. Bielefeld: Manuskript.

Wehner, T. & Güntert, S. T. (Hrsg.). (2015). Psychologie der Freiwilligenarbeit. Berlin & Heidelberg: Springer.

Der Aufbau einer selbsttragenden zahnärztlichen Versorgung im strukturschwachen ländlichen Raum – das Modell der Ducan Dental Clinic, Nordindien

Immanuel Funk

Einleitung

Die Situation eines zahnärztlich unterversorgten Gebietes in einer strukturschwachen Region beinhaltet eine doppelte Problematik: Die primäre Anforderung ist eine hohe Anzahl an akuter Basisversorgung; für hochwertige und gut bezahlte Therapie fehlt Zeit und Geld. Damit aus diesem Dilemma kein Circulus vitiosus wird, der zu immer mehr Notversorgung bei immer geringerem Honorar führt, ist eine einschneidende veränderte Gesamtkonzeption erforderlich. Ein solches Gesamtkonzept wird bei der Beobachtung der historischen Entwicklung der Ducan Dental Clinic in Nordindien ersichtlich, und ist somit als Modell einer Versorgung im strukturschwachen Gebiet darstellbar. So zielt die Masterarbeit darauf ab, die Entstehung einer zahnärztlichen Versorgungseinrichtung in einer ländlichen Region zu untersuchen, in der eine Bevölkerung von rund 10 Mio. Einwohnern unversorgt war. Aufgabe der Einrichtung war, eine Notversorgung in der armen Bevölkerung bereitzustellen, darüber hinaus aber auch den Einstieg in eine systematische zahnmedizinische Therapie zu schaffen. Die Einrichtung könnte als Modell dienen, wie eine zahnmedizinische Versorgung in einer Gesellschaft ohne Krankenversicherungssystem gestartet und nachhaltig gestaltet werden kann.

Material und Methoden

Im Rahmen der Studie soll genauer betrachtet werden, wie diese Herausforderungen umgesetzt wurden und welches Versorgungsniveau die Einrichtung derzeit erreicht hat. Dazu nutzt der Autor zwei methodische Zugänge: erstens führt er Akteursinterviews, mit deren Hilfe er die Entwicklung der Einrichtung und die strategischen Überlegungen ihrer Leiter nachzeichnet und versteht. Zweitens analysiert er eine konsekutive Stichprobe von 200 Patienten, die nach seinen Vorgaben in einem aktuellen Berichtszeitraum vor Ort dokumentiert wurde. Diese Dokumentation beschreibt die versorgten Patienten genauer. Sie lässt insbesondere erkennen, in welchem Umfang akute Notfalleingriffe einerseits und geplante (einbestellte) Versorgungen mit „systematischen" Leistungen (Zahnerhalt, Zahnersatz, KFO) andererseits durchgeführt werden.

Ergebnisse

Die Interviews zeigen eine klare konzeptionelle Entwicklung. Die Klinik strukturiert ihre Aktivitäten aktiv so, dass Zeiten für systematische Therapie reserviert werden. Das hat zwei gewollte Effekte: erstens finanzieren die systematischen Therapieleistungen, insbesondere die aus kulturellen Gründen im Interesse der Heiratsfähigkeit der jungen Frauen gut bezahlte Kieferorthopädie, die Basisversorgung der armen

Bevölkerung mit; das ist die örtliche Variante eines solidarischen Finanzierungssystems. Zweitens ermöglicht der Einsatz der systematischen Therapie den Erhalt der fachlichen Kompetenz der eigenen Ärzte und darüber hinaus die Gewinnung junger Zahnärzte, die während ihrer ersten Berufsjahre an der Klinik breite Erfahrungen sammeln können. Darüber hinaus werden in letzter Zeit Arztassistenten geschult, die einen Teil der Basisversorgung dezentral erledigen und damit die zentrale Klinik für anspruchsvollere Aufgaben entlasten sollen.

Wie die deskriptiv angelegte quantitative Auswertung zeigt, kommen Patienten aus einer Entfernung von bis zu 30 km. Eine Kombination von zahnärztlicher Basisversorgung und kontinuierlicher systematischer Versorgung konnte wie vorgesehen etabliert werden. Etwas mehr als die Hälfte der Patienten sind Neupatienten. 45 % der Patienten haben keinen Vorbehandler, darunter kommt die Mehrheit als Schmerzpatienten. Das Verhältnis von endodontischen Therapien zu Extraktionen im Schmerzfall spricht für den Willen und die Möglichkeit der Klinik, eine systematische zahnerhaltende Therapie zu erreichen. Rund 80 % der Patienten erhalten einen Folgetermin, ein systematisches Recall-System ist dagegen nicht etabliert. Nur ein Patient lehnte die Fortsetzung seiner Therapie aus finanziellen Gründen ab. Das kann daran liegen, dass die Klinik nach Zahlungsfähigkeit individualisierte Preise nimmt, ein weiteres Element sozialer Umverteilung direkt am „point of service".

Über die Versorgung der Bevölkerung außerhalb der Klinik kann aus der Auswertung der Klinikdaten nur indirekt geschlossen werden. Das Muster der Erstvorstellungen scheint nicht für hochgradige Unterversorgung im faktischen Einzugsbereich zu sprechen. Dazu mag auch eine ernährungsbedingt eher geringe Kariesprävalenz beitragen.

Reaktion des Freien Verbands deutscher Zahnärzte auf die Neuregulierung im Bereich Zahnarzt im Jahr 1998 – Eine Diskursanalyse

Martin Honig

Einleitung

Die Studie setzt mit der diskursiven Infrastruktur der zahnmedizinischen Profession auseinander. Dabei untersucht sie exemplarisch diskursive Aktivitäten der Standesvertretungen am Beispiel des „Freien Verbands deutscher Zahnärzte" (FVDZ) im Jahr 1998. Dieses Jahr ist deshalb gewählt, weil die politischen Auseinandersetzungen zum Thema Zahnersatz eine hohe Intensität erreichten und für die Zahnärzteschaft zentrale gesetzgeberische Aktivitäten in dieses Jahr fallen. Es wird deutlich, dass der Verband seine Aktivitäten um die Etablierung und Durchsetzung eines Zentralwertbezuges der Profession organisiert.

Material und Methoden

Das zugrundeliegende Sample der Diskursanalyse besteht aus 34 Pressemitteilungen des Jahres 1998. Auf der methodischen Basis einer wissenssoziologisch orientierten Diskursanalyse wir das Material schrittweise (Analyse des thematischen Feldes, Prozessanalyse, Struktur- u. Akteursanalyse) bearbeitet.

Ergebnisse

Das Hauptziel des Verbandes ist die Sicherstellung der freien Berufsausübung des zahnärztlichen Berufs und damit der zentrale Wert der Profession. Hier ist der FVDZ seit seiner Gründung immer wieder gefordert und wird es auch in der Zukunft sein. Es wird deutlich erkennbar, dass ein enger Zusammenhang zwischen der Behandlungsfreiheit und dem Bereich Zahnersatz besteht. Die Eingliederung des Zahnersatzes zu Beginn der 70er Jahre in den Leistungskatalog der gesetzlichen Krankenversicherung ist für den Verband gleichbedeutend mit einer Einschränkung der Behandlungsfreiheit. Daher ist auch das Jahr 1998 nach 23 Jahren Zahnersatz als reine Sachleistung mit immer wiederkehrenden Kostendämpfungsgesetzen ein Schicksalsjahr.

Das "Geschenk" der neu erlangten Freiheit mit der Aussicht der völligen Ausgliederung des Zahnersatzes im Jahr 2000 sowie der Einführung der Kostenerstattung, dem Abbau von Reglementierungen (Wirtschaftlichkeitsgebot, Gutachterwesen, Genehmigungsverfahren) kann nur als großer Erfolg der politisch Beteiligten des FVDZ bewertet werden. Damit geht im Jahr 1998 ein langer Kampf zu Ende. Umso bedeutender ist diese Zeitperiode für den FVDZ, gilt es doch jetzt mit der Gültigkeit dieses Gesetzes ab dem 01.01.1998 dieses zu verteidigen und in der Öffentlichkeit seine positiven Änderungen darzustellen, um die erreichte Freiheit zu festigen, und dann die Möglichkeit in der Diskussion zu haben, das Erreichte auch auf weitere Felder der Sachleistung auszudehnen.

Betrachtet man jedoch die Pressemitteilungen des Verbandes im Jahr 1998, dann muss ernüchternd festgestellt werden, dass das Scheitern der Neuregelung im Bereich Zahnersatz auch durch ein Festhalten an Nebenthemen, dem Heil- und Kostenplan und der Keramikverblendung begründet ist. Es ist unverständlich, dass der Verband seine einzige Möglichkeit der Außendarstellung in solch einer Weise nutzte. Alle Pressemitteilungen beschäftigen sich mit den beiden erwähnten Nebenthemen und das in einer Art der Darstellung, die weder dem Verband dient, noch der Profession und schon gar nicht dem zentralen Wert. Die Form der politischen Rhetorik dient nicht der Sache, sondern dient in diesem Zusammenhang nur dem politischen Gegner, den Krankenkassen, die es geschickt verstanden haben, das alte eingeübte Bild des Zahnarztes als Betrüger, Abzocker wiederzubeleben. Und man kann nur feststellen, dass der Verband auf diese politische Taktik in dieser Zeit reingefallen ist. Damit hat er der Profession und dem zentralen Wert keinen Dienst erwiesen. Sicherlich ist diese Vorgehensweise nicht der alleinige Grund für das Scheitern der Reform, denn die Bundestagswahl und Beeinflussung der Politik durch die anderen Akteure hat sicherlich auch einen großen Teil zum Scheitern beigetragen.

Es drängt sich die Frage auf, ob es nicht sinnvoller gewesen wäre, die Vorteile des Gesetzes für die Patienten in den Vordergrund zu stellen, denn die Wahlfreiheit war nie zuvor so groß wie zu dieser Zeit. Doch in den Pressemitteilungen wurde darauf nicht eingegangen und wenn dann nur am Rande. Es hätte klar sein müssen, dass die Befürworter des Sachleistungssystems auf Seiten der Versicherer alles tun würden, um die Profession, das Gesetz und schlussendlich die Regierung in Misskredit zu bringen, da es das geeignete Thema für die anstehende Bundestagswahl war.

Der politische Schachzug der Verbündeten auf diesem Feld ist als genial zu bewerten. Die Taktik des FVDZ, sich darauf einzulassen und schlussendlich auch noch den Minister zu attackieren, dem sie das Gesetz zu verdanken hatten, grenzt schon an Selbstmord. Denn durch das Festhalten an den Nebenthemen wurde dem politischen Gegner in die Hand gespielt und das Bild der Profession, die der Gegner aufgebaut hat, bestätigt. Der Betrugsvorwurf, die falsche Abrechnung, so falsch diese Aussagen auch waren, hat die öffentliche Meinung mitgeprägt, damit zur Abgrenzung der Profession in der Öffentlichkeit geführt und ihr großen Schaden zugefügt. Die Frage, die sich stellt, abgesehen von dem Stil der Pressemitteilungen, ob es überhaupt eine Chance gegeben hätte, den Lauf der Dinge abzuwenden, ist schwer zu beantworten. Denn das Sachleistungssystem stand auf dem Prüfstand. Ob die Öffentlichkeit den Wechsel verstand oder wollte, hat sie durch ihrem Wählerwillen bei der Bundestagswahl klar zum Ausdruck gebracht. Vielleicht war die Zeit dafür noch nicht reif genug im Jahr 1998.

Der Einfluss des sozialen, kulturellen und ökonomischen Umfelds auf die Tätigkeit des Zahnarztes in der Praxis

Sybille Preuß und Barbara Wiest

Praxisvergleiche eignen sich ausgezeichnet als Projekte für die Abschlussarbeit eines berufsbegleitenden Studiengangs, da sie einerseits das systematische Vorgehen der wissenschaftlichen Beobachtung erfordern, andererseits aber einen konkreten Bezug zur beruflichen Praxis aufweisen. Dadurch ermöglichen sie es auf eine besondere Weise, Gelerntes an konkreter Erfahrung zu überprüfen und eigenes Verhalten zu verändern. Die Autorinnen greifen mit Ihrer Arbeit einen Ansatz auf, den die Kollegen Ehresmann und Schröder (siehe Kapitel 2), bereits erfolgreich angewendet haben, und entwickeln diesen Ansatz entscheidend weiter.

Einleitung

Die zahnärztliche Tätigkeit ist in ein soziales, kulturelles und ökonomisches Umfeld eingebettet, das diese entscheidend prägt. Hier ist nicht nur die Therapiewahl, sondern auch das persönliches Auftreten und Verhalten des Zahnarztes sowie die Interaktion mit den Patienten eingeschlossen. Diese Bedingungen zahnärztlicher Tätigkeit sind so einflussreich wie schwer zu operationalisieren. Daher soll ein exploratives Design mit qualitativen und quantitativen Strategien den Einfluss sozioökonomischer und kultureller Rahmenbedingungen auf die Therapieentscheidung, die Patientenerwartungen, das ärztliche Verhalten und schließlich die Praxisstrategie sichtbar machen und reflektieren.

Material und Methoden

Ein Fragebogen für soziodemographische und persönliche Merkmale der Patienten wird aus der Arbeit von Ehresmann und Schröder (2006) übernommen, Dies ist für die Vergleichbarkeit der Daten zweckmäßig. Die zahnärztliche Befundung erfolgt unter Verwendung der Indizes DMF-T und PSI. Hier wird auf die jüngsten bundesweiten Studien zur Mundgesundheit verwiesen (DMS IV), in der ebenfalls sozioökonomische Daten in Beziehung zur Mundgesundheit gesetzt werden. Die qualitative Erhebung besteht aus einer wechselseitigen Praxisvisitation für jeweils vier Tage. Dabei nehmen die Autorinnen am Praxisalltag und an den Behandlungen direkt und auf natürliche Weise teil. Über das Vorhaben wurde auch gegenüber den Patienten Transparenz hergestellt. Diese unstrukturierte, teilnehmende, offene und direkte Beobachtung eignet sich sehr gut, um den Alltag einer Zahnarztpraxis zu erforschen. Der Zeitraum von vier Tagen gewährt zwar kein repräsentatives Praxisbild, dennoch haben beide den Eindruck, einen tiefen Einblick in die Arbeitswelt der jeweiligen Praxisinhaberin gewonnen zu haben.

Ergebnisse

Die auffälligsten Unterschiede zwischen den Praxen bei den soziodemographischen Merkmalen bestehen beim Bildungsstand und beim Einkommen. Entsprechend hat die Münchener Praxis einen höheren Anteil an Privatpatienten. Auffällig ist, dass die Wichtigkeit der Zahngesundheit für die Quedlinburger Patienten höher ist als für die Münchner Patienten, und dies gleichmäßig über alle Altersgruppen hinweg. Den niedrigsten Stellenwert hat Zahngesundheit im mittleren Alter (40-54 Jahre), den höchsten bei den Menschen über 55 Jahren. Dennoch ist der prothetische Versorgungsstand in ostdeutschen Ländern insgesamt niedriger als im Westen. Des Weiteren werden Unterschiede in der Stichprobe auf Signifikanz untersucht, um den Daten eine höhere Glaubwürdigkeit zu geben. Wie erwartet zeigen sich Zusammenhänge zwischen Bildungsabschluss und DMFT (aber nicht zwischen Einkommen und DMFT), zwischen Geschlecht und PSI sowie zwischen Qualität der prothetischen Versorgung und Einkommen bzw. Wohnort Ost / West. Wie schon in der Studie von Ehresmann und Schröder (2006) ergibt sich auch hier eine Risikogruppe für Parodontitis, nämlich junge Männer mit niedrigem Einkommen bzw. Schulabschluss.

Im nächsten Schritt werden die Praxisvisitationen ausgewertet. Trotz sachlicher Deskription entsteht ein lebendiger Eindruck sowohl von den beobachteten Routinen als auch von den subjektiven Schwerpunkten in der Beobachtung. Einige Unterschiede werden deutlich, die etwa die Gabe von Lokalanästhesien betreffen, die Ausstattung der Praxen oder auch das Vorgehen bei der Therapiewahl. Für beide Autorinnen ergeben sich strategische Konsequenzen, die das eigene Verhalten und dabei besonders die Interaktion mit den Patienten und dem Personal betreffen: Frau Preuß möchte das Verhältnis zwischen medizinischer Tätigkeit im engeren Sinne und fürsorglicher Helferrolle neu justieren, Frau Wiest hingegen möchte sich um eine konsequentere Personalführung und Erweiterung ihres Behandlungsspektrums bemühen.

Die Stärke des Verfahrens der Visitation liegt in der Möglichkeit, auch unbewusste Kommunikationsroutinen einzufangen und zu reflektieren. Dadurch entstehen konkrete Lernmöglichkeiten. Aufgrund der Visitation und der sich anschließenden Diskussion erfolgt meistens eine Verhaltensänderung. Dies ist größtenteils darauf zurückzuführen, dass man für sei eigenes Handeln und Verhalten während der Beobachtung einen Spiegel vorgehalten bekommt. Praxisvisitationen sind in dieser Form eine wertvolle methodische Bereicherung im Spektrum der Professionsentwicklung (Continuing Professional Development). Sie zeigen einen spannenden Weg auf, die Interaktionsroutinen zwischen Patient und Ärzten, die sich als Rückkoppelungsschleifen gestalten, zu rekonstruieren, zu verstehen und ggf. zu verändern.

Literatur

Ehresmann, E. & Schröder, J.(2006). Zahngesundheit und Behandlungsbedarf in Abhängigkeit zur sozioökonomischen Patientenstruktur und subjektive Faktoren: Eine Untersuchung in einer städtisch und einer ländlich geprägten Praxis. Universität Magdeburg: Masterarbeit.

6 Führung und Zusammenarbeit

Interprofessionelle Kooperation von Zahnärzten und Zahnmedizinischen Fachangestellten: Chancen und Grenzen

Astrid Seltrecht

Interprofessionelle Zusammenarbeit zum Wohle des Patienten

Jegliches Handeln von Vertretern der einzelnen Gesundheitsberufe, ob mit oder ohne Approbation, sollte stets am Patientenwohl orientiert sein. Es geht darum, den Patienten – im Vergleich zur Aufnahmekonstitution – in einem besseren Gesundheitszustand zu entlassen: „The goal is to return patients to the outside world in better shape. This goal is the symbolic cement that, metaphorically speaking, holds the organization together" (Strauss et al. 1963, S. 154). Um dieses Ziel zu erreichen, arbeiten Vertreter unterschiedlicher Gesundheitsberufe sowie Vertreter technischer und administrativer Berufe zusammen. Diese Zusammenarbeit zugunsten des Patienten und unter Beachtung seiner subjektiven Bedürfnisse und seines Mitwirkens im Anamnese-, Diagnose- und Behandlungsprozess wird medizinsoziologisch mit dem Konzept des Arbeitsbogens beschrieben (vgl. Strauss 1985, S. 4, Strauss et al. 1985, S. 30, zu Entwicklung, Beschreibung und Anwendung des Konzepts im Überblick vgl. Seltrecht 2016).

Nun sind Berufe aber nicht statisch, sondern unterliegen Veränderungsprozessen: Berufe entstehen aufgrund eines gesellschaftlichen Bedarfs hinsichtlich einer konkreten beruflichen Qualifikation, haben mitunter lange Bestand und können sich u.U. zu „besonderen Berufen", zu Professionen, wie die der Zahnmedizin, entwickeln oder auch wieder aus dem großen Spektrum der Berufe verschwinden. Berufe stehen also mit gesellschaftlichen Veränderungsprozessen in einem engen Wechselverhältnis, das wiederum Auswirkungen auf die berufliche Aus-, Fort- und Weiterbildung hat. In die Genese der Berufe eingebunden ist auch die Veränderung des Tätigkeitsspektrums: Durch Hinzunahme oder Abgabe von Tätigkeiten, sei es aus Gründen der Diversifikation und Spezialisierung oder der horizontalen oder vertikalen Substitution sowie Delegation, verändert sich der Aufgabenbereich einzelner Berufe. Diese intraprofessionellen und interprofessionellen Prozesse vollziehen sich aber immer auf der Basis vorliegender Gesetze. Berufssoziologische und professionstheoretische Konzepte erklären, wie die Aufgabenverteilung zwischen den Gesundheitsberufen immer wieder aufs Neue ausgehandelt wird (zum Konzept der Aushandlung vgl. Strauss et al. 1963, Strauss 1978, 1993) und wie Berufe und Professionen im Zuge dieser Aushandlungsprozesse und vor dem Hintergrund sich verändernder gesellschaftlicher Gegebenheiten entstehen (zum Konzept der Arbeitslinie vgl. Gerson 1983, zum Konzept der Sozialen Welt vgl. Schütze 2016a, 2016b).

Derzeit wird die interprofessionelle Zusammenarbeit im Gesundheitsbereich, einschließlich der sich daraus ergebenden Veränderungen in den Aufgabenbereichen einzelner Gesundheitsberufe, vor dem Hintergrund aktueller gesellschaftlicher Entwicklungen thematisiert. Die Alterung der Gesellschaft im Zuge des demografischen Wandels, die zunehmende Multimorbidität, die steigende Bedeutung chronischer Krankheiten sowie der rasche Fortschritt in der medizinischen und medizintechnischen Entwicklung, aber auch veränderte Bedürfnisse von Patienten und die an Patienten adressierte Forderung einer aktiven Beteiligung an Entscheidungsprozessen hinsichtlich der Behandlung verlangen eine Neuausrichtung der einzelnen Gesundheitsberufe (mit und ohne Approbation) aufeinander bzw. eine „Umverteilung" der Aufgaben im Kontext interprofessioneller Zusammenarbeit für eine angemessene Versorgung von Patienten, bei der insbesondere Prävention, Pflege, Rehabilitation, Kuration und Gesundheitsförderung ineinandergreifen.

Begriffsbestimmung: interprofessionelle Kooperation vs. interdisziplinäre Zusammenarbeit

Was aber ist unter interprofessioneller Kooperation zu verstehen, und worin besteht der Unterschied zum Begriff der interdisziplinären Zusammenarbeit? *Interdisziplinarität* ist gegeben, wenn Personen oder Gruppen aus mindestens zwei wissenschaftlichen Disziplinen auf einen Forschungsgegenstand schauen. „Interdisziplinarität ist in der Wissenschaft weder eine neue Erscheinung noch eine neue Forderung. Sie gehört vielmehr seit je zur Wissenschaft, entsteht oft aus innerwissenschaftlichen Bedürfnissen und Fragen und trägt wesentlich zur Entwicklung neuer (Teil-)Disziplinen bei." (Defila et al. 2006, S. 32). Zu den Schwierigkeiten interdisziplinärer Zusammenarbeit gehören zunächst Missverständnisse und Definitionsansprüche bei jeder einzelnen Disziplin (vgl. Defila et al. 2006, S. 42): „Wird implizites Wissen nicht angemessen expliziert und ‚übersetzt', kann das Fachwissen aus der eigenen Disziplin (Erkenntnisse, Theorien, Grundannahmen etc.) Fachfremden kaum vermittelt werden (…). Zum Problem des Nicht-Verstehens tritt das Problem des Miss-Verstehens hinzu, wenn dieselben Wörter in den verschiedenen Disziplinen und in der Alltagssprache unterschiedlich verwendet werden." (Defila et al. 2006, S. 42) Hieraus ergibt sich für die disziplinübergreifende Zusammenarbeit die Anforderung, eine verständliche Sprache zu wählen und Fachwörter und theoretische Konzepte zu erläutern, ohne unwissenschaftlich zu werden. Der aber wohl wichtigste Punkt bei der Arbeitshaltung ist der der Disziplinengewichtung bzw. -bewertung: „Die wenigsten Wissenschaftlerinnen und Wissenschaftler haben ein fundiertes Wissen bezüglich anderer Disziplinen. (…) Die meisten haben also eine, wenn auch vage, Vorstellung darüber, was andere Disziplinen tun und was sie leisten können oder sollten. Werden diese Vorstellungen nun nicht als blosse Annahmen erkannt und als revisionsbedürftig eingestuft, äussern sie sich in gegenseitigen Vorurteilen sowie in falschen Erwartungen bezüglich dessen, was die verschiedenen Disziplinen zur Bearbeitung der inter- oder transdisziplinären Fragestellung beitragen können. Konflikte entstehen, wenn jemand besser zu wissen meint, was andere Disziplinen leisten können oder sollten, als die Angehörigen dieser Disziplinen, und wenn dies mit ‚Disziplinimperialismus' einhergeht, d.h. mit der Überschätzung des Beitrags der eigenen Disziplin bei gleichzeitiger Herabsetzung der Leistungen anderer Disziplinen (bis hin zur Negierung ihrer Wissenschaftlichkeit)" (Defila et al. 2006, S. 43f.)

Interprofessionalität meint hingegen die Zusammenarbeit von Vertretern verschiedener (Gesundheits-)Berufe in den verschiedenen beruflichen Handlungsfeldern der Praxis. Aktuell wird eine interprofessionelle Kooperation zwischen den Gesundheitsberufen thematisiert, um die Patientenversorgung vor dem Hintergrund veränderter gesellschaftlicher Bedingungen sicherzustellen, Beschäftigungsengpässe auf dem Arbeitsmarkt auszugleichen sowie Arbeitsentlastungen einzelner Berufsgruppen zu bewirken, etwa indem Ärzte von administrativen Aufgaben befreit werden, um Zeit für die Patientenversorgung zu gewährleisten bzw. zurückzugewinnen. Da aber gerade ärztliches und zahnärztliches Handeln dem Tätigkeitsvorbehalt unterliegt, müssen immer auch Fragen der Delegation im Kontext interprofessioneller Kooperation berücksichtigt werden. Eine Übertragung von Tätigkeiten von einer Berufsgruppe auf eine andere kann sowohl Vor- als auch Nachteile mit sich bringen. Der Sachverständigenrat zur Begutachtung der Entwicklung im Gesundheitswesen (2007) sieht in folgenden Punkten Vorteile einer Delegation von Aufgaben:

- „Arbeitsentlastung
- Auffangen personeller Engpässe
- Verbesserung der Versorgungsqualität und Patientenzufriedenheit (z.B. durch eine höhere Prozessroutine)
- Neue Karrieremöglichkeiten für die nicht-ärztlichen Berufsgruppen
- Steigerung der Attraktivität des Berufs
- Erhöhung der Arbeitszufriedenheit innerhalb der Berufsgruppen
- Mehr Möglichkeiten zur Förderung individueller Kompetenzen
- Flexibilisierung der Versorgung
- Kostenreduktion der Gesundheitsversorgung
- Stärkung des Teamgedankens" (Sachverständigenrat 2007, S.55)

Gleichzeitig werden von den Gutachtern auch Nachteile angesprochen:

- „Koordinations-, Kommunikations- und Kontrollfehler
- Entstehung neuer Schnittstellen im Gesundheitswesen
- Verschlechterung der Versorgungsqualität und Patientenzufriedenheit
- Verlust von Erfahrungen
- Abwälzen unliebsamer Tätigkeiten auf andere Berufsgruppen (,dirty work', Hughes 1958)
- Leistungs- und damit Ausgabenausweitung
- Rechtsunsicherheit" (ebd.)

Ein Ziel interprofessioneller Kooperation wird deshalb auch in der begründeten Neuverteilung von Aufgaben zwischen den Gesundheitsberufen gesehen: „Entscheidend kann nur eine Herleitung sein, die begründete Annahmen darüber zulässt, dass sich derzeitige Defizite der Versorgung durch eine neue Aufgabenverteilung der Gesundheitsberufe abbauen lassen. Jede Maßnahme zur Veränderung der Rollenverteilungen der heutigen Dienstleister im Gesundheitssystem, zur Neugestaltung des Professionenmix oder zur Einführung neuer Berufe, Ausbildungen und Weiterbildungen muss eine effektivere und effizientere Gesundheitsversorgung fördern und damit die Qualität der Gesundheitsdienstleistungen für die Bevölkerung und deren Wirtschaftlichkeit verbessern." (Sachverständigenrat 2007, S. 77f.) Aber gesehen werden von den Sachverständigen auch die mit der von außen initiierten Kooperation ggf. auftretenden Verunsicherungen bei den professionellen Akteuren: „Eine Diskussion über eine veränderte Aufgabenverteilung zwischen den Gesundheitsberufen ruft Hoffnungen, Vorbehalte und Befürchtungen bezüglich Bedeutungs-, Reputations-, Geld- und Autonomieverlust sowie Überforderung hervor." (Sachverständigenrat 2007, S. 69) Aus diesem Grund lässt sich eine interprofessionelle Kooperation nur unter Einbezug aller beteiligten Gesundheitsberufe, durch wechselseitige Annäherung an und Wertschätzung für die jeweils im Prozess der Patientenbehandlung einzubringenden Kompetenzen erfolgreich umsetzen. Modellversuche, die entsprechend gefördert werden müssen, bieten die Chance, neue Konzepte der interprofessionellen Kooperation gemeinsam zu erproben, um sie nach erfolgter Evaluation ggf. in der Fläche einzuführen (vgl. hierzu bspw. die Förderprogramme der Bosch-Stiftung „Operation Team – Interprofessionelles Lernen" sowie „Operation Team – Interprofessionelle Fortbildungen").

Interprofessionelle Kooperation zwischen Zahnarzt und Zahnmedizinischen Fachangestellten vor dem Hintergrund von Berufsgenese und rechtlichen Rahmenbedingungen

Nach diesen Ausführungen, die die Gesundheitsberufe im Ganzen betreffen, muss nun gefragt werden, welche historisch gewachsenen Strukturen und gesetzlichen Bestimmungen die interprofessionelle Kooperation zwischen Zahnarzt und Zahnmedizinischen Fachangestellten beeinflussen bzw. ob aufgrund rechtlicher Bedingungen und damit einhergehender hierarchisch orientierter Strukturen überhaupt der Begriff der „interprofessionellen Kooperation" angemessen ist.

Zahnbehandlungen sind bereits für das 3. Jahrtausend v.Chr. nachgewiesen (Marz 2010). Im heutigen Mitteleuropa waren es bis ins 17. Jahrhundert die Bader und deren Gesellen, die Barbiere, die die praktische Medizin mit ihren „schneidenden" und „blutigen" Tätigkeiten übernahmen, zu denen auch die Behandlung der Zähne und vor allem das Zahnziehen gehörte. Eine *Verrechtlichung* ab Ende des 17. Jahrhunderts hatte maßgeblichen Einfluss auf die Kurierfreiheit und Berufsausübung von „Zahnärzten" (vgl. zur historischen Entwicklung im Überblick Jacob & Walther 2016, S. 490ff.). Seit der *Akademisierung* – im Jahr 1829 in Form eines niederen Studiums, ab 1909 durch Einrichtung eines Studiums an den Medizinischen Fakultäten – werden Zahnärzte wissenschaftlich ausgebildet. Mit Einführung der Promotion im Bereich der Zahnmedizin im Jahr 1919 wird eine wissenschaftliche Förderung des eigenen Nachwuchses möglich. Mit dieser *Verwissenschaftlichung* war eine weitere Bedingung für die Entwicklung der Zahnmedizin zu einer Profession gegeben – allerdings ist im Vergleich mit der Humanmedizin „keine breitere wissenschaftliche Kultur in der Zahnmedizin entstanden" (Wissenschaftsrat 2005, S. 16). Mit dem Zahnheilkundegesetz von 1952 wird der Dualismus zwischen nicht akademisch ausgebildeten Dentisten und akademisch ausgebildeten Zahnärzten abgeschafft – mit dem Zahnheilkundegesetz kann jetzt nur noch Zahnheilkunde ausüben, wer im Rahmen eines Studiums der Zahnmedizin akademisch ausgebildet wurde. Die Ausbildung und die Prüfungsbestimmungen werden 1955 in einer einheitlichen Approbationsordnung geregelt.

Die Berufsgenese der Zahnmedizinischen Fachangestellten (ZFA) benötigte – legt man ein weites Verständnis des Helfens und Assistierens bei Zahnbehandlungen zugrunde – ebenfalls eine lange Entwicklungszeit. Neben den Barbieren, die als Gesellen den Badern assistierten, halfen auch die „Barmherzigen Schwestern", die ab Ende des 17. Jahrhunderts in Westeuropa die erste Pflegeausbildung erhielten, bei der Zahnbehandlung (vgl. Becker-Oevermann 2003, S. 36f.). Im Jahr 1913 taucht die Bezeichnung „Empfangsfräulein des Zahnarztes" (ebd.) auf, 1940 wird der Anlernberuf „Sprechstundenhelferin beim Zahnarzt oder Dentisten" eingeführt, 1952 wird hieraus der Beruf „Zahnärztliche Helferin" mit zweijähriger Ausbildung geschaffen. Mit Inkrafttreten des Berufsbildungsgesetzes im Jahr 1969 wird die Ausbildung bundeseinheitlich im dualen System geordnet. Im Jahr 1987 wird der Beruf neu geordnet, 1989 tritt die Ausbildungsordnung in Kraft, mit der die Bezeichnung „Zahnarzthelferin/Zahnarzthelfer" eingeführt, die Ausbildungszeit bundeseinheitlich auf drei Jahre festgelegt und ein Ausbildungsrahmenplan vorgelegt wird. Zum 1.8.2001 wird die Ausbildungsordnung erneut neu geordnet, nun wird die Berufsbezeichnung „Zahnmedizinische/r Fachangestellte/r" eingeführt. Die Abschlussprüfung wird von der Zahnärztekammer des Landes organisiert, die hierfür entsprechende Prüfungsausschüsse beruft.

Besonders die rechtlichen Grundlagen sind es, die die noch relativ junge Profession der Zahnmedizin im Spektrum der Gesundheitsberufe als „besonderen Beruf" hervortreten lassen und die Kooperation mit Zahnmedizinischen Fachangestellten beeinflussen:

- Für Zahnärzte sind im *Berufsrecht* die Berufsausbildung, die Berufsbezeichnung, der Berufszugang und die Berufsausübung geregelt. Die Berufstätigkeit von Zahnärzten ist an eine Berufserlaubnis gebunden. Für Zahnmedizinische Fachangestellte sind hingegen nur die Berufsausbildung und die Berufsbezeichnung geregelt. Das Berufsbild Zahnmedizinische/r Fachangestellte/r ergibt sich aus den Ausbildungszielen.

- Im Gegensatz zu Zahnmedizinischen Fachangestellten sind für Zahnärztinnen und Zahnärzte Tätigkeitsvorbehalte gesetzlich geregelt: Im *Zahnheilkundegesetz* ist geregelt, dass Zahnheilkunde ausschließlich von akademisch ausgebildeten Zahnärzten und Ärzten praktiziert werden darf. „Vorbehaltene Tätigkeiten und Berufsschutz wirken für die nicht erwähnten Berufe wie ein Tätigkeitsverbot und beeinflussen somit die Zusammenarbeit der Gesundheitsberufe. Grundsätzlich sind Tätigkeitsvorbehalte dort sinnvoll, wo sichergestellt werden soll, dass eine bestimmte Ausbildung Voraussetzung für die adäquate Erbringung der entsprechenden Leistung ist. Sie tragen somit zur

Qualitätssicherung und zur Erhöhung der Patientensicherheit bei." (Sachverständigenrat 2007, S. 58)

- Mit dem *Gesetz über das Kassenarztrecht* aus dem Jahr 1955 wurde die Kassenzahnärztliche Vereinigung (KZV) als Körperschaft öffentlichen Rechts geschaffen. Damit erhielten die Zahnärzte Selbstverwaltungsrechte, aber auch einen Sicherstellungsauftrag. Über die Zahnärztekammer werden die Interessen der Zahnärzte vertreten. Vergleichbare Institutionen allein für die Zahnmedizinischen Fachangestellten existieren nicht.

- Das *Sozialrecht* räumt Zahnärzten im Sozialgesetzbuch (§15 Abs.1 SGB V) ein zahnärztliches Verschreibungsmonopol ein. Weiterhin regelt das SBG V in § 90ff. die Beteiligung von Zahnärzten in den Landesausschüssen und im gemeinsamen Bundesausschuss, die über die Leistungen der Gesetzlichen Krankenversicherung entscheiden. Für Vertreter nicht akademischer Gesundheitsberufe besteht hingegen nur die Möglichkeit zur Stellungnahme.

- Das *Haftungsrecht* regelt strafrechtliche (Strafgesetzbuch, StGB) und zivilrechtliche (Bürgerliches Gesetzbuch, BGB) Konsequenzen beim Auftreten von Fehlern. Hier wird u.a. geregelt, wer für Fehler haftet: der Zahnarzt, weil er seiner ärztlichen Sorgfaltspflicht bspw. bei der Delegation von ärztlichen Aufgaben, unterteilt in Auswahlpflicht, Instruktionspflicht, Überwachungspflicht und Kontrollpflicht, nicht nachgekommen ist, oder die zahnmedizinische Fachangestellte, weil sie pflichtwidrig und schuldhaft – d.h. grob fahrlässig oder vorsätzlich – oder rechtswidrig gehandelt hat.

- Fragen der Haftung und der Delegationsfähigkeit von zahnärztlichen Tätigkeiten, die dem Tätigkeitsvorbehalt unterliegen, widmet sich der *Delegationsrahmen der Bundeszahnärztekammer für Zahnmedizinische Fachangestellte* vom 16.9.2009. In ihm werden – vor dem Grundsatz der persönlichen Leistungserbringung durch den Zahnarzt – die Delegationsfähigkeit von zahnärztlichen Tätigkeiten und der zulässige Einsatzrahmen gemäß Zahnheilkundegesetz unter Berücksichtigung der beruflichen Qualifikationen der Zahnmedizinischen Fachangestellten geregelt sowie die Folgen bei Nichtbeachtung in strafrechtlicher, haftungsrechtlicher und arbeitsrechtlicher Hinsicht aufgezeigt.

Kooperationen sind im Allgemeinen ein „dynamisches und ambivalentes Konstrukt", in der die beteiligten Akteure einen „Anspruch auf Autonomie" haben (Vollmer 2016, S. 253). Die rechtlichen Regelungen im Bereich der Zahnmedizin, aber auch die Verwobenheit der Ausbildungs- und Prüfungsbestimmungen für den Beruf Zahnmedizinische/r Fachangestellte/r mit der Zahnmedizin lassen das Verhältnis zwischen Zahnarzt und Zahnmedizinischen Fachangestellten nicht als „Kooperation im engen Sinne" erscheinen; der Anspruch auf Autonomie aufseiten beider Berufsgruppen ist nur bedingt gegeben, die Zusammenarbeit nicht aus freien Stücken, d.h. selbst gewählt und jederzeit kündbar, zustande gekommen. Beide Berufsgruppen sind aufeinander angewiesen. Vielmehr lässt sich deshalb von „Koordination", d.h. einer „Kooperation im weiten Sinne", sprechen, die dann vorliegt, „wenn Individuen gemeinsam eine Leistung erbringen und ihr jeweiliges Handeln in abgestimmter und geplanter Weise weitgehend störungsfrei erfolgt" (Vollmer 2016, S. 254).

Für kooperatives Handeln müssen aber Ausgangsbedingungen geschaffen werden, die auch in der Zahnarztpraxis von Bedeutung sind: „Zu diesen Bedingungen gehören das Formulieren einer gemeinsamen Aufgabenstellung, das Setzen von gemeinsamen, übergeordneten Zielen sowie von individuellen Zielen, die in einer positiven Beziehung zueinander stehen, geteilte Ressourcen sowie ein Belohnungssystem auf Teamebene. Durch die positive wechselseitige und komplementäre Gestaltung der Teamarbeit und die Bereitstellung von Möglichkeiten der Selbstorganisation und -regulation sollen der Sinn und die objektiven Voraussetzungen für einen geteilten Zweck der Zusammenarbeit hergestellt werden. Günstige Voraussetzungen beziehen sich also nicht nur auf die konkrete materielle Ebene, sondern auch auf die Ebene der Wahrnehmung bei den Teammitgliedern." (Vollmer 2016, S. 255f.) Um diese *Haltung* muss es auch in der Zusammenarbeit von Zahnarzt und Zahnmedizinischen Fachangestellten gehen, die mit der Idee einer interprofessionellen Kooperation in besonderem Maße transportiert wird: um Anerkennung, Wertschätzung und Interesse an der Arbeit des jeweils anderen und um die Reflexion und Verbesserung des eigenen beruflichen Handelns als Beitrag zu einer qualitativ hochwertigen Versorgung des Patienten. Aus diesem Grund wird in den weiteren Abschnitten an dem Begriff der interprofessionellen Kooperation auch für das Miteinander von Zahnarzt und Zahnmedizinischen Fachangestellten festgehalten, obgleich es im strengen Sinne sich um eine Koordination, eine „Kooperation im weiten Sinne" handelt.

Interprofessionelle Kooperation: Inhalt in Studium und Berufsausbildung?

An der zahnmedizinischen Versorgung der Bevölkerung sind vor allem zwei Berufsgruppen beteiligt: Zahnärzte und Zahnmedizinische Fachangestellte mit ihren durch die jeweils bestehenden Aus-, Fort- und Weiterbildungsmöglichkeiten erworbenen Qualifikationen. In Hinblick auf die interprofessionelle Kooperation zwischen Zahnarzt und Zahnmedizinischen Fachangestellten stellt sich aus berufspädagogischer Perspektive die Frage, inwieweit die Ausbildungen für die beiden Gesundheitsberufe auf die Zusammenarbeit vorbereiten. Die Ausbildung im akademischen Gesundheitsberuf Zahnarzt/Zahnärztin wird entsprechend dem Grundgesetz (Art. 74 Abs. 1 Nr. 19 GG) bundeseinheitlich geregelt und in der Approbationsordnung festgelegt. Über die Prüfungsbestimmungen definiert die Approbationsordnung indirekt auch die Ausbildungsinhalte. Hier lassen sich aber keine Hinweise auf eine interprofessionelle Zusammenarbeit finden. Gänzlich anders die Situation in der Ausbildung zur Zahnmedizinischen Fachangestellten bzw. zum Zahnmedizinischen Fachangestellten: Der Beruf wird im Berufsbildungsgesetz (BBiG) geregelt und im dualen System, d.h. am Lernort Berufsschule und am Lernort Praxis, ausgebildet. In der *Verordnung über die Berufsausbildung zum Zahnmedizinischen Fachangestellten/zur Zahnmedizinischen Fachangestellten* vom 4.7.2001, im *Rahmenlehrplan für den Ausbildungsberuf Zahnmedizinischer Fachangestellter/Zahnmedizinische Fachangestellte* (Beschluss der Kultusministerkonferenz vom 11.5.2001) und in den *Richtlinien, Grundsätze(n), Anregungen (RGA). Empfehlungen zur Umsetzung der Lernfelder des Rahmenlehrplanes der Kultusministerkonferenz Zahnmedizinischer Fachangestellter/Zahnmedizinische Fachangestellte* von 2003 des Kultusministeriums des Landes Sachsen-Anhalt lassen sich fast durchweg Bezüge zur Zusammenarbeit mit dem Zahnarzt bzw. der Zahnärztin finden. Entsprechend den im

Rahmenlehrplan für die Zahnmedizinische Fachangestellte bzw. den Zahnmedizinischen Fachangestellten ausgewiesenen Lernfeldern bezieht sich das berufliche Kompetenzspektrum darauf,

- sich im Beruf und im Gesundheitswesen zu orientieren,
- Patienten zu empfangen und zu begleiten,
- Zwischenfällen vorzubeugen und in Notfallsituationen Hilfe zu leisten,
- Praxishygiene und Praxisabläufe zu organisieren,
- Praxisprozesse mitzugestalten,
- Waren zu beschaffen und zu verwalten,
- Prophylaxemaßnahmen zu planen und durchzuführen,
- Kariestherapie, endodontische Behandlungen, chirurgische Behandlungen, Behandlungen von Erkrankungen der Mundhöhle und des Zahnhalteapparates sowie prothetische Behandlungen zu begleiten und
- Röntgen- und Strahlenschutzmaßnahmen vorzubereiten.

Damit geben bereits die Lernfelder Auskunft darüber, *in welchen Bereichen* Zahnmedizinische Fachangestellte aufgrund ihrer formalen Qualifikation *in welcher Form* an der Arbeit mit und am Patienten beteiligt werden können – wo sie planend und durchführend, wo sie organisierend und wo sie vorbereitend oder begleitend arbeiten.

Der Blick auf die Ausbildungsinhalte zeigt, dass Zahnmedizinische Fachangestellte relativ umfassend auf die Zusammenarbeit mit Zahnärzten vorbereitet werden, das Studium der Zahnmedizin hingegen allein auf die am Patienten ausgerichtete Zahnheilkunde fokussiert ist, nicht aber auf die Arbeit mit Zahnmedizinischen Fachangestellten vorbereitet – zumindest sind Wissensbestandteile in den Prüfungsbestimmungen der Approbationsordnung für Zahnärzte nicht explizit ausgewiesen.

Der sozialwissenschaftliche Beitrag des Masterstudiengangs „Integrated Practice in Dentistry" zur Erforschung interprofessioneller Kooperation

Es sind Zahnärzte, die im Rahmen der dualen Ausbildung angehenden Zahnmedizinischen Fachangestellten die Ausbildung am Lernort Praxis ermöglichen sollen und fachlich abzusichern haben – obwohl der Beruf und die entsprechende Berufsausbildung mit ihren Ausbildungsinhalten nicht Bestandteil des zahnmedizinischen Studiums sind. Aber nicht nur die Absicherung einer qualitativ hochwertigen Ausbildung für die Auszubildenden, sondern auch die Bindung von gut ausgebildeten Zahnmedizinischen Fachangestellten in der eigenen Zahnarztpraxis über die Ausbildungszeit hinaus ist für Zahnärzte ein Grund, sich der Zusammenarbeit mit und der Führung von Zahnmedizinischen Fachangestellten zu widmen.

Die Reflexion der eigenen beruflichen Praxis, die Führung des Teams und das Praxismanagement sind Bestandteile des u.a. sozialwissenschaftlich angelegten Masterstudiengangs „Integrated Practice in Dentistry", der in einer Kooperation zwischen der Akademie für Zahnärztliche Fortbildung Karlsruhe und der Otto-von-Guericke-Universität Magdeburg für in der (eigenen) Praxis arbeitende Zahnärzte angeboten wird. Inzwischen wurden u.a. drei Masterarbeiten vorgelegt, die sich der Ausbildung und dem Berufsbild der/des Zahnmedizinischen Fachangestellten aus Sicht der Auszubildenden mit Mitteln der qualitativen Forschung (Schilling 2009) und der quantitativen Forschung (Poppenborg 2013) bzw. dem Selbst- und Fremdbild von Zahnärzten hinsichtlich ihres Führungsverhaltens (Günthner 2007) widmen. Die drei genannten Arbeiten werden im Anschluss des Einleitungskapitels noch genauer dargestellt.

Diese Masterarbeiten des Studiengangs „Integrated Practice in Dentistry" zeigen auf, welchen Beitrag eine sozialwissenschaftliche Forschung für die interprofessionelle Kooperation zwischen Zahnärzten und Zahnmedizinischen Fachangestellten zu leisten vermag. Untersuchen die beiden zuerst genannten Studien die Perspektive der Auszubildenden hinsichtlich Teamzugehörigkeit, Ausbildungszufriedenheit und Mitarbeiterbindung, knüpft die Arbeit von Günthner hier an und untersucht, ob ein speziell für die Fortbildung von Zahnärzten konzipiertes Curriculum auch Auswirkungen auf das Führungsverhalten und damit auf Teamentwicklung und Teamarbeit hat. Alle drei Arbeiten bleiben in der Ableitung von Konsequenzen aus den Ergebnissen bei den Möglichkeiten der eigenen Profession – sie zeigen jeweils Entwicklungspotenziale und Verbesserungsmöglichkeiten aufseiten der Zahnärzte auf und folgen damit der grundlegenden Idee einer interprofessionellen Kooperation, nach der zunächst immer eine Reflexion der eigenen Profession vorgenommen und der eigene Beitrag zur Verbesserung der Zusammenarbeit kritisch-konstruktiv beleuchtet wird. Die Masterarbeiten sind über ihren Beitrag zur *kollektiven Professionalisierung der Zahnmedizin* auch in einer weiteren Perspektive von Bedeutung: In den letzten Jahren wurde Kooperation „zur Schlüsselkompetenz (...), ohne dass sie als Fähigkeit explizit gelehrt oder gelernt wurde (...) Der geforderten Fähigkeit zur Kooperation steht somit ein Mangel an Kompetenzentwicklung gegenüber." (Vollmer 2016, S. 253) Die wissenschaftliche Auseinandersetzung mit Fragestellungen im Kontext interprofessioneller Kooperation im Rahmen des Masterstudiengangs „Integrated Practice in Dentistry" sensibilisiert in besonderer Weise für Fragen der Kooperation, ermöglicht die Übernahme der Perspektive der Zahnmedizinischen Fachangestellten und trägt damit auch zur *individuellen Professionalisierung des Zahnarztes* bzw. *der Zahnärztin* bei.

Literatur

Becker-Oevermann, K. (2003). Die Ausbildung der Zahnmedizinischen Fachangestellten. Ein Leitfaden für ausbildende Zahnarztpraxen. Hannover: Schlütersche Verlagsgesellschaft.

Defila, R., Di Giulio, A. & Scheuermann, M. (2006). Forschungsverbundmanagement. Handbuch für die Gestaltung inter- und transdisziplinärer Projekte. Zürich: Vdf Hochschulverlag AG an der ETH Zürich.

Gerson, E. M. (1983). Scientific work and social worlds. Knowledge: Creation, Diffusion, Utilization, 4, 357–377.

Günthner, C. (2007). Deskription und Evaluierung des Führungsverhaltens von Zahnärzten mit Hilfe von differenziellen Untersuchungen. Universität Magdeburg: Masterarbeit.

Jacob, M. & Walther, W. (2016). Die Zahnärzteschaft. In M. Dick, W. Marotzki & H. Mieg (Hrsg.), Handbuch Professionsentwicklung (S. 489–499). Bad Heilbrunn: Klinkhardt / utb.

Marz, I. (2010). Medizin- und zahnmedizinhistorische Sammlungen des Instituts für Geschichte der Medizin der Humboldt-Universität zu Berlin. In B. Kunst, T. Schnalke & R. Bogursch (Hrsg.), Der zweite Blick. Besondere Objekte der historischen Sammlungen der Charité (S. 241–242). Berlin: De Gruyter.

Poppenborg, T. (2013). Die Ausbildung zur/zum zahnmedizinischen Fachangestellten aus Sicht der Auszubildenden – eine Querschnittsstudie. Universität Magdeburg: Masterarbeit.

Sachverständigenrat (2007). Gutachten 2007 des Sachverständigenrates zur Begutachtung der Entwicklung im Gesundheitswesen „Kooperation und Verantwortung – Voraussetzungen einer zielorientierten Gesundheitsversorgung", Drucksache 16/6339, Berlin.

Schilling, T. (2009). ZFerwArtungen – Zum Berufsbild der Zahnärztlichen Fachangestellten. Empirische Befunde und Strategien für die Praxis. Universität Magdeburg: Masterarbeit.

Schütze, F. (2016a). Das Konzept der Sozialen Welt. Teil 1: Definition und historische Wurzeln. In M. Dick & W. Marotzki & H. Mieg (Hrsg.), Handbuch Professionsentwicklung (S. 74–88). Bad Heilbrunn: Klinkhardt / utb.

Schütze, F. (2016b). Das Konzept der Sozialen Welt. Teil 2: Theoretische Ausformung und Weiterentwicklung. In M. Dick, W. Marotzki & H. Mieg (Hrsg.), Handbuch Professionsentwicklung (S. 88-106). Bad Heilbrunn: Klinkhardt / utb.

Seltrecht, A. (2016). Arbeitsbogen: Reflexion professioneller Arbeit im Projekt- und Verlaufskurvenkontext. In M. Dick, W. Marotzki & H. Mieg (Hrsg.), Handbuch Professionsentwicklung (S. 62-74). Bad Heilbrunn: Klinkhardt / utb.

Strauss, A., Fagerhaugh, S., Suczek, B. & Wiener, C. (1985). Social organization of medical work. Chicago / London: The University of Chicago Press.

Strauss, A., Schatzmann, L., Ehrlich, D., Bucher, R. & Sabshin, M. (1963). The hospital and its negotiated order. In E. Freidson (Hrsg.), The hospital in modern society (S. 147-169). London: The Free Press of Glencoe, Collier-Macmillan Limited.

Strauss, A. (1978). Negotiations. Varieties, contexts, processes, and social order. London / San Francisco / Washington: Jossey-Bass Publishers.

Strauss, A. (1985). Work and the division of labor. The Sociological Quarterly, 26 (1), 1–19.

Strauss, A. (1993). Continual permutations of action. New York: Aldine de Gruyter.

Vollmer, A. (2016). Interprofessionelle Kooperation. In M. Dick, W. Marotzki & H. Mieg (Hrsg.). Handbuch Professionsentwicklung (S. 251-262). Bad Heilbrunn: Klinkhardt / utb.

Wissenschaftsrat (2005). Empfehlungen zur Weiterentwicklung der Zahnmedizin an den Universitäten in Deutschland. Drucksache 6436/2005, Berlin.

ZFerWartungen – Zum Berufsbild der Zahnärztlichen Fachangestellten, empirische Befunde und Strategien für die Praxis

Thomas Schilling

Einleitung

Thomas Schilling (2009) sieht sich als Zahnarzt und Praxisinhaber mit Fragen der Ausbildungsabsicherung und der Mitarbeiterbindung konfrontiert. Im Rahmen der dualen Ausbildung lösen Auszubildende relativ häufig ihre Verträge oder verlassen die ausbildende Zahnarztpraxis trotz Übernahme in ein Beschäftigungsverhältnis nach erfolgreichem Abschluss der Berufsausbildung. Vor dem Hintergrund der ERG-Theorie (Existence needs, Relatedness needs, Growth needs) von Clayton Alderfer sind vier Szenarien denkbar:

- Die Absolventin arbeitet in ihrer Ausbildungspraxis weiter,
- sie arbeitet in einer anderen Praxis, aber im Beruf weiter,
- sie arbeitet nicht in dem Beruf weiter und sucht sich etwas anderes,
- sie wird von der Ausbildungspraxis nicht übernommen und findet keine andere Arbeitsstelle.

Zu den ersten drei Möglichkeiten hat Thomas Schilling drei Szenarien entwickelt, die jeweils

- eine Zielsetzung für die Zeit nach der Ausbildung,
- eine Aussage zur Zukunftsorientierung,
- eine Aussage zur Fort- und Weiterbildungsbereitschaft,
- eine Positionierung eigener Bedürfnisse auf der Ebene der Wertschätzung und Selbsterfüllung,
- eine Positionierung auf der Ebene der Bindung und der Zugehörigkeit,
- eine Aussage zur Ortsgebundenheit

enthalten.

Material und Methoden

Diese Szenarien wurden Auszubildenden des ersten, zweiten und dritten Ausbildungslehrjahres jeweils in moderierten Gruppendiskussionen vorgelegt. Die Auszubildenden sollten sich einem Szenario zuordnen und maximal drei Gründe für die erfolgte Zuordnung angeben. Parallel hierzu wurden auch Zahnärztinnen und Zahnärzten die drei konstruierten Szenarien vorgelegt. Die Ärzte und Ärztinnen wurden gebeten, motivational zu begründen, weshalb sich Auszubildende eher dem einen als dem anderen Szenario zuordnen.

Ergebnisse

Im Ergebnis zeigt sich, dass die Berufswahlentscheidungen für den Beruf der Zahnmedizinischen Fachangestellten und des Zahnmedizinischen Fachangestellten von Zahnärztinnen und Zahnärzten anders eingeschätzt werden als von den Auszubildenden in diesem Beruf: Nicht existenzielle Gründe, wie Arbeitsplatzsicherheit und Einkommen, werden von den Auszubildenden – insbesondere im ersten und zweiten Ausbildungsjahr – an erster Stelle genannt, sondern das Gefühl der Zugehörigkeit, die Anerkennung ihrer Arbeitsleistungen und eine Bindung in der Arbeitswelt (vgl. S. 56). „Den Zahnärzt(inn)en ist nicht bewusst, welchen Einfluss das Team auf die Meinungsbildung hat." (S. 59) Die Sicherung der Existenz steht gerade zum Ausbildungsbeginn erst an zweiter Stelle. Im dritten Ausbildungsjahr verändert sich die Gewichtung, und die weitere Berufsplanung sowie Fragen der Existenzsicherung (Arbeitsplatzsicherheit und Einkommen) nehmen den ersten Platz ein.

Schilling leitet aus den empirischen Ergebnissen Forderungen für die Zahnarztpraxis ab und fokussiert – entsprechend der *Haltung*, die mit dem Konzept einer interprofessionellen Zusammenarbeit nahegelegt wird – die Veränderungspotenziale, die die eigenen Berufskollegen einbringen können. Er plädiert für die Einführung eines Mentorenprogramms. Auch bedürfe es eines Ansprechpartners, der als Vermittler zwischen den Lernorten Berufsschule und (Zahnarzt-)Praxis auf der einen und den Auszubildenden und ggf. ihren Eltern, aber auch den berufsständischen Institutionen auf der anderen Seite fungiere. Zudem sind seiner Ansicht nach eine angemessene Entlohnung und die Einrichtung eines Qualitätszirkels notwendig, um eine hohe Arbeitszufriedenheit und damit eine Bindung an die ausbildende Zahnarztpraxis zu erreichen. Den genannten Vorschlägen müssen nun konzeptionelle Überlegungen und die wissenschaftlich begleitete Etablierung in der Praxis folgen.

Literatur

Schilling, T. (2009). ZFerwArtungen – Zum Berufsbild der Zahnärztlichen Fachangestellten. Empirische Befunde und Strategien für die Praxis. Universität Magdeburg: Masterarbeit.

Die Ausbildung zur/zum zahnmedizinischen Fachangestellten aus Sicht der Auszubildenden – eine Querschnittsstudie

Thomas Poppenborg

Einleitung

Thomas Poppenborg (2013) nimmt sich der Ausbildungszufriedenheit der Auszubildenden an. Hierzu setzt er sich zunächst mit der Ausbildung zur/zum Zahnmedizinischen Fachangestellten auseinander und untersucht das Problem der Vertragslösung, zunächst im Allgemeinen und anschließend hinsichtlich der Ausbildungsverträge von angehenden Zahnmedizinischen Fachangestellten. Im Kontext der Auseinandersetzung mit dem Begriff der Ausbildungszufriedenheit thematisiert er auch die fachliche und pädagogische Qualifikation der Ausbilder. Im Rahmen einer quantitativen Studie untersucht er „Determinanten der Zufriedenheit der Auszubildenden mit Ausbildung und Ausbildungsbetrieb" (S. 26).

Material und Methoden

Für die Konstruktion des Fragebogens orientierte er sich an bereits vorliegenden Fragebögen zur Arbeitszufriedenheit (Copenhagen Psychosocial Questionaire/COPSOQ, Salutogenetische subjektive Arbeitsanalyse/SALSA, Kurzfragebogen zur Arbeitsanalyse/KFZA). Aber: „Da es bisher keine standardisierten Fragebögen zur Ausbildungsanalyse und Ermittlung der Ausbildungszufriedenheit gibt, müssen eigens für diese Studie die Dimensionen bestimmt und mit aussagekräftigen Items unterlegt werden." (S. 27) Entsprechend entwickelte er einen Fragebogen, „der die Bereiche Ausbildungsgestaltung, Betriebsklima, Berufsschule und private Lebenssituation näher betrachtet. Dazu wurden alle 187 Auszubildenden zum ZFA (erstes bis drittes Lehrjahr) an dem Berufskolleg Mönchengladbach befragt. Die Rücklaufquote betrug 83,4%" (S.116).

Ergebnisse

Im Ergebnis der Untersuchung wird deutlich, dass die entscheidenden Faktoren für die Ausbildungszufriedenheit in der Ausbildungsgestaltung und dem Betriebsklima liegen. Besonders individuelle Ausbildungspläne, wie sie § 5 der *Verordnung über die Berufsausbildung zum Zahnmedizinischen Fachangestellten/zur Zahnmedizinischen Fachangestellten* ohnehin vorsieht, und konkrete Ansprechpartner für die Auszubildenden in der Praxis wirken sich „positiv auf die Ausbildungsqualität, das praxisinterne Miteinander und nicht zuletzt auf die Ausbildungszufriedenheit aus" (S. 117). Hingegen „negativ beurteilt wurde die Frage nach dem vertiefenden Lernen im Betrieb, welches eher [wenig – A.S.] bis gar nicht stattfand (M = 5,80)" (S. 117). Die von Poppenborg vorgelegte Arbeit zeigt auf, „wie wichtig Kommunikation und gegenseitige Wertschätzung in der Ausbildung sind. Dabei helfen in zahnärztlichen Ausbildungspraxen die strikte Umsetzung organisatorischer Strukturen wie Ausbildungspläne, regelmäßige Gespräche und die Zuordnung von verantwortlichen Ausbildungshelfern. Hinsichtlich der Berufsschule muss die Zusammenarbeit insoweit intensiviert werden, dass endlich ein vertiefendes Lernen und die Verbesserung der Vermittlung theoretischer Ausbildungsinhalte Realität werden. Den Ausbildern sei empfohlen, sich auch um die privaten Belange der Auszubildenden zu kümmern, um über den Weg der zeit- und stressbezogenen Entlastung die Zufriedenheit zu steigern. Ist doch nicht zuletzt die Zufriedenheit mit der Ausbildung in Zeiten drohenden Fachkräftemangels der Schlüssel für eine dauerhafte und vor allem auch emotionale Bindung der Auszubildenden an die Zahnarztpraxis über die Zeit der Ausbildung hinaus." (S. 118).

Literatur

Poppenborg, T. (2013). Die Ausbildung zur/zum zahnmedizinischen Fachangestellten aus Sicht der Auszubildenden – eine Querschnittsstudie. Universität Magdeburg: Masterarbeit.

Deskription und Evaluierung des Führungsverhaltens von Zahnärzten mit Hilfe von differenziellen Untersuchungen

Corinna Günthner

Einleitung

Wird bei Schilling und Poppenburg (siehe Kapitel 6) immer wieder die Bedeutung des Teams für die Meinungsbildung, die Bindung an die Zahnarztpraxis und die Ausbildungszufriedenheit der Auszubildenden herausgestellt, nimmt sich die Arbeit von Corinna Günthner (2007) der Frage an, ob das Fortbildungsprogramm „Praxisforum zahnärztlicher Qualitätsförderung" (PZQ) Auswirkungen auf das Führungsverhalten von Zahnärzten hat. Das im Jahr 2003 entwickelte „Fortbildungskonzept bindet alle Mitarbeiter der Zahnarztpraxis automatisch mit ein, und dem Zahnarzt werden auch Hilfsmittel der Führungsarbeit, wie speziell vorbereitete Teamsitzungen, Anregungen für den Einsatz neuer Medien und Analysetechniken an die Hand gegeben" (S. 2).

Material und Methoden

Günthner führt hierzu zwei Untersuchungen durch: Zum einen vergleicht sie das Selbstbild von Zahnärzten, die die Fortbildung absolviert haben, in Bezug auf ihr Führungsverhalten mit dem Bild der Zahnmedizinischen Fachangestellten vom Führungsverhalten ihrer Chefinnen und Chefs. In einer zweiten Untersuchung vergleicht sie das Selbstbild von Zahnärzten, die die Fortbildung absolviert haben, in Bezug auf ihr Führungsverhalten mit dem entsprechenden Selbstbild von Zahnärzten, die diese Fortbildung nicht absolviert haben.

Ergebnisse

Im Ergebnis der quantitativ angelegten Untersuchungen zeigt sich, dass ca. 90 % der befragten Zahnärzte sich nicht ausreichend zum Thema Führung im Zahnmedizinstudium informiert fühlten und somit ein großes Potential für Fortbildungskonzepte besteht. Gemeinsam ist allen Zahnärzten, ob mit oder ohne PZQ-Fortbildung, dass die „Aufbauorganisation und die Prozessabläufe (...) klar definiert sind" und ein „Zusammengehörigkeitsgefühl und Teamgeist" in den Zahnarztpraxen herrschen (S. 132f.). Unterschiede bestehen hinsichtlich der Zieldefinition: „Fast alle Praxen setzen sich Ziele, aber über eine gemeinsame Erarbeitung der Ziele äußerten sich lediglich 20% der Zahnärzte der Vergleichsgruppe [d.h. ohne PZQ-Fortbildung – A. S.] zustimmend; jedoch 65 % der Zahnärzte der Versuchsgruppe [d.h. mit PZQ-Fortbildung – A. S.] gaben an, Ziele <u>gemeinsam im Team</u> festzulegen" (S.132, Hervorhebung im Original) Diese Unterschiede werden durch die Befragung der Zahnmedizinischen Fachangestellten noch verstärkt, was sich auch in den Aussagen zur Durchführung von Teamsitzungen widerspiegelt: „Regelmäßige Teamsitzungen veranstalteten aus Sicht der Helferinnen nur 20% der Vergleichsgruppe [d.h. ohne

PZQ-Fortbildung– A. S.], jedoch 84% der Versuchsgruppe [d.h. mit PZQ-Fortbildung – A. S.]" (S.133). Corinna Günthner kommt nach Abschluss ihrer Untersuchungen zu dem Schluss, dass die interprofessionelle Zusammenarbeit durch Entwicklung aufseiten der Zahnärzte zu verbessern sei.

Literatur

Günthner, C. (2007). Deskription und Evaluierung des Führungsverhaltens von Zahnärzten mit Hilfe von differenziellen Untersuchungen. Universität Magdeburg: Masterarbeit.

7 Profession, Geschichte und Gesellschaft

Historische Perspektiven/Geschichte & Profession – Die Grundlage verantwortungsbewusster Reflexion aus einem professionell gemeinschaftlichen Gedächtnis

Mike Jacob

Die Beschäftigung der zahnmedizinischen Profession mit ihrer Entwicklungsgeschichte erhöht auf der einen Seite das Wissen über ihre Grundlagen, Ursprünge und Verlaufsbedingungen, gleichzeitig steigert es aber auch das Selbstverständnis und Selbstwertgefühl ihrer zugehörigen Zahnärzte. Die Vergangenheit ist – wie der Name schon sagt – vergangen, und dies unwiderruflich. Und schon dieselbe Gegenwart wird von zwei Menschen niemals gleich erlebt. Umso mehr unterliegt die Vergangenheit späteren Erinnerungen an äußere, sie formende Faktoren. Gegenwart und Vergangenheit konditionieren sich fortlaufend gegenseitig im Medium der Erinnerung. So würden von Dentisten einerseits oder Zahnärzten andererseits die Gründe und Folgen der Aufhebung von deren Dualismus mit dem Zahnheilkundegesetz von 1952 sicherlich ganz unterschiedlich geschildert (vgl. Beiträge von Schmidt und Schnell) Wenngleich es also eine abschließende und dauerhaft gültige Geschichte aus den oben skizzierten Gründen niemals geben kann, kommt doch den Ergebnissen der historischen Forschung zumindest eine starke Wahrheitsähnlichkeit zu. Eine völlige Objektivität ist unter dieser Prämisse zwar nie erreichbar. Gleichwohl ermöglicht der Blick in die Historie eine gewisse Loslösung von den eigenen gegenwärtigen Identitätshorizonten, die in geschichtlicher Relevanzperspektive möglicherweise besser verstehbar werden und sich somit relativieren lassen (Baberowski 2005).

Geschichte beschreibt die Veränderungen der Gesellschaft insgesamt oder wie im Focus der professionellen Betrachtung eben eines ihrer Teilbereiche. Sie umfasst immer das Denken und Handeln Einzelner oder gesellschaftlicher Gruppen, wie es in der Vergangenheit erfolgte, sich in der Gegenwart fortsetzt und für die Zukunft erwartbar wird. Geschichte vollzieht sich in Raum und Zeit, somit finden sich die folgenden Zusammenfassungen der Autoren auch in periodisierter Abfolge im zahnmedizinischen Geschichtsprozess wieder. Das gegenwärtige Interesse an den Hintergründen der Entwicklung der zahnmedizinischen Profession fördert die Kenntnisse über die professionelle Geschichte und Einsichten in ihr Wesen (Groß 2015). Die geschichtliche Bedingtheit zahnärztlicher Handlungsrealitäten ist in der Gegenwart unerlässlich für ein reflektiertes Denken und Handeln, das die professionelle Autonomie gegenüber der Gesellschaft zu sichern hilft. Unabhängig von diesen strukturellen Überlegungen kann die Beschäftigung mit Geschichte für jeden ganz einfach „nur" interessant sein.

Die ersten nachweislichen Zahnbehandlungen gehen zurück bis zur Indus-Kultur im 3. Jahrtausend v. Chr., gefolgt von Anweisungen zur Zahnbehandlung im Papyrus-

Ebers im alten Ägypten im 16./17. Jahrhundert v. Chr. (Marz 2010), wohingegen in der Antike erste Konzepte zu Prophylaxe, kausalen und symptomatischen Therapien verfasst wurden (Buresch 2006). Die gesellschaftliche Bedeutung in der Antike lässt sich beispielsweise aus Catull'schen Pamphleten zu Zahnputzgewohnheiten der Oberschicht rückschließen, ebenso wie frühe kalligraphische Liebesverse im Arabischen auf die Wirkung der Zähne verweisen. Im ausklingenden Mittelalter im Übergang zur Renaissance stellen die Therapiegrundsätze von Ambroise Parre (1510-1590) einen Handlungsleitfaden dar, der in manchen Übertragungen auch heute noch nachvollziehbar erscheint: Überflüssiges entfernen, Fehlendes wieder einfügen, Zusammenhängendes trennen, Getrenntes verbinden und was durch einen Fehler der Natur oder einen Unfall fehlt zu ergänzen. Im Mittelalter und den folgenden Jahrhunderten wurden Zähne nicht von akademisch ausgebildeten Ärzten gezogen, sondern von Handwerkern, meist von Badern. Man nannte sie auch „Zahnbrecher" oder „Zahnreißer". Spezialisten übten ihren Beruf mit Hilfe von verschiedenen Instrumenten aus, es gab aber auch Marktschreier und Scharlatane, deren Interesse in der Hauptsache im Geldgewinn lag und deren Ruf zweifelhaft war (Schug 2011). Die preußische Medizinalgesetzgebung als ein die Zahnärzte betreffender Eckpfeiler verdeutlicht beispielhaft die zunehmende Verankerung der Zahnmedizin in der Gesellschaft bis in die Neuzeit (Jacob & Walther 2016):

1685 Medizinaledikt des Großen Kurfürsten FRIEDRICH WILHELM von Brandenburg (1620-1688) zur Einschränkung der Kurierfreiheit der „Zahnbrecher"

1725 „neueingeschränktes Medicinal-Edict" Friedrich Wilhelm I. (1688-1740); „ZahnArtzt"

1794 Allgemeines Landrecht der Preußischen Staaten, staatliche Erlaubnis und 1. Prüfungsordnung

1825 Erlass einer detaillierten Prüfungs- und Zulassungsordnung für Zahnärzte; staatliche Approbation, Lateinkenntnisse

1826 Ministerialerlass vom 31. Dezember 1826 zur Titelführung

1829 Einrichtung eines niederen Studienganges für „Beflissene" der Zahnheilkunde an der Berliner Universität

1835 Fachbezeichnung „Zahnarzneikunde" wird durch „Zahnheilkunde" im ministeriellen Sprachgebrauch ersetzt

1836 Reife für die dritte Klasse eines Gymnasiums als schulische Voraussetzung für das Studium

1852 Einheitsstand der Ärzte; die Zahnärzte werden nicht berücksichtigt

1869 Allgemeine Kurierfreiheit durch Gewerbeordnung, neue Prüfungsordnung: Reife für die Prima eines Gymnasium für Studienzulassung

1873 Verfügung für das Deutsche Reich: Immatrikulation an Universität ohne Zeugnis der Reife für Studierende der Zahnheilkunde an der Philosophischen Fakultät möglich

1889 Studienverlängerung auf 6 Semester

1909 Studium der Zahnheilkunde an Medizinischer Fakultät: Bildungsvoraussetzung Reifezeugnis

Weitere bedeutende Eckpfeiler in der fortschreitenden Professionalisierung der Zahnheilkunde sind:

1919 Promotion im eigenen Fach (Dr. med. dent.)

1920 Dentistenausbildung wird anerkannt, die Berufsbezeichnung „Zahnhandwerker"/„Zahnkünstler" abgeschafft

1952 Das Zahnheilkundegesetz schafft den Dualismus Dentist/Zahnarzt ab. Dentis-ten erhalten hiermit übergangsweise nach einer Zusatzausbildung ebenfalls die Berufsbezeichnung „Zahnarzt"

1955 einheitliche Approbationsordnung

Dieser zeitliche Abriss verdeutlicht die zunehmende Vereinheitlichung des Berufsstandes. Gleichzeitig zeigen sich grundlegende Entwicklungstendenzen hin zu einer vorrangigen Fixierung auf technische Ausbildungsparameter, was durch die Approbations- und Ausbildungsordnung bis in die aktuelle Zeit festgeschrieben wurde. Dies rührt von der Einsozialisation des Ausbildungsnovizen über die frühen Propädeutik- und Phantomkurse im Studium, in denen die Haltung eines mechanistischen Weltbildes nahegelegt wird, in dem der Mensch gleich einem Modell funktioniere und zu behandeln sei. Der dadurch entstehende Dualismus führt zwangsläufig zu einem Dilemma in der professionellen Praxis als Beispiel für eine systemimmanente Antinomie der Profession. Gegenwärtig sind indes Tendenzen zur biologischen Betrachtung des zahnärztlichen Schaffens festzustellen, indem sich die Attitude der Selbstwahrnehmung der Profession näher zur Medizin hinwendet und man bereit ist, den Patient in seiner ganzen Integrität zu akzeptieren. 2005 hat der deutsche Wissenschaftsrat eine Neufassung der Approbationsordnung gefordert, die diesen Umständen großteils Rechnung tragen solle. Dieser Prozess konnte bislang nicht abgeschlossen werden. Allerdings wurde im Rahmen der Erarbeitung des neuen „Nationalen Kompetenzbasierten Lernzielkatalogs" (NKLZ) ein eigenes Ausbildungskapitel für Ethik und Geschichte in der Zahnmedizin aufgenommen. Dieses steht bislang noch zur Umsetzung aus.

Die Frage nach dem Nutzen der Beschäftigung mit der eigenen professionellen Geschichte hat sowohl allgemein praktische wie auch gesellschaftliche und sogar sehr individuelle Gründe (Baberowski 2005).

- Die Beschäftigung mit der eigenen Geschichte ist nicht nur eine Frage der Allgemeinbildung, vergangene Prozesse und Ereignisse zu kennen und zu verstehen. Sie ist auch wichtig für das Verständnis der Gegenwart, für das Bewerten aktueller Entwicklungen, Erscheinungen und Handlungsweisen. Nützt es beispielsweise, etwas über das königlich preußische Medizinaledikt von 1725 (vgl. Beitrag Ritz), die fachlichen wie standespolitischen Ausführungen von Pierre Fauchard (vgl. Beitrag Gera) oder gar über den Einfluss der "biologischen Medizin" besonders in den 1920er Jahren (vgl. Beitrag

Neumann-Wojnar) zu wissen? Würde es nicht reichen, sich bei Bedarf an Nachschlagewerke zu halten? Das würde sicher nicht dafür reichen, Fakten und Zusammenhänge zu verstehen, die in Zeitungsberichten oder Rundfunk- und Fernsehsendungen, aber auch in privaten und öffentlichen Gesprächen angesprochen werden.

- Kenntnisse über die Geschichte und Einsichten in ihr Wesen, vor allem über die geschichtliche Bedingtheit der eignen professionellen Verfasstheit (quasi als Geschichtsbewusstsein) sind in unserer Zeit unerlässlich für das selbstständige Denken und Handeln der einzelnen zahnmedizinischen Akteure als mündige, aufgeklärte Vertreter eines ganzen Berufsstandes.

Das hängt mit folgenden Umständen zusammen:

1. Die Kenntnis der Leistungen der vor uns lebenden Menschen ermöglicht es, die heutigen wirtschaftlichen, wissenschaftlichen und geistig-kulturellen Fortschritte real einzuschätzen und weiter auszugestalten.

2. Die Einsicht, dass die heutigen Menschen nur ein Glied in der unendlichen Kette der Generationen sind, lässt unsere Verpflichtung für die Bewahrung des Überkommenen, besonders für die Sicherung der Existenzbedingungen der uns nachfolgenden Generationen besser erkennen.

3. Kenntnisse über die Geschichte erschließen Möglichkeiten, aus der Vergangenheit für die Gegenwart und die Zukunft zu lernen. Auch wenn die Geschichte keine Auskünfte für die Beantwortung der Fragen der Gegenwart parat hält, ist es aber möglich, aus den Erkenntnissen der Vergangenheit die Eigenart gegenwärtiger Entwicklungen und sich stellender Handlungsnotwendigkeiten zu erfassen. So ist es im Besonderen möglich, aus geschichtlichen Fehlentwicklungen Lehren zu ziehen.

4. Die Auseinandersetzung mit der Geschichte befähigt zur Einschätzung gegenwärtiger Ereignisse und Prozesse. So können beispielsweise durch geschichtliche Vergleiche die Vorschläge und das Agieren sozioökonomischer bzw. gesundheitspolitischer Verbände oder Erklärungen von Politikern und Persönlichkeiten des öffentlichen Lebens sachkundiger bewertet werden.

Geschichtsbewusstsein ist somit die Grundlage und zugleich Veranlassung, die Aufforderung des großen deutschen Philosophen Immanuel Kant zu verwirklichen: *„Habe Mut, Dich Deines eigenen Verstandes zu bedienen!"* (vgl. Beitrag Ritz).

Wie beeinflusst eine aufgearbeitete Professionshistorie die Attitude des professionellen Akteurs und auf diesem Wege den Auftritt des Berufsstandes in der Öffentlichkeit? In diesem Zusammenhang rückt in das Zentrum der Betrachtung, dass sich mit einer gemeinsamen Professionsgeschichte auch ein gemeinsamer Kulturraum definiert. Dieser umfasst den gemeinsamen Handlungsrahmen, in dem jeder unter den gleichen Bedingungen, auf die alle verpflichtet sind, agiert. In Kultur findet aber gerade das seinen Ausdruck, wodurch eine Zahl an Individuen durch gemeinsame Handlungsbedingungen konforme Handlungsinteressen entwickelt. Letztere ermöglichen in ihren praktischen Ausprägungen der Gruppe einen gemeinschaftsstiftenden Sinn, Konsens und Halt.

Das Wort Kultur leitet sich aus der lateinischen Sprache ab und ist eine Abwandlung vom Wort "cultura", das so viel bedeutet wie Bearbeitung, Ackerbau oder etwas pflegen. Es beschreibt also schon die frühsten Formen des Menschen sein Land zu gestalten und zu pflegen. Denn Kultur definiert sich als menschliches Bedeutungsgewebe, das wir selbst entwerfen und in dem wir uns gleichzeitig befinden. Das oft gebräuchliche Wort meint also alles, was der Mensch selbst hervorbringt im Gegensatz zur Natur, die er nicht zu gestalten vermag. So können Leistungen, die durch das Verändern von gegebenem Material errungen worden sind, als Kultur bezeichnet werden wie beispielsweise auch die zahnärztliche Kunst und Technik. Doch auch geistige Errungenschaften wie Berufsrecht, Berufsethik, zahnärztliche Wissenschaft oder gar das Abrechnungswesen sind als kulturelle Gebilde anzusehen.

Der Kultur kann man sich als ständiges Teil von ihr nicht entziehen. Gerade deswegen kann es sich als schwer herausstellen, kulturelle Leistungen bewusst wahrzunehmen. Nicht nur sichtbare Dinge gehören zum Kulturbegriff, er ist so breit gefächert wie der Mensch selbst. Kulturelle Normen und Werte helfen dem Menschen den täglichen Ablauf zu meistern. Eine wichtige Funktion besteht darin, dass sie nach innen hin integrativ wirkt, nach außen hin hierarchisch und ausgrenzend funktioniert. Einerseits trägt Kultur zur individuellen und kollektiven Identitätsbildung bei; andererseits gehen die für Kulturen kennzeichnenden Standardisierungen des Denkens, Fühlens und Handelns oft mit einer Ausgrenzung des Anderen einher, so dass die Profession evtl. von außen zu stark als homogene Gemeinschaft wahrgenommen wird und ihre interne Heterogenität umgekehrt vernachlässigt wird (Maurer 2008): Das komplizierte Verhältnis zwischen Geschichte als objektivem Entwicklungsprozess der menschlichen Gesellschaft und deren subjektiver Wahrnehmung durch den Betrachter ist vor allem dadurch bedingt, dass Geschichte als tatsächliches Geschehen in der Vergangenheit stattfand und es nur durch die Erinnerung noch lebender Zeitzeugen, durch seine Widerspieglung in Kunstwerken oder durch ideelle und materielle Quellen zugänglich gemacht werden kann.

Insofern ist Geschichte so etwas wie ein großes Gedächtnis der Menschheit über ihre Vergangenheit. Geschichte kann in diesem Sinn auch als ein Bild von ihr – als ein Geschichtsbild – definiert werden. Gedächtnis meint hier die Vergangenheitssicht eines Teils von Menschen, die in einem bestimmten Raum zu einer bestimmten Zeit ihre Zusammengehörigkeit durch eine gemeinsame Vergangenheit legitimiert sahen bzw. sehen wollten. Aus dieser Sicht wird die Frage bearbeitbar, was in der Moderne die Beziehungen der Menschen untereinander bestimmt. Denn spätestens seit Emile Durkheim verkörpert der Begriff des „kollektiven Bewusstseins" den Handlungsrahmen aller Soziabilität von Menschen, wonach alle individuellen Handlungen und Regeln letztlich auf eine überindividuelle soziale Wirklichkeit zurückzuführen seien: "Wir finden also besondere Arten des Handelns, Denkens, Fühlens, deren wesentliche Eigentümlichkeit darin besteht, dass sie außerhalb des individuellen Bewusstseins existieren. Diese Typen des Verhaltens und des Denkens stehen nicht nur außerhalb des Individuums, sie sind auch mit einer gebieterischen Macht ausgestattet, kraft deren sie sich einem jeden aufdrängen, er mag wollen oder nicht." (Durkheim 1961). Das 'kollektive Gedächtnis' umspannt soziale Gruppen ganz unterschiedlicher Größenordnung in lokalisierbaren Räumen und in ihrer jeweiligen kollektiven, gelebten Zeit.

Der Einzelne ist Teil des kollektiven Gedächtnisses einer Gruppe, ob er will oder nicht; deshalb kann man von empirisch zu erfassenden, äußeren Manifestationen auf ein kollektives Bewusstsein, bzw. Gedächtnis schließen. Aufbauend auf Durkheims Ausführungen erläutert das *'kulturelle Gedächtnis'* die Rolle der Vergangenheit im Leben von sozialen Gemeinschaften. Das 'kulturelle Gedächtnis' umfasst alles Wissen, das im spezifischen Interaktionsrahmen einer Gesellschaft Handeln und Erleben steuert und bei der jeweilig nächsten Generation zur wiederholten Einübung und Einweisung ansteht. Unter dem Begriff des kulturellen Gedächtnisses fassen wir den jeder Gesellschaft und jeder Epoche eigentümlichen Bestand an Wiedergebrauchs-Texten, -Bildern und -Riten zusammen, mit deren 'Pflege' die Profession ihr Selbstbild stabilisiert und vermittelt. Dies beinhaltet somit auch ein kollektiv geteiltes Wissen über die Vergangenheit, auf das die Profession ihr Bewusstsein von Eigenheit und Eigenart stützt.

Was trägt nun die zahnmedizinische Geschichte zu Erkenntnissen bei, wie Zahnärzte handeln und ihre gesellschaftliche Einbettung gestalten - und dies auf Grund der Bedingungen, die sie von außen vorfinden, aber auch derer, die sie sich selbst schaffen? Die Suche nach geschichtlichen Bezügen und Entwicklungen findet sich auch in aktuellen Klärungskontexten, wenn es gegenwärtig bspw. um die Bewertung von Franchise-Unternehmen (vgl. Beitrag Müller) oder den Umgang mit kopftuchtragenden Angestellten (vgl. Beitrag Kassis) geht.

Geschichte als gesellschaftswissenschaftliches Fach sucht ja gerade nach Antworten auf die Frage, wie Menschen lebten, was sie im Laufe der Zeit daran veränderten, warum sie dies möglicherweise taten und vor allem, was das heute für uns bedeuten könnte (Raphael 2003). Eine grundsätzliche Variante von Lernprozessen funktioniert so, dass wir aus der Vergangenheit auf zukünftige Handlungsweisen schließen und uns danach in unserem Handeln richten, denn über Vergangenes können wir nachdenken und daraus Zukünftiges entwickeln. In der Vergangenheit suchen wir häufig nach Antworten auf die Fragen, die uns in der Gegenwart beschäftigen, also unser aktuelles Handeln bestimmen. Als soziales Wesen denken wir Menschen ständig darüber nach, wie unser Zusammenleben verbessert werden könnte, was unser Zusammenleben bestimmt. In der Vergangenheit finden wir viele Modelle, Ideen, wie Menschen Zusammenleben früher erlebt und gestaltet haben, so dass wir daran zu ermessen versuchen, wie wir unser Leben gestalten können. Der Mensch ist aber auch ein Wesen, das nach seinen Ursprüngen sucht: Woher komme ich? Was macht mich aus? Hierhinein spielen im Besonderen meine Umgebung, meine nächsten Menschen, die mich zunächst geprägt und beeinflusst haben, bevor ich überhaupt auswählen konnte, ob ich dieses oder jenes so machen will, wie sie es immer machen. Der Mensch befindet sich also Zeit seines Lebens in 'Gesellschaft', wenn er nicht bewusst (und das ist sehr selten) die Einsamkeit sucht. Und selbst dann kann er seiner bisherigen Erfahrung mit anderen Menschen nicht davonlaufen, denn sie bleibt in seiner Erinnerung.

Somit verfolgt Lernen aus der Geschichte als grundlegendes Ziel, solche Ereignisse und Vorkommnisse bewusst zu machen, an denen wir viel über uns selbst aber auch über andere erfahren. Die zahnärztliche Geschichte vermittelt auf diesem Wege ihren Vertretern Zusammenhänge über ihre Herkunft und Möglichkeiten des professionellen Habitus sowie über die Entwicklung von Veränderungen ihrer Einbettung in der Gesellschaft (und somit über ihre eigene Identität), so dass sie in Zukunft eigene, freie Entscheidungen in verantwortungsbewusster Reflexion auf Grund ihres professionellen Selbstverständnisses treffen und vertreten können.

Literatur

Baberowski, J. (2005). Der Sinn der Geschichte: Geschichtstheorien von Hegel bis Foucault. München: Beck.

Buresch, A. (2006). Zahnheilkunde im antiken Rom. Universität Magdeburg: Masterarbeit.

Durkheim, E. (1961). Les Régles de la methode sociologique. In R. König (Hrsg.), Soziologische Texte Bd. 3 (S. 155-164). Neuwied.

Groß, D. (2015). Die Geschichte des Zahnarztberufs. Online: http://www.zm-online. de/hefte/Die-Geschichte-des-Zahnarztberufs_315844.html [Zugriff: 21.05.2016]

Jacob, M. & Walther, W. (2016). Die Zahnärzteschaft. In M. Dick, W. Marotzki & H. Mieg (Hrsg.), Handbuch Professionsentwicklung (S. 489 – 499). Bad Heilbrunn: Klinkhardt/utb.

Marz, I. (2010). Medizin- und zahnmedizinhistorische Sammlungen des Instituts für Geschichte der Medizin der Humboldt-Universität zu Berlin. In B. Kunst, T. Schnalke, R. Bogusch (Hrsg.): Der zweite Blick. Besondere Objekte der historischen Sammlungen der Charite (S. 241-242). Berlin: De Gruyter.

Maurer, M. (2008). Kulturgeschichte. Eine Einführung (Bd. 3060). Köln: Böhlau.

Raphael, L. (2003). Geschichtswissenschaft im Zeitalter der Extreme. Theorien, Methoden, Tendenzen von 1900 bis zur Gegenwart. München: Beck.

Schug, W. (2011). Grundmuster Visueller Kultur: Bildanalysen zur Ikonographie des Schmerzes. Wiesbaden: VS Verlag für Sozialwissenschaften.

Vom Dentisten zum Zahnarzt

Astrid Schmidt

Einleitung

In der Entwicklung des Berufsstandes der Zahnmediziner gab es beginnend in der Mitte des 19. Jahrhunderts über ein knappes Jahrhundert hinweg noch eine zweite große Gruppe von Zahnkünstlern, später Dentisten, die Zahnbehandlungen durchführten. Dieser sogenannte Dualismus wurde am 31.03.1952 mit dem „Gesetz über die Ausübung der Zahnheilkunde" beendet. Seitdem ist es nur noch nach einem abgeschlossenen Hochschulstudium möglich, Zahnmedizin auszuüben.

Material und Methoden

Mit der sprachbezogenen qualitativen Methode des Leitfaden-Interviews wurden zwischen dem 17.11.2007 und dem 29.02.2008 in einer Stichprobe acht ehemalige Dentisten befragt, wie sie die Überführung ihres Berufsstandes in den des Zahnarztes persönlich erlebt haben. Diese Interviews wurden transkribiert und inhaltsanalytisch ausgewertet.

Ergebnisse

Dabei zeigten sich zwei Muster, die das Selbstbild der Interviewten formen. Zum einen wurde die Ausbildung in Art, Weise, Dauer und Intensität ausführlich geschildert. Zum anderen lag ein großer Wert auf der handwerklich orientierten Basis des Dentistenberufes. Der Dentist bzw. spätere Zahnarzt als Handwerker prägte das Selbstverständnis der Interviewten.

Zusammenfassung

Entgegen der Erwartung war für keinen der Zahnärzte dentistischer Herkunft die Überführung zum approbierten Zahnarzt von besonderer Wichtigkeit. Das lag auch daran, dass die meisten Interviewten spätestens während ihrer dentistischen Ausbildung davon erfuhren, dass sie als approbierter Zahnarzt abschließen würden. Die meisten haben nicht als Dentist praktiziert.

Fazit

Von Interesse war aber die Ähnlichkeit zum Hochschulstudium bei der Inszenierung der Professionalität, wenn die eigene Ausbildung beschrieben wurde. Auf Abgrenzung wurde immer noch geachtet, wenn es um die handwerklichen Fertigkeiten auf dem Gebiet der Zahntechnik und interessanterweise um die zahnärztliche Chirurgie ging.

Zwei Ausbildungswege – ein Beruf. Zeitzeugeninterviews dentistisch ausgebildeter Zahnärzte zu ihrem Ausbildungsweg und ihrer beruflichen Situation um 1952

Christiane-Martina Schnell

Einleitung

Während meines Zahnmedizinstudiums – und so wird es bis heute fast allen Kolleginnen und Kollegen ergangen sein - werden fast sämtliche Aspekte, die unseren Beruf und Berufsstand aus geisteswissenschaftlicher Sicht beeinflussen oder nur tangieren, nicht berücksichtigt. Dies lässt aus meiner Sicht große Mängel in der Ausübung des Berufes entstehen, da zum Beispiel die psychologischen Aspekte einer Person und der Behandlung sehr vom individuellen Interesse und rein intuitiven Erlernen des Behandlers abhängig sind und eine Systematik als Grundlage in diesem Bereich fehlt. In der Praxis müssen diese Teilbereiche mühsam erlernt und dann angewendet werden. So beeinflusst noch immer eine stark mechanische und monokausale Sichtweise unsere Berufsausübung.

Nachdem ich das Masterstudium in Karlsruhe begonnen hatte, änderte sich an dieser Situation für mich einiges. Wir bekamen im Rahmen des Curriculums auch Vorlesungen und Seminare angeboten, die einen Einstieg in die Denkweise, Funktion und Grundlage von geisteswissenschaftlichen Fachrichtungen vermittelten. Mühsam versuchte ich diese Denkweise zu begreifen und bemerkte dabei, wie hilfreich dies aber war. In meiner Behandlung von Patienten schlug ich mich mit Problemen herum, für die schon lange Hilfsmittel und Lösungen der Geisteswissenschaften vorlagen. Welch ein Gefühl. Einen für die Ausübung meines Berufes ganz wichtigen Aspekt hatte ich überhaupt noch nicht gekannt.

Zu diesem direkten praktisch auch sofort umsetzbaren Bereich haben diese nichtnaturwissenschaftlichen Fächer aber auch weitere Gebiete eröffnet. Zum ersten Mal wurde ich mit dem Begriff der Profession konfrontiert. Natürlich ist dieser Terminus in unserem Beruf, in dem ein Studiengang sich fast vollständig auch mit einem Beruf deckt, vordergründig nicht so wichtig wie in anderen akademischen Fächern. Aber die gesamte Zahnärzteschaft in einem gesellschaftlichen, sozialen und berufspolitischen Nirwana zu belassen, ist nicht zielführend, um Zukunft mit zu gestalten. Wenn man kein Woher kennt, wenn einem das Warum der jetzigen Situation nicht bewusst ist, wie soll man das Wohin für unsere berufsmäßige Zukunft definieren.

Fragestellung

Mich haben die Einlassungen von Professor Marotzki zur geschichtlichen und sozialen Entwicklung unseres Berufsstandes so beeindruckt, dass ich beschloss, in diesem Bereich meine Masterarbeit zu schreiben, zumal sich mir noch die Möglichkeit bot, die Arbeit von Frau Luft mit Zeitzeugeninterviews noch zu erweitern.

Ich arbeitete mich in die Entstehung einer akademischen Ausbildung der Zahnheilkunde in Deutschland, die im Laufe des 19. Jahrhunderts entstand, ein. Gleichzeitig konnte ich die Entwicklung der handwerklichen Ausbildung erkennen. Der Zusammenschluss der sehr selten auftretenden zwei Ausbildungswege für ein so begrenztes Berufsbild wie die Zahnheilkunde fand in der Bundesrepublik Deutschland erst 1952 statt. Der sowjetisch beeinflusste Teil Deutschlands beendete diesen Dualismus bereits früher.

Material und Methoden

Meine Forschungsergebnisse zu diesem Zusammenschluss zog ich aus Zeitzeugeninterviews von noch dentistisch ausgebildeten Zeitzeugen. Da ich aus familiären Gründen zu den weit verstreut lebenden Interviewpartnern nicht fahren konnten, und diese aufgrund ihres Alters nicht zu mir kommen konnten, habe ich die Befragungen telefonisch durchgeführt und elektronisch aufgezeichnet. Meinen Fragenkatalog lehnte ich an den von Frau Luft an und erweiterte ihn an Stellen, von denen ich mir noch genauere oder tiefergehende Informationen erhoffte.

Ich fasste die Interviews der einzelnen Zahnärzte zusammen und wertete sie danach auch statistisch aus. Meine Ergebnisse verglich ich mit denen von Frau Luft und bewertete sie.

Ergebnisse

Insgesamt kann man aus den Interviews schließen, dass die Kollegen mit ihrer Ausbildung zufrieden waren, wissenschaftliche Mängel und eine starke Betonung der handwerklichen prothetischen Ausrichtung aber auch sahen. Fast alle Kollegen besuchten aber in einer Übergangszeit die dentistischen Ausbildungsstätten, in der bereits Kooperationen mit Universitäten bestanden und so auch die Ausbildung in den akademisch vertretenen Fächern stattfand, wie zum Beispiel in Chirurgie und Pharmakologie.

Einen Vorteil gegenüber dem Studium erwähnten alle Befragten. Sie konnten während der Ausbildung Geld mit der Zahntechnik verdienen, sogar einige indem sie zahntechnische Arbeiten für Zahnmedizinstudenten fertigten. Zudem bedeutete für die Praxisneugründer die Möglichkeiten der selbst durchgeführten Zahntechnik in der wirtschaftlich schwirigen Nachkriegszeit einen wichtigen Vorteil.

Die Zeit, in der sich Zahnärzte und Dentisten bekämpften, erlebten diese Interviewpartner nicht mehr.

 Leider waren bis zu diesem Zeitpunkt keine Befragungen von akademisch ausgebildeten Zahnärzten zu dem Zusammenschluss der beiden Berufsstände durchgeführt worden. Es wäre sicher sehr interessant gewesen zu erfahren, was diese von der Situation damals gehalten hätten. Es gab Andeutungen von ehemaligen Dentisten, die besagten, dass die Zahnärzte -als Minderheit gegenüber der großen Anzahl von Dentisten- Angst um ihre wirtschaftliche Position hatten, zumal die Krankenkassen ehemals die Dentisten bevorzugt hätten.

Diskussion

Die Möglichkeit ein Masterstudium in der Art, wie die zahnärztliche Akademie Karlsruhe in Zusammenarbeit mit der Universität Magdeburg es anbietet, zu nutzen, hatte für mich große persönliche Auswirkungen.

Nach bereits vielen Jahren Tätigkeit als Zahnärztin im In- und Ausland und an verschiedenen Stellen und schließlich auch in der Selbständigkeit, trat für mich eine gewisse Ernüchterung ein. Ich hatte das Gefühl, wie vielleicht viele die schon lange einen Beruf ausüben und dies obwohl ich sehr gerne als Zahnärztin tätig war, dass ich doch noch etwas ganz Anderes versuchen sollte. Immer habe ich auch mit dem Journalismus geliebäugelt. Wäre dies eine Möglichkeit oder wäre ich dafür überhaupt geeignet?

In dieser Situation entdeckte ich das Angebot des Masterstudiums und begeisterte mich sehr dafür. Aufgrund einer Schwangerschaft und der Geburt eines weiteren Kindes zog sich dieses Studium bei mir -zum Glück bietet die Akademie diese Möglichkeit an- über letztendlich 5 Jahre hin.

Fazit

Aber trotz eines großen Aufwandes war dieses Studium genau das richtige für mich und ich bin traurig, dass eine Fortsetzung nicht möglich ist, da es mich in meiner persönlichen und beruflichen Entwicklung enorm beeinflusst hat. Nie hätte ich erwartet, dass ich, angestoßen durch meine Erfahrungen mit dem Masterstudium, mich nochmals zu solchen beruflichen Veränderungen durchringen würde. Von meinem heutigen Standpunkt aus wäre es ein Unsinn gewesen meine gesamte berufliche Erfahrung, meinen Erfolg, den im Ausüben dieses Berufes habe und meine Freude darin für etwas Anderes aufzugeben. Routine kann auch die Sicherheit bieten Neues zu versuchen. Dies war mir durch das Masterstudium möglich.

Deshalb kann ich den Mitstudenten für den kollegialen und ehrlichen Wissensaustausch und den Lehrenden für ihre ehrlichen und unprätentiösen Meinungen danken. Ohne dieses Studium und dessen Einflüsse auf mich, stünde ich heute nicht da, wo ich jetzt bin.

Die Bedeutung des Königlich Preußischen Medizinaledikts von 1725 für den Zahnarztstand

Susanne Ritz

Einleitung

Auslöser für die Bearbeitung gerade dieses Themas, das mir von Prof. Marotzki unter verschiedenen anderen vorgeschlagen wurde, war für mich der Besuch des Brandenburg-Preußen Museums in Wustrau (in der Nähe von Neuruppin) im September 2006. Ich habe dort eine Fülle von Informationen über die preußische Geschichte in einer besonderen Art und Weise vorgefunden, was mich nachhaltig beeindruckt hat. Dort sind alle Bereiche des gesellschaftlichen Lebens aus der preußischen Geschichte hervorragend aufgearbeitet und dargestellt. Besonders inspiriert hat mich der Satz von Immanuel Kant: „Habe Mut zum eigenen Urteil". (sapere aude - Habe Mut, dich deines eigenen Verstandes zu bedienen!).

Und das in einer Zeit, wo seit den 1980er Jahren ein zunehmendes Interesse der Sozialwissenschaft an medizinhistorischen Fragestellungen zu beobachten war. Wobei auch die Frage nach den Wurzeln der Herausbildung der zahnärztlichen Profession eine ganz spannende ist. In der aktuellen Diskussion ging es um die Fragen: - Wo steht unsere Profession heute ... und ... in welche Richtung wird sie sich entwickeln?

Forschungsfragen

- Welche Bedeutung hat das Preußische Medizinaledikt von 1725 für den Zahnarztstand?
- Seit wann gibt es überhaupt Zahnärzte?
- Wer waren die Wegbereiter für diese Entwicklung?
- Welche historischen Zusammenhänge existieren?
- Welche medizinischen Rahmenbedingungen lagen vor?
- Warum und wozu wurden Medizinaledikte erlassen?

Material und Methoden

Die Auseinandersetzung mit den wesentlichen Inhalten des Preußischen Medizinaledikts von 1725 erfolgt auf der Basis von Originaldokumenten. Diese Ordnung befindet sich im berühmten Corpus Constitutionum Marchicarum abgedruckt, dem seit 1736 von Christian Otto Mylius herausgegebenen "Gesetz- u. Verordnungsblatt für die Chur- und Marck Brandenburg".

Durch den Besuch von verschiedenen Museen und Ausstellungen bin ich angeregt worden, ausgehend von der vorläufigen Gliederung, auch die Geschichte der Medizin in einem kurzen Abriss aufzuzeigen, um die Einflussfaktoren darzustellen. Das erfolgt neben der Darstellung der Entwicklung von Wirtschaft, Wissenschaft, Kunst und Kultur in zwei speziell zusammengestellten Zeittafeln.

Die Geschichte Preußens in der Zeit Friedrich Wilhelms (1640 - 1688), Friedrich III (1688 - 1713) und Friedrich Wilhelm I (1713 - 1740) gilt als relativ gut erforscht. Dagegen findet in der "klassischen Darstellung der Geschichte der Zahnmedizin" das Preußische Medizinaledikt jeweils nur eine kurze Erwähnung. Es liegen hierzu keine wesentlichen Ausarbeitungen vor.

1876	historische Studie	Georg Fischer	Leipzig
1928	Geschichte der Medizin	Th. Meyer-Steineg	Jena
1950	Geschichte der Medizin	Sudhoff – Meyer-Steineg	Jena
1965	Berliner Medizingeschichte	Manfred Stürzbecher	Berlin
1985	Geschichte der Zahnheilkunde	Hoffmann-Axthelm	Berlin
1987	Medizin in Berlin	Rolf Winau	Berlin
1998	Geschichte der Medizin	Rolf Winau	Berlin
2002	Ph.Pfaff – Zahnmedizin	Rolf Will	Langenweißbach

Ergebnisse

In der Masterarbeit werden die historischen Zusammenhänge dargestellt und erläutert, die zu dem Medizinaledikt von 1725 geführt haben. Zunächst werden die Regierungsperioden von Friedrich Wilhelm (der Große Kurfürst / 1640 - 1688), dann Friedrich III. als Friedrich I. König in Preußen (1688 - 1713) und Friedrich Wilhelm I. (der Soldatenkönig / 1713 - 1740) historisch kritisch auf der Basis vorhandener Sekundärliteratur rekonstruiert.

Neben der Darstellung der Entwicklung von Wirtschaft, Wissenschaft, Kunst und Kultur in zwei Zeittafeln ist auch die Geschichte der Medizin in einem kurzen Abriss enthalten.

Mit der Darstellung der geschichtlichen Entwicklung Preußens, von den Anfängen bis zum Erlass des Preußischen Medizinaledikts von 1725, soll das historische Umfeld aufgezeigt werden, in dem der staatspolitische Rahmen gestaltet wurde und wie damit die Einflussnahme auf die Entwicklung der Medizin und Zahnheilkunde erfolgte. Im Kapitel 4 wird das medizinische Umfeld für die Entwicklung der zahnärztlichen Profession im 17. und 18. Jahrhundert in Preußen dargestellt und im Kapitel 5 gehe ich auf die Medizinalgesetzgebung in Preußen im 17. und 18. Jahrhundert ein.

1241 wurde vom Stauferkaiser Friedrich II. (Barbarossa) das "Edikt von Salerno" erlassen, die erste gesetzlich fixierte Trennung der Berufe Arzt und Apotheker. Wobei Bemühungen zur Ordnung des Gesundheitswesens in Deutschland seit dem 13. Jhd. bekannt sind. So ist es im 16. Jhd. vorwiegend in Süddeutschland zum Erlass von Medizinalordnungen gekommen, die sich stark an denen der oberitalienischen Städte orientierten.

Inhalt dieser Ordnungen war die Regelung der Ausbildung der Ärzte, die Aufsicht über die Berufsausübung von Ärzten, Wundärzten und anderen Heilpersonen, die Abgrenzung der einzelnen Heilberufe gegeneinander und gegenüber unapprobierten Heilkundigen wie Quacksalbern, Scharlatanen und Betrügern.

Das erste Preußische Medizinaledikt wurde am 12.November 1685 amtlich verordnet und ist somit die erste „Approbationsregelung" in Europa. Es steht in der Tradition der süddeutschen Medizinalordnungen und regelt eine klar gegliederte Hierarchie im Gesundheitswesen.

Der Kurfürst hatte an der gesetzlichen Regelung wenig Interesse. Die Initiative lag eindeutig bei den Ärzten und ihre Motive vorwiegend in der Bekämpfung des Pfuschertums. So wurde 1685 der „Boden für das Medizinaledikt von 1725 vorbereitet, welches grundlegende Wandlungen im Gesundheitswesen zur Folge hatte."

In den Jahren 1661 u. 1662 baten die Leibärzte um Erlass einer Standesordnung. Der Kurfürstliche Rat erweiterte das Anliegen dann gesundheitspolitisch. So wurde der behördliche Charakter eines Kontrollgremiums hervorgehoben. Durch große Unordnung im Gesundheitswesen war das Collegium nötig. Vorbild waren Collegia medica aus den Niederlanden, denn auch der preußische Hof stand im 17. Jhd. in starkem Maße unter dem Einfluss niederländischen Gedankengutes.

Das Preußische Medizinaledikt von 1713 erwähnt erstmals den Zahnarzt in Deutschland. Im Jahre 1725 wurde dann das (neugeschärfte) Medicinal-Edict herausgegeben. Damit gab es erstmals für das gesamte Königreich umfassende Regelungen. Es war weitreichender und setzte erste Maßstäbe einer staatlichen Gesundheitsführung. Insgesamt war das Medicinal-Edict von 1725 ein ordnungspolitischer und standesrechtlicher Meilenstein in der deutschen Medizingeschichte. Die Vorlage für alle folgenden Approbations- und Gebührenordnungen war damit bis zur heutigen Zeit geschaffen worden. Das Interesse des Königs, den Gesundheitszustand der Bevölkerung in Preußen zu verbessern, hatte seine Auswirkungen in der Reform der Ausbildung und bei der Bildung von Staatsbehörden.

Die Errichtung der staatlichen Gesundheitsbehörden in Preußen ist eng verknüpft mit der Gesetzgebung im Rahmen der preußischen Medizinaledikte. Die weitere Entwicklung des Gesundheitswesens war für den norddeutschen Raum von Vorbild. Die Societät der Wissenschaften wurde im Jahre 1700 gegründet. Im Jahre 1713 erhielt die preußische Hauptstadt ein Theatrum anatomicum zur vorzugsweisen Unterrichtung der Wundärzte des Militärs, aber auch ziviler Ärzte, Hebammen und anderer Medizinalberufe.

Der Einfluss von Leibnitz auf die preußische Medizinalordnung: Schon (etwa um 1680) hatte er eine Konzeption für die Organisation einer Gesundheitsbehörde entwickelt. Seine Sichtweise ging den Leibärzten aber zu weit. Leibnitz bemängelt, „daß der juristen zu viel, der Medicorum aber zu wenig seyen". Ebenso ist die Blindheit der Menschen verwunderlich, die sich ihre „wahre wohlfahrt so wenig angelegen seyn lassen". Leibnitz war davon überzeugt, dass viele Krankheiten schon damals verhindert werden könnten. Die Behandlung der Kranken sollte durch staatlich besoldete Medico erfolgen. Zur Gesundheitsaufsicht schlug er vor, ein Collegium Sanitatis einzurichten.

Die historische Bedeutung des Medizinaledikts von 1725 besteht darin, dass es Auswirkungen hatte auf die Reform der Ausbildung, die Prüfung und Approbation von qualifizierten Medizinalpersonen, und die Bildung von Staatsbehörden. Das Hauptgewicht lag in der Präzisierung (Verschärfung) der Approbationsbestimmungen, der sorgfältigen Beschreibung der Qualifikationen und der Gebiete, wie die Erfahrungen der Ärzte, Wundärzte, Apotheker, Barbiere und Hebammen. Die verschiedenen Heilkünste durften nur noch angeboten werden, wenn ein städtisches Privileg vorzuweisen war. Medizinstudenten, Pastoren, Schäfern und Scharfrichtern wurde endgültig die medizinische Praxis verboten.

Es war ein weiterer Schritt zur Professionalisierung dadurch, dass es die wissenschaftlichen Standards und die Approbationen jeder dieser Heilgruppen exakt beschreibt. Ebenso war die Beendigung des Wettbewerbs zwischen den Gruppen ein Ziel. Der Staat hatte damit seine Kontrolle über sämtliche Gebiete des Heilwesens weiter ausgedehnt. Es war nachdrücklich festgelegt, das „curiren" sei allein eine Angelegenheit der Ärzteschaft.

Die Herausbildung eines eigenen Berufsstandes der Zahnärzte hatte es zu dieser Zeit noch nicht gegeben. Jeder konnte diese Tätigkeit verrichten: Schmiede, Barbiere, Apotheker, Quacksalber und „gute alte Frauen" zum Beispiel. Einen speziellen Zahnarzt gab es nicht. Den endgültigen Durchbruch erfuhr die Zahnheilkunde aber erst mit der eigens für Zahnärzte verabschiedeten Prüfungsordnung im Jahre 1825.

Diskussion

Aktueller denn je erinnert mich der Satz von KANT (1724 – 1804) „Habe Mut, dich deines eigenen Verstandes zu bedienen." an die Motivation, mich für ein Master-Studium an der Akademie für Zahnärztliche Fortbildung in Karlsruhe zu bewerben und mich für o.g. Thema zu entscheiden. Nach wie vor setze ich mich mit meiner Umwelt verantwortungsbewusst auseinander und hinterfrage nicht nur die medizinisch-wissenschaftliche Entwicklung sondern auch die gesellschaftspolitische.

So fing in Preußen staatliches Sparen (Ausgabenreduzierung) stets oben an, nicht unten!

- Der preußische Staat lebte unter Beanspruchung aller seiner Kräfte ganz aus sich.
- Es war Friedrich Wilhelms Ideal, schuldenfrei zu wirtschaften.

- Mit Dienen und Leisten, mit religiöser Toleranz und juristischer Sachlichkeit entstand die über 200 Jahre anhaltende Vertrauensbasis im preußischen Staat, dem Beamte, Richter und Offiziere sich als Leistungseliten verpflichtet fühlten.
- Sie waren mit Recht stolz darauf.

„Und so hat Preußen im Laufe der geschichtlichen Entwicklung Deutschland zum weltweit höchsten Rang von Wissenschaft und Bildung, Wirtschaft und Technik, Verwaltung und Recht sowie zu sozialer Verantwortung geführt." (Bödecker 2005, S. 70). Ich habe über 30 Jahre meines Lebens in einer sozialistischen Gesellschaft gelebt, dort hatte ich eine behütete Kindheit und habe meine Schulbildung und medizinische Berufsausbildung erhalten. Erzogen worden bin ich von Menschen, die auch in verschiedenen Gesellschaftssystemen gelebt haben. Ich bin stolz auf die Leistungen meiner/unserer Vorfahren. Bezugnehmend auf die heutige Weltpolitik, auf die Ereignisse in EU und die Unsicherheiten durch Entscheidungen unserer Regierung, habe ich mich noch nie so betroffen und unwohl gefühlt.

Wo sind unsere weisen und vorausschauenden Politiker? Kann und darf außerhalb des „Mainstreams" überhaupt noch gedacht werden? Was ist politisch vernünftig? Im Bereich der Medizin stellt sich für mich die Frage, wollen wir die Heilkunde nicht endlich zu dem machen, was sie sein sollte? Wir haben eine hochentwickelte Schulmedizin und viele Ärzte. Aber warum haben wir dann eine besorgniserregende Zunahme bei den chronischen Erkrankungen, wie Krebs, Allergien, Diabetes, Alzheimer oder psychischen Leiden? Sollten auch hier nicht andere Denkstrategien entwickelt werden?

Wo liegt die Eigenverantwortung der Menschen/Patienten? Wo liegt die Verantwortung des Staates und wo die der Ärzte? Wohin hat uns die Bürokratisierung gebracht?

Fazit

Abschließen möchte ich mit einer Einschätzung von E. Bödecker in seinem Buch, *Preußen und die Wurzeln des Erfolgs, OLZOG Verlag München, 2005*. Es ist der rechtlich gebundene und fürsorgliche starke Staat, in der Tradition Preußens vom „Allgemeinwohl" stehend, der seinen Bürgern inneren Frieden, Sicherheit und persönliche Entfaltungsmöglichkeiten gewährt (Bödecker 2005, S. 51). Auch wenn es in der jüngeren Vergangenheit in Deutschland die Versuche (nicht nur) durch den Sozialismus gab, unsere Geschichte so zu verbiegen, dass ihre Überlieferung vollkommen willkürlich wird; dass das Band, das uns mit der Geschichte, mit unserer Tradition und mit der Erfahrung verbindet, zerschnitten wird. So wird die Vergangenheit eine der unentbehrlichsten Voraussetzungen für eine normale Existenz des Menschen in der Gegenwart bleiben (Bödecker 2005, S. 10).

Literatur

Bödecker, E. (2005). Preußen und die Wurzeln des Erfolges. München: OLZOG Verlag.

Zur Professionsentwicklung der französischen Zahnheilkunde bis 1728

Maria Teresa Gera

Einleitung

Vor mehr als zehn Jahren kam mir erstmals die Idee, mich mit den Anfängen der französischen Zahnheilkunde zu befassen. Deshalb verbrachte ich einige Semesterferien in den alten französischen medizinischen Bibliotheken, hauptsächlich in Paris, und durfte viele alte Originalwerke in den Händen halten. Dies war für sich schon ein unvergessliches Erlebnis. Je weiter ich mit meinen Recherchen vordrang, umso mehr wurde mir bewusst, auf was für einem geschichtsschwangeren Boden ich verweilte. Täglich überquerte ich den Pont Neuf, heute eine völlig normale Brücke über der Seine. Als ich bei der Aufarbeitung der Geschichte der Zahnheilkunde bei den Scharlatanen und deren Zeitgenossen angelangt war, wurde mir bewusst, dass der Pont Neuf um das Jahr 1700 der zentrale Arbeitsplatz jener Behandler war (der Bekannteste war „Le Grand Thomas"). Dies verdeutlichte mir schnell, dass Geschichte allgegenwärtig ist. Selbst wenn man sich dessen manchmal gar nicht bewusst ist.

Nun kam durch dieses Studium noch ein neuer Aspekt in die Aufarbeitung dieses Themas und gab ihm zugleich eine völlig neue Gewichtung. Es ist der Aspekt der „Professionalisierung". Bei näherer Beschäftigung mit diesem Thema eröffneten sich mir weitere völlig neue Welten und Sichtweisen. So wurde aus einem historischen Thema ein Stoff mit aktuellen Bezügen. Schließlich ist die Entwicklung der zahnärztlichen Profession kein abgeschlossenes Projekt. Doch ob dies den Zahnärzten bewusst ist, darf bezweifelt werden. Möglicherweise sind damit jedoch ungünstige Auswirkungen verbunden. Dies will ich in der Arbeit verdeutlichen und das Bewusstsein dafür sensibilisieren.

Fragestellung

Diese Arbeit hatte sich zur Aufgabe gestellt, unterschiedlichste Teilaspekte der Entwicklung des Zahnarztberufes zu beleuchten. So sollte zum einen der historische Rahmen aufgezeigt werden, zum anderen der soziologische Hintergrund, in dem sich alles vollzog und wie sich nach und nach aus einer wenig geachteten Dienstleistung eine Profession entwickelte. Die Verbindung beider Teile steckt eine von den Zahnärzten bisher zu wenig beachtete Perspektive für den Berufsstand ab, die zurzeit wieder eine hoch aktuelle Relevanz besitzt.

Ergebnisse

Wenden wir uns zunächst noch einmal der historischen Seite zu. Viele grundlegende Fragen, die gestellt und beantwortet werden mussten, bis sich eine selbstbewusste Profession herausbildete, scheinen heute vergessen. Banal formuliert musste erst mal ein Bedarf entstehen („Zahnschmerz"), sodann mussten die Menschen sich zum einen überhaupt behandeln lassen wollen und zum anderen mussten sich fachkundige Behandler herausbilden. Historisch wurde dargestellt, welch langen Weg die Zahnbehandler hin zum studierten Zahnarzt gehen mussten. In der französischen Zahnheilkunde finden wir über mehrere Jahrhunderte **vier Behandlertypen** mit verschiedenen Ansätzen. Folgende Ansätze sind zu unterscheiden: rein mechanisch-empirische (Barbiere) und rein buchfixiert/ theoretisch (Ärzte). Beide Ansätze erfüllten nicht den tatsächlichen Bedarf. So kam es schon früh zum Versuch der Chirurgen, einen wissenschaftlichen Ansatz in ihre handwerkliche Arbeit einzuführen („Chirurgien du College de St. Come", 1268). Des Weiteren gab es noch die sogenannten Scharlatane.

Im Mittelalter beginnt die Spezifizierung von medizinisch Tätigen. Die Gründung von Universitäten (ab 1215) und die Ausgrenzung jeglicher blutigen Eingriffe durch Mediziner führte zu einer Abspaltung jener die sich in irgendeiner Form mit chirurgischen Interventionen beschäftigen (also auch mit den Zähnen). Schon 1268 vereinigen sich die Chirurgen unter der Schirmherrschaft von Saint- Come und Saint-Damien. Auch sie kümmern sich nicht um die Zähne. Dies machten die Barbiers, die sie in ihrer, confrerie („Bruderschaft") nicht zuließen. All diese wurde abfällig "chirurgiens de courte robe" genannt. Diese wiederum machten kleine chirurgische Eingriffe neben der Bartpflege und behandelten die Zähne.

Erst nach mehreren Jahrhunderten wurde sie nicht mehr als verachteter Beruf angesehen. Die Chirurgen von Saint-Come wollten von der medizinischen Fakultät anerkannt werden, was diese nicht zuließ. Die Chirurgen der kurzen Robe schafften es, als Assistenten der Mediziner zugelassen zu werden und dort zu lernen. Zum großen Ärger der confrerie de St Come. Sie waren damals die einzigen bekannten Zahnärzte. 1311 erfolgte eine präzise Regelung für die "barbiers", "chirurgiens-barbiers" und "dentistes-barbiers" durch Jean PIBARD, barbier von Philippe IV. Im 13. Jahrhundert erfolgte eine Unterscheidung zwischen "chirurgiens-barbiers" (die Anatomie lernten) und "barbiers-chirurgiens", (die die "kleine Chirurgie" ausübten). Ab dem 16. Jahrhundert gab es wiederum eine neue Berufsgruppe: docteur de la faculte de medecine: Diese mussten 5 Jahre studieren und waren Spezialisten in der Anatomie. Hierbei handelte es sich um sehr "kultivierte" Menschen, um Theoretiker im weitesten Sinne, welche jegliche manuelle Tätigkeiten verabscheuten.

Die gefährlichste Gruppe stellten die Scharlatane dar. Sie verfügten häufig über keinerlei Ausbildung und zogen von Jahrmarkt zu Jahrmarkt, so dass sie auch nicht zur Verantwortung gezogen werden konnten. Die jeweiligen Herrscher bemerkten dies schon früh und versuchten über Gesetze reglementierend einzugreifen. So datiert die erste standespolitische Verordnung aus dem Jahr 1311 (von Philip le Bei). Doch erst das stark restriktive und sehr ausführliche Edikt von 1699 schaffte eine klare Berufsverordnung. Alles in allem ist immer wieder deutlich zu sehen, dass der Zahnbehandler nicht losgelöst von der Zeit und dem Zeitgeist zu sehen ist, in der er lebt. Fachliche Weiterentwicklungen wie auch sein Selbstverständnis sind maßgebend darin verstrickt.

Im Zusammenhang der Professionsentwicklung wurde bereits mehrfach angedeutet, dass die Zahnbehandler nicht von Anbeginn studierte Ärzte waren. Wie bei jeder Berufsform gab es mehrere Entwicklungsstufen. Über die handwerkliche Ausübung einer Tätigkeit (Antike bis Mittelalter) entwickelte sich eine Arbeit, die über den Beruf zu einer Profession wurde. Bei den Zahnbehandlern waren die Grenzen zwischen Arbeit und Beruf (etwa wer nun letztendlich behandeln sollte) über viele Jahrhunderte nicht klar definiert. Doch bildeten sich schon sehr früh Bestrebungen im Berufsstand aus, dies zu ändern. So zogen sich einige Jahrhunderte der internen Standortbestimmung hin. Was aber in der Gründung einer anerkannten Profession, die alle geforderten diesbezüglichen Kriterien erfüllt, umfassend und dann auch schnell erreicht wurde. Die Gesetzgebung von 1699 und die fachlichen sowie standespolitischen Ausführungen von Pierre Fauchard, 1728, waren dabei von erheblicher Relevanz. Im 18. Jahrhundert finden wir schließlich eine Profession vor, welche sich selbst kontrolliert, den wissenschaftlichen Ansprüchen gerecht wird und einen Zentralwertbezug besitzt (Rüschemeyer 1972, S. 168).

Diskussion

Aus heutiger Sicht ist es der Zahnmedizin gelungen, in der Ausbildung eine Integration von Wissenschaft und Handwerk zu erreichen. In der universitären Ausbildung, wie wir sie heute kennen, nimmt die handwerkliche und methodisch naturwissenschaftliche Orientierung einen gleich großen Stellenwert ein. Interessanter Weise hatten diese Bestrebungen schon 1268 die Chirurgen von St. Come im Blick. Die Begriffsproblematik der „Scharlatanerie" ist weiterhin bestehend. So wird jeder Fehler in der Behandlung gerne gleich in diese Richtung interpretiert und auch die gesamte Berufsgruppe der Zahnärzte gerne so tituliert. Alltagssprachlich bedeutet er, dass ein Marktschreier medizinisch tätig wird und dabei zweifelhaft ausgebildet ist und häufig für den Patienten gefährlich wird. Aus dem historischen Kontext heraus wird verständlich, warum wir noch heute mit diesem Bild leben. Die über Jahrhunderte fehlende klare Abgrenzung zu dieser Berufsgruppe ist ein Grund, die Tatsache, dass im 17. Jahrhundert auch studierte Zahnbehandler die „Straße" gehen und sich die Grenzen weiter verwischen, ein weiterer. So kam es, dass es bis in 19. Jahrhundert nie eine wirklich klare Abgrenzung gab.

Fazit

Die Zahnheilkunde sollte eine Stärkung des Bewusstsein ihres Stellenwertes in der Gesellschaft erreichen. Zudem sollte es zu größeren Einbeziehung der Geschichte der eigenen Profession kommen. Dies scheint heute wichtig, da die Gefahr besteht als Profession aberkannt zu werden. So gibt es innerhalb der Zahnmediziner Bestrebungen sich vermehrt als Handwerker zu sehen: Dienstleister und Ästhet. Diese Tendenzen werden gerne von den Gesundheitsreformen aufgenommen, da dadurch auch die Vorteile einer Profession (Eigenständigkeit, Prestige, etc.) wegfallen.

Literatur

Fauchard, P. (1728). Le Chirurgie n dentiste (reedition 1961), Paris.

Rüschemeyer, D. (1972). Ärzte und Anwälte : Bemerkungen zur Theorie der Profession. In Th. Zuckmann & M. Sprondel (Hrsg.): Berufssoziologie (S. 168-181). Köln: Kiepenheuer & Witsch.

Naturheilkundliches und „biologisches" Gedankengut in der Zahnmedizin zu Beginn des 19. Jahrhunderts bis zum Anfang der 1930er Jahre

Michaela Neumann-Wojnar

Einleitung

Etwa in der Mitte des 19. Jahrhunderts löste sich die naturwissenschaftlich begründete Medizin von der Naturheilkunde sowohl therapeutisch als auch methodisch. So wurde die Naturheilkunde überwiegend von Laien ausgeübt, bis sich zum ausgehenden 19. Jahrhundert unter dem Einfluss der Lebensreformbewegung wieder mehr Ärzte den Naturheilverfahren zuwandten. Anfang des 20. Jahrhunderts wurde zunehmend versucht, die Naturheilverfahren auf eine wissenschaftliche Basis zu stellen. Ein Aufleben der Humoralpathologie in der "biologischen Medizin" besonders in den 1920er Jahren war letztlich dem Konflikt zwischen der zunehmenden Verwissenschaftlichung und Technisierung der Medizin und dem den entgegenstehende Bedürfnissen der Patienten geschuldet. In der vorliegenden Arbeit wurde der Frage nachgegangen, ob sich naturheilkundliche bzw. "biologische" Ideen auch in der Zahnheilkunde widerspiegelten und ob diese Ideen die Zahnmedizin auf wissenschaftlich-theoretischem oder praktischem Gebiet beeinflussten.

Material und Methoden

Zur Beantwortung dieser Fragestellungen wurden zahnärztliche und naturheilkundlich ausgerichtete Fachzeitschriften und Monografien von Anfang des 20. Jahrhunderts bis zum Beginn des Nationalsozialismus ausgewertet. Während für die Zeit des Nationalsozialismus bereits Untersuchungen zu naturheilkundlichen und biologischen Strömungen, die sich in der "Neuen Deutschen Zahnheilkunde" widerspiegelten, vorliegen, wurde die Vorgeschichte der "Neuen Deutschen Zahnheilkunde" bisher noch nicht aufgearbeitet.

Ergebnisse

Mit der Gründung der ersten zahnmedizinischen Universitätsinstitute Anfang der 1880er Jahre und der Einführung exakter naturwissenschaftlicher Untersuchungen in die zahnmedizinische Forschung durch Miller wurde die Zahnheilkunde als wissenschaftliches und eigenständiges Fach gestärkt. Gleichzeitig wurde aber auch die materialistische und lokalistische Krankheitsauffassung bekräftigt. Dennoch gab es um die Jahrhundertwende zum 20. Jahrhundert aus den Reihen akademisch gebildeter Zahnärzte eine kleine Zahl an Beiträgen, in denen naturheilkundliche Ideen auf die Zahnheilkunde bezogen vertreten und propagiert wurden. Hier sind vor allem Röse (1900, 1905) und Kunert (1910, 1912, 1915) zu nennen. Röse wurde mit seinen Studien zur Kariesätiologie zu einem Vorreiter der sozialen Zahnheilkunde und war maßgeblich an der Einführung der Schulzahnpflege beteiligt. Die gesetzten Ziele der schulzahnärztlichen Bewegung gingen Röse und Kunert allerdings nicht weit genug. Eingebunden in die damalige Zivilisationskritik, interpretierten sie den Anstieg der Karies als Zeichen einer Degeneration des Volkes und die Karies als Indikator der Verschlechterung des gesamten Organismus. Nur die Rückkehr zu einer natürlichen Lebensweise, insbesondere eine naturgemäße Ernährung, könne tatsächlich die Zahngesundheit verbessern.

Kunert sah in der Brotfrage - er forderte wie Röse den Verzehr von hartem Vollkornbrot – die Lösung des Kariesproblems. Dabei war nicht nur der hohe Anteil des Vollkornbrotes an Mineral- und anderen Nährstoffen ausschlaggebend. Auch die Förderung des Kauens sollte dabei von weitreichender Bedeutung für den gesamten Organismus und zur Prophylaxe von Kieferfehlstellungen und Parodontitis sein. Besonders in der Zeit des ersten Weltkrieges wurde außerdem der volkswirtschaftliche Aspekt betont. Neben dem Vollkornbrot propagierte Röse den Genuss von mineralsalzreichem Trinkwasser. Zwar konnten sich diese Forderungen nicht durchsetzen. Dennoch waren die Trinkwasserproblematik und die Brotfrage Gegenstand kontroverser Diskussionen in der naturwissenschaftlich ausgerichteten Fachpresse, die in der Frage nach der Stoffwechselaktivität des Zahnschmelzes und der Rolle des Speichels bei der Kariesprophylaxe gipfelte. Diese Problematik konnte in dem hier untersuchten Zeitraum jedoch nicht abschließend beantwortet werden. Die Orientierung auf den gesamten Organismus wurden von Kleinsorgen, Fuchs und einigen anderen Zahnärzten zwar ebenfalls vertreten, konnte sich in der naturwissenschaftliche orientierten Zahnmedizin aber nicht durchsetzen. Nach der Schließung der von Röse geleiteten "Zentralstelle für Zahnhygiene" im Jahre 1909 widmete sich Röse fortan ganz der Ernährungs- und Rassenforschung. Beeinflusst von der "Dysämietheorie" von Lahmann, der Zusammenarbeit mit Berg und eigenen Stoffwechseluntersuchungen, propagierte Röse eine basenreiche Ernährung als Grundvoraussetzung für die Gesundheit des ganzen Organismus, auf die sich später auch Kunerts, Kleinsorgens und Fuchs' Argumentationen stützten. Den rassenhygienischen Vorschlägen Röses folgte nur Fuchs, während sie in der naturwissenschaftlich orientierten Fachzeitschriften auf Ablehnung stieß.

Vor allem auf dem Gebiet der zahnärztlichen Chirurgie wurden im beginnenden 20. Jahrhundert physiotherapeutische Behandlungsmethoden, die zu den Naturheilverfahren gezählt wurden wieder in den Therapiekanon aufgenommen. Dabei hatte die These von der "Heilentzündung" von Bier, mit der etwa die Wirkung von warmen und kalten Umschlägen oder die Lichttherapie eine wissenschaftliche Erklärung fanden, einen entscheidenden Einfluss auf deren Wiedereinführung in die wissenschaftlich begründete Zahnmedizin. Besonders in der Zeit des ersten Weltkrieges spielte auch hier der Kostenfaktor und die Einfachheit und Verfügbarkeit der Mittel eine entscheidende Rolle. Anders als in der Naturheilkunde wurden Lichttherapie und die Anwendung von kalten oder warmen Umschlägen immer nur als unterstützende Therapie angesehen. Das Hauptgewicht der chirurgischen Therapie lag weiterhin in der Antisepsis und der lokalen Behandlung.

Diskussion

Der Einfluss der besonders in den 1920er Jahren in der "biologischen Medizin" wieder auflebenden hippokratischen Medizin wurde in der Zahnmedizin vor allem auf dem Gebiet der Parodontitisforschung und -Therapie sichtbar. Hier waren es Heinrich und Sachs, die die Grenzen der rein naturwissenschaftlichen Erfassung der Krankheit aufzeigten und die ärztliche Intuition als entscheidend für den Therapieerfolg propagierten. Beide stellten den ganzen Menschen als Leib-Seele-Einheit in den Mittelpunkt der Therapie - nicht die Krankheit. Während auch Moral, Möhring und Türkheim psychosomatische Aspekte in Bezug zu Erkrankungen im Kiefer- Gesichtsbereich in Betracht zogen, ging Heinrich von der seelischen Determiniertheit jeder Erkrankung aus.

Die bedeutende Rolle der Konstitution, die auf dem Gebiet der Parodontitisforschung im Übrigen nie ganz außer Acht gelassen wurde, fand in der Aufdeckung endokriner und sekretorischer Zusammenhänge mit der Entstehung einer Parodontitis und der daraus resultierenden Forderung nach einer stärkeren Anbindung der Zahnheilkunde an die Allgemeinmedizin ihre Bestätigung. In diesem Zusammenhang sind die Hochschullehrer Moral und Reinmöller, Weski, Loos und Römer zu nennen, die die enge Beziehung zwischen Mundhöhle und übrigen Organismus herausstellten und einen interdisziplinären Ansatz in Forschung und Therapie forderten. Balneo- und Klimatherapie als Substitutionstherapie, aber auch mit dem Ziel der Umstimmung des Organismus fanden so Eingang in die "offizielle" Zahnheilkunde. Heinrich aber auch Hoffmann gingen mit ihrem Therapieansatz darüber hinaus. Die Konstitutionstherapie – dazu zählten sie z. B. die Ableitung über den Darm über die Regelung der Verdauung oder durch heiße Fußbäder - sahen sie als therapeutisches Mittel, die Kraft des Organismus bzw. seine ihm inne wohnende "Lebenskraft" zu wecken.

Fazit

Es konnte gezeigt werden, dass es auch auf dem Gebiet der Zahnmedizin in den ersten drei Dezennien des 20 Jahrhunderts Auseinandersetzungen mit der Naturheilkunde und Ideen der "biologischen Medizin" gab. Wie bei den Protagonisten der "Neuen Deutschen Zahnheilkunde" konnte jedoch auch hier kein wesentlicher Einfluss auf wissenschaftliche Fragestellungen der Zahnheilkunde festgestellt werden. Ganz aktuell sind jedoch die Betonung des allgemeinmedizinischen Aspektes der Zahnheilkunde – hingewiesen sei hier z. B. auf den Zusammenhang zwischen Parodontitis und Diabetes - und die Problematik der Psychosomatik. Hier zeigt sich aber, dass dies kein genuin naturheilkundliches oder "biologisches" Gedankengut war.

Literatur

Kunert, A. (1910). Unsere heutige falsche Ernährung. Breslau: Selbst-Verlag.

Kunert, A. (1912). Das Überhandnehmen der Zahnfäule im deutschen Volk. DZW, 15, 706-707.

Kunert, A. (1915). Der Wert der modernen Ernährungsreformbestrebungen für Gesamtorganismus und Gebiß. DMfZ, 33, 157-174.

Reinmöller, M (1924). Klinische Untersuchungen über Alveolarpyorrhoe. ZR, 33, 584-588.

Röse, C. (1900). Anleitung zur Zahn- und Mundpflege. 5. Auflage. Jena: Verlag Gustav Fischer.

Röse, C. (1905): Zahnverderbnis und Speichelbeschaffenheit. DMfZ, 23, 705-746.

Der Zahnarzt, sein Berufsstand und seine Stellung in der Gesellschaft - Eine Diskursanalyse über die Auseinandersetzung mit der Franchisegesellschaft McZahn

Steffen Müller

Einleitung

Im Kontext 'Professionalisierung und Professionsgedanke' steht die zahnärztliche Tätigkeit in der heutigen Zeit zunehmend unter gesellschaftlichen Einflüssen. Hierbei ist an eine politische, soziologische, ökonomische und zunehmend auch kulturelle Einflussnahme zu denken. Sowohl das Berufsbild des Zahnarztes als auch sein professionelles und professionspolitisches Handeln sind deshalb einer stetigen und immer schnelleren Weiterentwicklung und Veränderung unterzogen. Beginnen sollte man seine Überlegungen zu dieser Thematik mit einem kleinen Exkurs in die Geschichte. Welche Aspekte manifestieren geschichtlich gesehen den Weg für die Herausbildung von Professionen und des Professionsgedankens?

Ausschlaggebend für die frühe Phase der Professionsentwicklungen waren wissenschaftliche Disziplinen wie Theologie, Medizin und Recht an den frühmodernen europäischen Universitäten. Diese Fachrichtungen entwickelten eigene Berufsmodalitäten und eigene Berufsmodelle. Prägende Merkmale der Profession waren der praktische Handlungsbezug und die Orientierung auf die ihr anvertrauten Klienten (Marotzki 2004). Auseinandersetzungen mit den eigentlichen Berufsaufgaben wurden zur Notwendigkeit. Die Entwicklung einer eigenen Wissens- und Handlungsbasis führte über die Zeit zu einer relativen Autonomie dieser Berufsgruppen und somit zur klassischen Herausbildung entsprechender Berufsbilder und Professionen. Heute wird die Profession nicht nur durch das Handeln, sondern auch durch die Ressource „Vertrauen" bestimmt. Bestimmte Handlungssituationen sind mit einer Ungewissheit über die Handlungsfolgen behaftet. Dies erfordert vom Professionellen subjektive Komponenten wie Intuition, Urteilsfähigkeit, Risikofreudigkeit und Verantwortungsübernahme (Marotzki 2004).

Zusammengefasst hat der Professionsgedanke viele Komponenten. Er beinhaltet und umschließt heute Merkmale wie Organisiertheit, Lizenzierung, spezifische Wissensbasis, Fallbezug und nicht zuletzt auch Klientenbezug. So ist es auch nicht verwunderlich, dass in jüngster Zeit immer mehr Begriffe und Bereiche wie Qualitätsförderung, Qualitätsmanagement, Evidence-Basded Dentistry, Fortbildung und auch Fortbildungsverhalten Einzug in die Debatte um die Veränderung der Bedeutung der Zahnmedizin und somit auch der Profession halten. Professionen reagieren sehr sensibel auf gesellschaftliche Veränderungen (Marotzki 2004). So wird es sich in Zukunft mehr denn je als Notwendigkeit erweisen, sich mit den eigentlichen Berufsaufgaben intensiv auseinanderzusetzen. Durch eine fundierte Wissens- und Handlungsbasis als Grundlage, wird es möglich sein, eine aktive Gestaltung der zahnärztlichen Profession vorzunehmen.

Demografische Entwicklung, Zuwanderung, Konkurrenz aus dem Ausland, technischer und medizinischer Fortschritt, gesundheitspolitische Aspekte, neue Formen der Praxisausführung sind Gegebenheiten unserer Zeit, die auf unsere Profession einwirken. Nur wenn man sich auf diese Gegebenheiten richtig einstellen kann, wird sich unser Berufsstand weiter professionalisieren. Als allgemeiner wissenschaftlicher Konsens gilt heute der Grundsatz, dass es durch die Herausbildung von berufsspezifischen Wert- und Verhaltensstandards (Berufsethik) und eine verbandsmäßige Organisation zu einer Professionalisierung von Berufsgruppen kommt. Das Bild des Zahnarztes hat, wenn man die Professionsentwicklung einmal geschichtlich betrachtet, einen Wandel vollzogen. Im Mittelalter die Zahnreisser auf den Jahrmärkten, später die so genannten Zahnkünstler, die Dentisten und schließlich die akademisch ausgebildeten Zahnärzte, ein Wandel, der in anderen Professionen nicht so gravierend und vielseitig verlief. Die Stellung des Zahnarztes, bezogen auf die Gesellschaft, unterlag in dieser Zeit einem enormen Wandel.

Rückblickend zeichnen Studien aus den 50-ziger und 70-ziger Jahren im Trend ein durchaus positives Bild über den Berufsstand der Zahnärzte. Der Zahnarzt wird „hoch" in seiner gesellschaftlichen Stellung gesehen. Mit neueren Studien aus den 80-ziger und 90-ziger Jahren ist dieses Bild bereits einem Wandel unterzogen. Zunehmend wird ein so genanntes *„Negativimage"* von der Berufsgruppe der Zahnärzte gezeichnet. Heute verzeichnet man in den Diskussionen um die Berufsethik und Professionalisierung zunehmend Eingriffe in die so wichtige Arzt-Patienten-Beziehung oder sogar deren Zerstörung.

Forschungsfrage

Eine der aktuellsten Diskussionen ist die kontroverse Debatte und Diskussion um und über „McZahn". Billigzahnersatz aus dem Ausland, Zahnersatz zum Nulltarif, der Zahnarzt als Franchisenehmer, der Zahnarzt in berufsrechtlicher kritischer Abhängigkeit, der Zahnarzt in seiner Therapieentscheidung eingeschränkt, all das sind Themen die momentan in Zusammenhang mit „McZahn" diskutiert werden.

In meiner Masterarbeit habe ich versucht die Thematik des Professionsgedankens rund um die Diskussion über „McZahn" näher zu untersuchen. Wie wird in der Presse und in den Medien das Öffentlichkeitsbild des Zahnarztes in Bezug auf „McZahn" dargestellt? Was prägt das Öffentlichkeitsbild? Welche Themen in der Diskussion um „McZahn" werden angeschnitten und diskutiert? Welche Standpunkte werden von einzelnen Gruppen vertreten und lassen sich herausarbeiten? Was ist Franchising? Können Franchisekonzepte, wie z.B. „McZahn" aus berufsrechtlicher Sicht und natürlich auch nach Patientenschutzaspekten ohne Bedenken akzeptiert werden, verzerren sie das Bild des Zahnarztes in der Öffentlichkeit? Viel wichtiger war jedoch für mich die Hinterfragung in der Thematik, ob durch solche Abhängigkeitskonzepte zahnärztliches Denken und Handeln beeinflusst werden kann? Was auf dem Elektronikmarkt mit „MediaMarkt" und „Saturn" und auf dem Ernährungsmarkt mit „McDonalds" bereits stark etabliert ist, hält nun auch auf dem Gesundheitssektor Einzug. Heute gängige Parolen und Werbeslogans wie z.B. *„Geiz ist geil!", „Ich bin doch nicht blöd!"* oder *„Sau billig!"* kennzeichnen einen Trend, um Dumpingpreiskonzepte immer stärker am Verbrauchermarkt platzieren zu können. Festzustellen ist in diesem Zusammenhang eine zunehmende Kommerzialisierung unserer Gesellschaft.

Stark Rendite orientierte Gesellschaften bzw. Unternehmen, so genannte Franchisegesellschaften, wie z.B. „McZahn", „MacDent" und „goDentis" sind dabei, sich auf dem Gesundheitssektor einen Markt zu erschließen. Dabei bedienen sich die Firmen einer Geschäftsmethode, die als Franchising bezeichnet wird. Mit diesem Konzept wird versucht, durch vereinheitlichte Standards in Einrichtung, Werbung und Verkauf, beim Kunden gezielte Tendenzen einer Wiedererkennung zu erzeugen. Was Fielmann mit der *„Brille zum Nulltarif"* in der Optikerbranche zum Markführer schaffte, möchte die „McZahn AG" auf dem Dentalsektor mit *„Zahnersatz zum Nulltarif"* erreichen. „Zahnersatz zum Nulltarif", das soll heißen: Der befundorientierte Festzuschuss den die Krankenkasse seit 2005 zahlt, reicht aus, um Zahnarzt und Labor zu bezahlen. Damit spart der Patient den für Zahnersatz fälligen hohen Eigenanteil. Ermöglicht wird diese Kalkulation nach dem Prinzip von Brillen-Fielmann dadurch, dass „McZahn" Kronen und Brücken kostengünstig in drei großen chinesischen Dentallaboren fertigen lässt (Reiners, 2006). Die bis 2009 fertige Kette, soll nach dem Franchisekonzept funktionieren. Der Zahnarzt zahlt eine Einmalgebühr von 35.000 Euro und muss dann zunächst 20 bis 30 und ab dem vierten Jahr 45 Prozent seines Umsatzes abführen. Praxis und Personal bekommt er dafür von der „McZahn AG" gestellt. Die komplette Patientenverwaltung, die Materialbestellung und sogar die komplette Buchhaltung übernimmt dabei die „McZahn AG".

Mit Hilfe einer Diskursanalyse als grundlegendes Untersuchungsmittel wurde versucht die öffentliche Debatte zu untersuchen und zu strukturieren. Diskurse stellen in ihrer Gesamtheit ein komplexes Werk von „Rede und Texten (Wissen) in Zusammenhang mit einer zeitlichen Komponente" (Jäger, 2004, S.118ff) dar. In der ausgewählten Thematik „McZahn und Profession" konnten aus allen Veröffentlichungen in den Zeitungen und Zeitschriften der ausgewählten Printmedien strukturelle Merkmale eines Diskurses und seiner Interdiskurse herausgearbeitet werden. So konnten nach Jäger Diskursstränge, Diskursfragmente, Diskursebenen und Diskurspositionen bestimmt werden. Dabei bilden die Diskursstränge immer wieder auftauchende Themen in einem Diskurs ab. Diskussionsstränge bestehen in der Regel aus einer Fülle von Elementen, die man traditionell als Texte bezeichnet. Da ein Text aber mehrere Themen oder Diskursstränge ansprechen kann, ist es angebrachter den Begriff der Diskursfragmente zu verwenden, also einen Text oder ein Textteil behandelt, welcher sich nur auf ein Thema bezieht. Diskursstränge operieren auf verschiedenen diskurtiven Ebenen, den sogenannten Diskursebenen, wie z.B. Wissenschaft, Medizin, Politik, Erziehung etc. Diskursebenen sind also soziale Ebenen von denen aus „gesprochen" wird. Diskursebenen sind meistens stark miteinander verflochten. Als weiteres strukturelles Merkmal wurden die sogenannten Diskurspositionen bestimmt. Sie bezeichnen einen spezifischen ideologischen Standpunkt einer Person oder eines Mediums. Diskurspositionen lassen sich als Resultat von Diskursanalysen ermitteln.

In der erfolgten einfachen Diskursanalyse sind durch die gewählte Thematik die Begriffe Diskursstrang und Diskursebene bereits vorbestimmt bzw. eingegrenzt. Als Diskursstrang kann das Thema: „McZahn" bestimmt werden. Die Diskursebene wird auf das Medium „Printmedien" (Zeitungen, Zeitschriften, Onlineveröffentlichungen) festgelegt. So wurden in der Akteur Analyse die auftretenden Akteure und deren

Argumente und Positionen bestimmt. Die zusammengetragenen Aussagen der Akteure und Akteur-Gruppen innerhalb des massenmedialen Diskurses über „McZahn" wurden, auf mögliche strukturelle Merkmale in ihrer Aussagenkennzeichnung hin, untersucht. Damit sollte zum einen Klarheit über die Methoden der Berichterstattung in den Artikeln (Nachrichten oder Kommentare), zum anderen aber auch über die Qualität und die Quantität der Aussagen der Akteure, geschaffen werden.

Material und Methoden

Im vorliegenden Fall bestand das Datenmaterial für die Diskursanalyse aus Texten von Printmedien. Es wurden Berichterstattungen in ausgewählten meinungsführenden Tages- und Wochenzeitungen (Online–Ausgaben) in Deutschland als primäre Analysegrundlage herangezogen.

Zu diesem Zweck wurde in verschiedenen Zeitungen und Zeitschriften systematisch, mittels einer Onlinesuche, vom 01. August 2006 bis zum 30. April 2007 nach Artikel und Veröffentlichungen zum Thema „McZahn" gesucht. So wurden unter anderem aus folgenden Online-Ausgaben: „Financial Times online", „Stuttgarter Nachrichten online", „Focus online", „Die Welt online", „Stern online", „Süddeutsche Zeitung online", „Manager Magazin online", „DZW – Die Zahnarztwoche online", „zm – Zahnärztliche Mitteilungen online", „Spiegel online", „Die Zeit online", „Tagesspiegel online" und „Frankfurter Rundschau – online" insgesamt 47 Artikel zusammengetragen.

Es ist durchaus möglich, dass die Analyse der Stichprobe, wegen der mengenmäßig geringen Auswahl der unterschiedlichen Printmedien und der zeitlichen Begrenzung (Untersuchungszeitraum) der Suche, eine unbefriedigende Genauigkeit über den Diskurs „McZahn" auf nationaler Ebene erreicht. Für den Gesamtdiskurs in den gewählten Printmedien trägt sie jedoch repräsentativen Charakter. In der Analyse des Gesamtdiskurs konnten folgende Akteure (Gruppen) herausgearbeitet und bestimmt werden: „McZahn", „Standespolitische Vertreter der Zahnärzte", „Zahntechniker und Zahntechniker Innung", „Vertreter der Krankenkasse", „Gesundheitsexperten", „Konkurrenten von McZahn", „Patienten" und „Sonstige". Insgesamt konnten so 8 Akteure (Gruppen) bestimmt werden, die in den einzelnen Texten und Artikeln auftreten. Hinzu kommen verschiedene Institutionen und Interessengemeinschaften wie z.B. das Bundesgesundheitsministerium, die Bundeszahnärzte-kammer, die Zahnärztekammer Westfalen – Lippe, der Verband der Deutschen Zahntechniker Innungen, die Krankenversicherung Barmer und die NRW – Verbraucherzentrale. Den einzelnen klassifizierten Gruppen können jeweils Aussagen (Diskursfragmente) über die Gruppe „McZahn" zugeordnet werden. Auf der anderen Seite gibt es aber auch Aussagen der Akteur-Gruppe „McZahn" über die anderen Akteur-Gruppen. Dadurch entstehen kommunikative Interaktionen. Die meisten in den Veröffentlichungen getroffenen Aussagen haben aber nicht immer eine direkte Beziehung zueinander. Erst ihre Zusammenstellung ergibt oftmals einen Zusammenhang, der den Diskurs konstruiert.

Dieser spiegelt dann in Bezug auf eine entsprechende Diskursebene (hier „McZahn") vorhandenes Wissen in den entsprechenden Akteur-Gruppen wieder. Bei der näheren Betrachtung der Akteure wird ein deutlich komplexes Gebilde unterschiedlichster Sprecherpositionen sichtbar, vom Präsidenten eines Verbandes oder einer Organisation, über einen Journalisten oder eine Redaktion, bis hin zu einer bekannten Person des öffentlichen Lebens. Festzustellen ist des Weiteren eine diffuse Sprecherstruktur. Die Sprecherpositionen sind im vorliegenden Fallbeispiel „McZahn" weit strukturiert, haben demzufolge eine breite Basis und unterliegen entsprechenden Formulierungen. Verantwortlich dafür sind die Funktionslogiken der Printmedien, die häufig lediglich eine einfache Unterscheidung in „Pro und Contra", in Inhalte mit hohem und niedrigem Informations- oder Wahrheitsgrad, in Unterscheidungen wie „Gut und Böse", „Ja und Nein" oder sonstige Kontrastierungen zulassen.

Ergebnisse

Betrachtet man die erarbeiteten inhaltlichen Aspekte der einzelnen Akteur-Gruppen, treten eine ganze Reihe von Unterschiedlichkeiten zu Tage. Jede der einzelnen Akteur-Gruppen scheint eigene Argumente und Aussagen zu verwenden, die in ihrer Gesamtheit den Diskurs über „McZahn" ergeben. Es hat den Anschein, dass innerhalb des Diskurses einzelne Argumente für Akteure unterschiedliche Bedeutungen erlangen. Die Akteure verwenden gleiche Aussagen in unterschiedlichen Zusammenhängen. Versucht man Rahmen zu konstruieren, die einer übergeordneten Kategorie entsprechen, kann eine meiner Meinung nach, folgende Einteilung in vier große Rahmen vorgenommen werden: 1. Praxis, 2. Behandlung, 3. Labor und 4. Zahnersatz.

Führt man nun die unterschiedlichen Argumente und Positionen der Akteure wieder zusammen, so ergeben sich einige der komplexen Sachverhalte des zahnärztlichen Versorgungssystems. „McZahn" möchte mit der Einführung des Franchise-System ins Gesundheitswesen den Markt revolutionieren. Mit Billigimporten aus China, soll der Werbespruch, *„Zahnersatz zum Nulltarif"* in die Wirklichkeit umgesetzt werden. Zahnärzteverbände und Zahnärzte fürchten um die Einschränkung der freien Therapieentscheidung und um die wirtschaftliche Abhängigkeit des Zahnarztes. Labore sehen sich düsteren Zeiten entgegen gehen, sehen tausende Arbeitsplätze in Deutschland verloren gehen. Weiterhin fürchten sie um die Qualität des Zahnersatzes. Individualität und Haltbarkeit des Zahnersatzes seien in Gefahr. Verbraucherzentralen und die Krankenkassen begrüßen dagegen den Wettbewerb im Gesundheitswesen, der es den Patienten möglich mache, sich günstig mit Zahnersatz versorgen zu lassen. In die gleiche Richtung argumentieren die Patienten. Für viele muss die Versorgung billig sein.

Konkurrenten eifern mit „McZahn" zusammen um die beste Marktstrategie und um den Patienten. Ist der Patient erst einmal in der Praxis, nimmt er vielleicht auch höherwertige Leistungen in Anspruch. Billigversorgung oder hochwertige Versorgung, letztendlich entscheidet der Patient. Grundlage einer Entscheidung ist wiederum und ausschließlich das Vertrauensverhältnis zwischen Zahnarzt und Patient.

Diskussion

Mit der Datenanalyse haben wir eine Menge von Fakten bekommen, die uns nun in die Lage versetzen, ein Gesamtbild über den gesellschaftlichen Diskus im vorliegenden Fall „McZahn" zu konstruieren. Wertet man die gesammelten Artikel und

Veröffentlichungen aus und betrachtet die Standpunkte der einzelnen Akteure und deren Gruppen, so kann grob allgemein gesehen, die Betrachtungsweise zu „McZahn" auf zwei Lager aufgeteilt werden - Befürworter und Gegner. Bei einigen Akteur-Gruppen zeichnet sich eine gewisse neutrale Lage ab. Diese Akteure haben sowohl Zuspruch als auch Bedenken. Gedacht sei hier an die Akteur-Gruppe der Krankenkassen. Einerseits begrüßen sie den verstärkten Wettbewerb und die billigeren Angebote für den Patienten im Bereich Versorgung mit Zahnersatz, andererseits befürchten sie Qualitätseinbußen und eine gewisse Überversorgung durch das praktizierte Franchise-System, in dem Zahnärzte in eine gewisse Abhängigkeit zum Franchise-Geber kommen könnten.

Fazit

Die Dentalbranche ist in einem Umbruchprozess. Dies zeigen Tendenzen wie „McZahn" und „Dr. Z." ganz deutlich. Zahnärzte und Dentallabore müssen sich mit diesen neuen Geschäftmodellen auseinandersetzen. Eine hohe Qualität in der zahnmedizinischen Versorgung kann von Zahnärzten und Laboren nur realisiert werden, wenn sie in Zukunft den Patienten klar machen können, das Billigprodukte eben nur billig sind, aber mit Qualitätsanforderungen und die sollte man immer sehr hoch ansetzen, wenn es um den eigenen Körper geht, nichts zu tun haben. Eine intensive Auseinandersetzung mit diesen, den eigentlichen Berufsaufgaben wird somit zu einer unabdingbaren Notwendigkeit für die Weitergestaltung unserer Profession. Dies kann nur durch eine aktive Gestaltung einer professionsgerechten Wissen- und Handlungsbasis geschehen.

Literatur

Jäger, S. (2004). Kritische Diskursanalyse. Eine Einführung. Münster: Unrast-Verlag.

Marotzki, W. (2004). Professionalisierung – Entwicklungstendenzen einer innovativen berufsgestaltenden Debatte unserer Zeit. Online: http://www.za-karlsruhe.de/de/newsevents/vortragmarotzki.php [Zugriff am 02.01.2007)

Reiners, W. (2006). Zahnersatz zum Nulltarif: Mc Zahn will das große Geschäft mit Kronen und Brücken aufmischen. Online: http://www.stuttgarter-nachrichten.de/stn/page/detail.php/1312673 [Zugriff am 11.01.2007]

Zahnarztpraxis als Teil der Gesellschaft – Das Kopftuch in der Zahnarztpraxis

Beatrice Samar Kassis

Fragestellung

Diese Arbeit ging der Frage nach, welche Bedeutung niedergelassene Zahnärztinnen und Zahnärzte dem Tragen eines Kopftuchs bei Mitarbeiterinnen beimessen. Mitarbeiterinnen signalisieren mit einem Kopftuch ihre Mitgliedschaft einer Gruppe, die in unserer Gesellschaft eine wachsende Minderheit darstellt. Es ist daher von Interesse, ob praktizierende Zahnärztinnen und Zahnärzte solche Frauen als Mitarbeiterinnen einstellen würden, welche Eigenschaften sie ihnen zuschreiben und welche Erwartung sie an sie richten. Zum Vergleich fragen wir auch nach Mitarbeiterinnen mit anderen auffälligen Merkmalen, nämlich Piercing und Tattoo.

Material und Methoden

300 Kolleginnen und Kollegen im Raum Ludwigsburg und Stuttgart wurden schriftlich befragt, davon liefen insgesamt 40 Bögen zurück. Zusätzlich zu "Multiple-choice"- Fragen war die Möglichkeit individueller Antworten und Ergänzungen gegeben, um eine breite Abdeckung des Themas zu ermöglichen.

Ergebnisse

Nur bei einem geringen Teil der Kollegen/innen beeinflussten die Eigenschaften und Verhaltenserwartungen, die einer Kopftuchträgerin zugeschrieben wurden, die Bereitschaft, eine solche Person als Mitarbeiterin in der Praxis einzustellen. Zum Beispiel hielten 15,0% der Befragten kopftuchtragende Frauen für anpassungsunfähig, 2,5% befürchten, sie würden auf ihre Patienten irritierend wirken. An positiven Zuschreibungen nannten die Befragten, Kopftuchträgerinnen würden voraussichtlich in geordneten Verhältnissen leben, Charakter haben und zu ihren Überzeugungen stehen (jeweils 2,5%).

Diskussion

Daher ist die Annahme, dass eine fachlich gute Mitarbeiterin mit oder ohne Kopftuch ihren Platz in der zahnärztlichen Praxis wie in der Gesellschaft finden kann, berechtigt. Allerdings befürchtet ein Teil der Praxisinhaber, Patienten durch die Anstellung einer Mitarbeiterin mit Kopftuch zu verlieren. Auch wurde ein Tattoo deutlich häufiger als Ausdruck der Individualität der Person akzeptiert als ein Kopftuch.

Fazit

Mit diesen Ergebnissen ist das Thema "Kopftuch in der Zahnarztpraxis" ein Beitrag zu interkulturellen Diskurs, der zu einem bewussteren Miteinander in der "gemeinsame Heimat" führen kann.

8 Mediale und künstlerische Repräsentation

Mediale Repräsentation der Profession

Wolfgang Schug

Einleitung

Die Repräsentation der zahnärztlichen Profession in den unterschiedlichsten medialen Kommunikationsformen, vor einigen Jahrzehnten noch unvorstellbar, ist heutzutage geradezu eine Selbstverständlichkeit: Medien in ihrer Funktion als wichtige Träger im Kommunikationsprozess bieten die Möglichkeit, aktiv aus dem mehr oder minder Verborgenen zu treten und sich in der Öffentlichkeit zu artikulieren, sich darzustellen und daraus einen möglichen Vorteil für die Profession zu gewinnen. Andererseits ist aber auch die Sicht der Medien auf den zahnärztlichen Berufsstand von besonders hohem Interesse, da sich gerade mit dem Blick von außen Möglichkeiten eröffnen, Erkenntnisse darüber zu gewinnen, wie die Zahnärzteschaft von der Gesellschaft wahrgenommen wird und man dementsprechend Strategien entwickeln kann, um darauf zu reagieren. Der Berufsstand ist heutzutage in allen Medien präsent: auf Bildern, in Büchern, in Filmen und im Internet.

Das Bild als wohl ältestes Medium, dessen der Mensch sich unabhängig von der Sprache seit seinen Anfängen bediente, erscheint zum ersten Mal um das Jahr 17000 v. Chr. in den Tierbildern der Höhlenmalereien im französischen Lascaux oder im spanischen Altamira. Mit diesen Darstellungen, die wohl einem Jagdzauber dienten, begann der Siegeszug des Bildes in der Menschheitsgeschichte und es sollte für lange Zeit die einzige mediale Artikulationsform bleiben. Seine besondere Bedeutung hat das Bild in seinen unterschiedlichen Ausprägungen gleichwohl bis in unsere Tage nicht verloren.

Verglichen damit, entwickelte sich die Schrift als strukturiertes und geordnetes System von Zeichen, um Informationen zu tradieren, erst relativ spät. Bedeutsam für ihre Entwicklung war der Nahe Osten mit der mesopotamischen Keilschrift und den ägyptischen Hieroglyphen. Es war allerdings noch ein weiter Weg von den beschrifteten Papyrusrollen der Ägypter hin zum Codex, dem gebundenen Buch, wie es in den mittelalterlichen Schreibstuben der Klöster entstand und das für die europäisch-christliche Kultur so bedeutend werden sollte. Jahrhundertelang wurden Bücher von Hand kopiert und in Codices gebunden. Nur durch sie ist uns zumindest ein Teil des literarischen Erbes der Antike für die Nachwelt erhalten. Mit der Erfindung des Buchdrucks mit beweglichen Lettern um 1450 durch Johannes Gutenberg und der damit einer gehenden raschen Verbreitung des Buches nicht nur im kirchlichen oder aristokratischen Umfeld wie bisher, sondern auch in bürgerlichen Kreisen, endete praktisch das Mittelalter schlagartig mit einer medialen Revolution sondergleichen. In ihrem Gefolge konnte die Reformation in der Gesellschaft Fuß fassen, und die damalige Gesellschafsordnung in ihren Grundfesten erschüttern.

War es bis ins beginnende 17. Jahrhundert nur möglich, die vorgegebene reale Welt durch Bilder von Künstlerhand wiederzugeben, so eröffneten sich durch die Vorarbeiten Leonardo da Vincis und Johannes Kepplers Möglichkeiten mittels Linsen und Spiegel nicht nur die ersten Mikroskope herzustellen, sondern auch Apparate, wie die „Camera obscura" zu entwickeln, um zum ersten Mal ein direktes Bild der Umwelt, wenn auch auf dem Kopf stehend, zu produzieren. Das Bildermachen war nun nicht mehr Privileg von Künstlern, wiewohl sich viele von ihnen gerade im Holland des 17. Jahrhunderts dieser neuen Apparate bedienten (Alpers 1998). Die „Camera obscura" war ein wichtiger Meilenstein auf dem Weg zur Entwicklung des neuen Mediums der Fotografie, das die Welt im übertragenen Sinn auf den Kopf stellen sollte, wie es einst die „Camera obscura" realiter tat. In der ersten Hälfte des 19. Jahrhunderts beschäftigten sich vor allem französische Forscher wie Louis Daguerre mit der Entwicklung praxistauglicher fotografischer Verfahren. Ohne sie wären die Digital- oder Handykameras unserer Tage undenkbar.

Mit der Etablierung der Fotografie und unbewegter Bilder war es war nur noch ein kleiner, aber umso bedeutender und konsequenter Schritt, den Bildern auch „das Laufen zu lehren". Ausgangspunkt war die „Laterna Magica", ein Gerät, das bewegte Bildsequenzen an die Wand warf, deren Einzelbilder auf eine Glasplatte gemalt waren und im 18. Jahrhundert sowohl eine Jahrmarktsattraktion war, als auch zur Erheiterung im bürgerlichen Haushalt diente. Der Durchbruch in Richtung Film, wie wir ihn heute kennen, gelang indes erst Ende des 19. Jahrhunderts den Brüdern Lumière, die 1895 in Paris mittels ihrer Filmtechnik in der Lage waren, kurze Filme vorzuführen, die zunächst auch nur als Attraktionen auf Jahrmärkten gezeigt wurden.

Der Boom des Films, der nunmehr auf eine mehr als 120-jährige Geschichte zurückblicken kann, ist in seiner medialen Bedeutung nur noch mit dem Aufkommen des Buchdruckes im 15. Jahrhundert zu vergleichen. Übertroffen in ihrer Bedeutung für die Medienkultur werden Buch und Film allerdings durch das Internet, dessen Entwicklungsgeschichte in den 60-Jahren des vergangenen Jahrhunderts begann. Niemand könnte sich heute ein Leben ohne Internet, Email und Internetforen vorstellen. Das World Wide Web ist dabei der am häufigsten genutzte und bekannteste Teil des Internet und stellt in gewisser Weise ein „Supermedium" dar als Entstehungsraum spezifischer medialer Subkulturen, als kultureller Begegnungsraum oder kultureller Transformationsraum (Jörissen & Marotzki 2009).

Es war ein langer und weiter Entwicklungsweg, den die Medien und deren Nutzer in der Vergangenheit zurückgelegt haben. Er begann bei den ersten bildlichen Artikulationen des Menschen in Form der Höhlenmalerei vor fast 20000 Jahren, er ging weiter zum Buch und führte über die Fotografie und den Film schließlich zum Internet, dessen weitere revolutionären Möglichkeiten für die Zukunft noch nicht abzuschätzen sind. Die im vorliegenden Band versammelten Beiträge zur medialen Repräsentation des zahnärztlichen Berufsstands spiegeln in vorbildlicher Weise die enge und vielfältige Verzahnung der Profession mit den Medien wider. Die Beiträge weisen inhaltlich, konzeptionell und methodisch eine große Bandbreite auf. Dies ist den erlernten Methoden, wissenschaftlichen Herangehensweisen und Instrumenten zu verdanken, welcher der Masterstudiengang „Integrated Practice in Dentistry" der Otto-von-Guericke-Universität Magdeburg in Kooperation mit der Akademie für zahnärztliche Fortbildung in Karlsruhe den Studierenden in der Vergangenheit zu vermitteln verstand.

Das Bild als Medium

So untersucht *Schug* in seiner Arbeit bildliche Darstellungen des Schmerzes, dem ständigen Wegbegleiter des Menschen und des Zahnarztes, in seiner besonderen Bedeutung für die Bildungswissenschaft. Er gibt Auskunft zur noch immer vernachlässigten Bedeutung der Bildanalyse in der Bildungswissenschaft und der oft mangelnden visuellen Kompetenz des Betrachters. Der Autor ordnet die Schmerzbilder aufgrund ihrer soziokulturellen Bedeutung in fünf Kategorien und versucht der Frage nachzugehen, inwieweit der Rezipient bei der Betrachtung aktueller Schmerzbilder aus einem Epoche übergreifenden kollektiven Bildgedächtnis schöpft und Bilder vor diesem Hintergrund liest. *Schug* fordert eine noch intensivere Beschäftigung mit historischem Bildmaterial zum Beispiel in der Schule, damit die nachwachsenden Generationen in die Lage versetzt werden, Bilder auch im historischen Kontext zu lesen, was eine kontinuierliche Auseinandersetzung mit dem Bildbestand erfordert. Vielleicht vermag die Betrachtung von Schmerzbildern ein wenig das Gefühl von Empathie zu befördern, die der Zahnarzt den vom Schmerz Geplagten entgegenbringen sollte.

Mit den Beziehungen zwischen Malern der klassischen Moderne und ihren Zahnärzten beschäftigt sich der Beitrag von *Marin*. In einem ersten Teil behandelt sie zunächst ethische Fragen und betont die unrühmliche Rolle der Zahnärzte während des Nationalsozialismus. Sie plädiert für eine verstärkte Auseinandersetzung mit der Thematik. Sodann gibt sie ein Bild vom Ansehen und der Stellung des Zahnarztes in der heutigen Gesellschaft und betont in diesem Zusammenhang die Rolle des Zahnarztes als Honorar fordernder Dienstleister einerseits und seine soziale Verantwortung dem Patienten gegenüber andererseits. Vor diesem Hintergrund beschreibt sie in einer historischen Rückschau, wie zu früheren Zeiten mittellose Künstler das zahnärztliche Honorar in einer Art Tauschgeschäft mit ihren Kunstwerken beglichen. Der Zahnarzt wurde so zum Kunstmäzen und sein Ansehen nahm in Teilen der Gesellschaft dadurch zu. Ausblicke zum derzeitigen Wert von Kunstwerken als Investment beschließen ihre Arbeit.

Mit dem Zahnarzt im Medium des Karikaturbildes beschäftigt sich der Beitrag von *Friesen*. Karikaturhaften Darstellungen des Zahnarztes als Beutelschneider begegnet man schon auf Genrebildern niederländischer Künstler des 17. Jahrhunderts. Vollends zur Zielscheibe des Spotts wurde die Profession in den Werken genuiner Karikaturisten ab dem 19. Jahrhundert zum Beispiel bei Honoré Daumier. Friesen hebt hervor, dass Karikaturen mit ganz einfachen künstlerischen Mitteln in der Lage sind, in zugespitzter und pointierter aber niemals ausgewogener, sonder vielmehr provokanter Form gesellschaftliche Phänomene zu visualisieren, indem sie einen unserer Urtriebe ansprechen, nämlich die Lust zu lachen. Karikaturen können allerdings auch sehr kontrovers beurteilt werden, insbesondere wenn religiöse Gefühle verletzt werden, man denke etwa an die Mohamed-Karikaturen der jüngsten Vergangenheit, die in der islamischen Welt mehr als einen Sturm der Entrüstung ausgelöst hatten. Vorläufiger und trauriger Endpunkt dieser Haltung gegenüber Karikaturen war das Attentat auf die Redaktion der französischen Satirezeitschrift „Charlie Hebdo" in Paris.

Quaty rekonstruiert in seinem Beitrag zum Zahnarzt in der Werbung das gesellschaftliche Image des Zahnarztberufs in jenem besonderen Medium für den Zeitraum von 1950-2000. Methodisch rekurriert er auf die Bildanalysemodelle von Warburg und Panofsky, die sozialwissenschaftliche Rahmung erhält seine Untersuchung durch die grundlegenden Arbeiten Goffmans. Seine Untersuchung ergibt, dass man über die Jahre hinweg vier Muster als Grundbausteine der bildlichen Aussage herausfiltern kann, die das Image des Zahnarztes auf Werbebildern determinieren: Technik und Handlungsfreiheit, Kontrolle, Vertrauen und Gender. Hierbei ist das Muster „Technik" als wesentlicher Bestandteil des Images am weitesten verbreitet: die Offenheit des Zahnarztes gegenüber technischen Innovationen ist die Grundlage seines Erfolges. Sein Expertenwissen wird von *Quaty* als die Basis von Autorität gewertet, das schlussendlich in Vertrauen mündet, das der Patient ihm entgegenbringt, was allerdings auch Souveränität, Seriosität und ständiges Lernen voraussetzt.

Das Buch als Medium

Mit Büchern als Medium beschäftigen sich zwei Beiträge. So widmet sich *Hanne* in seiner Arbeit einem Beispiel der so genannten „Ratgeberliteratur". Der Markt für solche Bücher ist sehr groß, besonders im Hinblick auf den Gesundheitssektor. Die Bücher scheinen ein großes Bedürfnis bei den Lesern zu befriedigen. Es gibt Ratgeberbücher zur körperlichen Fitness, zum Abnehmen, zu den verschiedensten Diäten und auch Patientenratgeber, wie das vom Autor untersuchte Buch „Zahn um Zahn – Vom Umgang mit Zahnproblemen und Zahnärzten" von Christa Federspiel, das 1986 erschien und den damaligen Behandlungsstand in der Zahnheilkunde entspricht. *Hanne* beschreibt den Inhalt des Buches Kapitel für Kapitel in seinem Nutzwert für Patienten und Zahnärzte. Federspiel lässt in ihrem Buch so manche Kritik einfließen, die von Hanne aus der Sicht eines Vertreters der Profession durchaus nachvollzogen und bestätigt wird, wiewohl sich viele Verfahren heute im Vergleich zu den 80er Jahren insgesamt verbessert haben. Summa summarum gelangt der Autor zu einer positiven Bewertung des Ratgebers, den man seiner Meinung nach Patienten auch heute noch durchaus zur Orientierung an die Hand geben kann.

Zur Gattung der Ratgeberliteratur im weiteren Sinne gehören auch jene Kinderbilderbücher, die sich mit der Zahngesundheit beschäftigen und zuhauf in den Spielecken der Zahnarztpraxen ihr mehr oder weniger beachtetes Dasein fristen. Ganzen Generationen von jungen Patienten versuchte man mit diesen Büchern die Wichtigkeit der Zahnpflege näher zu bringen und die Entstehung der Karies kindgerecht zu erklären. *Maier* hat in ihrem Beitrag drei Klassiker dieses Genres miteinander verglichen und zwar „Karius und Baktus", 1948 in Norwegen erschienen, „Vom Jörg" 1972 in der damaligen DDR aufgelegt und „Milchzahnstraße", 1993 in Deutschland erschienen. Die Autorin weist nach, dass die Bücher trotz kultureller und ideologischer Unterschiede gewisse Gemeinsamkeiten aufweisen, etwa in den mit Fantasienamen belegten so genannten „Sympathiefiguren", die den Kindern auf angenehme Art ohne Angst einzuflößen, die Notwendigkeit der Mundhygiene näher zu bringen versuchen. Das Furcht einflößende „Zahnwehmännlein" aus dem DDR

Buch macht hier eine Ausnahme, wenn es mit moralinsaurem Zeigefinger auf die Folgen mangelnder Zahnpflege hinweist. *Maier* analysiert die Bücher akribisch in ihrer Bedeutung für die Profession, indem sie die Rolle beschreibt, die der Zahnarzt in den Büchern einnimmt und sie kommt zum Schluss dass sein Bild in allen Büchern immer einem sich wiederholenden Stereotyp folgt: der Zahnarzt als Freund der Kinder und als der Befreier vom Schmerz. Die Autorin wünscht sich, dass in Zukunft modernere und zeitgemäße Bücher zum Thema publiziert werden.

Visuelle Medien

Vielfältig sind die Beziehungen der Profession im Umgang mit visuellen Medien. So untersucht *Burfeind* in seinem Beitrag die Möglichkeiten einer visuellen Kommunikation zwischen Zahnarzt und Patient und bewertet verschiedene Alternativen. Als methodisches Instrument bediente er sich der Patientenbefragung mittels Interviews. Ein Ergebnis seiner Untersuchung zeigt, dass die klassischen Röntgenbilder zur gemeinsamen Auswertung von Zahnbefunden für Patienten eine eher geringe Aussagekraft zu besitzen scheinen, auch das Bild im Spiegel ist unzulänglich und den Möglichkeiten digitaler Fotos oder von Videosequenzen mit Hilfe von Intraoralkameras zur Aufzeichnung nicht statischer Befunde eindeutig unterlegen. *Burfeinds* Untersuchung zeigt, dass Visualität für die Patienten von zunehmend hoher Bedeutung ist. Er klagt darüber, dass digitale Medien zur Befunddokumentation nicht standardmäßig Verwendung finden. Er fordert die Generierung von Qualitätskriterien zum Beispiel zur besseren Dokumentation der gewonnenen Bilder. Der Autor versäumt in seinem Beitrag nicht, auch mögliche Zukunftsperspektiven aufzuzeigen, die etwa in einem intensiveren kollegialen Austausch mittels der gewonnenen visuellen Informationen liegen können.

Mit didaktischen Strukturen des zahnmedizinischen Lehrfilms setzt sich ein Beitrag von *Smaczny* auseinander, wobei die mangelnden Strukturen bereits bestehender Lehrfilme aufgezeigt werden, für die der Autor sich Verbesserungen durch die Anwendung didaktischer Methoden des problemorientierten Lernens erwartet. Er entwickelt einen Leitfaden für einen guten Lehrfilm in Form eines Zeitstrahls, der vor allem eine ausführliche Diagnostik berücksichtigt, die von den bisherigen Lehrfilmen vernachlässigt wird. Der Leitstrahl dient *Smaczny* auch zur Erstellung des Prototyps eines seinen Richtlinien entsprechenden guten Lehrfilms, der zwar noch nicht allen gewünschten Anforderungen gerecht wird, für ihn aber einen ersten Ansatz in die richtige Richtung darstellt.

Interessant ist auch die Beschäftigung mit der Rolle des Zahnarztes im Film, die *Hildenbrand* in seinem Beitrag untersucht. Zahnärzten haftet in diesem Medium immer etwas Abartiges an. *Hildenbrand* spricht in diesem Kontext von deren ausgeprägter devianter Persönlichkeit. Sein „schräges" Verhalten teilt der Zahnarzt mit einer kleinen Gruppe anderer Film- oder Fernsehärzten, nämlich Psychiatern oder Pathologen. Kann man sich etwa einen ebenso so schrägen Gastroenterologen oder Dermatologen vorstellen? Wohl kaum! Aus einer beeindruckenden Fülle von einschlägigen Beispielen der Filmgeschichte seziert *Hildenbrand* mit den Mitteln der Filmanalyse und der Kameratechnik beispielhaft ein Hauptwerk des Genres, nämlich Brian Yuznas „The Dentist" von 1996. Der Verfasser vermag in seiner Untersuchung nachzuweisen, dass immer wiederkehrende Muster das Bild des Filmzahnarztes bestimmen: Sadismus, abartiges Verhalten, extreme Geldgier, sexuelle Abweichungen, Pädophilie. „Zahnärzte sind eben zu allem fähig", wie es an einer Stelle in „The Dentist" heißt. *Hildenbrandt* weist nach, dass seriöse Themenfelder im Zahnarztfilm im Gegensatz zu Arztfilmen keine Relevanz haben. Versöhnlich schließt der Verfasser, wenn er eine demoskopische Studie vorlegt, die zeigt, dass im Kontakt mit dem eigenen Hauszahnarzt beim Patienten die medial verbreiteten Stereotype aufbrechen und einer differenzierteren Betrachtungsweise weichen.

Das Internet als modernes Medium

Das Internet bietet der zahnärztlichen Profession ganz neue Möglichkeiten, zum Beispiel mit Websites in die Öffentlichkeit zu kommunizieren. Es stellt sich hierbei die Frage, wie der ideale Aufbau einer Internetseite aussehen sollte, damit sie beim Benutzer den best möglichen Eindruck hinterlässt. *Biermann* geht in seinem Beitrag dieser für die Profession interessanten Fragestellung im Rahmen einer Homepageanalyse nach. Er vergleicht deren Aufbau nach Usability-Kriterien, welche die technische Funktionalität, die Navigierbarkeit, die Präsentation, den Inhalt und die Struktur einer Seite umfassen. Seine Stichprobe von 396 Homepages teilt Biermann in drei Gruppen unterschiedlichsten Komplexitätsgrades ein von niedrig bis hoch und er untersucht jeweils ein repräsentatives Beispiel nach o.g. Kriterien. Der Autor rät von hoch komplexen Seiten ab und gibt solchen von mittlerer Komplexität den Vorzug, da hier der Aufwand des Betreibers und der Informationsgehalt für den Besucher im optimalen Verhältnis stehen. Eine insgesamt gut strukturierte Homepage nach den Regeln der Usability-Kriterien vermag die Zahnarzt-Patientenbindung zu befördern und nützlich für den gesamten Berufsstand zu sein.

Mit einer Analyse des Internetforums „master-frage.de" beschäftigt sich der Beitrag von *Tacke*. Dieses Forum bietet Patienten die Möglichkeit, eine Zweitmeinung einzuholen oder sich über Behandlungsmodalitäten zu informieren. *Tacke* betont die Wichtigkeit solcher seriöser Plattformen im Hinblick auf eine kompetente persönliche und individuelle Beratung zur Zahnheilkunde. Er vermisst aber die Berücksichtigung der Angstpatienten, deren Belange im Forum in nicht genügender Weise Beachtung finden und appelliert dafür, in Zukunft auch Fragen der Empathie dieser Patientengruppe gegenüber in das Forum zu implementieren.

Explizit an Angstpatienten wendet sich das Patientenforum „zahnarzt-angsthilfe.de", dem *Reiland* einen Beitrag widmet, um Fragen zu beantworten, worin die Angst der Patienten besteht, worüber sie im Forum miteinander reden, wie sie einander zu helfen versuchen und ob die Hilfe erfolgreich war. In einer umfangreichen computergestützten Diskursanalyse kann er nachweisen, dass die Angstklischees der Patienten im Allgemeinen einfach strukturiert sind und mit den Verfahren moderner Zahnheilkunde nicht korrelieren. Der Diskurs zur gegenseitigen Hilfe indessen besitzt eine explizite Diskursethik, auf welche der Erfolg des Angstforums zurückzuführen ist.

Neben seriöser und verlässlicher Information für den Patienten sollte das Internet der Profession auch Möglichkeiten des interkollegialen Austauschs etwa im Hinblick systematischer Behandlungsplanung und Therapieentscheidungen, den beiden fundamentalen Säulen zahnärztlichen Handelns, anbieten. Mit dieser Thematik beschäftigt sich *Potthoff* in ihrer Arbeit, in der sie versucht mittels des deduktiven Verfahrens eine geeignete Darstellung von Patientenfällen im Internet zu realisieren, welche auf aktive Mitwirkung der Nutzer abzielt. Da bisher noch keine praktikable Internetanwendung für Zahnärzte existiert, die das fallbasierte Wissen mit den Sozialen Medien verbindet, entwickelt *Potthoff* in ihrer Arbeit eine gezielt auf obiges Desiderat abgestimmte Internetanwendung mit Namen „Caselook", das nach ersten erfolgreichen Pretests durch regelmäßige Begutachtung und durch qualitative Kommentare mittels Evaluierungsbögen in der Karlsruher Akademie eine Optimierung erfuhr, allerdings ständiger Remodellation und Überarbeitung bedarf.

Das Internet bietet neben statischen Websites auch in zunehmendem Maße so genannte „Imagefilme" zur Außendarstellung und Präsentation. Wie fällt das Urteil von Patienten zu diesen Filmen aus? *Schräger* versucht in ihrem Beitrag darauf Antworten zu finden. Sie zeigte zu diesem Zweck 92 Personen drei unterschiedliche Filme von Praxen mit unterschiedlicher Struktur, wobei werbende und informative Inhalte nicht immer miteinander in Einklang standen. Auf Fragebögen gaben die Testpersonen ihre Meinung kund. Bei den Filmen scheint es nicht anders zu sein als beim Zahnarzt als Person: Vertrauenswürdigkeit ist das Hauptkriterium, nach dem ein Film positiv oder negativ beurteilt wird. *Schräger* sieht im gut gemachten, durch die Qualität überzeugenden Film, eine Möglichkeit, durch dessen positive Wirkung das Praxisimage zu fördern.

Ich hoffe, dass die Leserinnen und Leser nach der Lektüre der einzelnen Beiträge zu medialen Repräsentationen der Profession einen Einblick in aktuelle forschungsmethodische Diskurse erhalten und die große Bandbreite der verschiedenen Forschungsansätze schätzen lernen. Es bleibt weiterhin zu hoffen, dass in Zukunft noch recht viele Arbeiten gerade auf diesem Gebiet, das zunächst für die zahnärztliche Profession so entlegen wirkt, im Rahmen des Masterstudienganges „Integrated Dentistry" hervorgehen werden.

Literatur

Alpers, S. (1998). Kunst als Beschreibung. Holländische Malerei des 17. Jahrhunderts. Ostfildern: Du Mont.

Jörissen, B. & Marotzki, W. (2009). Medienbildung. Eine Einführung. Bad Heilbrunn: Klinkhardt / utb.

Zur Ikonographie des Schmerzes als visuellem Grundmuster in seiner Bedeutung für die Bildanalyse in der Bildungswissenschaft

Wolfgang Schug

Einleitung

Der folgende Artikel basiert in seinen Grundzügen auf meiner Dissertation aus dem Jahr 2012 (Schug 2012). Der fachliche Hintergrund und das Forschungsinteresse entstammen meiner zahnärztlichen Profession und wurden mit Hilfe der erlernten Werkzeuge aus dem Masterstudiengang „Integrated Dentistry" an der Fakultät für Geistes-, Sozial- und Erziehungswissenschaft der Otto von Guericke Universität Magdeburg in Kooperation mit der Akademie für zahnärztliche Fortbildung in Karlsruhe umgesetzt. Ziel der Arbeit war es, zwei unterschiedliche Erkenntnisinteressen zusammenzuführen, nämlich zum einen die historisch-anthropologische Begeisterung für das Phänomen des Schmerzes in seiner visuellen Darstellung auf historischem Bildmaterial und zum anderen das Interesse an Visualität und Bildhaftigkeit als Gegenstand sozialwissenschaftlicher Analyse. Aus bildungswissenschaftlicher Hinsicht war es dabei von Belang, erstens der Frage nachzugehen, wie und warum der Schmerz auf Bildern öffentlich gemacht wird. In einem zweiten Teil wurde der Versuch unternommen zu eruieren, inwiefern sich neue Medien (Fotos, Videos, Internet) mit dem klassischen Bildgedächtnis auseinandersetzen.

Bildinterpretation in der Bildungswissenschaft

Als man sich zu Anfang der 1990er Jahre in Philosophie, Kultur- und Sozialwissenschaft vom Textparadigma abwandte (Rorty 1967), und einen „iconic turn" oder „pictural turn" verkündete (Boehm 1994, Mitchel 1994), begann mit dieser Neuorientierung die Beschäftigung mit Bildern auch in das Forschungsinteresse einer empirischen, mit den Methoden der qualitativen Sozialforschung arbeitenden Bildungswissenschaft zu treten, die sich bis zu diesem Zeitpunkt eher durch eine gewisse „Bildvergessenheit" auszeichnete (Marotzki & Niestyo 200, S. 7). Da Bildungs-, Lern- und Sozialisationsprozesse heute viel stärker als früher durch Bilder beeinflusst sind, wandte man sich in der Folge auch visuell-medialen Artikulationsformen zu und wies nach, dass insbesondere das Überschreiten kunstwissenschaftlicher Analysen in Richtung kulturwissenschaftlicher Überlegungen für die Bildungswissenschaft von hoher Relevanz sein kann (Jörissen & Marotzki 2009, Bohnsack 2009). Methodisch bediente man sich bewährter kunstwissenschaftlicher Interpretationsmodelle, die sich entweder an Erwin Panofskys Ikonologie (Marotzki & Niestyo 2006, Jörissen & Marotzki 2009) oder an Max Imdahls Ikonik (Bohnsack 2009) anlehnten. Zaghaft begann man, sich dem für die Bildungswissenschaft zunächst fremden Terrain zu nähern, wobei man sich in erster Linie der Analyse von Fotografien widmete (Pilarczik & Mietzner 2000, Bohnsack 2003 a-c, Bohnsack 2009, Michel 2004; Marotzki & Niestyo 2006).

Beim allgemein eher geringen Interesse am Bildmedium überrascht es nicht, dass noch weit weniger bildungswissenschaftliche Untersuchungen zum klassischen Bildbestand vorliegen. Eine Ausnahme bilden die Untersuchungen von Mollenhauer, der in seinen Arbeiten immer wieder die Bedeutung der Interpretationen des klassischen Bilderkanons für die Erziehungswissenschaft betont. Bereits in den 1980er Jahren propagierte er eine intensive Beschäftigung mit Bildern. Er beklagte dabei sowohl die mangelnde Kompetenz breiter Bevölkerungsschichten im Umgang mit Bildern im Allgemeinen sowie die geringe Bedeutung der bildenden Kunst für die Bildungswissenschaft im Besonderen (Mollenhauer 1983). Bilder repräsentieren für ihn wichtige Erkenntnisquellen, da es „keine Kultur gibt, in der die Menschen ihre Weltsicht nicht auch in Bildern zum Ausdruck bringen. In Bildern kann demnach ein anderer Sinn verschlüsselt sein als in den oralen oder schriftlichen Beständen" (Mollenhauer 2003, S. 251). Ähnlich argumentiert Bering, der insbesondere in der ikonographischen Analyse von Bildern eine bedeutende Bereicherung zur Ausbildung von visueller Kompetenz sieht. „Damit gerät auch die historische Dimension der Kunst als Reservoir der visuellen Erfahrungen ins Blickfeld. Hier nehmen gerade die kunsthistorischen Analysen, die Stilgeschichte, die Ikonographie (...) einen weiten Raum ein, um die Einbindung der Gegenwart in die historische Vielfalt zu verdeutlichen" (Behring, 2002, S. 92).

Aus diesen wenigen Eingangsbemerkungen zur Forschungslage geht eindrücklich hervor, dass die Auseinandersetzung mit Bildmedien in der Bildungswissenschaft eigentlich bis zum heutigen Tage ein Schattendasein führt und dass trotz einzelner Ansätze und interessanter Einzelergebnisse, insbesondere auf dem Gebiet der Fotointerpretation, die Analyse zentraler sich wiederholender visueller Muster auf historischen Bildmedien und deren Reflexion in modernen Medien in der Bildungswissenschaft einen vernachlässigten Forschungsgegenstand darstellt.

Schmerz als visuelles Grundmuster

In diesem Zusammenhang ist die Verbildlichung des Schmerzes von besonderer Bedeutung, da er seit der Antike als ein ganz zentrales ikonographisches Motiv und, besonders in der Gegenwart, vor allem durch den Einsatz der neuen Informations- und Kommunikationstechnologien die visuelle Kultur bestimmt. Der Schmerz ist eine essentielle und elementare Empfindung, von der kaum ein Mensch im Laufe seines Lebens verschont bleibt. So verwundert es nicht, dass sich Philosophen, Schriftsteller aber auch in besonderem Maße Bildende Künstler zu allen Zeiten damit beschäftigten. Bilder des Schmerzes scheinen aufgrund ihrer ganz unmittelbaren Wirkung ein besonders geeignetes Mittel zu sein, diese unangenehme Empfindung medial zu transportieren. „Gegenüber der Literatur besitzen die visuellen Künste ein noch größeres Potential hinsichtlich der Darstellung von Gewalt – dies liegt in ihrer unmittelbaren Anschaulichkeit gerade hinsichtlich des Körpers begründet (...). Gegenüber der Sprache ist gerade im Hinblick auf die Darstellung von Gewalt die bildliche Eigenschaft der Anschaulichkeit alles Körperlichen von Bedeutung" (Dittmeyer 2011, S. 198). Täglich wird der Medienkonsument mit einer Vielzahl von Schmerzbildern konfrontiert, wobei insbesondere die Bilder der gegenwärtigen Flüchtlingskatastrophe allgegenwärtig sind. So ist es nicht verwunderlich, dass man das Schmerzphänomen aus kultur- und vor allem sozialwissenschaftlicher Perspektive in ihrer Hinwendung zum menschlichen Körper etwa im Rahmen einer historischen

Anthropologie sehr ausgiebig beleuchtet hat (von Engelhardt 1990, Scarry 1992, Morris 1994, Wulf 1997, Merback 1999, Benthien & Wulf 2001, LeBreton 2003). Der Analyse von Schmerzbildern hingegen schenkte man in der Sozial- und Bildungswissenschaft bislang nur geringes wissenschaftliches Interesse, was dort im wahrsten Sinne des Wortes eine schmerzliche Lücke hinterlässt.

Es ist wichtig festzustellen, dass bei jeder Betrachtung von Schmerzbildern berücksichtigt werden muss, dass sich das Schmerzgeschehen normalerweise als ein sehr intimes menschliches Gefühl in der nach außen abgegrenzten Privatsphäre des Betroffenen abspielt. Beim „Transport" von Darstellungen des Schmerzes aus dieser Privatsphäre in den öffentlichen, für jedermann zugänglichen Raum, wird jene Grenzlinie, die den sozialen Raum durchzieht, jedoch überschritten. Die Trennung zwischen öffentlich und privat wird gänzlich aufgehoben. Man kann von einer „Entprivatisierung" des Schmerzes sprechen (Rössler 2001). Diese Überführung des Schmerzes in die Öffentlichkeit widerspricht jenem Grundbedürfnis des Menschen fundamental und muss daher begründet sein. Die „Inszenierung" von Schmerz und Leid im Bildmedium erfolgt daher immer mit einem didaktischen Hintergrund, um religiösen, moralischen, politischen, allegorischen oder sozialen Wertvorstellungen Ausdruck zu verleihen (s. u.). Schmerzdarstellungen sind unter dieser Voraussetzung immer an einen bestimmten Zweck gebunden und nicht als bloßes „l'art pour l'art" zu begreifen oder zur reinen Augenlust geschaffen, wie andere unverfänglichere Bildsujets. Mit ihnen ist vielmehr immer eine besondere Botschaft verknüpft. Schmerzdarstellungen sind unter dieser Prämisse immer Mittel zum Zweck.

Kategorien der Schmerzbilder

Um einen Überblick über die Zweckhaftigkeit von Schmerzbildern zu bekommen, ist deren Klassifizierung eine conditio sine qua non. Erkenntnis leitend für die Einteilung in verschiedene Kategorien ist hierbei das bereits oben erläuterte dichotome Begriffspaar „privat" und „öffentlich". Beim Übergang des Schmerzes via Bildmedien aus dem privaten in den öffentlichen Raum werden die Schmerzbilder nämlich automatisch zu Bedeutungsträgern religiöser, politischer oder gesellschaftlicher Inhalte. Vor dem Hintergrund dieser Tatsache ist eine systematische und strukturierte Kategorisierung der Schmerzdarstellungen möglich, wobei fünf Leitkategorien gebildet werden, in welche sich alle Darstellungen, cum grano salis, einordnen lassen (Abb. 1). Erst mittels dieser Kategorienbildung kann man Antworten auf die Fragestellung erhalten, was die unterschiedlichen soziokulturellen Funktionen des Schmerzes als visuellem Grundmuster auf Bildern ausmacht. Zum anderen erleichtert es die Bildung von Kategorien, Antworten auf die Frage zu erhalten, in wie weit es ein die Epochen übergreifendes Bildgedächtnis gibt, aus dem wir bei der Betrachtung von Bildern unbewusst schöpfen, mit anderen Worten, ob unsere Rezeption von Schmerzbildern aus einem historischen Bildfundus im Sinne von Aby Warburgs „Pathosformeln" gespeist wird (Warburg 1932, 1998). Die Analyse von aktuellem Bildmaterial vermag zu zeigen, inwiefern Schmerzdarstellungen auf klassische Bildmuster rekurrieren, die so bis heute unser Sehen unbewusst mitbestimmen.

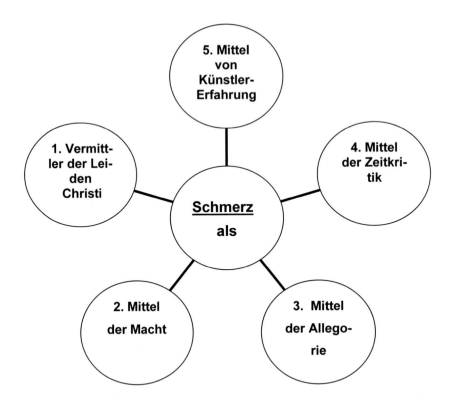

Abb. 1: Die fünf Kategorien der Schmerzdarstellung auf Bildern

Bei den Schmerzbildern der ersten Kategorie wird dem Gläubigen das Leiden Christi und seiner alttestamentlichen Vorläufer vor Augen geführt (Abb. 2). Der Betrachter wird beim Anschauen dieser Bilder geradezu aufgefordert, Mitleid mit dem Dargestellten zu empfinden, um seine eigenen irdischen Schmerzen besser zu ertragen, die im Vergleich zu denen Christi eher geringfügig sind (Abb.3). Entscheidend ist bei diesen Darstellungen immer der eschatologische Jenseitsbezug. Hinter dem persönlichen Schmerz steht der leidende Christus als Projektionsfläche, worin sich der Einfluss etwa von Bernhard von Clairvaux (1091-1153) bemerkbar macht. Mit Franz von Assisi (1182-1226), Thomas von Aquin (1225-1274) und der Mystikerin Brigitta von Schweden (1303-1373) wird das Leidensthema zum alles beherrschenden Bestandteil des christlichen Glaubens überhaupt, was sich in unzähligen Schmerzbildern von beispielsweise der Kreuzigung ikonographisch widerspiegelt.

Kategorie 1

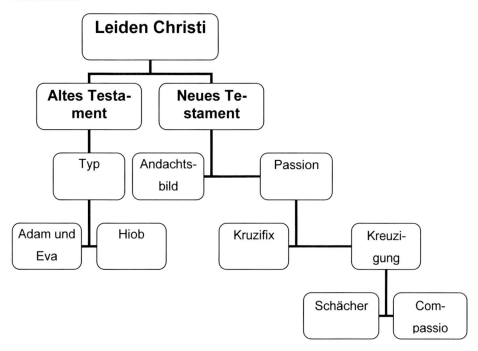

Abb. 2: Schmerzdarstellung als Vermittler der Leiden Christi

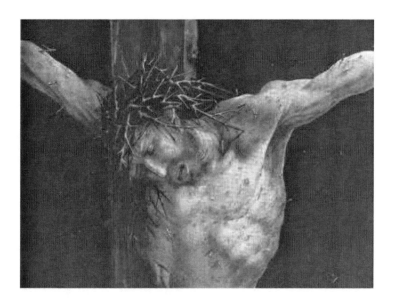

Abb. 3: Mathias Grünewald: Isenheimer Altar, Kreuzigung (Detail), um 1513-15, Unterlindenmuseum, Colmar (Scheja 1969, S. 17)

Ist die Kunst der frühen Christen durch eine Vermeidung schmerzreicher Szenen geprägt, so zeichnen sich die folgenden Jahrhunderte umso mehr durch eine Hinwendung und ausführliche Ausschmückung des Leidens Christi aus. „Seit dem 13. Jahrhundert ändert sich das Bild des Gekreuzigten in der abendländischen Kunst. An die Stelle des triumphierenden Christus tritt der Leidensmann. Sein Leib ist ausgemergelt und von Wunden übersät. Statt der Königs- trägt er die Dornenkrone" (Kamphaus & Stobbe 2009). Diese neue Vergegenwärtigung der Leiden Christi weist zurück auf die Gedanken der klösterlichen Mystik, bei der in der kontemplativen Betrachtung des leidenden Christus die größtmögliche Gottesnähe im Diesseits angestrebt wurde. Besonders eindringlich wird der erlittene Schmerz, der selten realistischer dargestellt wurde, bei Grünewalds Christus vom Isenheimer Altar ins Bild gesetzt.

Innerhalb der zweiten Kategorie dienen die Bilder als Mittel, um Machtverhältnisse zu klären und visuell zum Ausdruck zu bringen. Die Zufügung von Schmerz und die Anwendung von Gewalt waren seit alters her ein Mittel, um Macht auszuüben, Machtverhältnisse zu sichern und um Fehlverhalten zu sanktionieren oder zu bestrafen. „Schmerzen haben eine politische Funktion: Durch Kriege und Kriegsandrohungen, durch Strafe und Strafandrohung und eigens durch die Folter werden Schmerzen zu Konstitutionselementen der Macht." (Dreitzel 1998, S. 857) In der antiken Mythologie sind es die Götter, welche den Sterblichen besonders gerne Schmerzen zufügen und sie mit unsäglichen Qualen peinigen. Der Anlass für dieses furchtbare Wüten der Götter ist fast immer die Selbstüberhebung („Hybris") eines Sterblichen gegenüber einer Gottheit. Zu dieser Kategorie gehört aber auch ganz besonders die große Gruppe der Märtyrerdarstellungen (Abb. 4).

Kategorie 2

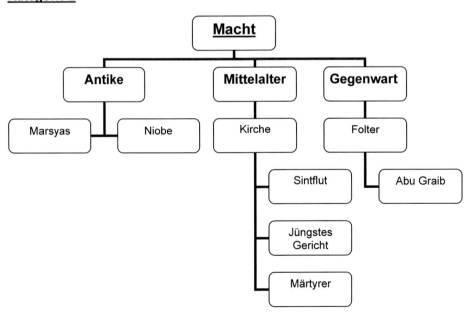

Abb. 4: Schmerzdarstellung als Mittel der Macht

Bei den Märtyrerlegenden, die im Mittelalter zum Beispiel durch die Legenda Aurea des Jacobus de Voragine weite Verbreitung fanden, kann man ein immer wiederkehrendes Muster erkennen, bei denen die Märtyrer die heidnischen Götter zugunsten des christlichen Glaubens ablehnen und dafür bereit sind, ihr Leben zu opfern. Der Gegenseite bleibt nichts Anderes übrig, als mit allen Mitteln und aller Macht dagegenzuhalten, da durch das Verhalten der Märtyrer ihre gesellschaftlich-politische Position gefährdet ist. Die Märtyrer auf Bildern des Mittelalters erleiden ihr Schicksal in aller Regel vollkommen passiv, ohne aufzubegehren und ohne mit der Wimper zu zucken, in völliger Gottergebenheit, wohingegen sich in den oft bis zur Karikatur entstellten Gesichtern ihrer Peiniger, das Grausame der Handlung häufig besonders gravierend widerspiegelt. „Durch die fehlenden Äußerungen von Empfindungen wie Angst, Leid und Schmerz, welche der Betrachter als Reaktion auf die Gewalthandlungen erwarten würde, wirken die Märtyrer im Moment ihrer Tortur ‚entmenschlicht'. Der Heilige befindet sich (…) während seines Martyriums in einem Stadium des Übergangs, an der Schwelle vom Mensch-Sein zur Heiligkeit" (Dittmeyer 2011). So schaut der Geräderte auf Abbildung 5 eher überrascht, als vom Schmerz übermannt. Diese Art der Darstellung ändert sich während der Gegenreformation, einer Epoche aus der es viele Beispiele mit Schmerzbildern gibt, bei denen die Märtyrer ihren Schmerz emotionsgeladen voll ausleben. Märtyrerbilder sind wie alle Bildwerke immer auch Dokumente der Zeit, in der sie entstanden, da sie die Strafpraxis der jeweiligen Epoche (vor allem Enthauptungen) widerspiegeln, wohingegen Räderungsszenen, obwohl relativ häufig vollstreckt, eher selten dargestellt werden (Dittmeyer 2011).

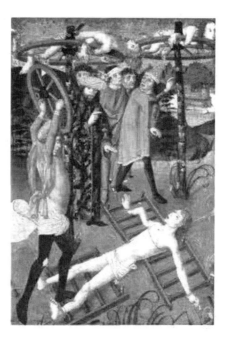

Abb. 5: Österreichisch - ungarischer Meister um 1480, Räderung von Märtyrern, Esztergom (Merback 1999, S. 112)

Kategorie 3

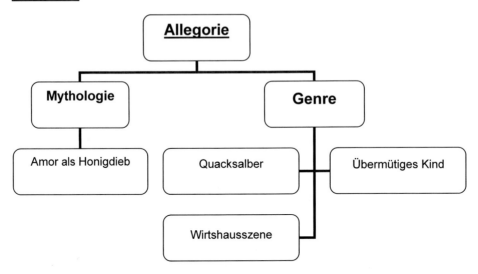

Abb. 6: Schmerzdarstellung als Mittel der Allegorie

Einen gewissen moralischen Anspruch bei der Darstellung von Schmerzen erheben in besonderem Maße die Künstler des barocken Zeitalters, die auf Genrebildern oder in mythologischen Szenen den Schmerz als Mittel der Allegorie einsetzen, was auf den Bildern der dritten Kategorie deutlich wird (Abb. 6). Schmerzdarstellungen erfüllen in diesen Fällen eine eindeutig didaktische Funktion, indem sie abstrakte Moralbegriffe durch sinnlich fassbare Illustrationen ersetzen, speziell in der Genremalerei. In diesem Zusammenhang sei in besonderem Maße auf Quacksalberbilder verwiesen (Schug 2006, 2012).

Die Aussage von Molenaers „Der Zahnarzt" (Abb. 7) scheint zunächst einfach und klar zu sein: Es wird das Procedere einer schmerzhaften Zahnbehandlung im 17. Jahrhundert gezeigt. Allerdings steckt noch einiges mehr an verstecktem Sinn im Bild. So zeigt es nicht nur eine Gruppe von Menschen, deren Gemütszustände von Schmerz über Lachen zu Spott, Hohn und Schadenfreude reichen, sondern ebenso die detaillierte Schilderung ihres sozialen Umfeldes, was die Aufmerksamkeit des Betrachters erregen soll. Darüber hinaus hat der Künstler Symbolhaftes in seine Darstellung eingearbeitet, das für einen Menschen seiner Zeit ganz offensichtlich war, für uns allerdings zunächst ein Rätsel konstituiert. So kann das Bild beispielsweise als Allegorie der fünf Sinne interpretiert werden, und soll das „Gefühl" illustrieren.

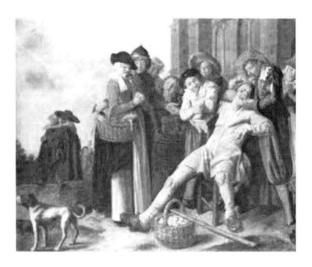

Abb. 7: Jan Miense Molenaer, Der Zahnarzt, Braunschweig (Brown 1984, S. 67)

Kategorie 4

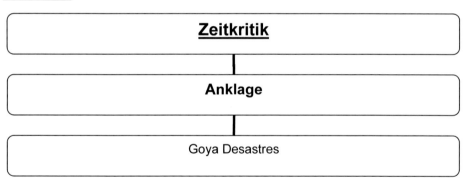

Abb. 8: Schmerzdarstellung als Mittel der Zeitkritik

Standen die Künstler des Mittelalters und der frühen Neuzeit mit ihren Schmerzbildern mehr oder weniger im Dienste religiöser oder profaner Instanzen, so sind spätere Epochen von einer Abkehr davon gekennzeichnet. Die Künstler beginnen zunehmend, bestehende Gesellschaftsverhältnisse und soziale oder politische Bezugssysteme zu kritisieren und in Frage zu stellen. Das Thema des Krieges, die Grausamkeit des Menschen gegen den Menschen, wird ein künstlerisches Hauptanliegen, was sich in den Bildbeispielen dieser Kategorie niederschlägt, so etwa im Werk des Spaniers Francisco de Goya (1746- 1828), der in seinem Zyklus der „Desastres de la guerra" Kriegsgräuel in aller Drastik beschreibt (Abb. 9).

Die Truppen Napoleons stießen 1810-12 auf der iberischen Halbinsel auf besonders hartnäckigen Widerstand aus der Bevölkerung, was zu einem Guerillakrieg führte, der von beiden Seiten mit äußerster Härte und Grausamkeit geführt wurde. Goyas Radierungen zeigen immer neue grausige Variationen zum Thema Schmerzzufügung und Verstümmelung; eine fürchterliche Gewalttat folgt auf die andere. Er war somit einer der ersten Künstler, der auf aktuelle politische Themen in seiner Kunst Bezug nahm und eindeutig Stellung bezog. Dies macht ihn zu einem Vorreiter der Moderne.

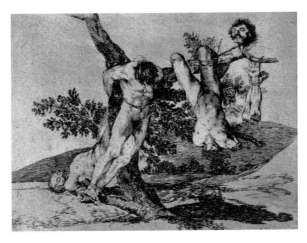

Abb. 9: Francisco de Goya, Los desastres de la guerra Bl. 39 (Hofmann 2003, S. 220)

Kategorie 5

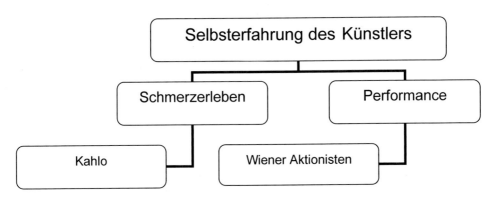

Abb. 10: Schmerzdarstellung als Mittel künstlerischer Selbsterfahrung

In dieser Kategorie findet man Darstellungen des Schmerzes, die durch die individuelle psychische und physische Schmerzbiografie der Künstler bedingt entstanden. So reflektiert etwa die mexikanische Künstlerin Frida Kahlo (1907-1954) in ganz besonderer Weise ihre Schmerzbiographie in all ihren Facetten auf vielen Bildern: Kinderlähmung, ein Busunfall, qualvolle Operationen, Fehlgeburten, und, kurz vor ihrem Tod, eine Beinamputation. Dass ein von Krankheiten, Unfällen und seelischen Schmerzen gezeichneter Lebenslauf bei einer so sensiblen Künstlerin wie Kahlo Spuren im Werk hinterlässt, ist unvermeidlich, was die Tatsache erklärt, dass sie ihre eigene Person auf fast allen Bildern in den Mittelpunkt stellt, so auch auf dem Bild mit dem Titel „Die gebrochene Säule" (Abb. 11).

Kahlo zeigt auf diesem Bild sämtliche physischen und psychischen Schicksalsschläge, die sie im Laufe des Lebens ereilt haben, in einzigartiger künstlerischer Verdichtung. Neben der Kinderlähmung in der Jugend waren es vor allem die Folgen des Verkehrsunfalls, die nachdrücklichen Einfluss auf ihr Leben hatten. Besonders auf diesem Bild konzentrieren sich alle Schmerzerlebnisse ihres Lebens auf eindrucksvolle Weise. Kahlo verarbeitet nicht nur ihr körperliches Leid, sondern sie gibt auch dem auf den ersten Blick nicht sichtbaren Schmerz ihrer zutiefst verletzten Seele Ausdruck, wobei sich all dies nicht so sehr im Gesichtsausdruck widerspiegelt, der, von den Tränen einmal abgesehen, kaum Regung zeigt. Im Gegenteil, es ist der klaffende Riss, der sich durch ihren Körper und ihr ganzes Leben zieht, der die physischen und seelischen Qualen sichtbar macht, und zusätzlich im Hintergrund in den Furchen der aufgerissenen Landschaft wieder aufgenommen wird.

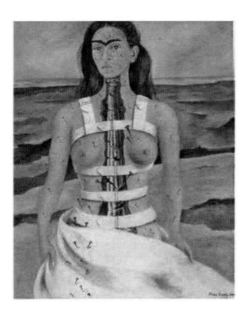

Abb.11: Frida Kahlo, Die gebrochene Säule, 1944, Mexiko, Sammlung Dolores Olmedo (Kettenmann 2007,S. 165)

Ikonographische Homologien

In diesem Teil des Beitrags soll anhand der Gegenüberstellung von aktuellen Fotografien mit historischem Bildmaterial der Versuch unternommen werden, zu klären, ob es ikonographische Entsprechungen oder Ähnlichkeiten in visuellen Medien gibt, ungeachtet der zeitlichen Distanz, die zwischen ihnen liegt. Dabei wird insbesondere der Frage nachgegangen, ob es ein die Epochen übergreifendes kollektives Bildgedächtnis gibt, aus dem der Bildproduzent und der Bildbetrachter unbewusst schöpfen. Mit anderen Worten, es soll eruiert werden, inwieweit unsere gegenwärtige visuelle Kultur des Schmerzes unbewusst, vom ikonographischen Erbe der Vergangenheit in Form von Erinnerungsbildern (Engrammen), die im kollektivem visuellen Gedächtnis sedimentiert sind, gespeist wird. Der Vergleich zweier aktueller Fotos mit Beispielen des klassischen Kunstkanons soll zeigen, auf welche Weise Schmerzdarstellungen auf klassische Bildmuster rekurrieren, die so bis heute unser Sehen unbewusst mitbestimmen. Es ist gerade jenes Moment des Dokumentarischen, im Sinne von Karl Mannheim (Mannheim 1964) und Erwin Panofsky (Panofsky 1932, 1979), welches historische Bildmaterialen und Fotos miteinander verbinden.

Das Foto (Abb. 12) wurde am 10. August 2008 als Titelbild der Wochenzeitung „Welt am Sonntag" veröffentlicht. Die Unterschrift lautet: „Ein Georgier weint über den Tod eines Verwandten, der bei einem russischen Angriff auf ein Wohnhaus im georgischen Gori starb."

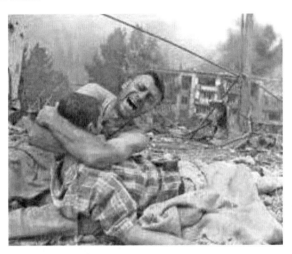

Abb. 12: Szene aus dem Kaukasuskrieg (Welt am Sonntag, 10.08. 2008, S. 1)

Die Bildkomposition wird beherrscht von der ineinander verschränkten Figurengruppe zweier Männer im Vordergrund. Vom linken Bildrand überschnitten, zeigt der Fotograf die diagonal Bild einwärts führenden und in den Knien abgewinkelten Beine eines Mannes mit nacktem Oberkörper, der in seinen muskulösen Armen den Kopf eines anderen Mannes fest umschlungen hält. Das Gesicht der ersten Person ist von seelischem Schmerz und grenzenloser Trauer gezeichnet: die Augen sind fest geschlossen, tiefe Falten haben sich um die Augen und auf der Stirn gebildet, der Mund ist weit geöffnet. Als Bildbetrachter glaubt man, einen lauten Schrei zu hören und empfindet sofort Mitleid und Empathie. Der schmerzhaft verzerrte Gesichtsausdruck kontrastiert in gewisser Weise mit dem athletischen Oberkörper und akzentuiert so den emotionalen Affekt. Der zweiten Person in kariertem Hemd, weißer Hose und Turnschuhen werden durch die Umklammerung der Kopf und der Oberkörper vom Boden angehoben. Der rechte Arm, der zum unteren Bildrand parallel geführt wird, ist im Bereich des Handgelenks blutverschmiert. Notdürftig ist eine gelbe Dekke über die Oberschenkel gebreitet. Die Blutspuren auf der Hose oberhalb der Dekke lassen vermuten, dass eine größere Verletzung durch sie kaschiert werden soll. Die Füße liegen, im Gelenk unnatürlich abgewinkelt, auf dem Boden. Es handelt sich bei diesem Mann um einen in den Kriegswirren Getöteten. Bildkompositorisch herrschen, abgesehen von einem senkrechten Pfeiler, insgesamt Diagonalen und fallende Linien: diagonal sind die beiden Körper miteinander verschränkt, diagonal durchstößt ein Stahlträger die Bildfläche. Die Oberkante des Wohnblocks und dessen Etagen sind von links nach rechts in abfallender Bewegung aufgenommen. Alle diese diagonalen und fallenden Linien verleihen dem Bild eine Fragilität, die in der erbarmungswürdigen Gruppe der beiden Männer kulminiert. Dem Motiv der Zweiergruppe, bei welcher ein Toter von einer anderen Person in ähnlicher Haltung wie oben beschrieben, gestützt wird, begegnet man auch auf anderen Bildern, welche entsetzliche Kriegsgräuel thematisieren.

Auf Abbildung 13 wird der Blick des Betrachters sofort vom schmerzverzerrten Gesicht eines jungen Mannes angezogen, der einen toten Jungen mit blutverschmiertem Gesicht in seinen Armen hält. Der extreme seelische Schmerz des Tragenden wird im weit aufgerissenen Mund überdeutlich: Laut schreit auch er seine Trauer über den Verlust eines geliebten Menschen heraus. Beide Fotobeispiele rekurrieren mehr oder weniger auf verschiedene Grundmuster der christlichen Ikonographie, wie etwa der Pietá (Abb. 14) oder der Beweinung (Abb. 15).

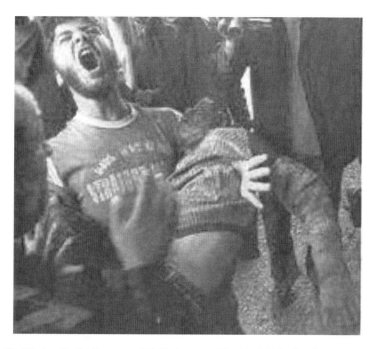

Abb. 13: Getöteter Palästinenser (El País vom 28. 12. 2008, S. 1)

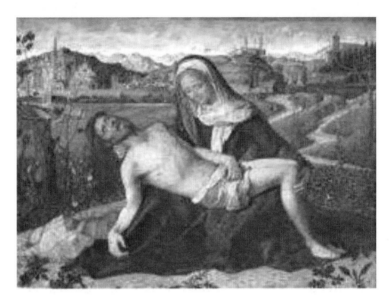

Abb. 14: Giovanni Bellini, Pietá Doná delle Rose, n. 1500 (Tempestini 1998, 166)

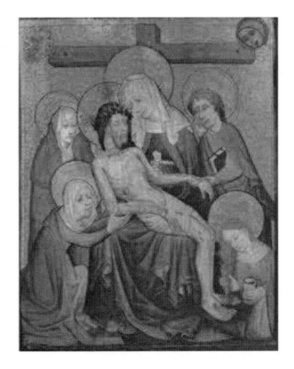

Abb. 15: Beweinung Christi, Meister der Lindauer Beweinung, um 1410, Privatsammlung (Kat. Lindau 1982, S. 16)

Vergleicht man die Pressefotos der Kriegsgräuel mit den klassischen Bildbeispielen, so erkennt man ikonographische Homologien vor allem in der Art und Weise, wie eine tote oder von ihrem Leid ohnmächtige, in sich zusammengesunkene Person von einer anderen stützend und zärtlich in die Arme genommen wird. Die Mimik der handelnden Akteure auf den Bildern unterscheidet sich aber ganz grundlegend von derjenigen auf den Fotos. Überwiegt auf letzteren das laute und emotional aufgeladene Leiden, das im Schmerzensschrei kulminiert, so wirken die Personen auf den Bildern in ihrer seelischen Pein meist ruhig, still und weniger aufgewühlt. Sie repräsentieren in ihrem Habitus ein in sich gekehrtes affektloses Leiden. Es gibt in der Kunst nur wenige Beispiele von Figuren, die ihren Schmerz in ebenso eindringlicher Weise gefühlsmäßig nach außen transportieren, wie die Personen auf den Fotos

Eine Ausnahme von der Regel bilden die Figuren der Maria Magdalena und einer Heiligen aus einer Grablegungsgruppe, die sich ursprünglich im Kloster S. Antonio di Castello in Venedig befand und von Guido Mazzoni (um 1450-1518) geschaffen wurden (Abb. 16). Die Figuren zeigen in aller Drastik den affektreichen seelischen Schmerz über den Tod Christi. Die Münder sind zum Schmerzensschrei weit aufgerissen, sodass die obere Zahnreihe und die Zunge sichtbar werden. Die Gesichter sind von tief eingegrabenen Falten auf der Stirn und neben der Nase durchfurcht. Die gefühlsgeladenen Protagonisten, die ihrer Trauer und ihrem Schmerz ungehemmt Ausdruck verleihen, erinnern ganz stark an die quasi profanen „Beweinungsgruppen" moderner Gräuelfotos.

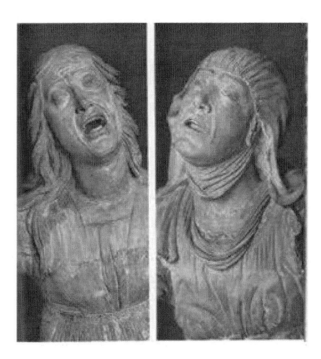

Abb. 16: Guido Mazzoni: Maria Magdalena (li), Heilige (re.) Padua, 1489 (Chastel 1966, S. 147)

Die von mir beschriebenen Übereinstimmungen legen die Vermutung nahe, dass es ein kollektives Bildgedächtnis geben muss, oder anders ausgedrückt einen Pool von Erinnerungsbildern, aus dem der Bildproduzent unbewusst schöpft. Um solche bildliche Übereinstimmungen als Bildbetrachter zu erkennen, ist es allerdings wichtig, mit den visuellen Grundmustern vertraut zu sein, das heißt, Bilder und ihre Motive auch im historischen und ikonographischen Kontext lesen zu können. Dieses besondere Verständnis erfordert eine regelmäßige Beschäftigung mit Bildern.

Um Homologien zu erkennen, ist es demnach unumgänglich, bereits früh mit visuellen Grundmustern vertraut zu werden, das heißt, Bilder und ihre Motive im historischen Kontext interpretieren zu können, was vor allem in der Schule oder im Elternhaus gelernt werden muss. Aus dieser Tatsache kann man die hohe Bedeutung der Bildanalyse für die Bildungswissenschaft ableiten. Es sollte in Zukunft von bildungswissenschaftlicher Seite verstärkt darauf geachtet werden, dass Bildanalysen im Rahmen einer kontinuierlichen Auseinandersetzung mit dem Bildgedächtnis einen ebenso hohen Stellenwert in der Forschung einnehmen wie die Textanalyse.

Literatur

Benthien, C. & Wulf C. (Hrsg.) (2001). Körperteile. Eine kulturelle Anatomie. Reinbek: Rowohlt.

Bering, K. (2002). Bezugsfelder der Vermittlung visueller Kompetenz. In H. D. Huber, B. Lockemann & M. Scheibel (Hrsg.), Bild, Wissen, Medien. Visuelle Kompetenz im Medienzeitalter (S. 89-101). München: Fink.

Blume, E., Hürlimann, A., Schnalke, T. & Tyradellis, D. (Hrsg.) (2007). Schmerz. Kunst und Wissenschaft. Köln: DuMont.

Boehm, G. (Hrsg.) (1994). Was ist ein Bild. München: Fink.

Bohnsack, R. (2009). Qualitative Bild- und Videointerpretation. Opladen & Farmington Hills: Burdich.

Bohnsack, R. (2003a). Die dokumentarische Methode in der Bild- und Fotointerpretation. In Y. Ehrenspeck & B. Schäffer (Hrsg.), Film- und Fotoanalyse in der Erziehungswissenschaft. Ein Handbuch (S. 87-107). Opladen: VS.

Bohnsack, R. (2003b). „Heidi". Eine exemplarische Bildinterpretation auf der Basis der dokumentarischen Methode. In Y. Ehrenspeck & B. Schäffer (Hrsg.), Film- und Fotoanalyse in der Erziehungswissenschaft (S. 109-120). Opladen: VS.

Bohnsack, R. (2003c). Qualitative Methoden der Bildinterpretation. Zeitschrift für Erziehungswissenschaft (ZFE), 2, 239-256.

Brown, C. (1984). Holländische Genremalerei im 17. Jahrhundert. Darmstadt: Hirmer Verlag.

Chastel, A. (1965). Italienische Renaissance. Die Ausdrucksform der Künste in der Zeit von 1460-1500. München: Beck.

Dittmeyer, D. (2011). Zwischen Mensch-Sein und Heiligkeit. Die Tortur der Märtyrer in der spätmittelalterlichen Tafelmalerei nördlich der Alpen. In: A. Tacke & S. Heinz (Hrsg.), Menschenbilder. Beiträge zur altdeutschen Kunst (S. 195-212). Petersberg: Michael Imhof Verlag.

Dreitzel, H.P. (1997): Leid. In C. Wulf (Hrsg.), Unter Menschen. Handbuch historische Antropologie (S. 854-873). Weinheim / Basel: Beltz.

von Engelhardt, D., Gerigk, H. J., Pressler, G. & Schmitt, W. (Hrsg.) (2000). Schriften zu Psychopathologie, Kunst und Literatur. Band 5. Schmerz in Wissenschaft, Kunst und Literatur. Hürtgenwald: Pressler Verlag.

Fuhs, B. (2003a). Fotografie und qualitative Forschung. Zur Verwendung fotografischer Quellen in den Erziehungswissenschaften. In B. Friebertshäuser & A. Prengel (Hrsg.), Handbuch qualitativer Forschungsmethoden in den Erziehungswissenschaften (S. 265-285). Weinheim / München: Juventa.

Hofmann, W. (2003). Goya. Vom Himmel durch die Welt zur Hölle. München: Beck.

Jörissen, B. & Marotzki, W. (2009): Medienbildung. Eine Einführung. Bad Heilbrunn: Klinkhardt / utb.

Katalog Lindau (1982). Die Lindauer Beweinung. Und die Seeschwäbische Malerei des 16. Jahrhunderts. Lindau.

Kettenmann, A. (2007). Frida Kahlo. Leid und Leidenschaft. Köln: Taschen Verlag.

LeBreton, D. (2003). Schmerz. Eine Kulturgeschichte. Zürich / Berlin: Diaphanes.

Mannheim, K. (1970). Beiträge zur Theorie der Weltanschauungsinterpretation. In K. Mannheim (Hrsg.), Wissenssoziologie. Neuwied, 91-154. (Original: Jahrbuch für Kunstgeschichte, I (XV) (1921-22),4, 236-274.

Marotzki, W. & Niesyto, H. (Hrsg.) (2006). Bildinterpretation und Bildverstehen. Methodische Ansätze aus sozialwissenschaftlicher, kunst- und medienpädagogischer Perspektive. Wiesbaden: VS Verlag für Sozialwissenschaften.

Merback, M.B. (1999). The Thief, the Cross and the Wheel. Pain and the spectacle of Punishment in medieval and Renaissance Europe. Chicago: University of Chicago Press.

Michel, B. (2004). Bildrezeption als Praxis. Dokumentarische Analyse von Sinnbildungsprozessen bei der Rezeption von Fotografien. Zeitschrift für qualitative Bildungs-, Beratungs- und Sozialforschung (ZBBS), Heft 1, 67-86.

Mitchell, W.J.T. (1994). Pictury theory. Essays on verbal and visual representation. Chicago: University of Chicago Press.

Mollenhauer, K. (1983). Streifzug durch fremdes Terrain. Interpretation eines Bildes aus dem Quattrocento in bildungstheoretischer Absicht. Zeitschrift für Pädagogik, 30. Jg. Heft 2, 173-194.

Mollenhauer, K. (2003). Methoden erziehungswissenschaftlicher Bildinterpretation. In B. Friebertshäuser & A. Prengel (Hrsg.), Handbuch qualitative Forschungsmethoden (S. 247-264). Weinheim: Juventa.

Morris, D.B. (1994). Geschichte des Schmerzes. Frankfurt a .M. / Leipzig: Suhrkamp.

Panofsky, E. (1932/1979). Zum Problem der Beschreibung und Inhaltsdeutung von Werken der bildenden Kunst. In E. Kaemmerling (Hrsg.), Bildende Kunst als Zeichensystem, Band 1, Ikonographie und Ikonologie – Theorie – Entwicklung – Probleme (S. 185-206). Köln: DuMont.

Panofsky, E. (1939/1980). Studien zur Ikonologie. Humanistische Themen in der Kunst der Renaissance. Köln: DuMont.

Pilarczyk, U. & Mietzner, U. (2003). Methoden der Fotografieanalyse. In Y. Ehrenspeck & B. Schäffer (Hrsg.), Film- und Fotoanalyse in der Erziehungswissenschaft. Ein Handbuch (S. 19-36). Opladen: VS Verlag für Sozialwissenschaften.

Rorty, R. (1967). The linguistic turn. Recent essays in philosophical method. Chicago: University of Chicago Press.

Rössler, B. (2001). Der Wert des Privaten. Frankfurt a. M.: Suhrkamp.

Scarry, E. (1992). Der Körper im Schmerz. Die Chiffren der Verletzlichkeit und die Erfindung der Kultur. Frankfurt a. M.: Suhrkamp.

Scheia, G. (1969). Der Isenheimer Altar. Köln: DuMont.

Schug, W. (2012). Grundmuster visueller Kultur. Bildanalysen zur Ikonographie des Schmerzes. Wiesbaden: VS Verlag für Sozialwissenschaften.

Schug, W. (2006). Zahnärztliche Darstellungen in der niederländischen Genremalerei. Zu einigen ikonographischen Aspekten. Universität Magdeburg: Masterarbeit.

Sofsky, W. (2007). Verteidigung des Privaten. Eine Streitschrift. München: Beck.

Tempestini, A (1998). Giovanni Bellini. Leben und Werk. München: Hirmer.

Warburg, A. (1932/1998). Die Erneuerung der heidnischen Antike: Kulturwissenschaftliche Beiträge zur Geschichte der europäischen Renaissance. In: Aby Warburg. Gesammelte Schriften. I .1 und 2. (Hrsg. von Horst Bredekamp und Michael Diers) (1998). Berlin.

Wulf, C. (Hrsg.) (1997). Vom Menschen. Handbuch Historische Anthropologie. Weinheim und Basel: Beltz.

Moderne Maler und ihre Zahnärzte – Beziehungen und Konflikte

Carmen Roxanna Marin

Die vorliegende Studie beschäftigt sich nicht mit dem Zahnarzt als Sujet der Darstellung, sondern mit der Beziehung zwischen Zahnarzt und Künstler, exemplarisch dargestellt an zwei prominenten Beispielen: Egon Schiele und Frida Kahlo.

Einleitung

In der Malerei der frühen Neuzeit wurden Zahnärzte eher in negativer Art und Weise dargestellt. Der zahnärztliche Eingriff gab Anlass, Gefühle wie Schmerz und Angst sichtbar zu machen. Im Laufe des 19. Jahrhunderts änderten sich das Bild des Zahnarztes in der Gesellschaft und somit auch die Beziehung zwischen Kunst und Zahnmediziner.

Egon Schiele malte beispielsweise in seinem kurzen Leben nahezu 250 Bilder. Diese galten den einen als „pornografischer Skandal", für die anderen war er einer der Frontmänner der expressionistischen Avantgarde in Wien. Frida Kahlo war nicht weniger außergewöhnlich. Sie gab in über zweihundert Gemälden ihren schweren gesundheitlichen Problemen Ausdruck. Beide Künstler vertreten also nicht den zeitgenössischen Mainstream. Sie sind heute weltberühmt und interessanterweise ist nur wenigen bekannt, dass sie in Zahnärzten Unterstützer ihrer Kunst fanden. Sie bezahlten ihre Zahnarztschulden mit ihren Werken.

Material und Methode

Die exemplarischen Analysen der Beziehung zwischen Künstler und Zahnarzt beinhalten eine kurze Darstellung der Biografie der betroffenen Personen, Zitate aus den die Beziehung dokumentierenden Briefen, und der Beschreibung von Kunstwerken, die im Rahmen der Beziehung entstanden sind oder in den Besitz des jeweiligen Zahnarztes gelangten. Ferner wird das Lebensumfeld von Künstler Zahnarzt in der Phase der Begegnung beschrieben.

Ergebnisse

Von Egon Schiele sind Dokumente überliefert, die seine Beziehung zu zwei sehr unterschiedlichen Zahnärzten belegen. Der erste dokumentierte Kontakt war der zu Dr. Hermann Engel, der Egon Schiele im Jahre 1911 behandelte. Schiele porträtierte seine Tochter, wobei das Bild nicht zur Zufriedenheit der Auftraggeber ausfiel. Die Porträtierte ging sogar so weit, das Bild zu zerstören. Noch nach Jahren drängte Hermann Engel den Künstler, die durch die Behandlung entstandene Schuld mit ansprechenden Bildern zu begleichen.

Glücklicher fiel das Verhältnis zwischen Schiele und dem Zahnarzt Dr. Heinrich Rieger aus, der als Kunstsammler bekannt war. Es handelte sich um eine freundschaftliche Verbindung in deren Verlauf mehrere Bilder von Schiele in den Besitz des Zahnarztes gelangten. Hermann Rieger hat sich nach Schieles Tod für dessen Kunst eingesetzt. Nach der Machtübernahme der Nationalsozialisten in Österreich verlor er seine Approbation und wurde schließlich nach Theresienstadt deportiert, wo er starb.

Die beiden hier analysierten Kontakte zwischen den Künstler den Zahnarzt machen deutlich, dass sich die jeweiligen Rollen im Vergleich zu den früheren Jahrhunderten stark verändert hatten. Der Zahnarzt stellt seine zahnärztliche Leistung zur Verfügung und erhält sein Honorar in Form von Kunstwerken. Diese Art der Honorierung war gesellschaftlich akzeptiert führte aber durchaus zu Konflikten und Auseinandersetzungen aufgrund der unterschiedlichen Einstellungen zur bildenden Kunst. Im zweiten Beispiel trat der Zahnarzt als Mäzen in Erscheinung, der den Künstler durch Erwerb seiner Werke unterstützte.

Das Verhältnis von Frieda Kahlo zu dem Zahnarzt Samuel Fastlicht offenbart eine weitere Facette der Begegnung von Zahnarzt und Künstler. Die zeitlebens unter Krankheit und Unfallfolgen leidende Künstlerin findet in ihrem Zahnarzt einen Kameraden, der sie in ihrem Leiden unterstützt. Sie hat für Fastlicht mehrere Bilder gemalt und seinen Namen auf den Bildern explizit festgehalten.

Diskussion

Laut Pride (1991) gehört der Zahnarzt in der heutigen Zeit zu den meist respektierten Berufen, steht jedoch in seinem Ansehen hinter dem des Arztes (Wolf & Ramseier 2012). Eine Erklärung liegt im praktischen Denken: der Zahnarzt, übend in seiner Funktion, die Gesundheit wieder herzustellen, bedient sich einer handwerklichen Tätigkeit; somit sind die Prothetik-Rechnungen unterteilt in einem Teil was das Honorar betrifft, und in einem anderen Teil, welcher die Material- und Laborkosten beinhaltet; der finanzielle Aspekt wird evidenter als bei anderen ärztlichen Berufsgruppen.

Das Vertrauen ist die "conditio sine qua non" einer guten und intakten Zahnarzt – Patientenbeziehung. Sie „steigert die Qualität der Behandlung, die Compliance, sowie die Zufriedenheit der Patienten, sie erlaubt eine effizientere Patientenmotivierung und führt weniger zu Konflikten. Auch für den Zahnarzt ist ein gutes Vertrauensverhältnis vorteilhaft, denn dadurch erhält er einen guten Ruf, die Patienten bleiben ihm treu, und erreicht eine höhere Selbstzufriedenheit in seiner Berufsausübung (Yamalik 2005).

Um dieses gegenseitige Vertrauen, sowie den Respekt aufrecht zu erhalten, braucht unser Beruf klare ethische Richtlinien. Ethischer Sachverstand ist aktueller denn je. Mit dem medizinischen Fortschritt ändern sich auch die Normen, was uns nicht von der Pflicht befreit, ihre Gültigkeit zu überprüfen.

In der modernen Zahnmedizin, vereinfacht durch den Zugang der Gesellschaft zum Internet, beobachtet man den Trend, in den Praxen wäre die Schönheit als Ware zu verkaufen, als „Konsumgut". Der Zahnarzt ist somit in die Rolle des Dienstleisters geschlüpft. „ Arzt sein heißt, soziale Verantwortung übernehmen, Verantwortung zu übernehmen, sowie sich für das Wohl des Patienten einzusetzen. Dass die Zahnmedizin sich zunehmend als „business" und weniger als soziale Praxis versteht, ist ein Stück weit selbst gemacht. Lange Zeit war es selbstverständlich, dass ein guter Zahnarzt auch angemessen bezahlt wird. Je mehr politisch gewollte Einschnitte erfolgen, je mehr Zahnärzte finanziell an den Rand gedrängt werden, desto anfälliger werden sie für ein Businessdenken... es ist die Folge eines bewusst einkalkulierten Systems und damit eine politisch gewollte Weichenstellung, die aber dem Ansehen der Zahnmedizin extremen Schaden zufügt (Maio 2012).

Die Honorarzahlungen durch die Patienten, welche früher nicht selten in einer Naturalienform beglichen worden waren, akzentuierten dieses Klischee. Künstler gehörten in der Norm zu dieser Patientengruppe, welche Behandlungen mit dem Ergebnis ihres Schaffens, mit ihren Werken honorierten. In diesem Kontext entwickelte sich über die Arzt-Patient-Beziehung hinaus eine menschlich- freundschaftliche. Der Zahnarzt wurde durch diese pekuniäre Situation des Künstlers in eine vertrauensvolle Rolle eingebunden. Überdies erreichte der Zahnarzt in seiner Rolle als Kunstsammler auch eine höhere gesellschaftliche Bedeutung. Diese Nähe zur Kunst und dem Künstler selbst bilanziert das Verhältnis zwischen Zahnarzt und dem Geld. Das, was bis vor wenigen Jahrzehnten noch als akzeptierte Form der Bezahlung galt, die Honorarleistungen des Zahnarztes in Naturalien zu erstatten, praktisch ein Tauschgeschäft, würde heute für einen Eklat in allen Medien sorgen. Somit würde der Zahnarzt als „Verkäufer" dastehen, und nicht als das, was er in der Realität ist: der Repräsentant einer Profession, deren oberstes Ziel die Verantwortung über die Gesundheit des Patienten und das Umsetzen seines Fachwissens darstellen.

Trotzdem muss festgehalten werden, dass die nicht mehr übliche Zahlungsform in Naturalien durch Künstler eine sehr große Wertstellung in der Vergangenheit dargestellt hat. Der Zahnarzt schlüpfte aus diesen Umständen notgedrungen in die Rolle des Kunstförderers junger Künstler, was aus der heutigen Zeitperspektive heraus analysiert vorteilhaft für alle Beteiligten war: für den Patienten, der trotz seiner finanziellen Notsituation und durch die moralische Verpflichtung des Zahnarztes behandelt worden war, sowie für den Zahnarzt, der durch seine Honorierung in dieser Form zum Kunstförderer und Liebhaber geworden ist, und den Zahnarzt und den Patienten in eine menschliche, freundschaftliche Beziehung brachte. Diese Honorierungsform findet in der heutige Zeit – schon aus rechtlicher Sicht – keine Akzeptanz mehr; in der Funktion des Kunstförderers bleibt dem Zahnarzt – gegenüber dem Patienten als Künstler die Rolle weiterhin erhalten. Kunst und Zahnarzt – außer den Bildern, welche die Wände der Wartezimmer in den Zahnarztpraxen, sowie der Kliniken schmücken – ist heute ausschließlich als eine zulässige und pragmatisch akzeptierte Form von Investition zu verstehen.

Literatur

Maio, G. (2012). Ethische Grenzen in der Zahnmedizin. ZM, 102 (1), 28-35.

Pride, J. (1991). Dealing with dentistrie's image dilemma. J A Dent Assoc, 122, 91-92.

Wolf, C. & Ramseier, C. (2012). Das Image der Zahnmedizin. Schweiz Monatsschr Zahnmed, 122 (2), 122.

Yamalik, N. (2005). Dentist – patient relashionship and quality care. Int. Dent.J 55 (4), 254-256.

Der Zahnarzt in der Karikatur

Georg Friesen

Einleitung

Nicht jeder kann sich für Karikaturen begeistern. Hat man aber einmal Interesse an ihnen gefunden, so lässt es einen so bald nicht mehr los. Den Bewunderer dieser Kunstrichtung erstaunt immer wieder die Reduktion der Darstellung auf wenige Striche, wobei dennoch jede Regung der abgebildeten Figuren zu erfassen ist. Tiefe und Intelligenz kennzeichnen diese Zeichnungen. Gute Karikaturen bringen in kritischer Weise ein aktuelles Problem zugespitzt bzw. überzeichnet auf den Punkt, so dass der Betrachter sofort das dargestellte gesellschaftliche Ereignis oder die Schwachstellen der gezeichneten Person durchschaut.

Medizin und Kunst sind seit jeher eng miteinander verbunden. Künstler haben medizinische Aktivitäten in ihren Bildern dokumentiert, was für lange Zeit in vielen Kulturen die einzige Dokumentation des medizinischen Fortschritts war. Es wurde aber auch illustriert, wie die Ärzte als Schwindler auftraten und wie sie scheiterten. Die Künstler versuchten damit die Autorität der Ärzte in Frage zu stellen, die Kehrseite der Medaille zu zeigen und den unseriösen Arzt lächerlich zu machen. Sie wandten sich damit an einen unserer elementarsten Triebe, die Lachlust, die ja meist auf Kosten anderer befriedigt wird.

Material und Methode

Ausgewählte Karikaturen bestimmter Zeitepochen bildeten die Grundlage dieser Masterarbeit. Methodisch wurde auf das Inventar der Dokument - und Bildanalyse zurückgegriffen. Anhand der Bilder wurde analysiert, welche Entwicklung die Zahnheilkunde im Laufe der Jahrhunderte nahm. Dabei wurde auf Motive, das Szenario, die Personen, die Handlungen sowie den Stil der Zeichnung Bezug genommen. Es gibt nur wenige Veröffentlichungen, die den Zahnarzt in der Karikatur zum Thema haben. Die wichtigste Arbeit ist sicher die von Erich Heinrich: „Der Zahnarzt in der Karikatur". Sie ist zugleich ein Beitrag zur Kulturgeschichte der Zahnheilkunde (Heinrich 1963). Arbeiten dieser und ähnlicher Art sind meist thematisch gegliedert. Dagegen hatte diese Masterarbeit das Ziel, die Geschichte der Profession chronologisch im Spiegel der Karikatur zu rekonstruieren.

Ergebnisse

Ein zentrales Merkmal von Karikaturen ist die kritische Grundhaltung gegenüber dem darzustellenden Sachverhalt. Dieser wird durch die Zeichnung problematisiert und somit kritisch bewertet. Ziel ist es, eine "zentrale [subjektive] Wahrheit" zugespitzt und nicht etwa ausgewogen herauszustellen. Im Hinblick auf die formale Darstellung lassen sich drei Typen unterscheiden, die allerdings auch als Mischformen auftreten können.

Da ist zum einen die eher seltene apersonale Sachkarikatur zu nennen. Bei diesem Typus fehlen personale Darstellungen, stattdessen wird das zu karikierende Problem durch Gegenstände dargestellt, denen z.T. eine symbolische Bedeutung zukommt. So steht die Waage für die Rechtsprechung oder kommt in Fragen der Gerechtigkeit zur Abbildung. Diese Dinge werden dann vom Betrachter auf konkrete Ereignisse oder Personen übertragen.

Häufiger tritt der Typ der personalen Karikatur auf, bei dem Staaten, Gruppen oder Völker auf einen „Individualtypus" reduziert werden. Der deutsche Michel und die französische Marianne sind markante Beispiele.

Die personale Individualkarikatur ist der am weitesten verbreitete Typ der Karikatur. Individuelle Körpermerkmale, etwa von berühmten Politikern, werden verfremdet und Gestik und Mimik in Beziehung zu dem dargestellten Sachverhalt gebracht. Der Erkennungswert ist hoch, zeichnerische oder sprachliche Erklärungen erübrigen sich meistens.

Inhaltlich lassen sich ebenfalls drei Kategorien von Karikaturen unterscheiden. Zum einen gibt es die Ereigniskarikatur, die sich konkret auf ein bestimmtes Geschehen bezieht. Diese Form ist die häufigste, da viele Tagesereignisse auf diese Art und Weise bearbeitet werden.

Die Prozesskarikatur dagegen stellt einen längeren Vorgang bzw. eine Entwicklung dar. So wird etwa der Aufstieg und Fall Napoleons zeitlich gerafft ins Bild gesetzt und kommentiert.

Die Zustandskarikatur nimmt eher dauerhafte Strukturen ins Blickfeld. Hierdurch werden z.B. Herrschaftsverhältnisse, Wirtschaftssysteme oder Gesellschaftsordnungen unter die Lupe genommen.

Die Analyse der Karikaturen, die sich mit dem Wirken der Zahnärzte beschäftigen, zeigt, dass es meist personale und Ereigniskarikaturen sind, die diese Zunft aufs Korn nehmen. Gezeichnet werden unterschiedliche Motive wie Brutalität, Angst, Schmerz, Grobheit, Macht, Geldgier, List und auch Erotik.

Diskussion und Fazit

Karikaturen greifen schärfer und überspitzter als andere Medien, Vorurteile, Stereotypen und Feindbilder auf, die oft schon lange bestehen und angesichts tagespolitischer Ereignisse in einen neuen Zusammenhang gestellt werden.

Karikaturen werden so zu historischen Zeitdokumenten. Die ausgewählten Zeichnungen reagieren in vielfältiger Weise auf die zahnärztliche Profession und ihr Handeln. Darüber hinaus beleuchten sie den Alltag des Zahnarztes und vermitteln seine Stellung innerhalb der Ärzteschaft und der Gesellschaft.

Karikaturen leben von der Übertreibung und haben oft einen kritisch - idealistischen Anspruch. Als Ausdruck der freien schöpferischen Gestaltung fallen sie unter den Schutzbereich der Kunstfreiheit. Im Artikel 5 des Grundgesetzes heißt es: „Kunst und Wissenschaft... sind frei." Dies ist eine solide Grundlage, damit die Karikatur auch in Zukunft einen kritischen Diskurs auf hohem intellektuellem Niveau leisten kann. Diese kritisch-spöttische Interaktion zwischen Medizin und Gesellschaft wird in Zukunft sicherlich weiter zunehmen

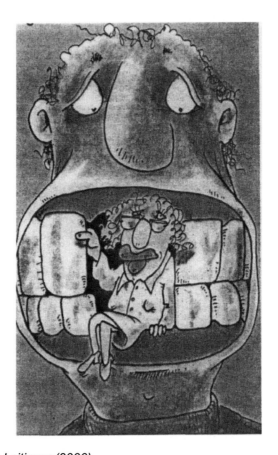

Abb. 1: Gahlen & Leitinger (2000)

Literatur

Gahlen, J. & Leitinger, O. (2000). Zahnmedizin. München: Tomus.

Heinrich, E. (1963). Der Zahnarzt in der Karikatur. München: J. F. Lehmanns.

Der Zahnarzt in der Werbung 1950-2000

Gerd Quaty

Einleitung

Am Anfang der Forschungsbemühungen zum Thema überraschte zunächst die prekäre Forschungslage. Ein Zugriff auf öffentlich zugängliche demoskopische Erhebungen zum Thema war kaum möglich. In zahnmedizinischen Fachzeitschriften hatte es zwar Veröffentlichungen zum Thema gegeben, insbesondere am Ende der 1960er und zu Beginn der 1970er Jahre, doch waren diese Texte nur Zusammenfassungen der wichtigsten demoskopischen Ergebnisse und hatten, das war besonders wichtig, ein anderes Erkenntnisinteresse als ich. Der Schwerpunkt lag zumeist auf der Beziehung Patient-Arzt, nicht aber auf der Rekonstruktion des gesellschaftlichen Images des Zahnarztberufes. Dass es trotzdem möglich ist, ohne demoskopische Fakten rein auf der Basis von Bildanalysen dieses Image zu beschreiben und zu analysieren, wurde mir durch die Teilnahme an den medienpädagogischen Seminaren und Kolloquien der Universität Magdeburg nähergebracht.

Material und Methoden

Darüber hinaus war die konkrete Technik und Methodik der Bildanalyse die Voraussetzung, um mein Forschungsvorhaben anzugehen. Basis dieser Herangehensweise waren die in der kunstwissenschaftlichen Analyse formulierten Ansätze von Aby Warburg und Erwin Panofsky (Ikonografie, Ikonologie), die von den Sozialwissenschaften in den letzten Jahrzehnten zu einer Bildwissenschaft weiterentwickelt worden sind, die gesellschaftliche Strukturen zu erkennen in der Lage ist (Müller 2003).

Parallel hierzu haben sich die Sozialwissenschaften spätestens seit den 1950er Jahren mit der Rolle von Werbung in den modernen Gesellschaften beschäftigt und sind zu wichtigen Ergebnissen gekommen. Insbesondere sei hier an die Publikationen von Erving Goffman erinnert der sich in seinen Arbeiten ausführlich mit dem Thema Image beschäftigt, zunächst auf der rein zwischenmenschlichen Ebene, der Ebene der Interaktion (Goffman 1983, 1981, 1994). Dann folgen Untersuchungen zu Geschlechteridentität und zur Werbung, insoweit dort Identitäten, Images, präsentiert und produziert werden. Auch auf diesen Feldern geht es wie in der zwischenmenschlichen Interaktion wesentlich um Kommunikation und diese Kommunikation, so Goffman, funktioniert auf der Basis von „Rituellen Idiomen", die als feststehende Ideenverbindungen aufgefasst werden können. Die Werbung benutzt diese Rituellen Idiome, um ein Gesamtbild dessen zu konstruieren, was sie vermitteln will und was gleichzeitig unmittelbar verstanden und begriffen werden soll. Für diese Gesamtbilder prägte Goffman den Begriff „Hyperritualisierungen". Werbung benutzt also die Grundbausteine der menschlichen Interaktion und Kommunikation, d.h sie verwendet Grundelemente der alltäglichen sozialen Realität. Insofern, so ist das Ergebnis von Goffman, enthält Werbung, ob verbale oder bildliche, soziale Realität, viel soziale Realität, sie ist „kommerzieller Realismus". Nur weil sie „realitätsgesättigt" (Goffman) ist, kann sie verstanden werden.

Ergebnisse

Auf mein Untersuchungsfeld bezogen heißt das: auch die von mir herausgearbeiteten Ergebnisse zum Image des Zahnarztberufes sind repräsentativ, allerdings nicht im Sinne der Demoskopie, sondern sie sind „strukturrepräsentativ". Sie zeigen das gesellschaftlich vorhandene Image in seinen Strukturen, Einzelheiten und Entwicklungen über die Jahrzehnte hinweg. Meine Analyse der Werbebilder ergab bald, dass die von Goffman für die Werbung und die Interaktion insgesamt definierten Rituellen Idiome auch für den reinen Bildbereich selbst konstitutiv sind. Da ich meine Untersuchung auf die visuelle Kommunikation durch Werbebilder beschränkte, habe ich für den visuellen Bereich die Rituellen Idiome als Muster bezeichnet.

Die Muster werden bewusst oder unbewusst von Werbemachern benutzt. Ihre Verwendung ist eine Konsequenz des Zahnarztimages, so wie es im Denken und Fühlen des werbewirtschaftlichen Kreativen vorhanden ist. Er setzt diese Muster ein, um beim Zahnarzt ein bestimmtes, erwünschtes Verhalten zu bewirken: die Kaufentscheidung für das beworbene Produkt. Die Muster zielen also auf Eigenschaften, Einstellungen, Verhaltens- und Denkweisen des Zahnarztes, die sich im Sinne des gewünschten Verhaltens mobilisieren lassen. Zurückgreifend auf die Ansätze der Warburg-Schule lassen sich die Muster beschreiben als Abbilder von zugrunde liegenden Denkbildern. Diese Denkbilder bestehen zum großen Teil aus handfesten Kenntnissen über die Zielgruppe, die beworben wird. Auf der Basis dieser Überlegungen bin ich methodisch bei der Erarbeitung der Erkenntnisse so vorgegangen:

- Die Muster sind Abbilder von Denkbildern der Werbemacher.
- Diese Denkbilder sind die verschiedenen Ausformungen des Zahnarztimages.
- Sind die Muster in den Anzeigen freigelegt, beschrieben und analysiert, lassen sie sich wieder synthetisieren zum dahinter stehenden Zahnarztimage.

Es gibt vier Muster, die über die fünf untersuchten Jahrzehnte hinweg immer wieder als Grundbausteine der bildlichen Aussage festgestellt werden konnte:

- Technik und Handlungsfreiheit
- situative und personale Kontrolle
- Vertrauen
- Gender

Ohne zu sehr ins Detail zu gehen, müssen hier doch die Grundstrukturen der vier Muster genannt werden, um die Basis der abschließend vorgestellten Ergebnisse zu beschreiben.

Das am häufigsten anzutreffende Muster ist „Technik und Handlungsfreiheit". Handlungsfreiheit wird durch technische Entwicklung hergestellt und bezieht sich sowohl auf den beruflichen wie auf den privaten Bereich, insofern sie neue Zeitkontingente zur Verfügung stellt, über die frei verfügt werden kann.

„Kontrolle" wird durch den Zahnarzt ausgeübt über Patienten, männlichen wie weiblichen Geschlechts, über Helferinnen und über Situationen. Situationen bestehen aus sachlichen wie menschlichen Faktoren, womit Arbeitsabläufe während der Behandlung, Organisation der Verwaltung, Umgang mit Instrumenten etc. gemeint sein können.

„Vertrauen" wird hier verstanden als eine Grundstruktur in der Beziehung zwischen Menschen in bestimmten Situationen. Diese Situationen sind Behandlungssituationen (Patient vertraut Arzt), Empfehlungen von Produkten von Zahnarzt zu Zahnarzt (Arzt vertraut Arzt) oder Anwendung eines Produktes durch den Zahnarzt (Arzt vertraut auf ein Produkt). Das Vertrauen ist eine Vorleistung, eine Erwartung, die darauf setzt, dass das Gegenüber diese Erwartung erfüllt.

„Gendermuster" versuchen alle Elemente der Darstellung – von offener und direkter Nennung bis zur versteckten Andeutung – der Beziehungen zwischen den Geschlechtern zu erfassen. Diese Darstellungen basieren auf bestimmten Rollenbildern. Der Schwerpunkt der Gendermuster in den Werbebildern lag auf Sexualität / Erotik.

Die kondensierte Realität der Muster der Werbebilder ließ sich zu einem Gesamtbild synthetisieren, zu dem Image des Zahnarztberufes, wie es sich seit 1950 entwickelt hat. Gleichzeitig ließ sich ein ansatzweise blinder Fleck in diesem Image identifizieren, d. h. eine bestimmte soziale Entwicklung wurde nur in geringem Umfang in das Image aufgenommen.

Diskussion

Ein wesentlicher Bestandteil des Images ist die enge und positive Beziehung des Zahnarztes zur Technik, sowohl im beruflichen als auch im privaten Bereich. Es besteht eine prinzipielle Offenheit gegenüber technischen Innovationen. Kritische Vorbehalte sind in keiner Weise zu erkennen. Er kann Innovationen verwenden, um medizinische Behandlung, Arbeitsabläufe und Verwaltung in seiner Praxis zu optimieren. Dies ist die Basis seines Erfolges als Freiberufler. Er schätzt Technik als Instrument zur Vereinfachung und Optimierung der Arbeitsabläufe, aber auch aus prinzipiellen und ästhetischen Gründen, weil sie stets Ausdruck höchster Modernität und Aktualität ist. Dies ist ein wesentliches Anliegen des Zahnarztes, er möchte genau dies sein: modern und auf der Höhe der Zeit.

Die technische Optimierung hat den Zweck die medizinische Versorgung zu verbessern, die notwendige Arbeitszeit zu verkürzen aber auch die eigene Gesundheit des Zahnarztes zu befördern. Das Gesundheitsbewusstsein des Zahnarztes richtet sich also auch auf ihn selbst. Zunehmend gewinnt der Zahnarzt der Technik neue Aspekte ab. Er weiß um die in der Technik enthaltene Rationalität und setzt diese, über den engen, technischen Bereich hinausgehend, in seinem professionellen Alltag verstärkt als Organisationstechnik ein. Er nutzt die durch technischen Fortschritt entstandenen Handlungsspielräume, um individuell zu handeln, er entwickelt individuelle Behandlungsstile, die individuell angepasste Praxen erfordern. Seine beruflichen Entscheidungen entbehren jedoch jeder Willkür, sie haben eine rationale Basis wie sein wissenschaftliches Expertenwissen und die von ihm verwendete Technik. Skeptisch ist der Zahnarzt gegenüber Neuerungen nur, wenn seine Individualität eingeschränkt werden soll. Der Zahnarzt ist sich zunehmend bewusst, dass seine dem Ziel Gesundheit dienende Tätigkeit notwendigerweise auch eine ökonomische Seite hat. Angesichts der Zunahme der Zahnarztpraxen sieht er seine eigene Praxis stärker als Wirtschaftseinheit, die mit anderen um den Erfolg konkurrieren muss.

Die alltäglichen Verhaltensweisen des Zahnarztes verändern sich entsprechend den gesellschaftlichen Veränderungen. Zunächst zeigt er noch deutlich autoritäre Züge, doch je offener die soziale Atmosphäre wird, umso individueller wird die Person des Zahnarztes und umso weniger lässt sich autoritäres Verhalten erkennen. Trotzdem ist der Zahnarzt eine Autorität, der sowohl in den Beziehungen zum Praxispersonal als auch in seinen Beziehungen zu den Patienten der Dominierende ist. Sein Expertenwissen ist die Basis seiner Autorität. Es ist auch die Basis für das Vertrauen, das man ihm entgegenbringt. Seine immer ausgeprägtere Individualität führt schließlich dazu, dass der Zahnarzt im privaten Bereich ausgefallene Formen des Konsums, bisweilen demonstrativen Konsum, in Form exklusiver Hobbys pflegt und sich vom Massenkonsum fernhält.

Das Image der zahnärztlichen Profession wurde lange Zeit ausschließlich durch die Wahrnehmung des männlichen Professionellen geprägt. Dass es immer mehr Zahnärztinnen gibt, hat zu keinen relevanten Veränderungen des Images geführt. Der männliche Professionelle scheint in einer stark sexualisierten Atmosphäre zu leben. Er hat dort vorwiegend mit Frauen zu tun, die ihm als Patientinnen oder als Helferin begegnen. Sie akzeptieren seine Autorität als Mediziner und als Mann, sind von großer Attraktivität und fordern von ihm aus ihrer dem überlieferten Geschlechterarrangement folgenden dezidiert weiblichen Rolle heraus Führung oder Hilfe und Schutz. Gleichzeitig gehört zur Honorierung des Erfolges in der Profession nicht nur die gesellschaftliche Reputation und das ökonomische Vorankommen, sondern auch der erotisch-sexuelle Erfolg. Zahnärztinnen werden wie Patientinnen und Helferinnen von ihrem Erscheinungsbild her ebenfalls attraktiv und als auf ihr Äußeres achtend dargestellt, doch inwiefern auch für sie der Erfolg in der Profession mit erotisch-sexuellem Erfolg verbunden ist, bleibt im Image der Zahnarztprofession eine Leerstelle.

Bezogen auf die Professionstheorie lässt sich festhalten, dass die Muster, abgesehen von Gender, die für die Definition einer Profession nötigen Elemente enthalten. Professionen sind nach Parsons wichtige soziale Strukturen, die einer kollektiv orientierten Rationalität folgen. Sie sind nicht am Individualinteresse des Professionellen orientiert. Zur Definition einer Profession gehören notwendig drei Elemente:

1. Verankerung im Wissenschaftssystem,

2. Orientierung an außerwissenschaftlichen Werten (z.B. Gesundheit),

3. Orientierung am Einzelfall.

Vor diesem Hintergrund, der weiter Bestand hat, wurde aber auch deutlich dass sich die Rolle des Professionellen in bestimmter Hinsicht geändert hat, insbesondere gegenüber dem Patienten als Folge der Entwicklung hin zur Wissensgesellschaft und zur Omnipräsenz der Medien. Fachwissen allein reicht nicht mehr, um vorbehaltlose Akzeptanz der Intervention seitens des Patienten zu bewirken. Der Patient selbst hat (nichtwissenschaftliches) Vorwissen und muss vom Professionellen überzeugt werden (Jacob 2012). Der Zahnarzt muss stärker auf den Patienten zugehen, mit ihm unter Umständen auch medial kommunizieren. Auf diese Weise gewinnt er ein besser als zuvor begründetes Vertrauen. Verstärkte Expressivität bedeutet auch, dass der Professionelle als Person wahrgenommen wird (Staubmann, 1995). Neben dem Fachwissen gewinnt er zusätzlich durch seine persönlichen Eigenschaften wie Souveränität oder Seriosität Vertrauen, sowie die Kontrolle über die Behandlungssituation und alle angegliederten Abläufe.

Es wird deutlich, dass der Zahnarzt in seiner Rolle als Professioneller in neuer Form gefordert ist: Er muss expressiv sein, Fachwissen und darauf basierende Entscheidungen auf nichtwissenschaftlicher Basis vermitteln können. Neben dieser Entwicklung, die sich aufgrund der Werbeanzeigen eindeutig aufzeigen lässt, war eine weitere Veränderung unübersehbar. Die Professionstheorie geht davon aus, dass es eine erste und eine zweite Phase der Professionalisierung gibt: einmal der Erwerb des kodifizierten wissenschaftlichen Wissensfundus und zum anderen die Einübung in die Anwendung dieses Wissens auf den Einzelfall (Habitusformation) (Oevermann 1996, Helsper et al. 2000, Dick 2016). Hieran anschließend wäre nach meiner Auffassung, die sich durchaus auf die in den Werbebildern wiedergegebene soziale Realität stützen kann, eine dritte Phase der Professionalisierung zu beschreiben.

Gehen wir zunächst noch einmal von Parsons aus, dann ist Profession zunächst so definiert, dass sie keinem direkt ökonomischen Zweck folgt, sondern einem nichtökonomischen Zweck dienen soll (etwa Gesundheit). Diesen Wert sollen die Professionen im Auftrag der Gesellschaft realisieren. Eine Ergänzung dieser Theorie müsste jetzt in die Richtung gehen, dass gezeigt wird, wie die Professionellen, soweit sie Freiberufler sind, diese Aufgabe umsetzen, sie können sie nur umsetzen, indem sie in gleicher Art ökonomisch aktiv sind wie normale Berufe. Das heißt: Die freiberuflichen Professionellen müssen in der Lage sein, erfolgreich ökonomisch zu handeln, und sie müssen ökonomisch erfolgreich handeln. Professionen wie Mediziner, teilweise auch Juristen, müssen die ökonomische Basis der Realisierung des Wertes Gesundheit oder Gerechtigkeit erst schaffen und dauerhaft gewährleisten. Die Theorie der Profession müsste also um einen privatökonomischen Aspekt ergänzt werden. Auch dieses privatökonomische Wissen muss erworben, seine Anwendung erlernt und seine ständige Aktualisierung gesichert werden.

Neben die Bereiche des wissenschaftlich-medizinischen Wissens, der praktischen Wissensanwendung und der Habitusformation tritt also der Bereich der privatökonomischen Kenntnisse, will der (freiberufliche) Professionelle dauerhaft erfolgreich sein. Insgesamt aber wird deutlich, dass das Postulat des lebenslangen Lernens uneingeschränkt zu gelten hat.

Literatur

Dick, M. (2016). Professionsentwicklung als Forschungs- und Handlungsfeld. In M. Dick, W. Marotzki & H. Mieg (Hrsg.), Handbuch Professionsentwicklung (S- 9-26). Bad Heilbrunn: Klinkhardt / utb.

Goffman, E. (1983). Wir alle spielen Theater. Über die Selbstdarstellung im Alltag. München: Piper.

Goffman, E. (1981). Geschlecht und Werbung, Frankfurt a.M.: Suhrkamp.

Goffman, E. (1994). Interaktion und Geschlecht, Frankfurt a.M.: Campus.

Helsper, W./Krüger, H. H. & Rabe-Kleberg, U. (2000). Professionstheorie, Professions- und Biographieforschung, in: Zeitschrift für Qualitative Bildungs-, Beratungs- und Sozialforschung 1 (2000), Nr. 1, S. 1-16.

Jacob, M.(2012). Die Reflektion des Misserfolgs als Beitrag zur Professionsentwicklung. Empirische Rekonstruktionen im Triadengespräch mit Zahnmedizinern. Opladen: Barbara Budrich.

Müller, M. G. (2003). Grundlagen der visuellen Kommunikation. Theorieansätze und Methoden, Konstanz: UVK Verlagsgesellschaft.

Oevermann, U. (1996). Theoretische Skizze einer revidierten Theorie professionellen Handelns. In A. Combe & W. Helsper (Hg.), Pädagogische Professionalität. Untersuchungen zum Typus pädagogischen Handelns (S. 70-182). Frankfurt a. M.: Suhkamp.

Quaty, G (2016). Visuelle Imageartikulationen. Untersuchungen von Werbeanzeigen für zahnärztliche Produkte in den Jahren 1950 – 2000. Universität Magdeburg. Dissertation.

Staubmann, H. (1995). Die Kommunikation von Gefühlen. Ein Beitrag zur Soziologie der Ästhetik auf der Grundlage von Talcott Parsons' Allgemeiner Theorie des Handelns. Berlin: Duncker & Schmidt.

Ratgeberliteratur „Zahn um Zahn" – Vom Umgang mit Zahnproblemen und Zahnärzten

Hartmut Hanne

Die Autorin Christa Federspiel informiert die Leser in ihrem Ratgeberbuch in acht Kapiteln über sämtliche Teilgebiete der Zahnmedizin. Das Buch ist übersichtlich in acht Kapitel eingeteilt, in denen über alle Aspekte der Zahnheilkunde informiert wird.

Im ersten Kapitel "Schmerz" erklärt Federspiel den Lesern die Zusammenhänge über Schmerzentstehung und ihre Ursachen. Sie stellt die verwendeten Medikamente in einer Tabelle zusammen und bewertet sie. Ihre Handlungsempfehlung ist klar und deutlich: Bei auftretenden Schmerzen sollte man unbedingt einen Zahnarzt aufsuchen. Sie stellt klar heraus, dass eine Selbstheilung nicht möglich ist und sie rät von der Benutzung verschiedener Hausmittel ab.

Im zweiten Kapitel "Vorbeugen ist besser als Schmerz" erklärt sie auch für einen zahnmedizinischen Laien gut verständlich die Zusammenhänge der verschiedenen anatomischen Strukturen in der Mundhöhle. Sie bezeichnet dieses System als den Nahrungszerkleinerungsapparat. Die Leser werden aufgefordert, sich selbst zu untersuchen, um sich ein Bild ihres eigenen Mundgesundheitszustandes zu machen. Einen breiten Raum in diesem Kapitel nehmen die Mundhygiene, ihre Hilfsmittel und die Putztechniken ein. Federspiel fordert bei jedem Zahnarztbesuch eine Aufklärung über die Mundhygiene. Bei ihren Ausführungen zur Ernährung spricht sie den Zusammenhang zwischen dem Zuckerkonsum und der Entstehung von Karies an. Die Wirkung der Fluoride wird aufgezeigt, wobei sie bemerkt, dass Karies keine Fluoridmangelerkrankung ist. Sie empfiehlt die gezielte Anwendung von Fluoriden in der Zahnarztpraxis, um die schädlichen Nebenwirkungen, durch eine Überdosierung zu vermeiden.

Zahnpasten und die Mittel zur Kariesvorbeugung sind in Tabellen aufgelistet und werden bewertet. Sie macht auf intensive Kontakte zwischen der Zuckerindustrie und verschiedenen Universitäten bzw. Ärztekammern aufmerksam und weist auf die Problematik hin, dass dies zu einem Handlungskonflikt führen könnte, was die wissenschaftliche Lehre zur Kariesprophylaxe bzw. die Aufklärung zur Mundhygiene und Fluoridanwendung in der zahnärztlichen Praxis betrifft. Ihre Handlungsanweisung ist auch in diesem Punkt klar und deutlich: Der Patient soll seinen Mundhygienezustand erkennen. Durch intensive Aufklärung zur Mundhygiene durch den Zahnarzt oder durch geschultes Fachpersonal sollte er aktiv an seiner Zahngesundheit mitarbeiten, um sie zu erhalten bzw. zu verbessern.

Das dritte Kapitel "Zum Zahnarzt – Behandlungsschritte" beschäftigt sich mit dem Phänomen Angst und den Mitteln zum Angstabbau. Sie informiert über örtliche Betäubungsmittel, deren Wirkung und Zusammensetzung. Sie beschreibt die Zahnbehandlung in Vollnarkose, Teilnarkose und unter Lachgas. Grundsätzlich sollte vor jeder Behandlung eine genaue Anamnese über den Gesundheitszustand des Patienten erfolgen. Sie bespricht den Einsatz der Röntgendiagnostik und deren nicht ungefährlichen Nebenwirkungen. Die Handlungsanweisung eindeutig besteht darin, dass sie den Patienten auffordert, sich über den Ablauf einer Behandlung genau zu informieren, um diese dann als "aufgeklärter Patient" angst- und stressfrei bewältigen zu können.

Im vierten Kapitel "Der Zahn wird behandelt" befasst sich die Autorin mit den verschiedenen Füllmaterialien im Front- und Seitenzahnbereich, sowie deren Vor- und Nachteilen. Sie geht auf die Quecksilberbelastung ein und erklärt, wie die schädliche Wirkung gemindert werden kann. Die Anwendung und Indikation von Komposites (weiße Füllungen) werden dargestellt. Hier unterscheidet sie nicht klar zwischen selbsthärtenden und lichthärtenden Komposites. Sie geht auf die Möglichkeiten der Kavitätenversorgung mit verschiedenen Goldlegierungen ein und weist darauf hin, dass bei der Anwendung von unterschiedlichen Metallen im Mund verstärkte Korrosionsanfälligkeit und sogar ein deutlich wahrnehmbares Spannungsgefühl auftreten können. Allergische Reaktionen und ihre Auswirkungen auf den gesamten Organismus werden erklärt und besprochen. Sie kritisiert, dass nur fünf Prozent aller Füllungen "lege artis" durchgeführt seien. Sie ist der Meinung, dass die Krankenkassen mit diesen Zuständen vertraut seien, da sie sonst nicht schon nach einer Gewährleistungsfrist von zwei Jahren anstandslos die Erneuerung der Füllung bezahlen würden. Auch hier ist ihre Handlungsempfehlung klar erkennbar. Ein aufgeklärter Patient, der über die Zusammenhänge informiert ist, kann die Behandlung seines Zahnarztes kritisch verfolgen und so zur Qualitätssicherung beitragen.

Im fünften Kapitel "Das Zahnmark wird versorgt" informiert Frau Federspiel über die Möglichkeiten, das lebende Zahnmark zu schützen und zu erhalten. Die Mittel der direkten Überkappung zum Schutz des lebenden Zahnmarkes sind in einer Tabelle beschrieben und wiederum direkt bewertet. Das Abtöten der erkrankten Pulpa vor deren Entfernung sowie die dabei verwendeten Medikamente werden kritisch hinterfragt und abgelehnt. Sie beschreibt die Vorgehensweise bei der Wurzelbehandlung und listet die Medikamente zur Desinfektion und für das Abfüllen der Wurzelkanäle auf. Sie bewertet Vor- und Nachteile. Die Handlungsanweisung ist auch hier klar erkennbar. Ein aufgeklärter Patient kann die Behandlungsschritte seines Zahnarztes kritisch nachvollziehen und begleiten. Das Wissen um die Zusammenhänge ermöglicht ihm eine angst- und stressfreie Behandlung.

Im sechsten Kapitel "Chirurgische Eingriffe" informiert Krista Federspiel die Patienten über die Extraktion eines Zahnes, die Wurzelspitzenresektion, die Entfernung von Zysten und die Behandlung parodontaler Erkrankungen. Sie klärt die Patienten über die Verhaltensmaßnahmen nach chirurgischen Eingriffen auf und fordert sie auf, sich die Gründe für die Entscheidung zur Extraktion genau erklären zu lassen. Bei bestehenden Zweifeln über die Zweckmäßigkeit dieser zahnmedizinischen Maßnahme sollte eine Zweitmeinung eingeholt werden. Sie erklärt die Gründe, die für die Verschreibung von Antibiotika gelten und bemängelt dabei, dass diese Medikamente zu oft und deshalb unnötig angewendet werden. Die Behandlung desinfizierter Wunden wird beschrieben und die dazu verwendeten Mittel in einer Tabelle gelistet. Sie kritisiert den schlechten Ausbildungsstand der Zahnärzteschaft, wenn es um die Behandlung parodontaler Erkrankungen geht. Des Weiteren lehnt sie die Gingivektomie als nicht mehr fachgerecht ab. Die Informationen über die chirurgischen und parodontalen Behandlungsmethoden, die zahnmedizinischen Medikamente und Materialien sind auch für einen Laien gut und verständlich dargelegt. Die Handlungsanweisung ist für die Patienten klar und deutlich: Sie werden aufgefordert, die verschiedenen Verfahren zu hinterfragen und sich genauestens darüber zu informieren, warum diese angewendet werden. Dadurch können sie als aufgeklärte Patienten die Verantwortung für ihre Zahngesundheit übernehmen.

In Kapitel sieben zum Thema "Zahnersatz" befasst sich die Autorin mit der Versorgung durch festsitzenden Zahnersatz (Kronen, Brücken), herausnehmbare Prothetik (Teil- und Totalprothesen) und Implantaten. Sie führt die Gründe auf, die zur Notwendigkeit des Zahnersatzes führen und erklärt die Vorgehensweise von der Präparation eines Zahnes bis zu Eingliederung der Krone bzw. Brücke. Auch die verschiedenen Kronen- und Brückenkonstruktionen inklusive ihrer Indikationen werden ausführlich erläutert. Auch hier kritisiert sie die geringe Tragedauer des festsitzenden Ersatzes, was sie auf die oft fehlerhafte Arbeitsweise des Zahnarztes zurückführt. sei.

Ausführlich befasst sich Krista Federspiel mit der Herstellung von Teilprothesen und der Versorgung des zahnlosen Kiefers. Sie bespricht die Schwierigkeiten und die auftretenden Probleme beim Anpassen des angefertigten Zahnersatzes. Sie nimmt den Zahnarzt in die Pflicht, diese in Zusammenarbeit mit seinem Patienten zu beseitigen. Ihre Informationen über alle Teilgebiete der Prothetik sind in einfachen Worten dargestellt und für den Patienten leicht zu verstehen. Die Handlungsanweisung ist klar und deutlich: Auch hier soll sich der Leser gründlich über die Behandlungsmaßnahmen informieren, sie mit ihrem Zahnarzt in Ruhe besprechen und kritisch hinterfragen. Sie fordert auf, durch eine optimale Mundhygiene und die Pflege des Zahnersatzes die Behandlung zu unterstützen und somit die Tragedauer der Konstruktionen zu erhöhen.

"Mit dem Kind zum Zahnarzt" lautet die Überschrift des achten und letzten Kapitels des Ratgebers. Hier informiert die Autorin ihre Leser über das Kindergebiss. Sie erklärt den Lesern das Zahnen im kindlichen Gebiss, weist ihn auf die Anzahl der Milchzähne und ihre Funktion hin. Außerdem erläutert sie auftretende Fehlentwicklungen und ihre Ursachen. Sie fordert Eltern und Zahnärzte auf, gemeinsam die Angst der Kinder vor der zahnärztlichen Behandlung einfühlsam zu beseitigen. Sie fordert besondere Zuwendung für Behinderte bei zahnärztlicher Behandlung.

In einem weiteren Punkt geht sie auf kieferorthopädische Therapiemöglichkeiten ein. Dazu folgt eine Erläuterung der angestrebten Behandlungsziele und Resultate. Auch die Erwachsenenbehandlung wird angesprochen mit deren spezifischer Problematik und deren Voraussetzungen für ihre Durchführung. Sie weist dabei insbesondere auf die Notwendigkeit einer Nachbehandlung hin, damit das erreichte Behandlungsziel stabilisiert werden kann und damit dauerhaft gesichert ist.

Im letzten Kapitel geht die Autorin auch auf die Belange der Jugendzahnheilkunde ein. Sie zeigt die Schwächen in unserem System auf und vergleicht die Situation mit anderen Ländern in Europa. Auch in diesem Kapitel sind die Informationen ausreichend und gut dargestellt. Die Handlungsanweisung in diesem Kapitel ist eindeutig: Sie fordert die Eltern auf, die Verantwortung für die Zahngesundheit ihrer Kinder zu übernehmen und sich ausreichend über die anfallenden Behandlungsmaßnahmen zu informieren.

Das Ratgeberbuch von Krista Federspiel wurde in den 80er Jahren des 20. Jahrhunderts, also vor über 20 Jahren verfasst. Die Grundlage ihrer Ausführungen entsprach dem damaligen Wissensstand und den zu dieser Zeit angewendeten zahnmedizinischen Behandlungsmethoden. Ihre Erklärungen können den Patienten auch heute die nötigen Informationen über die zahnärztlichen Therapien liefern. Die Behandlungsabläufe haben sich im Wesentlichen nicht geändert. Die Behandlungsmethoden in der Parodontologie und Endodontologie haben aber seit dem große Fortschritte gemacht. Mit Hilfe der mittlerweile verwendeten Titaninstrumente bei der Kanalaufbereitung und der elektronischen Längenmessung der Pulpenkanäle konnte der Behandlungserfolg deutlich verbessert werden. Die Erfolgsquote in der Parodontologie hat sich durch mikrochirurgische Behandlungsmethoden und die Entwicklung neuer Medikamente wesentlich erhöht. Die Implantologie hat aufgrund der rasanten Materialentwicklung vor allem bei den Oberflächenbeschichtungen und der schonenderen Operationstechniken einen sehr hohen Standard erreicht. Sie ist somit zu einer Routinebehandlung geworden, die vielen Patienten eine sehr hohe Lebensqualität wiedergibt bzw. sichert.

Krista Federspiel betrachtet die Arbeitsweise der Zahnärzte in Deutschland und Österreich eher kritisch. Sie stellt fest, dass zwischen der zahnmedizinischen Lehre an den Universitäten einerseits und der Arbeit in den Praxen andererseits eine große Diskrepanz besteht. Manche Behandlungsmethoden sind ihrer Meinung nach verantwortungslos. Die Vernachlässigung der Individualprophylaxe und eine unzureichende Kinderbehandlung in den deutschen und österreichischen Zahnarztpraxen würden sich stark verschlechternd auf die Zahngesundheit unserer Kinder und Jugendlichen auswirken. Gleichzeitig ist sie der Ansicht, dass viele praktizierende Zahnärzte die Weiter- und Fortbildung in den einzelnen zahnärztlichen Fachgebieten vernachlässigten.

Die mangelnde Qualität der zahnärztlichen Arbeit in den einzelnen Praxen wird von ihr in einen direkten Vergleich zu dem Einkommen unserer Berufsgruppe gesetzt. Sie bemängelt den oft bei der Terminvergabe angewendeten 15-Minuten-Takt, der eine korrekte Arbeitsweise nicht ermöglichen würde. Sie ist der Meinung, dass allenfalls eine Füllung innerhalb dieser Zeiteinheit "lege artis" gelegt werden könne. Die gehetzte Arbeitsweise mit wenig Zeitaufwand für einen Patienten würde das Stress- und Angstpotential der Patienten weiter steigern und viele vom Zahnarztbesuch abhalten. Es wird von ihr ebenfalls kritisiert, dass sich die meisten Zahnärzte zu wenig Zeit für ihre kleinen Patienten nehmen würden. Bei ängstlichen, behandlungsunwilligen Kindern wird ihrer Meinung nach, zu oft zur Prämedikation mit starken Nebenwirkungen gegriffen. Sie beklagt, dass viele Eltern ihren Erziehungsauftrag hinsichtlich der Gesundheit im zahnmedizinischen Bereich vernachlässigen und sich zu wenig über auftretende Erkrankungen im Zahn-, Mund- und Kieferbereich informieren. Dadurch könnten sie aber dafür Sorge tragen, dass in Zusammenarbeit mit dem Zahnarzt Abhilfe geschaffen wird. Krista Federspiel kritisiert, dass zu oft und zu voreilig Zähne extrahiert werden, die mit bestimmten zahnmedizinischen Behandlungsmethoden hätten erhalten werden können. Ein Grund sieht sie in einer besseren Honorierung der prothetischen Leistungen.

Die allgemeine mangelnde Mundhygiene wird von ihr beklagt. Sie macht dafür die fehlende Bereitschaft der Eltern verantwortlich, ihre Kinder zu einer ordentliche häuslichen Mundhygiene anzuhalten, weil sie von ihnen selber nicht im ausreichenden Maße praktiziert werden würde. Auf der anderen Seite nimmt sie aber auch die Zahnärzte und ihr Personal in die Pflicht und weist darauf hin, dass in vielen zahnärztlichen Praxen die Aufklärung der älteren und jungen Patienten über richtige Mundhygiene und eine solide Individualprophylaxe vernachlässigt oder sogar nicht praktiziert werden. Im Interesse der Zahngesundheit der Gesamtbevölkerung sei es dringend geboten, verstärkt auf die zahnärztliche Versorgung von Kindern und Jugendlichen zu achten. Sie weist darauf hin, dass eine ordentliche Mundhygiene ein selbstverständlicher Teil der praktizierten Körperhygiene sein sollte, die der Gesunderhaltung des gesamten Organismus diene. Hier ist der Staat mit seinen Gesundheitsämtern und dem Sozial- und Gesundheitsministerium gefordert. Die Aufgaben der Kinder- und der Jungendzahnheilkunde werden von den niedergelassenen Zahnärzten, deren Standesvertretungen und dem öffentlichen Gesundheitsdienst mit der Unterstützung zahlreicher Arbeitsgemeinschaften und der Beteiligung verschiedener Firmen getragen. In verschiedenen Orten nehmen oft viele Einzelinstitutionen auf Bezirks-, Landes- und Bundesebene die geforderten Erziehungsaufgaben wahr. Die angewendeten Systeme unterscheiden sich oft sehr stark voneinander. Leider wird nicht garantiert, dass jedes Kind einmal im Jahr von einem Schulzahnarzt untersucht wird. Hier fehlt eine einheitliche gesetzliche Regelung auf Bundesebene.

Die Kritikpunkte, die von Krista Federspiel in ihrem Ratgeber angesprochen werden, müssen zum großen Teil bestätigt und akzeptiert werden. Die hohen Investitionskosten bei der Praxisgründung, ein nicht sehr stark ausgeprägtes Qualitätsbewusstsein bei der zahnärztlichen Arbeit, mangelnde Fortbildungsbereitschaft, die bedingt ist durch den hohen Zeitaufwand, und der immer geringer werdende Anteil des Honorarvolumens könnten Gründe dafür sein. Ein solches Verhalten entspricht nicht den geforderten ethischen Grundlagen. Diese Kritik anzunehmen und zu überdenken, könnte den einzelnen Zahnarzt zu einer eigenen Positionsbestimmung verhelfen und ihn somit beeinflussen, eine neue Motivation und einen neuen Sinn in seiner zahnärztlichen Tätigkeit zu finden. Es handelt sich in weiten Teilen um eine positive Kritik und kann beitragen, unsere Profession in vielen Belangen weiter zu entwickeln und zu stärken. In ihrem Ratgeber informiert Krista Federspiel mit einfachen Worten und ohne ihre Leser mit medizinischen Fachausdrücken zu belasten über alle gängigen zahnmedizinischen Behandlungsmethoden. Ihre Ausführungen in den einzelnen Fachgebieten sind klar und verständlich. Eine Vielzahl von Medikamenten und Materialien sind in Tabellenform aufgelistet und nach ihrem Bewertungsschema eingeteilt (zweckmäßig, wenig zweckmäßig, abzuraten, keine Empfehlung möglich). Die Fülle der Aufzählungen verwirrt den Leser allerdings. Es ist für ihn mitunter schwierig, die Nebenwirkungen nachzuvollziehen und zu verstehen. Dieser Teil des Ratgebers sollte allenfalls als Nachschlagwerk für angewandte Materialien und Medikamente genutzt werden.

Diese Informationen versetzen den Patienten in die Lage, seine Zahngesundheit zu erkennen und beurteilen zu können. Er kann so aktiv an der Verbesserung seiner Zahngesundheit mitarbeiten. Das Vorstellen der Behandlungsmethoden ermöglicht dem durch diesen Ratgeber gut informierten Patienten eine kritische Beurteilung der Arbeitsweise seines Zahnarztes, was wiederum zu einer Verbesserung des Vertrauensverhältnisses führen kann. Ein gut aufgeklärter Patient kann sich besser auf die einzelnen Therapiemaßnahmen einstellen. Durch Offenlegung ihrer Behandlungsmethoden ermöglichen die Zahnärzte dem informierten Patienten den kritischen Vergleich mit den aufgestellten Forderungen des vorliegenden Buches. Damit werben sie für sich und stärken den Berufsstand nachhaltig. Zusammen mit einer verbesserten Aufklärungsarbeit in den zahnmedizinischen Praxen über Mundhygiene und Ernährung kann der Ratgeber von Krista Federspiel die Zahngesundheit in Deutschland weiter fördern. Das Buch von Krista Federspiel: "Zahn um Zahn. Vom Umgang mit Zahnproblemen und Zahnärzten" kann, von wenigen Einschränkungen abgesehen, zusammenfassend insgesamt positiv beurteilt werden. Dem Leser werden richtige Wege zur Vermeidung von Zahnerkrankungen aufgezeigt.

Kulturelle Dimensionen von Zähnen in Kinderbüchern

Helga Maier

In dieser Masterarbeit wird die Repräsentation des Zahnarztes – oder besser der Zahngesundheit – in Kinderbüchern herausgearbeitet. Dabei reflektiert die Autorin die besondere Stellung dieses Mediums hinsichtlich seiner pädagogischen Funktion. An drei Fallbeispielen weit verbreiteter Kinderbücher diesem Thema rekonstruiert sie Inhalte und Wirkungsabsichten, wobei sowohl textliche als auch bildliche Darstellungen berücksichtigt werden.

Die drei von mir in meiner Masterarbeit analysierten Bilderbücher handeln von der kindgerechte Vermittlung der Zahngesundheit. Die Bücher sind von Verlagsseite für Kinder ab 4 Jahre bestimmt. Sie stammen aus drei verschiedenen Generationen und aus drei unterschiedlichen Ländern. So erschien „KuB" von Thorbjörn Egner bereits 1948 zum ersten Mal in Norwegen. „Vom Jörg" ist ein Buch von Anna Künzel und Günter Schmitz, das 1972 in der damaligen DDR erschien und „Milchzahnstraße" wurde 1993 von Anna Russelmann in der Bundesrepublik Deutschland veröffentlicht.

Jedes dieser Bücher steht für sich und für die Zeit, in der es entstand im Hinblick auf eine jeweils kindgerechte Vermittlung der Problematik rund um den Zahn. Bei den Büchern „KuB" und „Milchzahnstraße" werden imaginäre Stoffe behandelt, wohingegen das Buch „Vom Jörg" das wahre Leben behandelt. Für Kinder ab einem Alter von ungefähr 4 Jahren bedarf es zur Erfassung der Inhalte naturgemäß der Vermittlung durch Geschwister, Eltern oder Erziehern.

In didaktischer Hinsicht sollten sich die Bücher stets an den Interessen, den Fähigkeiten, dem Bildungs- und Entwicklungsstand des Kindes orientieren, damit es angeregt wird, über die rezipierte Problematik nachzudenken. Das Buch sollte das Kind in seinem Denken und in seinen sozialen Fähigkeiten voranbringen und Spielräume für eigene Entfaltung eröffnen. Die besondere ästhetische Kraft gerade von Bilderbüchern liegt laut Thiele "in dem eigentümlichen Spannungsfeld der Text-Bildbezüge, in dem dynamischen Beziehungsgeflecht textlicher und bildnerischer Elemente" (Thiele 1991, S. 9).

Anhand von verschiedenen so genannten „Sympathiefiguren" (Karius, Baktus, Dikky, Hacky, Jörg) versuchen die Autoren den Kindern die Vorgänge im Mund, beim Zahnarzt, aber auch die kulturelle Wichtigkeit des Zähneputzens zu vermitteln. Von ihrem Aussehen her sind diese Figuren oftmals trollhafte, gnomhafte oder kartoffelartige Wesen, die fern der Realität sind, aber der Fantasiewelt der Kinder durchaus entsprechen. Die Sympathiefiguren haben auch lustige Fantasienamen (Karius, Baktus, Dicky, Hacky oder einfach Zahnwehmännlein). Hacky wird im Buch „Milchzahnstraße" von der Autorin auch als Hacky Karius bezeichnet. Karius, Baktus, Hacky und Dicky können auch personifizierte Bakterien darstellen. Jörg wird zum Fantasienamen „Schleckerjörg". Auf S. 3 ist er mit einem Lutscher abgebildet, als Symbol seines Namens. Das böse Zahnwehmännlein ist demgegenüber eher angsteinflößend dargestellt, und es zeigt immer einen schadenfrohen und grimmigen Gesichtsausdruck, was bei den Kindern mit Sicherheit keine Sympathie hervorruft.

Die Sympathiefigur im Buch „Vom Jörg" ist der Titelheld Jörg, der aus dem realen Leben gegriffen ist und sich wie ein Kind verhält, das Erfahrungen sammeln muss, um sich in positiver Weise zu verändern. Es ist interessant zu beobachten, wie die Kinder während des Lesens oder beim Zuhören der Geschichten Vorlieben oder Abneigungen gegenüber den verschiedenen Figuren entwickeln. Abneigung kommt in erster Linie gegenüber dem Zahnwehmännlein auf, und die Kinder sind erleichtert, wenn Jörg das Zahnwehmännlein endlich loswird. Die Autoren Egner und Russelmann lasen ihre Sympathiefiguren kein bitteres Ende nehmen. Sie müssen zwar ihren Lieblingsort (Mund von Jens bei „KuB" und Kaiserallee bei „Milchzahnstraße") verlassen, enden aber in einer schönen und angenehmen Welt: Karius und Baktus im Meer und Hacky und Dicky am Strand. Hier müssen sie nichts mehr tun, als faul am Strand herumzuliegen („Milchzahnstraße") oder im Meer herumzutreiben („KuB"). Die Kinder sind sich durchaus bewusst, dass ihre Sympathiefiguren böse waren, sie wissen aber auch gleichzeitig, dass sie noch am Leben sind und den von Zahnschmerzen geplagten Kindern durch diese „Vertreibung aus dem Paradies der Bösewichte" geholfen wurde. Durch diesen Trick kommt bei den Kindern keine Trauer auf. Durch das Ausspülen und das Abwaschen der Zahnarztutensilien verlassen sie zwar die Mundhöhle, finden aber eine neue Heimat, wo sie keine Unruhe stiften können. Der Bösewicht aus dem Buch „Vom Jörg" wird einfach weggeblasen und nicht weiter erwähnt. Auf dem hinteren Umschlag wird gezeigt, wie er sich auf der Flucht befindet.

Wichtig sind auch die Wahl und die Bedeutung der Vornamen. Die von Zahnschmerzen geplagten Kinder, die keine Zähne putzen wollen, heißen Jens und Jörg. Zwischen den Namen herrscht eine große Ähnlichkeit. Jens ist die friesische oder dänische Kurzform des Namens Johannes, der ab 1940 (die Zeit um das Erscheinungsjahr von „KuB") sehr beliebt wurde. Jörg war der beliebteste Jungenname von 1961 bis 1970. Daraus kann man folgern, dass die Namenswahl nicht beliebig, sondern gut durchdacht war. Durch die Auswahl damals gängiger Namen, konnte sich eine Vielzahl der Kinder mit den Protagonisten identifizieren. Es waren Namen, die jeder kannte, dadurch wurde der Junge, der keine Zähne putzen wollte, zum Nachbarjungen von nebenan. Heute stehen andere Namen auf der Beliebtheitsskala (z. B. Selina) „Als Selina eines Morgens erwachte, entdeckte sie, dass etwas schreckliches passiert war" (Leschhorn 2007, S. 3). Die bewährte Vorgehensweise, beliebte Vornamen zu wählen, ist also geblieben.

Seit 60 Jahren wird „KuB" mit Begeisterung gelesen. Nicht umsonst ist dieses Buch ein wahrer „Klassiker", der durch Bild und Text überzeugt. Es ist auch heute noch ein Wegweiser und muss es umso mehr in den 50-er Jahren gewesen sein. Man entwickelt als Kind mit Sicherheit eine besondere Beziehung zu den Hauptfiguren, die optisch eine Augenweide sind und allein dadurch zu „Sympathiefiguren" werden. Man kann sich die Beiden gut merken und überall erkennen, da der eine rote und der andere schwarze Haare hat. Durch das Buch soll das Kind dazu angeregt werden, über seine eigene Zahngesundheit zu reflektieren. Mit Hilfe des erläuternden Erwachsenenteils erkennt es den Sinn des Buches, nämlich die Wichtigkeit des Zähneputzens zu erfassen und zur Einsicht zu gelangen, dass Karius und Baktus aus dem Mund vertrieben werden müssen, um den geplagten Jungen vom Zahnschmerz zu befreien.

Im Buch „Vom Jörg" wird demgegenüber mit erhobenen Zeigefinger darstellt, was passiert, wenn man sich nicht die Zähne putzt und viele Süßigkeiten isst. Diesem Buch ist die DDR Zeit anzumerken. Es ist im Stil der 70er Jahre gehalten und beeindruckt vor allem durch die Figur des Zahnwehmännleins mit seinem Merkvers. Alles ist sehr ordentlich und sehr sauber, sehr anschaulich und sehr real. Der Text im Anhang von Dr. Heiler ist immer noch durchaus zeitgemäß. Diese Geschichte aus den 70er Jahren thematisiert die Redewendung: „aus Schaden wird man klug". Dies erscheint aus heutiger pädagogischer Sicht nicht unbedingt zielführend.

Das als drittes analysierte Buch „Milchzahnstraße" ist ein von Sprache und Bild her eher modernes Buch, was sich besonders im Textteil niederschlägt. (Hacky, Dicky, Chefetage). Das Bild- und Textverhältnis steht allerdings nicht im Einklang. Es gibt zum Teil schwer verständliche Bilder oder wie jenes mit der Zunge und das technisiertes Bild mit der Pipeline. Hacky und Dicky erscheinen wie moderne Abziehbilder von Karius und Baktus. Es stellt sich die Frage, wie diese Bilder beim Kind ankommen? Hier ist die wieder Rolle der Erwachsenen, der großen Geschwister, der Freunde oder der Erzieher ausschlaggebend. Leider gibt es oft immer noch genügend Familien, die wenig zur Leseförderung ihrer Kinder beitragen. Den Worten von Hans Adolf Halbey möchte ich zustimmen: „Es wurde oben einmal vermerkt, dass nicht jeder gute Schriftsteller und Maler ein gutes Bilderbuch für Kinder machen kann; um das zu können, muss etwas vom Kind in ihm lebendig sein" (Albey 1997, S. 180)

Bedeutung für die Profession

Bedeutungsvoll für die Profession ist, dass all das, was mit dem zahnärztlichen Berufsbild in Verbindung gebracht wird, vom Texter und vom Illustrator realitätsnah dargestellt wird. Von großer Bedeutung sind das Auftreten des Zahnarztes, die Szene beim Zahnarzt, der Zahnschmerz, das leidende und zum Schluss genesene Kind, aber auch die Rolle des Zahnarztes als Person und Erscheinungsbild in Verbindung mit den zentralen Orten der Handlung: dem Behandlungszimmer, dem Wartezimmer mit der „Schwester" und die Begleitung durch die Mutter. Den dramatischen Höhepunkt der drei Bücher stellt jeweils der Zahnschmerz dar. Dieser wird in allen Büchern auf unterschiedliche Weise dargestellt. Um den Zahnschmerz zu beseitigen, muss der Zahn „sauber" gemacht werden, und die Bewohner müssen zur Flucht getrieben werden. Hier spielt der Bohrer, der die Zahnhöhlen sauber macht, eine zentrale Rolle. Der Bohrer ist neben Spiegel und Sonde das Haupterkennungsmerkmal des Zahnarztes. Er wird in „KuB" beschrieben als „etwas Großes und Garstiges und Blankes, das brummt und sich dreht" (S. 30) und „in unseren Häusern herumbohrt" (S. 33). Im Buch „Vom Jörg" „ bohrt Herr Doktor Heiler mit dem Bohrer alle Speisreste und allen Schmutz aus dem kranken Zahn heraus" (S. 24), was sehr real, verständlich und nachvollziehbar klingt.

Von Bedeutung für unsere Profession ist es, dass in den Kinderbüchern Karius, Baktus, Hacky, Dicky und das Zahnwehmännlein nichts anderes sind als eine kindgerechte Umschreibung von Bakterien. Das Kind erfährt, dass sie sich von zuckerhaltigen Speisen ernähren und durch ihre Zerstörungskraft viele Schmerzen bewirken können. Die einzige Möglichkeit, sie von den Zähnen fern zu halten, besteht darin, das Zähneputzen regelmäßig und richtig zu betreiben und auf Süßigkeiten zu verzichten. Bildlich wird den Kindern in ihrer Sprache veranschaulicht, wie Hygiene und Ernährungsumstellung zur Zahngesundheit beitragen können.

Sinnvoll für den zahnärztlichen Berufsstand ist die Tatsache, dass der Zahnarzt in „KuB" und in „Vom Jörg" als nett, freundlich lächelnd, jung, verständnisvoll und sich aufmerksam dem Kind zuwendend dargestellt wird. Der Zahnarzt strahlt Sauberkeit und Eleganz aus. Sein Äußeres wirkt sehr gepflegt. In „Milchzahnstraße" wird die Figur des Zahnarztes nur vermittels seines Fingers angedeutet. Die Person des Zahnarztes als solche ist hier nicht erkennbar, sondern nur sein Finger. Die Erlösung vom Zahnschmerz und von der dicken Backe geschieht durch den Zahnarzt, der so zu einer Art Erlöserfigur wird.

In „KuB" macht sich der Zahnarzt nur durch den Satz „mach den Mund auf" (S. 27) bemerkbar. Dieser Satz ist auch durch eine andere Schreibweise hervorgehoben. Die Behandlungslampe wird für die beiden Kobolde auch sichtbar. Sie ist „zehnmal größer als die Sonne" (S. 30). Die beiden Kobolde sehen den Zahnarzt folgendermaßen: „(…) ein Mann in einem weißen Kittel (…) das ist ja ein schönes Pech! Das ist der Zahnarzt! (…) sind Zahnärzte gefährlich? (…) Zahnärzte, ja. Das sind die Schlimmsten die es gibt. Sie machen unsere Häuser kaputt und stopfen die Löcher zu" (S. 30). Der Zahnarzt ist diejenige Person, welche die Schmerzen von Jens beseitigen will, diese können indes nur dann verschwinden, wenn er die Löcher in den Zähnen stopft, wo Karius und Baktus wohnen. Deshalb erkennen sie den Zahnarzt als denjenigen, der ihre Häuser kaputt macht. Er wird korrekt als „Zahnarzt" in „KuB" benannt. Während er bei „Vom Jörg" einen symbolträchtigen Namen erhält: Doktor Heiler. In „Milchzahnstraße" wird der Zahnarzt nicht als solcher benannt. Von ihm wird nicht gesprochen, wir lesen nur das Wort „der Haken" (S. 39), welches in Assoziation mit der Zahnarztpraxis gebracht wird. Von Bedeutung ist bei diesen Passagen die erklärende Haltung des Lesers gegenüber dem Kind. Der Leser muss die Passagen im Buch erläutern, damit das Kind das Geschehen versteht. Karius, Baktus, Hacky, Dicky und das Zahnwehmännlein sind böse und verursachen den Schmerz. Der Zahnarzt ist derjenige, der den auftretenden Zahnschmerz entfernt. Wenn er überhaupt gezeigt wird, dann ist der Zahnarzt übrigens immer männlich.

Der Zahnschmerz wird sehr unterschiedlich dargestellt. In „KuB" heißt es: „(…) er freute sich nicht so sehr über Karius und Baktus, denn solche Burschen machen die Zähne kaputt. Und weh tut es auch. Jeder, der mal Zahnschmerzen gehabt hat, weiß, dass es fast das Schlimmste ist, was es gibt" (S. 15). Der Schmerz wird zwar benannt, aber seine Ursache nicht direkt beschrieben, wohingegen in „Milchzahnstraße" eine fast schon wissenschaftlich zu nennende Erläuterung zur Entstehung des Schmerzes angesprochen wird: „aber mit dem Nerv ist das so eine Sache. Wenn auf ihn gedrückt wird, erhält das Gehirn ein Signal. Nun weiß es, dass an dem Zahn unerlaubt gebaut und gehämmert wird. Es kann aber nichts daran ändern. In seiner Hilflosigkeit lässt es die Wange dick werden, damit jeder sehen kann, dass jemand im Mund sein Unwesen treibt" (S. 38). Sehr nüchtern, realistisch, kurz und bündig geht es in „Vom Jörg" zu. „Am Morgen, als die Mutter ihren Jungen weckte, hatte er eine dick geschwollene Wange und schreckliche Zahnschmerzen „Huhu", heulte Jörg „mein Zahn tut so weh!" (S. 16). Die Mutter antwortet sehr sachlich und erläutert die Gründe der Zahnschmerzen: der übermäßige Verzehr von Süßigkeiten verbunden mit mangelnder Zahnhygiene führt zu Karies und zu Zahnschmerzen. Der erlittene Schmerz führt bei Jörg einen Wandel herbei: Aus einem verschwenderischen Jungen wird ein sparsamer Junge, der Geld für seine Eisenbahn spart anstatt es für Süßigkeiten auszugeben. Aus einem Kind das „natürlich nicht die Zähne putzt" wird ein Jörg der „jetzt nach jeder Mahlzeit gründlich" (S. 30) seine Zähne säubert. Er lernt sich die Zähne zu putzen und regelmäßig zwei Mal im Jahr zum Zahnarzt zu gehen.

Für die Profession ist es relevant, dass sich das Bild des Zahnarztes in den drei analysierten Kinderbüchern, in einem Zeitraum von ungefähr 45 Jahren, überhaupt nicht verändert hat. Der Zahnarzt wurde 1948 mit denselben Augen gesehen wie 1993. Dies ist die Sicht des Autors welche an das Kind durch den Leser weitergegeben wird. Der Zahnarzt ist derjenige der den Schmerz vertreibt und das Kind von seinen Leiden befreit. Er stellt den Befreier dar, die Befreiung vom Schmerz und von den Übeltätern wird durch ihn vollzogen.

Aus meiner Sicht wäre es wichtig, auch neue, modernere Bücher auf den Markt zu bringen, welche dem Stand der heutigen Lage in der Zahnmedizin entsprechen.

Literatur

Albey, H. A. (1997). Bilderbuch: Literatur, neun Kapitel über eine unterschätzte Literaturgattung. Weinheim: Beltz.

Egner, T. (2006). Karius und Baktus. München: cbj.

Künzel, H. & Schmitz, G. (2004): Vom Jörg der Zahnweh hatte. Weinheim / Basel: Beltz.

Leschhorn, E. (2007). Lola trinkt - Eine Zahnarztgeschichte mit Bildern von Stefan Stutz. Offenbach: Eigenverlag.

Russelmann, A. (1993): Neues aus der Milchzahnstrasse. Gossau / Zürich: Verlagsgruppe: Nord-Süd Verlag AG.

Thiele, J. (1991). Das Bilderbuch Ästhetik-Theorie-Analyse-Didaktik-Rezeption. Bremen-Oldenburg: Universitätsverlag Aschenbeck & Isensee.

Visuelle Kommunikation mit den zahnärztlichen Patienten

Hinrich Burfeind

Visuelle Medien spielen bei der Erläuterung von Zahnbefunden aus Patientensicht eine immer bedeutendere Rolle. Dieses Ergebnis tritt bei der Auswertung der von mir durchgeführten Patienteninterviews klar hervor. Bevorzugt werden jene Medien, die sich dem Patienten ohne Fachwissen und zahnärztlicher Erläuterungen erschließen. Das Bild im Mundspiegel und das digitale Bild erfüllen dieses Kriterium am besten. Beim Spiegelbild gibt es jedoch Einschränkungen: Die Blickrichtung (vor allem bei Brillenträgern), die Ausleuchtung und das Beschlagen des Spiegels beeinträchtigen oftmals die Sicht. Das digitale Bild zeigt diese Nachteile nicht. In entspannter Körperhaltung und unter guten Sichtbedingungen kann der Patient seinen Befund am PC-Monitor betrachten. Durch Ausschnittsvergrößerungen können bestimmte Bildbereiche hervorgehoben werden. Dies ist der eindeutige Vorteil hochauflösender Digitalfotos. Interessanterweise erweisen sich aus der Sicht des Patienten das niedrig auflösende Videostandbild der Intraoralkamera und das hoch auflösende Digitalfoto bei identischem Bildausschnitt hinsichtlich ihrer Aussagekraft als gleichwertig.

Nicht statische Befunde können als Videosequenz aufgezeichnet und dem Patienten anschließend am Monitor erklärt werden. Für die Untersuchung in meiner Masterarbeit wurde das Medium Film zur Darstellung der Deviation des Unterkiefers bei der Mundöffnungs- und Schließbewegung eingesetzt. Die Darstellung dieses Befundes durch einen Film ist für die Patienten von Interesse, bedarf aber meistens zusätzlicher Erklärungen von Seiten des Zahnarztes. Befunde, welche die Phonetik betreffe, erschließen sich zwar leichter, wurden jedoch in meiner Untersuchung nicht berücksichtigt.

Röntgenbilder haben für den Zahnarzt bei der Diagnosestellung und der Erklärung von Befunden bis zum heutigen Tag einen sehr hohen Stellenwert. Aus der Laiensicht des Patienten hat das Röntgenbild indes oftmals keine oder eine nur geringe Aussagekraft. Nur durch Erklärungen durch den Zahnarzt wird es dem Patienten möglich, röntgenologische Befunde zu erkennen. Letztlich aber hat das Röntgenbild für die Patienten eine geringe Aussagekraft.

Für den zahnärztlichen Berufsstand ist es von Bedeutung, dass Visualität aus der Sicht der Patienten sehr wichtig ist. Das hat meine Arbeit klar belegt. Aufgrund eigener Erfahrungen wird diesem Umstand vielfach nicht die gebührende Beachtung geschenkt. Dadurch wird eine Chance vertan, die Compliance des Patienten durch sorgfältige Information und Aufklärung mit Hilfe visueller Medien zu verbessern.

Der Einsatz visueller Medien in der zahnärztlichen Praxis dient zunächst der Dokumentation von Befunden. Hierfür werden Röntgenbilder und digitale Bilder eingesetzt. Das Röntgenbild findet zu diesem Zweck seit Jahrzehnten Verwendung. Mit Einführung der digitalen Fotografie gewinnen digitale Bilder zunehmend an Bedeutung bei der Archivierung von Befunden.

Aus zahnärztlicher Sicht haben der Karteieintrag und das Röntgenbild Priorität bei der Dokumentation. Die digitalen Bilder werden als Ergänzung zur Befunddokumentation angefertigt und archiviert und haben einen geringeren Stellenwert.

„Ein Bild sagt mehr als tausend Worte" – Warum trifft dieses Sprichwort bei der zahnärztlichen Befunddokumentation nicht zu? Eine Ursache mag in der Angst vor der Manipulation digitaler Bilder liegen. Die Verwendung des nicht veränderbaren digitalen Negativs, dem so genannten RAW-Format, böte hier genügend Sicherheit. RAW-Dateien lassen sich aber nur von hochwertigen Systemkameras erzeugen und sind im Workflow etwas komplizierter zu handhaben als Bilder im JPG-Format. Dies mag Zahnärzte davon abhalten, digitale Bilder standardmäßig zur Befunddokumentation einzusetzen. Darüber hinaus spielt vermutlich ein fehlendes Wissen über die Vorteile von Visualität bei der Befunddokumentation eine Rolle.

Die für die Befunddokumentation gewonnenen visuellen Daten können darüber hinausgehend zur Kommunikation mit Dritten eingesetzt werden. Dies können z. B. Patienten, Zahntechniker, Kollegen und Gutachter sein. In der vorliegenden Arbeit wurde lediglich die visuelle Kommunikation mit dem Patienten untersucht.

Welche Aussagekraft und Bedeutung visuelle Medien im Rahmen der Kommunikation mit den oben genannten Dritten haben, gilt es in der Zukunft zu untersuchen. Das Augenmerk sollte dabei auf der Bedeutung von visuellen Medien im Allgemeinen und auf dem Herausarbeiten von Qualitätskriterien (z. B. Dokumentenechtheit, Auflösung, Farbtreue und Handhabbarkeit) liegen. Interessant ist auch die Frage, welche Rolle die Filmsequenz bei der Dokumentation spielen könnte. Die performative Sozialforschung bietet hierfür mit dem Werkzeug der Videografie ein geeignetes Instrumentarium. Aus einer interaktionsanalytischen Perspektive zeichnet die Kamera hörbare, gestische und räumliche Dimensionen von Interaktionen auf und macht sie so einer Interpretation zugänglich. Die audiovisuelle Aufnahme kann die Komplexität des Kommunikationsprozesses gut erfassen. Die Dimension des Sehens (Gestik, Mimik, Erscheinungsbild) und Hörens kann in einer Filmsequenz festgehalten werden. Die Kommunikation durch Geruch und Berührung bleibt zwar unberücksichtigt, dennoch ist der Vorteil gegenüber der Übertragung von Interviews in die Textform offensichtlich. Die Videografie kann außerdem die Kommunikation mit Kollegen zur Forschung erleichtern und die Reflexivität anregen.

Adressat dieser Untersuchung ist die Zahnärzteschaft. Die Inhalte und Ergebnisse der vorliegenden Untersuchung werden durch das Medium Film dem Rezipienten anders, möglicherweise umfassender vermittelt, als dies bei einem Textdokument der Fall wäre. Das Medium Film wurde in meiner Arbeit zum ersten Mal zur Untersuchung einer zahnmedizinischen Fragestellung im Kontext der Professionsentwicklung eingesetzt. Die Untersuchung und Erforschung weiterer zahnmedizinischer Fragestellungen mit Hilfe der vorgestellten Methodik wäre denkbar und wünschenswert.

Didaktische Strukturen des zahnmedizinischen Lehrfilms

Anna Smaczny

Einleitung

Lehrfilme für den studentischen Unterricht haben in der Zahnmedizin eine lange Tradition. In den letzten Jahren ist die Bedeutung von Lehrfilme jedoch stark gestiegen, da immer mehr Fachverlage eigene Produktionen auf den Markt bringen, die zumeist unter Einsatz des Internets vertrieben werden. Ferner sind wissenschaftliche Fachgesellschaften dazu übergegangen, eigenes Lehrmaterial für die Fortbildung unter Verwendung dieses Mediums anzubieten. Eine Analyse dieser Produkte in Bezug auf die angewandten didaktischen Konzepte und somit auf ihre Tauglichkeit zur zahnärztlichen Fortbildung stand bislang aus. Die vorliegende Studie widmet sich dem zahnmedizinischen Lehrfilm mit der Fragestellung, welche Strukturen und didaktischen Modelle in den heute verfügbaren Produktionen vorkommen. Nach dieser Analyse entwirft die Autorin die Struktur eines beispielhaften Lehrfilms, den sie als Prototyp konzipiert und realisiert.

Material und Methoden

Im empirischen Teil der Studie werden 10 Lehrfilme verschiedener Anbieter sowie ein Werbefilm analysiert, um die ihnen eigenen Strukturmerkmale zu beschreiben. Das Hauptaugenmerk liegt auf Filmen zur Darstellung parodontologischer und oralchirurgischer Behandlungstechniken. Für die Analyse wurden die gesprochenen Texte in ein Transkript übertragen und die feststellbaren Handlungs- und Wissenstypen sichtbar gemacht. Hierfür wird eine Verlaufsanalyse vorgelegt, die erkennbar macht, welche strukturellen Schwerpunkte die Filme aufweisen. Ferner wird die Strukturanalyse nach Jank/Meyer angewandt, um eine Aussage über Intentionalität, Methodik und Thematik zu treffen.

Ergebnisse

Die Analyse weist aus, dass die Dramaturgie der untersuchten Filme zunächst eine gewisse Uniformität aufweist. Es handelt sich um die Darstellung von zahnmedizinischen Eingriffen. Der Eingriff selbst bestimmt den Ablauf, die Kameraeinstellung und die Kommentierung. Das orale Bild dominiert. Der Operateur spricht in aller Regel selbst. Ansonsten gibt es erhebliche Unterschiede in der Fallbeschreibung. Eine strukturierte Übersicht über Anamnese, Befund und alternative Therapieoptionen, die für das Fallverstehen von großer Bedeutung ist, bleibt in den untersuchten Produktionen die Ausnahme. Eine Chronologie des Fall- und Entscheidungsgeschehens wurde nur in einem der untersuchten Filme in die Darstellung aufgenommen. Informationen über Vorgeschichte und Therapiewahl werden in der Regel nur beiläufig erwähnt. Patientenbegehren und differentialtherapeutische Überlegungen sind ausgeblendet.

Didaktische Strukturen des zahnmedizinischen Lehrfilms

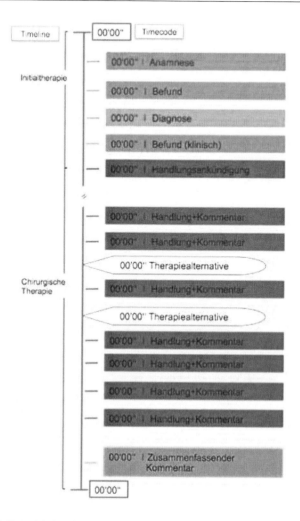

Abb. 1 : Zeitstrahl „Leitfaden für einen guten Lehrfilm"

Auf der Basis ihrer Analyse entwickelt die Autorin das Konzept einer „guten" didaktischen Struktur des zahnmedizinischen Lehrfilms, die ein umfassendes Fallverstehen fördert. Schwerpunkt dieser Struktur ist die systematische Darstellung der initialen Entscheidungsfindung und ihrer Grundlagen (Anamnese, Befund) sowie die detaillierte Beschreibung der eingesetzten Technik unter Verwendung von Abbildungen der Instrumente. Diese Struktur wird - analog zu den Analysen – als Zeitstrahl vorgestellt (siehe Abbildung 1). Die Umsetzung dieses Konzeptes erfolgt in einem Lehrfilm mit dem Thema „Implantation in der ästhetischen Zone mit Bindegewebstransplantat". Der Film folgt in seiner Struktur den Vorgaben der Autorin und beginnt mit systematischen Informationen zu Anamnese und Befund. Die einzelnen Handlungsschritte des Eingriffs werden durch Darstellung des operativen Geschehens und durch zusätzliche Informationen über Instrumentarium und Material veranschaulicht.

Ein schräger Typ

Harald Hildenbrand

Zweitabdruck der Erstpublikation
Hildenbrand, H. (2008). Ein schräger Typ. ZM, 98 (16), 2220-2226

Die Darstellung des Zahnarztes im Film ist für den Berufsstand wenig schmeichelhaft. Das Bild ist geprägt durch ein stereotypes marktschreierisches Muster, das sich medial gut verkaufen lässt: Gewalt, Habgier und ein schräger Charakter. Die Gründe sind vielfältig, wie diese Expertise des Autors zeigt. Doch es gibt eine positive Botschaft: Die Änderung dieses Images hat die Profession selbst in der Hand.

Ein Zahnarzt ist ein Taschenspieler, … der, während er Metall in deinen Mund hineinsteckt, Münzen aus deiner Tasche herauszieht.", (Ambrose Bierce, 1842-1914). So wurden schon vor fast einem Jahrhundert in der öffentlichen Wahrnehmung die Zahnärzte beschrieben. Erstaunlicherweise hat sich das Klischee des geldgierigen, materialistischen und betrügerischen Zahnarztes bis in die heutige Zeit erhalten – und das betrifft nicht nur die USA oder Deutschland, sondern ist ein internationales Phänomen.

Verfolgt man die Entwicklung der Profession nur innerhalb der letzten fünf Dekaden, so stellt man fest, dass es immer wieder um die gleichen Problemfelder geht, die im Zusammenhang mit den Zahnärzten sowohl in den Printmedien als auch multimedial gebetsmühlenartig thematisiert werden: Auseinandersetzungen um Honorare und Vergütung, Abrechnungsbetrug und anderweitige Felder, die den Zahnmediziner entweder als Person oder als Mitglied eines ganzen Berufsstandes diffamieren oder zumindest in ein negatives Licht stellen.

Nicht allein das Klischee von der Geldgier macht in der Bevölkerung die Runde, sondern auch Charakterzeichnungen, die allzu oft jenseits der Seriosität und des guten Geschmacks liegen. Da ist es kein Wunder, dass sich Filmregisseure bei der Beschreibung einer prägnanten zahnärztlichen Filmfigur bei den kursierenden Stereotypen und vermeintlichen Persönlichkeitsmerkmalen eines Zahnmediziners bedienen, um der Dramaturgie eines Filmtextes eine gewisse „Würze" zu verleihen. Für die Zahnärzte und ihre Reputation vielleicht ein Glück, dass sie nur selten in Spielfilmen vorkommen und viele Filme auf dem (deutschen) Markt überhaupt nicht oder nicht mehr erhältlich sind.

Stereotype Muster

Die Wahrnehmung der Filmkollegen durch das Publikum ist verschwommen, und wenn etwas in Erinnerung bleibt dann sind es insbesondere Gewaltszenen. So stößt man unabhängig vom Filmgenre regelmäßig auf die gleichen, dramaturgisch offensichtlich äußerst dankbaren drei übergeordneten Muster: die Gewalttätigkeit, die Habgier (Reichtum) und die „deviante" Persönlichkeitsstruktur des handelnden Zahnarztes. Dabei ist es nicht unbedingt Grundvoraussetzung, dass dieser in seinem professionellen Umfeld der Praxis oder Klinik verortet ist.

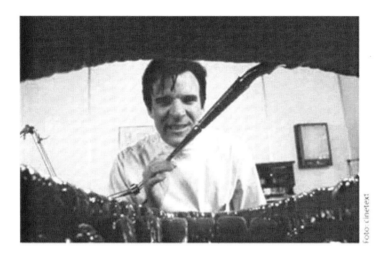

Abb. 1: Der Zahnarzt als schräger Charakter – so lässt sich das Bild des Berufsstands in der Sprache des Films als Klischee bestens vermarkten. Hier ein Ausschnitt aus „Der kleine Horrorladen" (USA, 1986) mit Steve Martin. Besonders beliebt bei solchen Szenen ist die Kameratechnik des „intraoralen Auges".

Im Gegensatz dazu stehen die Ärzte, die entweder – in älteren Produktionen – in der Rolle selbstloser heroischer Retter oder Halbgötter in Weiß glänzten oder – heutzutage – in seichten Dailysoaps bei dramatischen Lebensrettungsaktionen ihre fachliche Kompetenz demonstrieren dürfen. Auch in der deutschen Medienwissenschaft scheint der Zahnarzt nicht die gleiche Bedeutung zu haben wie der Arzt. Hier und da liest man in diesem Zusammenhang vom „Schmalspurmediziner" und von einem Minderwertigkeitskomplex der Zahnmediziner gegenüber den „richtigen" Ärzten, was ihre „reduzierte" Beliebtheit und Auftrittsfrequenz im Film erklären könnte. Ein eigenständiges Genre „Zahnarztfilm" gibt es im Gegensatz zum „Arztfilm" jedenfalls nicht.

Und doch tauchen sie auf – die zahnärztlichen Filmkollegen – allerdings allzu oft in einer Art und Weise, die die Profession nicht unbedingt erfreut, weil sie so gar nicht ihrem positiven Eigenbild entspricht. Dieses Eigenbild ist geprägt von Schlagworten wie hohe Leistungsmotivation, Perfektionismus und Beherrschung immer ausgefeilterer Behandlungstechniken zum Wohle des Patienten – und zum Wohle des eigenen Geldbeutels, was selbstverständlich so offen nicht gesagt wird.

Naturgemäß erfordert der Beruf des Zahnarztes ein überdurchschnittliches handwerkliches Geschick und einen gewissen Hang zur Akribie. Kehrt man diese Begriffe ins Negative um, so werden daraus die Schlagzeilen, die in der Yellowpress zu finden sind: „Die Zahnärzte ... Sadisten! ... Raffzähne! ... 'Verbohrte' Charaktertypen!" Im Rahmen einer Masterarbeit des Masterstudiengangs Integrated Practice in Dentistry, der von der Otto-von-Guericke-Universität Magdeburg in Kooperation mit der Akademie für Zahnärztliche Fortbildung Karlsruhe durchgeführt wird, hat der Autor dieses Artikels die Klischees, die im öffentlichen Diskurs über Zahnärzte vorhanden sind, exemplarisch anhand einer Filmanalyse des B-Movies „The Dentist" von Brian Yuzna (USA 1996) aufgespürt. Es wurde der Frage nachgegangen, wie diese hier und auch in anderen Produktionen filmisch vermittelt, sozusagen „verpackt" werden.

Auch für einen Zahnarzt ist es sehr spannend, sich die Methoden der Filmemacher, ihre „Filmsprache" einmal etwas genauer anzusehen. Medien haben ihre eigenen Gesetzmäßigkeiten wie sie Botschaften transportieren. Sie ge- oder missbrauchen das Recht, einen Sachverhalt zu verzerren oder zu überzeichnen. Das bewegte Bild, der Spielfilm, bietet in diesem Kontext ungleich viel mehr Möglichkeiten als beispielsweise eine Karikatur, weil er mehrfache Perspektivenwechsel zulässt und mehrere Sinnesmodalitäten gleichzeitig anspricht. Der vermeintliche Wahrheitsgehalt eines filmischen Textes wird dabei leider oft überhaupt nicht infrage gestellt. Das Publikum, das die filmischen Informationen in oft konfektionierter, schlagzeilenartig verpackter Form rezipiert, erhält quasi als Nebenprodukt die proklamierten Stereotype und/oder Vorurteile mitgeliefert.

Der Fantasie keine Grenzen gesetzt

Der schöpferischen Fantasie sind im Spielfilm keine Grenzen gesetzt, wie eine ganze Reihe mehr oder weniger berühmter Produktionen nicht nur aus Hollywood beweist.

Jedem Cineasten ist der „Marathon Man" (USA 1976) ein Begriff, und man erinnert sich in erster Linie an die grausamen Folterszenen, in denen der sadistische Dr. Szell eine „Zahnbehandlung" bei Dustin Hofman alias Babe Levy durchführt. Die Kamera fängt Schmerz und Leid über Nah- und Detailaufnahmen ein und registriert die Gestik und Mimik der die Szene beobachtenden Mitschauspieler stellvertretend für den Zuschauer. In die gleiche brutale Kerbe schlagen Low-Budget-Produktionen wie „Campfire Stories" (USA 2001) oder „The Dentist 1" (USA 1996) und „The Dentist 2" (USA 1998), die Gewaltszenen entweder im Dämmerlicht und abgedunkelten Räumen stattfinden lassen oder mittels einer grell ausgeleuchteten Kulisse beziehungsweise weißen Farbgebung eine sterile und damit kalte und brutale Stimmung erzeugen. Wenn dann noch reichlich Blut fließt, bekommt die Arztfarbe Weiß, die eigentlich für Reinheit und Hygiene steht, eine gänzlich andere Konnotation.

Abgemilderte Gewaltszenen – aber immerhin drastisch genug, um entsprechende Gänsehaut beim Panikpatienten zu provozieren, finden sich in Spielfilmen wie „The three stooges – the tooth will out" (USA 1951), „Die Züricher Verlobung" (BRD 1957) und seinem völlig misslungenen Remake aus dem Jahre 2007 (kürzlich in der ARD), „Kinderarzt Dr. Fröhlich" (BRD 1971), „Little Shop of Horrors" (USA 1980), der ZDF-Produktion „Trouble im Penthouse" (1988), „Eversmile New Jersey" (Argentinien 1989), oder „Houseguest" (USA 1994). Fast immer sind es Zahnextraktionen, die in gleichsam akrobatischer Manier über den wild um sich schlagenden Patienten gebeugt vom Zahnarzt vollzogen werden.

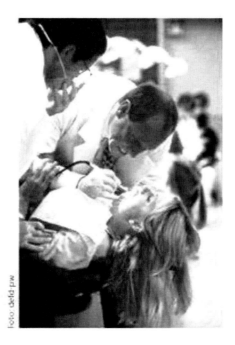

Abb. 2: Bestes Anschauungsmaterial in Sachen stereotypes Horrormuster liefert das B-Movie „The Dentist" (USA 1996) von Brian Yuzna: Der Zahnarzt Dr. Finestone malträtiert gerade seine Patientin.

In der zahnmedizinischen Literatur wurde schon des Öfteren ein Überblick über Filme mit Zahnarztbeteiligung gegeben. Dr. Almud Rischer aus Berlin beispielsweise stellt mittels ihrer Promotion aus dem Jahre 2001 eine Liste von Filmen mit zahnärztlichen Szenen zusammen, die naturgemäß auch deswegen unvollständig sein muss, weil mittlerweile neue Produktionen hinzugekommen sind und das Medium Internet eine intensive Filmrecherche zulässt.

So stößt man auch auf ältere US-amerikanische Spielfilme, zum Beispiel „Bells are ringing" (1960), in der der Zahnarzt Dr. Kitchell mittels eines Druckluftschlauchs Töne erzeugt und diese als Vorlage für die Komposition von Liedern benutzt. Um dessen Skurilität neben seinem schrillen Verhalten auch optisch Glaubwürdigkeit zu verleihen, trägt er eine Brille mit flaschenbodendicken Gläsern.

Ähnliche Strukturelemente finden sich in der deutschen Nachkriegsschnulze „Ein Engel auf Erden" aus dem Jahre 1957, in der sich eine überängstliche Romy Schneider von einem ebenfalls durchgeknallten, mit einem Lachtick behafteten Kollegen behandeln lassen muss, der ständig in der Wir- Form spricht und eingehend auf die Ängste der Patientin despektierlich bemerkt: „Zerbrechlich sind wir alle, aber ein Zahn ist schließlich nicht die Welt und ein Zahnarzt ist kein Henker – hähähä." Oft sind es also die durch Körpersprache und Dialoge vermittelten Eindrücke, die den Zahnarzt als etwas schrägen Vogel bloßstellen oder ihm eine besondere auffällige Charakternote zuweisen.

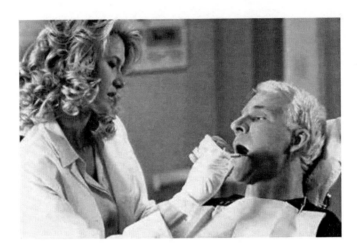

Abb. 3: In „Novocaine" (USA 2011) von David Atkins fühlt Hauptdarstellerin Laura Dern ihrem Patienten Steve Martin auf den Zahn.

Filmzahnärzte werden von ihren Patienten oder anderen handelnden Figuren schon mal als Henker oder Sadist tituliert und in Yuzna's Horrorwerk „The Dentist" bemerkt ein Polizist, immerhin eine Respektsperson und Vertreter des Staates: „Zahnärzte sind zu allem fähig!"

Bisweilen wird's auch schon mal philosophisch, etwa im Thriller „Novocaine" (USA 2001), in dem der Protagonist Dr. Sangster bereits in der Eingangssequenz bemerkt; „Ein Mensch hat vieles zu verlieren, zum Beispiel kann er sein Gesicht verlieren, odersein Leben. Aber das Schlimmste was er verlieren kann sind seine Zähne …", – und dieser Kommentar unter Einblendung des Röntgenbildes eines menschlichen Schädels. Da wird ganz subtil der Tod mit dem Zahnarzt in Verbindung gebracht. Wie überhaupt das Röntgenbild ein Filmaccessoire ist, das als typische Bauform im zahnärztlichen Kontext mindestens genausooft vorkommt wie demonstrativ in Nahaufnahme eingefangene Zangen, Bohrer und Fräsen, die – wie könnte es auch anders sein – zumeist Unheil anrichten.

Nicht selten greifen Filmemacher auf alte Filmproduktionen zurück und bedienen sich dort hemmungslos an bereits vordefinierten Charakterzeichnungen von Zahnarztfiguren, Bauformen und Erzählelementen. Ein solcher „Referenz-Film" etwa ist der 25-Minuten Streifen aus dem Jahre 1932 „The Dentist" mit W.C. Fields als Hauptdarsteller. Der hier auftretende Zahnarzt scheint Vorbild für viele spätere Produktionen gewesen zu sein, die eine reichhaltige Palette an „Devianzen" der Zahnmediziner zeichnen.

Diese Palette reicht vom Vorsitzenden einer rassistischen Neonazi-Partei im Film „Der Papagei" (BRD 1983), dem pädophilen Zahnarzt in Almodovar's Sozialdrama „Que he hecho yo para merecer esto" (Spanien 1984), dem profilierungssüchtigen Prominentenzahnarzt Dr. Carl Friedmann in „Kir Royal" (BRD 1986), dem äußerst verhaltensgestörten Dr. Jeffrey Korcheck in Steven Soderbergh's „Schizopolis" (USA 1997), über den hysterischen Zahnarzt Jean-Pierre in „Die Zeitritter – auf der

Suche nach dem heiligen Zahn" (Frankreich 1998), den promisken homosexuellen Zahnarzt Pedro im Film „Cachorro" (Spanien 2005), bis hin zum Komplizen eines Mordes in der Folge „Monk und der sadistische Zahnarzt" (USA 2006).

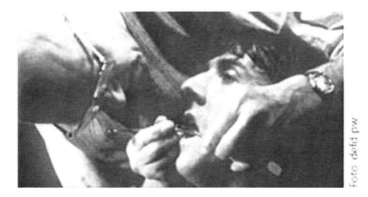

Abb. 4: Grausig ist dem Kinobesucher die szene in „Marathon Man" (USA, 1976) in Erinnerung, in der der sadistische Dr. Szell bei Babe Levy (Dustin Hoffman) eine „Zahnarztbehandlung" durchführt.

Sex als Nebenprodukt

Die Thematisierung von Sexualität in all ihren Spielformen im Kontext des zahnärztlichen Handelns ist nicht selten ein delikates Nebenprodukt der Dramaturgie. Da wird am Zahnarztstuhl schon mal geflirtet, geknutscht und gefummelt, und manchmal auch mehr – gesehen in Filmen wie „Nachtschwester müsste man sein" (Italien, 1978) „La Boum" (Frankreich 1980), „Compromising positions" (GB 1985), „Captives" (GB 1994), „The Dentist 1" (USA 1996), „Sidewalks in New York" (USA 2001) oder „Novocaine" (USA 2001). Zahnärzte dürfen Schwerenöter sein, wie im Klassiker „Die Kaktusblüte" (USA 1969), promisk, bisexuell und pädophil – nichts ist tabu.

Ganz drastisch geht es zur Sache in Russ Meyer's „Beneath the valley of Ultravixens" (USA 1979) oder in der Hongkong-Produktion „Raped by an angel 2 – uniform fan" (1998). Ein weiteres Beispiel ist der hypochondrische Zahnarzt „Schmerzloser Bohrer" im satirischen Antikriegsstreifen „Mash" (USA 1968), der mit seinem großen „Gerät" bei den Frauen sehr beliebt ist. Er versagt erstmalig als Liebhaber und ist von da an überzeugt, latent homosexuell zu sein – er hegt aufgrund dessen ernsthaft Selbstmordgedanken. Genau deswegen erinnert man sich an ihn – nicht etwa wegen seines hervorragenden chirurgischen Könnens im Feldlazarett.

Die männliche Potenz als solche wird nicht selten im Gespräch mit dem Patienten direkt oder versteckt angesprochen, etwa im ZDF-Fernsehfilm „Ein gemachter Mann" (BRD 1988). In „Boum Boum" (Spanien & Belgien 1990) verwechselt ein männlicher Patient nach der Behandlung durch seine Zahnärztin in deren Erklärungen das Wort „Insuffizienz" mit „Impotenz" und ist völlig konsterniert darüber, dass eine Zahnbehandlung Impotenz zur Folge haben könnte. Die Zahnärztin kann das Missverständnis aber rechtzeitig aufklären.

Zu tun hat die Einbindung sexueller Konnotationen einerseits mit der intimen Situation am Zahnarztstuhl: Zahnärzte arbeiten in einem hoch erotischen Bereich, der Mundhöhle, den Lippen, der Zunge, und das in einem Augenabstand, der den üblicherweise tolerierten um ein Erhebliches unterschreitet. Andererseits steht der Zahn kulturhistorisch als Chiffre für Stärke, Macht, Vitalität und sexuelle Potenz. Dem entsprechend häufig finden sich sexuelle Themen in die Filmsyntax eingearbeitet.

Klassische Rollenzuteilung

Auffällig selten sind Frauen in zahnärztlichen Rollen zu finden. Sie agieren auch hier eher auf Nebenschauplätzen denn als Zahnärztinnen. Wichtiger ist ihre klassische Rollenzuteilung als Geliebte, etwa eines Mehrfachmörders wie im Spielfilm „Captives" (GB 1994) oder als geldgierige, korrupte Xanthippe, die illegale Einwanderer behandelt und dafür Schwarzgeld kassiert – eindrucksvoll zu sehen im Blockbuster „Burglar" mit Whoopi Goldberg in der Hauptrolle (USA 1987).

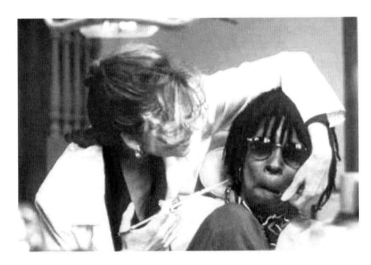

Abb. 5: In „Burglar" (USA 1987) ist die Zahnärztin eine geldgierige, korrupte Xanthippe, die illegale Einwanderer (hier: Whoopi Goldberg) behandelt und dafür Schwarzgeld kassiert.

Oftmals sind es völlig unscheinbare, harmlose deutsche Nachkriegsfilme, die es in sich haben. Heinz Rühmann alias Dr. Stegemann im Film „Meine Tochter und ich" (BRD 1962) darf sich so definieren: „Gentleman – das bin ich nicht! Ich bin Zahnarzt!" Was bestätigt er damit: Zahnärzte sind eben keine edlen Menschen, sondern das Gegenteil. Und dazu ist er auch noch sehr wohlhabend: riesige Villa, Weltreisen, Havanna-Zigarren, ein Mercedes-Cabrio als Geburtstagsgeschenk für die Tochter und ein für damalige Verhältnisse reichhaltiges Kameraequipment stehen stellvertretend für die materielle Sorgenfreiheit und den Reichtum des Zahnarztes. Und Dr. Stegemann ist kein Einzelfall. Meist haben Filmzahnärzte schicke Autos, protzige Häuser und Praxen oder verwöhnte Luxusbräute an ihrer Seite und sie spielen nicht selten in elitären Golfclubs.

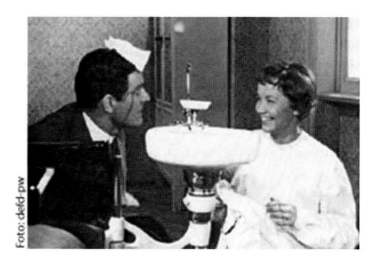

Abb. 6: In dem beliebten deutschen Nachkriegsfilm „Die Züricher Verlobung" (BRD 1957) von Helmut Käutner dient das Zahnarzt-Ambiente als Flirtkulisse von Paul Hubschmid und Liselotte Pulver.

In „Alter Kahn und junge Liebe" (BRD 1957) nimmt der schmerzgeplagte Patient zutiefst erschreckt durch Schreie aus dem Behandlungszimmer Reißaus. Dieser auditive Schlüsselreiz und das dazugehörige Fluchtverhalten kurz vor der Behandlung ist ein äußerst beliebtes Setting bei Filmemachern. Es findet sich auch in „Witwer mit 5 Töchtern" (BRD 1957) oder ganz drastisch im verschollenen Hollywoodschinken „The shakiest gun in the west" (USA 1968), wo ein Zahnmedizinstudent sich sogar mit einer Patientin prügelt, die nicht den Mund aufmachen will.

Das „intraorale Auge"

Eine besonders interessante Variante das Fluchtverhalten kamera- beziehungsweise tricktechnisch umzusetzen, ist das „Intraorale Auge". Die Kamera zieht sich mit dem Zuschauer in die Mundhöhle zurück und gewährt über die Zunge hinweg und durch die Zahnzwischenräume hindurch einen Blick auf den Zahnarzt, der meistens genüsslich mit seinem Instrumentarium herumfuchtelt. Eine solche Montage hat den Effekt, dass der Rezipient den Zahnarzt in seinem Tun sehr stark auf die Mundhöhle reduziert, ihn über den Mund überhaupt erst definiert. Sie bietet weiterhin dem angsterfüllten Betrachter die Möglichkeit, sich Schutz suchend in die Mundhöhle zu flüchten, sich quasi vor dem Zahnarzt in Sicherheit zu bringen.

Andererseits erhalten das zahnärztliche Instrumentarium und seine Hände durch die perspektivische Verzerrung eine bedrohliche Dimension. Diese Kameraeinstellungen finden sich neben vielen anderen Filmen sehr gut umgesetzt im Musical „Little shop of Horrors" (USA 1986) oder „Charlie und die Schokoladenfabrik" (USA 2005).

Fremdbild ambivalent

Die Zahnärzteschaft ist – ganz offensichtlich in Kenntnis ihres ambivalenten Fremdbildes in der Öffentlichkeit in Bezug auf ihren vermeintlich hohen Verdienst – redlich bemüht, ihre Außendarstellung zu optimieren. Sie haben hierbei das enorme Potenzial des Internets erkannt.

Zahnärzte präsentieren sich ganz bewusst als innovativ, hoch motiviert und patienten- sprich kundenorientiert – und sie werden in ihren Bemühungen um Imagepflege tatkräftig und teuer unterstützt von einem immer größer werdenden Tross an Beratungsfirmen und Werbestrategen. Ihre Botschaften sind entlarvend eindeutig: Patientenbindung, Gewinnmaximierung, Erhöhung des Praxisumsatzes. Ganz unvermittelt drängt sich da die Erinnerung an die Anfänge der Zahnmedizin auf, als auf öffentlichen Marktplätzen von halbseidenen Dentisten oder Betrügern zahnärztliche Behandlungen in marktschreierischer Manier angeboten und für passables Salär durchgeführt wurden. Das Thema „Geld" also, das um die Profession kreist, werden die Zahnärzte nicht so schnell los, weder im öffentlichen Diskurs noch in seiner filmischen Verarbeitung. Erst recht nicht, wenn der Hick-Hack ums (sektorale) Budget und andere öffentlichkeitswirksame Verteilungskämpfe anhalten.

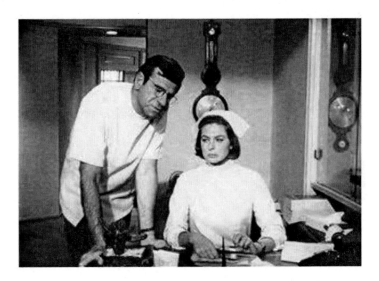

Abb. 7: Der Zahnarzt als Schwerenöter findet seinen filmischen Ausdruck in „Die Kaktusblüte" (USA 1969) mit Walter Matthau und Ingrid Bergmann.

Und das Thema Gewalt? Angesichts einer steigenden Zahl von weiblichen Zahnmedizinstudenten wird dieses schaurige Bild hoffentlich irgendwann von alleine verblassen, rechnet man den Frauen doch ihrem traditionellen Image gemäß eine eher fürsorglich-empathische und sanftere Behandlungsweise zu. Gewaltsame und blutrünstige Aktionen eines testosterongetriebenen Dr. Finestone im Horrorstreifen „The Dentist" sind bei weiblichen Rollen recht unwahrscheinlich, wenn nicht sogar völlig undenkbar.

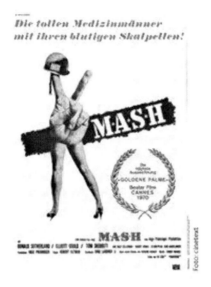

Abb. 8: Der Zahnarzt im satirischen Antikriegsstreifen „Mash" (USA 1970) bleibt vor allem wegen seiner latenten sexuellen Ängste im Gedächtnis haften.

Wandel durch Fortschritt

In neuerer Zeit hat sich in der öffentlichen Wahrnehmung zudem ein Wandel hin zu positiveren Bewertungen vollzogen, der sicher mit dem rasanten technischen Fortschritt in der Zahnmedizin zusammenhängt, der das Thema Schmerzen (nicht jedoch die Schmerzerwartung!) in den Hintergrund gedrängt hat.Dass das Vertrauen der Bevölkerung in die Kunst des Zahnarztes mittlerweile größer ist, ändert aber nichts an der Tatsache, dass der Zahnarztbesuch meist mit Angst besetzt ist. Und hier setzten die Filmschmieden erfolgreich das Stereotyp ein. So lange also Filmproduzenten wie Brian Yuzna Splattermovies der perversesten Art produzieren, wird sich wohl auch zukünftig mit „Zahnreißern" beim entsprechenden Publikum Kasse machen lassen. Dafür binden das zahnärztliche Instrumentarium und der dentaltherapeutische Rahmen einfach viel zu viel brutale Phantasie.

In Spielfilmen haben seriöse Themenfelder rund um die Welt des Zahnarztes im Gegensatz zu den Arztfilmen kaum Relevanz. Der Fokus liegt nach wie vor auf dem Image des dentalen Handwerkers, der mit seinen Händen mal Gutes, aber zumeist Schlechtes vollbringt. Selbst in aktuellen narrativen Filmen, beispielsweise „Babel" (USA 2007), der sich mit der schicksalhaften Verstrickung von Menschen aus drei Kontinenten beschäftigt, oder „Reign over me" (USA 2007), der sich des Themas Posttraumatisches Belastungssyndrom nach dem Terroranschlag 911 in New York annimmt, finden sich im Umfeld der hier agierenden Zahnärzte subtile Anklänge an die Eingangs beschriebenen drei übergeordneten Muster – Gewalttätigkeit, Habgier (Reichtum) und „deviante Persönlichkeit", und sei es nur durch Einspielen einer Szene, in der eine pubertierende Taubstumme während der zahnärztlichen Untersuchung die Hand des irritierten Zahnarztes ergreift, um sie sich in ihren Schambereich zu drücken.

Entweder ist der Zahnarzt als Person schon auffällig, oder es fließen, wenn er ansonsten ein normales Auftreten hat – im professionellen Setting allerlei Absurditäten ein, wo man ernsthaft nach deren dramaturgischem Zweck fragen darf. Da bleibt nur der erneute Verweis auf die schöpferische Freiheit des Filmemachers und seine eigenen Erfahrungen mit dem Zahnarzt. Hauptziel der genannten Masterarbeit war es, den Blick ein wenig dafür zu schärfen, dass Spielfilme Spiegel für das gesellschaftliche Bild und insbesondere der Stereotype der Zahnärzte sein können. Der Film per se trägt über Emotionalisierung bestimmter Sachverhalte erheblich zu deren Verfestigung in der Bevölkerung bei, nach dem – abschätzig gemeinten – Motto: „Typisch Zahnarzt!".

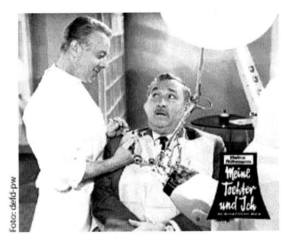

Abb. 9: „Gentleman – das bin ich nicht! Ich bin Zahnarzt!", so Heinz Rühmann alias Dr. Stegemann in „Meine Tochter und ich" (BRD 1963).

Veränderung nur aus der Profession heraus

Was bleibt, ist die Erkenntnis, dass eine Veränderung des Bildes der Zahnärzte in den Medien als Gesamtheit und in den Spielfilmen im Speziellen nur aus der Profession selbst heraus erfolgen kann. In diesen Zusammenhang passt eine Empfehlung von H. G. Sergl, die er in seinem Artikel zum Thema „Zahnarzt und Gesellschaft" gab: „Was der Einzelne zur Verbesserung des Images unseres Berufsstandes tun kann, ist gute Arbeit leisten, einen korrekten und freundlichen Umgang mit dem Patienten pflegen und weder durch einen überzogenen Lebensstil noch durch großspuriges Auftreten in der Öffentlichkeit Kritik auf sich ziehen", (Sergl 1991, S. 22-23).Versöhnlich stimmt die Tatsache, dass im Kontakt mit „seinem eigenen Zahnarzt" beim Patienten die größtenteils medial vermittelten stereotypen Vorstellungen vom zahnärztlichen Berufsstand aufbrechen und einer differenzierten Betrachtungsweise weichen. Das hat das Allensbach-Institut für Demoskopie in einer Studie aus dem Jahre 2002 bestätigt.

Literatur

(siehe Erstpublikation)

Die Präsenz zahnärztlicher Praxen im Internet – Eine Homepageanalyse

Michael Biermann

Einleitung

Wie alle Professionen befindet sich die zahnärztliche Profession in ständiger Wechselwirkung mit der Gesellschaft. Gesunde, schöne Zähne sind Ausdruck der körperlichen Unversehrtheit und tragen zu gesellschaftlicher Anerkennung bei. Im günstigsten Fall ermöglicht eine Verbesserung der Zahngesundheit oder eine Wiederherstellung des Gebisses dem Patienten sogar neue biografische Entwürfe (Marotzki 2006). Ein sozialer Aufstieg ist möglich, wenn sich der persönliche Ausdruck eines Menschen durch die Rehabilitation seines Gebisses verbessert. Dies kann die zahnärztliche Profession leisten.

Wie interagiert nun die Profession mit der Gesellschaft? Zunächst einmal geschieht dies im Praxisalltag durch den persönlichen Kontakt des Patienten mit dem Zahnarzt und seinen Mitarbeitern. Der Patient kommt mit bestimmten Erwartungen in die Praxis, und diese werden dann erfüllt oder nicht. Sucht ein Patient einen ersten Kontakt zu einer Zahnarztpraxis kann er sich bei Bekannten oder Verwandten über die Praxis informieren. Über diesen Weg hinaus bietet sich dem Patienten nun seit einigen Jahren die Möglichkeit, sich im Internet kundig zu machen. Somit wir die zahnärztliche Homepage zur medialen Eingangspforte für den potentiellen Patienten.

Ziel der Arbeit ist es, die qualitativen Unterschiede im Aufbau und Inhalt von zahnärztlichen Homepages herauszuarbeiten. Dem Zahnarzt ist seit einigen Jahren, auch durch Änderung der Berufsordnung, dieses Medium zur Präsentation seiner Arbeit und seines Wirkens eröffnet. Werden die Möglichkeiten, die dieses Medium bietet, genutzt? Wenn ja, ergibt sich die Frage nach der Professionalität, mit der das Thema von den Zahnärzten behandelt wird.

In der Arbeit wurden zahnärztliche Homepages untersucht. Aus den unterschiedlichen Formen zur Analyse einer Homepage wurde aus Praktikabilitätsgründen die heuristische Evaluation gewählt. Hierbei erfolgt die Beurteilung einer Homepage anhand von Usability-Kriterien.

Die folgende Abbildung 1 zeigt die üblichen Usability-Kriterien:

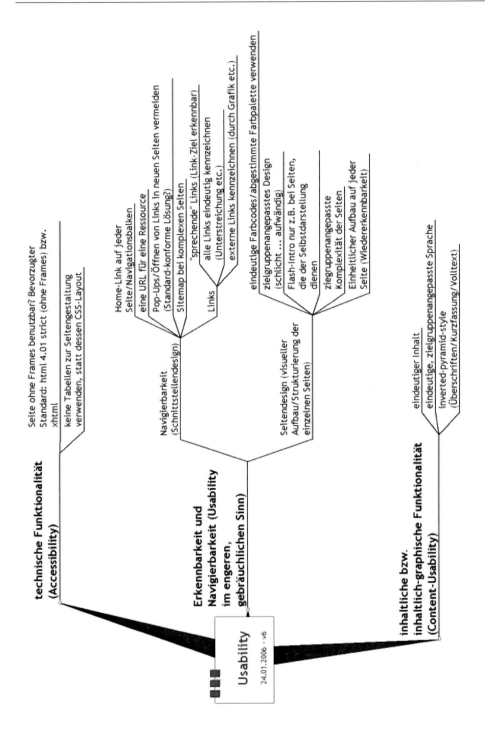

Abb. 1: Web Accessibility

Die Web Accessibility beschreibt die technische Funktionalität oder auch Barrierefreiheit einer Seite. Das World Wide Web Consortium (W3C) gibt Anleitungen heraus, die Richtliniecharakter haben (W3C 2001).

Navigierbarkeit

Die gute Navigierbarkeit erleichtert das Zurechtfinden auf einer Homepage. Dazu gehört, durch eine übersichtliche Navigation schnell einen Überblick zu verschaffen, was die Website bietet, ob es weiterreichende Informationen gibt und wie die Homepage zu benutzen ist. Im Prinzip sollte die Navigation einer Homepage den Gesetzen des Internet folgen und durch Knotenpunkte den Nutzer durch die Inhalte führen.

Präsentation von Informationselementen

Der Präsentation von Informationselementen kommt eine nicht unerhebliche Bedeutung zu. Wirkt eine Seite vom Aufbau her unruhig oder sogar wirr, kann sie den Nutzer vom weiteren Lesen abschrecken (Schulz 2001a).

Content Usability

Die Content Usability befasst sich mit den Inhalten einer Homepage und deren Strukturierung (Schulz 2001b). 79% der Besucher einer Homepage überfliegen deren Inhalte nur, anstatt einen Text aufmerksam zu lesen. Dieses „scannen" einer Seite führt dazu, dass in den ersten 10 Sekunden des Homepagebesuches darüber entschieden wird, ob man auf dieser Website bleibt oder nicht.

Der Text muss so verfasst sein, dass er den Lesegewohnheiten und Vorkenntnissen des Homepagebesuchers entspricht und nicht denen des Verfassers. Wird die Zeilenbreite begrenzt, fällt es dem Leser leichter, die gebotene Information zu verarbeiten.

Beispiel für eine schlecht gewählte Zeilenbreite

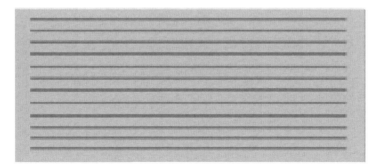

Seiten, die diese Gestallt haben, sind für den Leser viel schwerer zu erfassen als Homepages mit einer Struktur, wie sie in den folgenden beiden Beispielen zu sehen ist:

Beispiele für eine gut gewählte Zeilenbreite

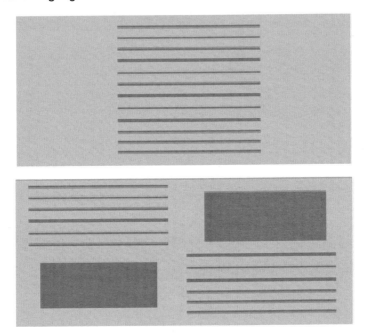

Material und Methode

Um das Thema bearbeitbar zu machen, musste zunächst der Umfang des Untersuchungsmaterials bestimmt werden. Nach Auskunft der Zahnärztekammer Westfalen-Lippe waren im Dezember 2005 im Kammerbezirk Westfalen-Lippe 7155 Mitglieder registriert; laut Zahnärztekammer Nordrhein zum gleichen Zeitpunkt im Kammerbezirk Nordrhein 5850. Die Menge der registrierten Mitglieder eines Bezirkes ließ eine ausreichend große Stichprobe erwarten. Es wurde Westfalen-Lippe, der Kammerbezirk des Autors, gewählt.

Die Auswahl der einzelnen Homepages erfolgt dann rein zufällig, um keine Wertung durch die Suchkriterien zu implizieren. Das heißt, dass mit der Suchmaschine Google® durch Eingabe der Suchwörter „Zahnarzt", „online" eine willkürliche Stichprobe gebildet wurde.

Um die Stichprobe bearbeitbar zu machen, wurde eine Clusterbildung vorgenommen und die ausgewerteten Homepages drei Gruppen zugeteilt. Die drei Gruppen wurden wie folgt benannt: Homepages mit geringem Komplexitätsgrad, Homepages mit mittlerem Komplexitätsgrad und Homepages mit hohem Komplexitätsgrad. Von den 396 untersuchten Homepages konnten 21 dem niedrigen, 288 dem mittleren und 87 dem hohen Komplexitätsgrar zugeordnet werden.

Im Folgenden wurde jeweils ein typischer Vertreter der jeweiligen Gruppen mit Hilfe der Usability-Kriterien untersucht. Hierbei stellte sich heraus, dass die Homepage mit hohem Komplexitätsgrad geradezu ein Musterbeispiel für die Beachtung der Usability-Kriterien darstellte.

Ergebnisse

Trotzdem muss herausgestellt werden, dass nicht nur eine Homepage mit hohem Komplexitätsgrad unter Beachtung der Kriterien der Usability eine gute zahnärztliche Homepage liefert. In Abhängigkeit von den verfolgten Zielen kann eine Homepage mit niedrigem Komplexitätsgrad ebenso eine gute Homepage sein. Vermutlich ist es sogar nicht erstrebenswert, eine Homepage mit hohem Komplexitätsgrad zu erstellen, da dadurch die Fehleranfälligkeit stark steigt und die Wahrscheinlichkeit, eine unübersichtlich, in sich inkonsistente Homepage zu produzieren, zunimmt. Wie die Mengenverteilung der untersuchten zahnärztlichen Homepages zeigt, entscheiden sich die meisten Praxisinhaber für die Erstellung einer Homepage mittleren Komplexitätsgrades. Nicht ohne Grund. Meines Erachtens stehen hier Aufwand für den Betreiber und Informationsgehalt für den Besucher der Homepage in einem optimalen Verhältnis. Vom Informationsgehalt und dem Eindruck, den die Homepage beim Besucher hinterlässt, hängt das Interesse oder die Patientenbindung unmittelbar ab. Das in diesem Zusammenhang immer wieder erwähnte Vertrauen der Patienten zu einer Person oder Institution, das einen entscheidender Bestandteil des Klientenbezuges als Merkmal der Profession darstellt, hängt direkt mit der Qualität einer zahnärztlichen Homepage zusammen. Allerdings ist auch ein geeigneter Umfang kein Garant für das Erreichen des Zieles Patientenbindung. Ein Eindruck von Disorganisation und mangelnder Struktur hingegen wird unbewusst auf die Behandlung und Betreuung in der Praxis übertragen. Das geforderte Vertrauen in die Arbeitsweise des Behandlers stellt sich so nicht ein. Der Betreiber einer Homepage muss sich darüber klar sein, wie stark der Internetauftritt einer Praxis die Erwartungshaltung an die Praxis selbst beeinflussen kann.

Daraus lässt sich auch eine konkrete Empfehlung zur Erstellung einer Homepage abgeben: Nachdem sich der oder die Praxisinhaber zu einem ihren Vorstellungen von Kosten und Aufwand entsprechenden Umfang und Komplexitätsgrad einer zahnärztlichen Homepage entschieden haben, gewährt die strenge Beachtung der Usability-Kriterien für Homepages unabhängig vom Komplexitätsgrad den Erfolg der Homepage. Es zeigt sich auch, dass eine gut gemachte Homepage eine gewichtige Rolle in der zahnärztlichen Profession spielen kann. Betrachtet man die Merkmale einer Profession, gehören Klienten- und Fallbezug zu den Dingen, die durch gute Internetauftritte der Zahnärzte, die zahnärztliche Profession als Ganzes weiterentwickeln können.

Literatur

Marotzki, W. (2006). Merkmale von Professionen. Online: http://www.za-karlsruhe.de/de/ onlineakademie_neu/ressourcen/filesA/ertrauen-2006-01-30_Marotzki.pdf [Zugriff: 05.07.2006]

Schulz, U. (2001a). Kriterien für die Präsentation von Informationselementen. Online: http://www.bui.fh-hamburg.de/pers/ursula.schulz/webusability/praesentation.html [Zugriff: 3.2.2006]

Schulz, U. (2001b): Kriterien für Content Usability. Online: http://www.bui.fh-hamburg.de/ pers/ursula.schulz/webusability/content.html [Zugriff: 03.02.2006]

W3C (2001): Quick Tips to Make Accessible Web Sites. Online: http://www.w3.org/WAI/ References/QuickTips/ [Zugriff: 19.04.2006]

Untersuchung eines deutschsprachigen interaktiven Internetforums für Patienten mit zahnmedizinischen Themen im „master-frage.de"

Marcel Tacke

Einleitung

Die vorliegende Studie untersucht die Fragen und Antworten eines zahnmedizinischen Forums im Internet. Dieses Forum wurde von einer zahnmedizinischen Vereinigung ins Leben gerufen und gibt ratsuchenden Patienten die Gelegenheit, Fragen an die eigenen Mitglieder zu stellen. Der Autor untersucht 74 öffentlich zugängliche Threads, die im Dezember 2010 im Forum entstanden. Er widmet sich der Fragestellung, ob die Beratung den Anliegen der Ratsuchenden gerecht wird.

Material und Methoden

Zur Analyse setzt der Autor quantitative und einen qualitative Methoden ein. Er identifiziert 19 Themenbereiche, die das Patientenerleben in der zahnärztlichen Praxis widerspiegeln oder die angesprochenen Behandlungsfelder der Zahnmedizin benennen. Darüber hinaus spielen die Themen „Geld" und „Gutachter" eine Rolle.

Ergebnisse

In der quantitativen Auswertung wird analysiert, wie häufig die Themenbereiche in den Threads auftauchen. Hierbei werden Frage und Antwort getrennt ausgewertet. Die dominierenden Themen bei den fragenden Patienten sind Schmerzen und die Notwendigkeit von Zahnersatz. Die Antworten gehen auf Schmerzen und Angst nur selten explizit ein, sondern benennen zahnmedizinische Handlungsoptionen. Es gibt somit Threads die eine hohe Korrelation zwischen Frage und Antwort aufweisen und auch solche, in denen diese Korrelation gering ist. Die Bedeutung dieser Beobachtung wird im qualitativen Teil der Studie näher untersucht. Im quantitativen Teil der Studie wird ferner der Diskursverlauf untersucht. In der Regel folgt auf ein Posting eine Spezialistenantwort. Es gibt jedoch auch Fälle in denen sich mehrere Spezialisten zu Wort melden oder der Patient seine Frage vertieft bzw. eine Antwort kommentiert.

In der qualitativen Analyse werden Kategorien „Korrelation der Themen in den Postings und Spezialistenantworten", „Diskursstrang" und „Modalität" gebildet. Der Autor zeigt auf, dass in Threads mit geringer Korrelation die Beteiligten oft aneinander vorbeireden. Die Formel „hohe Korrelation – hoher Nutzen" kann jedoch nicht generell bestätigt werden, denn auch in solchen Fällen kommt es zu Kontrastierungen im Sinne von widersprüchlichen Aussageereignissen. Die Kategorie „Diskursstrang" wird an Hand eines Threads mit selbstreferentiellem Charakter dargelegt. Hierbei wird deutlich, dass der Frager – Spezialistendiskurs nicht einfach ist und die Anliegen der Patienten nicht unbedingt erfüllt werden. Die Qualität der Antworten wird in diesem Thread zum Diskussionsgegenstand der Spezialisten untereinander. In der Kategorie „Modalität" wurde untersucht, in welcher Art und Weise der Frager sein Anliegen zum Ausdruck bringt. Am häufigsten sind Fragen zu einer bereits begonnenen Behandlung.

Diskussion

Das Patientenforum master-frage.de erweist sich für den User als ein nützliches Instrument, wenn es darum geht eine 2. Meinung zu erhalten oder sich über die Modalitäten einer bevorstehenden Behandlung zu informieren. Wie die Untersuchung gezeigt hat, sind diese beiden Aspekte die zentrale Motivation, das Patientenforum aufzusuchen. Es besteht die Möglichkeit eine auf den jeweiligen Fall individuell zugeschnittene Antwort zu erhalten, die sich hinsichtlich der Expertise auf einem hohen fachlichen Niveau bewegt.

Bei der genauen Betrachtung der Diskurse ergab sich, dass im Detail noch Verbesserungen möglich sind. Insbesondere fiel der Umgang mit Angstpatienten auf. Auf sie mit mehr Empathie einzugehen, würde die Qualität des Forums steigern. In diesem Zusammenhang kann sich eine Erweiterung der Rubriken, denen der User sein Posting vor dem Einstellen zuordnen muss, als nützlich für alle Beteiligten erweisen. Vorzuschlagen wäre hier die Rubrik „Angst". Sie ist eindeutig für den Angstpatienten und würde den Eindruck vermitteln, an der richtigen Stelle angekommen zu sein. Dieser Eindruck ließe sich verstärken, indem neben der implantologischen und parodontologischen Expertise ein Text erscheint, der das Thema Angst zum Inhalt hat und betroffene Patienten ermutigt, ihren Beitrag einzustellen.

In der Untersuchung wurde deutlich, dass das Internet nicht nur eine wichtige Möglichkeit zur Informationsgewinnung darstellt, sondern sich zu einem Medium persönlicher und individueller Beratung entwickelt. Einem seriösen Forum wie dem Forum master-frage.de, in dem sich Patienten kompetent und individuell beraten lassen können, kommt in diesem Kontext eine wachsende Bedeutung und Verantwortung zu. Die Spezialisten haben die Möglichkeit, das Vertrauen der Patienten in den Behandler zu stärken, Angst abzubauen und zu einer entspannten Arzt-Patient-Beziehung beizutragen.

Welche Konsequenzen haben die Untersuchungsergebnisse für die zahnärztliche Praxis? Es gibt wohl kaum einen Kollegen, der sich nicht täglich mit dem Problem „Angstpatient" in seiner Praxis konfrontiert sieht. Die vorliegende Untersuchung möchte einen Beitrag leisten, den Umgang mit diesen Patienten stärker zu reflektieren und Behandlungskonzepte zu entwickeln, die diesem Patiententyp entgegenkommen.

Computergestützte Analyse des Patientenforums Zahnarzt-Angst-Hilfe.de

Gerd Reiland

Einleitung

Mit der Analyse des Patientenforums Zahnarzt-Angst-Hilfe.de sollten folgende Fragen beantwortet werden:

1. Wovor haben diese Menschen Angst beim Zahnarzt?
2. Worüber reden sie miteinander?
3. Wie versuchen sie einander zu helfen?
4. Gibt es Zeichen erfolgreicher Hilfe?

Zum Zweck der computergestützten Diskursanalyse wurde eine relationale Datenbank in MS Office Access konzipiert. Zur Beantwortung der ersten beiden Fragen wurden 3078 Themenpostings mit 10029 Attributen verschlagwortet und ausgewertet. Es zeigte sich, dass das Angstklischee der Betroffenen einfach strukturiert und mit moderner Zahnheilkunde nicht korreliert ist.

Zur Beantwortung der Fragen 3 und 4 wurden 171 Threads mit jeweils 10 bis 20 Postings ausgewählt. Kriterium der Stichprobe war eine Zeit von 5 Jahren und mehr, die der betreffende Akteur nicht in zahnärztlicher Behandlung gewesen ist. Die insgesamt 2413 Postings wurden analysiert. Es zeigte sich, dass der Diskurs der gegenseitigen Hilfe im Zahnarzt-Angst Forum entsprechend seiner engen, klar begrenzten Zielsetzung deutlich ausgeprägte Strukturen und eine implizite aber auch explizit artikulierte Diskursethik besitzt. Nicht zuletzt auf die (streng kontrollierte) Einhaltung der Regeln ist der Erfolg des Forums zurückzuführen.

Im Anschluss an die Analyse wurde abschließend ein Erklärungsmodell entworfen, das die Entstehung der Zahnarztphobie und ihre Eindämmung im Diskurs der Selbsthilfegruppe umfasst.

Im Rahmen der Analyse des Patientenforums Zahnarzt-Angst-Hilfe.de stellt sich die Frage, welche Folgerungen sich für die zahnärztliche Profession ergeben und ob sich Empfehlungen für die einzelne Praxis ableiten lassen.

Der Angstpatient in der Praxis

Angstpatienten stellen für jeden Zahnarzt eine grosse Herausforderung dar. Extreme Zahnarztphobiker werden in der »normalen« Zahnarztpraxis hauptsächlich in den Notfalldiensten an Wochenenden oder Feiertagen gesehen. Für die meisten Zahnärzte gehören sie einer exotischen Spezies an, die im Praxisalltag eigentlich keine Rolle spielt; um so mehr, als diese Patienten dazu neigen, häufig den Zahnarzt zu wechseln. Es kommt eher selten vor, dass man einen Zahnarztphobiker an die Praxis binden kann. Deshalb besteht auch nur selten die Chance, ihn so gut kennenzulernen, dass man sich optimal auf seine Ängste und Nöte einstellen kann. Man kann sagen, dass ein Wissensdefizit in Bezug auf Zahnarztphobiker in der zahnärztlichen Allgemeinpraxis besteht.

Die Patientenforen

In den letzten Jahren hat sich das Internet rasant zu einem Zentrum des kollektiven Wissens und der Kommunikation entwickelt. Patientenselbsthilfegruppen, die früher Schwierigkeiten hatten, sich überregional zu organisieren, haben die Möglichkeiten des Internets genutzt. Wir haben es mit gut strukturierten Communities zu tun, die sich international organisiert haben. In den Foren werden Diskussionen über Behandlungsmöglichkeiten und über angstauslösende zahnärztliche Maßnahmen geführt. Diese Diskussionen finden im öffentlichen Raum - vor unseren Augen sozusagen - statt und werden auch von anderen Berufsgruppen (mit anderen Interessen) - zum Beispiel von Journalisten - registriert.

Profession und Foren

Kann die Zahnärzteschaft auf ihr Bild in den Foren Einfluß nehmen? Direkten Einfluß kann sie sicher nicht nehmen. Die Foren sind autonome Patientenorganisationen, in denen die Profession keine Stimme hat. Außerdem läßt das Bild des Zahnarztes im Forum Zahnarzt-Angst-Hilfe.de nichts zu wünschen übrig; kompetent, einfühlsam, hilfsbereit usw.. Die wenigen Negativ-Ausnahmen sind als schlechte Erfahrungen in der Vergangenheit angesiedelt. Das im Forum vorherrschende Angstklischee scheint auch stabil und änderungsresistent zu sein, da moderne Zahnheilkunde und schmerzfreie Behandlungsmethoden darin nicht existieren und im Diskurs der Beratung immer wieder erst beschworen werden müssen. Die Profession sieht sich einer Patientenselbsthilfegruppe gegenüber, die ein ausgesprochen positives Bild von der Zahnärzteschaft hat, das sich wohltuend von den übrigen Klischees in der Öffentlichkeit unterscheidet. Es ist durchaus wünschenswert, die ignorante Haltung gegenüber den Patientenselbsthilfegruppen aufzugeben und ihren Anteil an der Motivation von Angstpatienten anzuerkennen.

Praxis und Foren

Für den praktizierenden Zahnarzt stellt das Patientenforum eine unschätzbare Informationsquelle dar. Hier erfährt er, was die Betroffenen bewegt und wie sie die Zahnarztpraxis und den Zahnarzt wahrnehmen. Es können Informationen abgerufen werden, die authentischer sind, als die Ergebnisse von Patientenbefragungen. Die gewonnenen Einsichten münden nicht nur in eine verständige Behandlung der seltenen Phobiker; sie beeinflussen auch das Verhalten den normalen Patienten gegenüber, indem sie das Angstpotential der Behandlungsmaßnahmen bewußt machen. Natürlich ist auch eine Einbeziehung des Forums in die Beratung von Angstpatienten denkbar, in der Form, dass man dem Patienten nahelegt, sich in dem Forum anzumelden und beraten zu lassen. Es kann dann schlimmstenfalls passieren, dass dem Patienten empfohlen wird, sich einen anderen Zahnarzt zu suchen.

Konzeption und Implementation einer Online-Plattform zur zahnmedizinischen Falldarstellung

Inga Potthoff

Einleitung

Die vorliegende Studie beschreibt die Modellierung, Implementation und Evaluation einer dialogfähigen Internetplattform zur zahnmedizinischen Falldarstellung. Eine der wichtigsten Aufgaben des zahnärztlichen Handelns besteht in der Therapieentscheidung und Behandlungsplanung. Aufgrund mangelnder Vernetzung der Praxissoftware bestehen nur eingeschränkte Möglichkeiten der Befragung von Kollegen der Akquise von Expertisen. Die Darstellung und Interpretation patientenbezogener Befunddaten ist nicht nur Teil des klinischen Alltags sondern zählt zum festen Bestandteil des universitären Curriculums. Das fallbasierte und problemorientierte Lernen hat sich als praxisbezogenes Instrument in Aus- und Weiterbildung bewährt. Es entspricht den modernen Bildungsansätzen und gilt als besonders geeignet um Kompetenzen weit über reines Faktenwissen hinaus zu schulen. Die positiven Effekte themenbezogener Zusammenarbeit sind durch zahlreiche Studien zum Thema „Communities of Practice" belegt. Diese stehen in enger Verbindung mit den Sozialen Medien des Web 2.0. Als besonderes Merkmal der Sozialen Medien gilt die Möglichkeit des aktiven Mitwirkens aller Nutzer im Gegensatz zum rein passiven Konsum der Inhalte in früheren Zeiten. Die räumlichen Grenzen der Kommunikation werden aufgehoben und es besteht Zugang zu einer breiten Öffentlichkeit.

Keine der gegenwärtigen Internetanwendungen für Zahnmediziner verbindet effektiv die Vorzüge des fallbasierten Lernens mit denen der Sozialen Medien. Entweder handelt es sich um reine Diskussionsforen oder um Lernprogramme mit modellhaften Patientenfällen. Die externe Expertise z. B. durch ein Entscheidungsunterstützungssystem wie DentHelp oder den Expertenrat ist bei bisherigen Anwendungen nicht integriert. Mittels des deduktiven Verfahrens sollte deshalb die Frage beantwortet werden, ob eine geeignete Darstellung von Patientenfällen im Internet zu verwirklichen ist.

Material und Methoden

Nach einem Pretest des Prototyps einer Internetplattform wurde anhand eines Evaluationsbogens die Effektivität und Funktionalität der Anwendung bewertet. Die Konzeption des Programms als Soziales Medium folgte aktuellen Empfehlungen aus der Literatur. Die besondere Erfahrung der Akademie für Zahnärztliche Fortbildung Karlsruhe sowie wissenschaftliche Untersuchungen zu den Themen Fallbesprechung und Therapieplanung prägten die Modellierung der Patientenfalldarstellung.

Ergebnisse

Als Ergebnis der Untersuchung entstand die Internetanwendung „Caselook". Die Ergebnisse des Pretests durch neun Zahnärzte der Akademie Karlsruhe waren überwiegend positiv. Die sehr vereinzelt schlechten Bewertungen konnten auf bestimmt anfängliche Schwierigkeiten des Programms zurückgeführt werden und wurden umgehend behoben. Die Durchschnittsnoten aller Fragen lagen zwischen 1,4 und 2,8 bei einer Bewertungsskala von 1 bis 6, auf der der Wert 1 der Bestnote entsprach. Weitere Optimierung erfuhr das Programm „Caselook" durch regelmäßige Begutachtung in den wöchentlichen Arztbesprechungen der Akademie für Zahnärztliche Fortbildung Karlsruhe sowie durch qualitative Kommentare auf den Evaluationsbögen. So konnten anfängliche Widrigkeiten bezüglich der Falldatenspeicherung und des Einstellens von Bilddateien eliminiert werden. Die von den Probanden geforderte Ausweitung der sozialen Komponenten ähnlich einer Online-Community sind für die zukünftige Erweiterung der Internetplattform geplant.

Fazit

Zusammengefasst wurde die Anwendung „Caselook" von den Probanden gut angenommen. Die Untersuchung verdeutlicht allerdings auch die Notwendigkeit der ständigen Remodellation einer solchen Plattform. Gedachte zusätzliche Funktionen wären die wissenschaftliche Auswertung von Falldaten und das Einbeziehen von Produktexpertisen aus der Dentalindustrie. Eine Schnittschnelle zu der derzeitigen Praxissoftware könnte die Fallerstellung weiter vereinfachen. Im nächsten Schritt soll die Internetanwendung „Caselook" den zahnärztlichen Fortbildungsteilnehmern der Akademie Karlsruhe vorgestellt werden. Ihre Reaktion auf das Programm wird, dem Grundgedanken von Sozialen Medien entsprechend, das weitere Vorgehen bestimmen.

Imagefilme von Zahnarztpraxen im Urteil von Patienten

Christina Schräger

Einleitung

Neben statischen Webseiten werden zunehmend auch Imagefilme von Zahnarztpraxen im Internet angeboten. Für den Experten Zahnarzt ist es schwierig, die Außenwirkung seiner Praxis aus Patientensicht nachzuvollziehen. Am Beispiel des Mediums Imagefilm sollte die Wahrnehmung von Aspekten der Außendarstellung durch die Patienten untersucht werden, sowie deren Auswirkung auf das Patientenurteil. Zu diesem Zweck wurden drei Beispielfilme aus dem Internet herausgesucht, die einer umfangreichen Patientenbefragung unterzogen wurden.

Material und Methoden

Es wurden drei Imagefilme mit unterschiedlichen Praxisstrukturen miteinander verglichen. Der erste Film zeigt eine Einzelpraxis in Deutschland. Im zweiten Film wird ei-ne polnische Zahnklinik mit deutlich werbenden Aspekten vorgestellt. Der dritte Film beinhaltet die Vorstellung einer deutschen Zahnklinik mit ausschließlich informativen Faktoren. Besonderer Wert wurde auf den Vergleich von Werbung und Information gelegt. 92 Personen beurteilten die Filme nach unterschiedlichen Kriterien. Die Auswahl der Personen erfolgte nach vorher festgelegten Altersgruppen. Für die Befragung wurden Fragebögen erarbeitet und von den Personen ausgefüllt. Es gab pro Film jeweils einen identischen Fragebogen und einen Vergleichsbogen über alle drei Filme.

Ergebnisse

43% der Befragten entschieden sich für die polnische Zahnklinik und fanden diesen Film trotz deutlicher Werbeeffekte am informativsten. Danach folgte mit 36% die deutsche Einzelpraxis. Die deutsche Zahnklinik hingegen wurde nur von 21% der Befragten bevorzugt und ihr Film wurde von 67% der Befragten als eher werbend ein-gestuft. Die Vertrauenswürdigkeit war das herausragende Kriterium für die Entscheidung für oder gegen eine Praxis. Weiter ergab sich, dass zwei Drittel der Befragten Praxisfilme als wünschenswert und imagefördernd bezeichnen.

Fazit

Die Entscheidung für oder gegen eine Praxis ist vom Vertrauen abhängig. Ausschlaggebend dafür ist die Kompetenzwahrnehmung, die sich aus Inhalt und Gestaltung der Filme ergibt. Der Informationswert von Imagefilmen im Vergleich zu gedruckten Medien und Webseiten wird etwa gleich hoch eingeschätzt. Der Imagefilm ist eine sinnvolle Ergänzung der Außendarstellung – in Abhängigkeit von der Qualität. Werbung und Information werden differenzierter wahrgenommen, je älter die Befragten sind. Werbung wird nur dann unangenehm beurteilt, wenn kein fachbezogener Hintergrund vorhanden ist. Dagegen wurde selbst reine Information als Werbung bezeichnet, wenn der Film an sich nicht gefiel. Nicht die Länge sondern die Qualität des Filmes ist ausschlaggebend. Auch der kurze Film für das kleinere Praxisbudget kann seinen Zweck erfüllen. Die Filmqualität beeinflusst die Kompetenzwahrnehmung der Praxis. Ein qualitativ hochwertiger Film, der den Kriterien der modernen Mediengestaltung entspricht, hat steigernde Wirkung auf das Praxis-Image.

Autorenverzeichnis

Doris Alexandersen, M.A., Zahnärztin, Markgröningen

Dr. Jörg Augenstein, M.A., Zahnarzt, Pforzheim

Dr. Andreas Bartols, M.A., Zahnarzt, Akademie für Zahnärztliche Fortbildung Karlsruhe

Dr. Anne Behle, M.A., Zahnärztin, Fachzahnärztin für Oralchirurgie, Kuppenheim

Dr. Michael Biermann, M.A., Zahnarzt, Bielefeld

Dr. Volker Borchert, M.A., Zahnarzt, Karlsruhe

Dr. Dr. Hans Ulrich Brauer, M.A., Zahnarzt, Fachzahnarzt für Oralchirurgie, Lörrach, Promotion zum Dr. phil. an der Otto-von-Guericke-Universität Magdeburg

Dr. Cornelius Brenner, M.A., Zahnarzt, Heidelberg

Dr. Hinrich Burfeind, M.A., Zahnarzt, Groß Gerau

Dr. Dr. Ulrich Burgard, M.A., Zahnarzt, St. Ingbert

Dr. Florentine Carow, M.A., Zahnärztin, Flein

Dr. Jürgen Carow, M.A., Zahnarzt, Flein

Prof. Dr. Michael Dick, Psychologe, Professur für Betriebspädagogik, Institut für Berufs- und Betriebspädagogik, Fakultät für Humanwissenschaften, Otto-von-Guericke-Universität Magdeburg

Erhard Ehresmann, M.A., Zahnarzt, Köln

Dr. Georg Friesen, M.A., Zahnarzt, Karlsruhe

Dr. Immanuel Funk, M.A., Zahnarzt, Kehl

Dieter Gaukel, M.A., Zahnarzt, Pforzheim

Dr. Maria Teresa Gera, M.A., Zahnärztin, Langen

Dr. Kim Grabosch, M.A., M.Sc., Zahnarzt, München

Andreas Graß, M.A., Zahnarzt, Obertraubling

Corinna Günthner, M.A., Zahnärztin, Keltern

Dr. Christian Haase, M.A., Zahnarzt, Ulm

Dr. Hartmut Hanne, M.A., Zahnarzt, Aichach

Dr. Harald Hildenbrand, M.A., Zahnarzt, Kriftel

Dr. Martin Honig, M.A., Zahnarzt, Neunkirchen

Dr. Maria Hörner, M.A., Zahnärztin, Nagold

Dr. Dr. Mike Jacob, M.A., Zahnarzt, Dillingen / Saar, Promotion zum Dr. phil. an der Otto-von-Guericke-Universität Magdeburg

Dr. Gero Juraszyk Bachmann, M.A., Zahnarzt, Willsau (CH)

Dr. Christoph Kaiser, M.A., Zahnarzt, Heiligenhaus

Beatrice Samar Kassis, M.A., M.Sc., M.Sc.,Gerlingen

Dr. Jochen Klemke, M.A., Zahnarzt, Speyer

Dr. Michael Korsch, M.A., Zahnarzt, Fachzahnarzt für Oralchirurgie, Akademie für Zahnärztliche Fortbildung Karlsruhe

Enno Kramer, M.A., Zahnarzt, Norden

Dr. Manfred Lieken, M.A., Zahnarzt, Rastatt

Dr. Helga Maier, M.A., Zahnärztin, Karlsruhe

Dr. Carmen Roxanna Marin, M.A., Zahnärztin, Karlsruhe

Dr. Hans Herbert Martin, M.A., Zahnarzt, Balingen

Steffen Müller, M.A., Zahnarzt, Knittlingen

Dipl. stom. Michaela Neumann-Wojnar, M.A., Zahnärztin, Bühlertal

Dr. Eckhard Otto, M.A., Zahnarzt, Rheinfelden

Ulrich Pauls, M.A., Zahnarzt, Ahaus

Claus Pfistner, M.A., Zahnarzt, Karlsruhe

Dr. Thomas Poppenborg, M.A., Zahnarzt, Mönchengladbach

Dr. Inga Potthoff, M.A., Zahnärztin, Freiburg

Sybille Preuß, M.A., Zahnärztin, Quedlinburg

Dr. Dr. Dr. Gerd Quaty, M.A., Zahnarzt, Östringen, Promotion zum Dr. phil. an der Otto-von-Guericke-Universität Magdeburg

Dr. Dragan Razmilic, M.A., Zahnarzt, Heilbronn

Dr. Gerd Reiland, M.A., Zahnarzt, Ostfildern

Dr. Wilhelm Reiß, M.A., Zahnarzt, Baden-Baden

Dr. Susanne Ritz, M.A., Zahnärztin, Burg

Prof. Dr., M.P.H. Bernt-Peter Robra, Mediziner, Epidemiologe, Institutsleitung, Institut für Sozialmedizin und Gesundheitsökonomie, Otto-von-Guericke-Universität Magdeburg

Dr. Tom Sauermann, M.A., Zahnarzt, Reutlingen

Schäfer Martina, M.A., Zahnärztin, Berga

Dr. Thomas Schilling, M.A., Zahnarzt, Tuttlingen

Dr. Markus Schneider, M.A., Zahnarzt, Aschaffenburg

Dr. Christiane-Martina Schnell, M.A., Zahnärztin, Lahr

Dr. Klaus-Dieter Schnell, M.A., Zahnarzt, Lahr

Dr. Astrid Schmidt, M.A., Zahnärztin, Viersen

Dr. Johannes Schmidt, M.A., Zahnarzt, Benzheim

Dipl. stom. Christina Schräger, M.A., Zahnärztin, Rheinmünster

Maurice Schreiber, M.A., Zahnarzt, Akademie für Zahnärztliche Fortbildung Karlsruhe

Dr. Jürgen Schröder, M.A., Zahnarzt, Heidenrod

Dr. Thomas Schug, M.A., Zahnarzt, Saarbrücken

Dr. Dr. Wolfgang Schug, M.A., Zahnarzt, Saarbrücken, Promotion zum Dr. phil. an der Otto-von-Guericke-Universität Magdeburg

Dr. Michael Seitz, M.A., Zahnarzt, Stuttgart

Prof. Dr. Astrid Seltrecht, Erziehungswissenschaftlerin, Juniorprofessur für Fachdidaktik Gesundheits- und Pflegewissenschaften, Fakultät für Humanwissenschaften, Otto-von-Guericke-Universität Magdeburg

Dr. Rainer Spießhofer, M.A., Zahnarzt, Mögglingen

Dr. Anna Smaczny, M.A., Zahnärztin, Freiburg

Dr. Klaus Spranz, M.A., Zahnarzt, Leutenbach

Dr. Martin Spukti, M.A., Zahnarzt, Trier

Dr. Marcel Tacke, M.A., Zahnarzt, Heidelberg

Dr. Thomas Tkalcic, M.A., Zahnarzt, Hockenheim

Dr. Katalin Toth-Antal, M.A., Zahnärztin, Triberg

Dr. Florian Tröger, M.A., Zahnarzt, Überlingen

Dr. Ingwert-Hansen Tschürtz, M.A., Zahnarzt, Schwäbisch Hall

Dr. Dr. Simone Ulbricht, M.A., Zahnärztin, Akademie für Zahnärztliche Fortbildung Karlsruhe, Promotion zum Dr. phil. an der Otto-von-Guericke-Universität Magdeburg

Wolfram Uhrig, M.A., Zahnarzt, St. Blasien

Dr. Jürgen Volmar, M.A., Zahnarzt, Espenau

Dr. Marco Wackernagel, M.A., Zahnarzt, Leipzig

Prof. Dr. Winfried Walther, Zahnarzt, Direktor der Akademie für Zahnärztliche Fortbildung Karlsruhe

Dr. Tilmann Weindler, M.A., Zahnarzt, Deggendorf

Dr. Barbara Wiest, M.A., Zahnärztin, München

Dr. Rolf Winnen, M.A., Zahnarzt, Düsseldorf

Dr. Volker Wulfes, M.A., Zahnarzt, Goslar

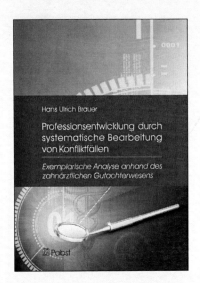

**284 Seiten, ISBN 978-3-95853-185-7,
Preis: 25,- €**

eBook: ISBN 978-3-95853-186-4,
Preis: 15,- € (www.ciando.com)

PABST SCIENCE PUBLISHERS
Eichengrund 28
D-49525 Lengerich
Tel. ++ 49 (0) 5484-308
Fax ++ 49 (0) 5484-550
pabst.publishers@t-online.de
www.psychologie-aktuell.com
www.pabst-publishers.de

Hans Ulrich Brauer

Professionsentwicklung durch systematische Bearbeitung von Konfliktfällen

Exemplarische Analyse anhand des zahnärztlichen Gutachterwesens

In der vorliegenden Studie geht es um die Bedeutung der Begutachtungsmedizin für die Entwicklung von Professionen.

Der Autor Dr. med. dent. Dr. phil. Hans Ulrich Brauer M.A. arbeitet heraus, wie der Berufsstand der Zahnärzte über das Gutachterwesen Grenzfälle der professionellen Handlungskompetenz handhabt, und welche Ansatzpunkte zu dessen Weiterentwicklung geeignet wären.

Die Arbeit spiegelt die Sicht erfahrener professioneller Akteure auf das Gutachterverfahren empirisch über schriftliche Befragungen und Gruppendiskussionen. Dabei zeigen sich zahlreiche Möglichkeiten, aus den begutachteten Fällen zu lernen. So bietet sie einen profunden Beitrag zu mehr Reflexivität in der Zahnärzteschaft.

Das Buch richtet sich an interessierte Zahnärzte, Gutachter und zahnärztliche Standespolitiker sowie an Personen, die an der Weiterentwicklung professioneller Akteure beteiligt sind.